U0295550

Transfusion Medicine Essence

输血医学
精编

主编 李志强

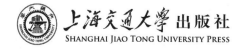
上海交通大学出版社
SHANGHAI JIAO TONG UNIVERSITY PRESS

内 容 提 要

本书分上下两篇，上篇是输血医学理论，采供血机构包括血液质量过程和血液成分制备等管理；医疗机构包括输血质量过程、输血科室制度、输血治疗、输血反应与相关疾病染诊治与预防、血液生物制品及代用品和相关药物应用、自身输血、血液成分单采和置换术、血型血清学和分子生物学检测技术等管理。下篇是输血医学实践，汇集自我测试 1600 题；采供血和医疗机构各自机构间互评检查标准与表单等。

本书的读者人群包括采供血和医疗机构从事输血医学专业人员、血液管理人员、其他医学专业人员、医学院校本科生和研究生等。

图书在版编目(CIP)数据

输血医学精编 / 李志强主编 . — 上海：上海交通
大学出版社，2023.4
　　ISBN 978-7-313-28447-1

Ⅰ.①输…　Ⅱ.①李…　Ⅲ.①输血　Ⅳ.①R457.1

中国国家版本馆 CIP 数据核字〔2023〕第 050697 号

输血医学精编
SHUXUE YIXUE JINGBIAN

主　　编：李志强	
出版发行：上海交通大学出版社	地　　址：上海市番禺路 951 号
邮政编码：200030	电　　话：021-64071208
印　　制：上海景条印刷有限公司	经　　销：全国新华书店
开　　本：787 mm×1092 mm　1/16	印　　张：32
字　　数：768 千字	
版　　次：2023 年 4 月第 1 版	印　　次：2023 年 4 月第 1 次印刷
书　　号：ISBN 978-7-313-28447-1	
定　　价：148.00 元	

主 编 介 绍

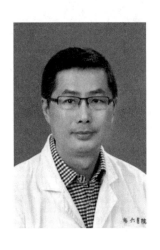

李志强，上海市第六人民医院（上海交通大学医学院附属第六人民医院）输血科主任、临床输血研究室主任。血液病学主任医师，全科医学主任医师，教授，硕士研究生导师。

从事内科血液病诊治与临床输血研究38年，具有丰富的内科疑难杂症、血液病诊治经验以及临床输血医学理论与实践经验。2016年荣获中国输血协会最高奖——"质量管理奖"，2017年荣获中国医师协会首届"白求恩式好医生"提名奖。第二～四届上海市公共卫生重点学科建设项目《输血医学》牵头人。

承担上海交通大学医学院教学工作。2006年《临床输血学》荣获上海交通大学医学院精品课程；《现代血液病输血疗法》荣获上海交通大学医学院优秀教材奖；以第一负责人承担上海交通大学医学院教学改革课题1项，国家级继续医学教育项目2项；荣获上海交通大学医学院优秀教师称号。

目前兼任中华医学会临床输血学分会副主任委员、中国输血协会临床输血管理学委员会副主任委员、中国医师协会输血科医师分会儿童血型专业委员会主任委员、国家卫生与健康委员会人才中心全国人才评价（职称考试）组成员、国家医药管理局医用输液器具标准化技术委员会委员、中国合格评定国家认可委员会（CNAS）技术评审员、中国海关出入境特殊物品卫生检疫监管评审专家组成员、中华医学会医疗事故技术鉴定专家组成员、上海市政府采购咨询审定专家组成员、上海市卫生局血液质量管理专家小组成员、上海市卫生局应急专家组成员、上海市医疗事故技术鉴定专家组成员、上海市临床输血质控专家组成员、《临床输血与检验》副主编、《中国输血杂志》《临床血液学杂志》等编委，上海献血促进会理事等。历任中国医师协会输血科医师分会副会长、上海医学会输血学会副主任委员（三届）等职务。

编 委 会

主 编

李志强

副主编

刘铁梅　吕先萍　乐嘉宜

编 者

（按姓氏笔画排序）

刘　冰　李丽玮　余泽波　张冬霞

周小玉　周世乔　郝一文

学术秘书

李丽玮

序

在习近平新时代中国特色社会主义思想指导下,为群众做事就是为党代言。我所带领的血液研究团队是将中国输血医学发展建设成为二级学科的创始团队,这也是中国输血医学事业发展的里程碑。同时,我们还创建了中华医学会临床输血学分会和中国医师协会输血科医师分会,由我担任中华医学会临床输血学分会主任委员和中国医师学会输血科医师分会会长。

为了进一步提高我国新时期输血医学的水平,由上海市第六人民医院(上海交通大学医学院附属第六人民医院)李志强教授领衔主编的《输血医学精编》,充分彰显了他从医近40年深厚的医学理论功底、过硬的技术本领和丰富的临床实践经验;这也是践行习近平总书记"不忘初心、牢记使命"的具体体现。

尤其值得一提的是,2018年,我在输血医学行业范围内倡导发起"千道题、万人答"线上和线下答题的学术活动。该活动由中华医学会临床输血学分会副主任委员李志强教授全面负责。本次学术活动得到广大医务工作者积极响应,出现了"人人参与、人人动手、人人动嘴"现象,掀起了"大学习、大讨论、大练兵、大提高"的新高潮。在学术活动中,广大医务工作者积极参与,在活动结束后,纷纷致电或致信李志强教授,强烈要求整理出版"输血医学测试题库"。为回馈广大医务工作者,李志强教授把他们的需求记在心里,坚持整理、充实、完善,终于汇集成本书下篇"输血医学实践"1600题。读者可以以自我测试的形式对相关知识进行巩固。

经过李志强教授领衔的专家团队两年的艰苦奋斗和不懈努力,《输血医学精编》终于出版了。本书具有鲜明的时代感、权威性、全面性、系统性、精准性、实用性,同时具备容量大等特点,能帮助广大读者尤其是医疗机构和采供血机构医务工作者解决平时临床的实际问题。该书又是一部具有指导实际工作的工具书籍,对提高广大读者理论和临床实践将发挥引领作用,对推动中国输血医学发展和建设具有十分重要的意义。

刘景汉
中华医学会临床输血学分会
中国医师协会输血科分会

前　言

2016 年 7 月 25 日国家标准化管理委员会批准发布 GB/T 13745—2009《学科分类与代码》国家标准第 2 号修改单：

一、在"320 临床医学"下增设二级学科 32032"输血医学"。

二、在 32032"输血医学"下设立三级学科"基础输血学""献血服务学""输血技术学""临床输血学""输血管理学""输血医学其他学科"。

修改后的标准自 2016 年 7 月 30 日起正式实施。

这是中国的输血医学事业发展的里程碑。为了进一步深化输血医学二级学科的内涵建设，强化输血医学管理与实践，在中华医学会临床输血学分会和中国医师学会输血科医师分会的关心下，我们组织国内输血医学及其他学科专家，历时两年，从管理学的视角精心编写了本书。

本书分为上、下两篇。上篇主要涉及输血医学管理，又分为采供血机构与医疗机构部分。采供血机构部分主要阐述采供血机构质量管理和全血与血液成分制备管理；医疗机构部分主要阐述临床输血质量管理、输血科室工作要求与制度管理、临床输血治疗管理、输血传播性感染诊治与预防管理、输血非感染性反应和相关性疾病诊治与预防管理、血液制品及代用品和相关药物管理、自身输血管理、血液成分单采和置换术管理、临床输血血型血清学检测技术管理和临床输血相关基因检测技术管理。

下篇主要涉及输血医学实践，又分为自我测试与机构间相互评价部分。自我测试部分根据输血医学下设三级学科分类方法，共汇集 1600 道测试题；机构间相互评价部分根据采供血机构与医疗机构特点分别列举相关检查标准与表单等。

特别值得一提得是，2018 年，在时任中华医学会临床输血学分会主任委员和中国医师学会输血科医师分会会长刘景汉教授的倡导下，在输血医学行业范围内组织开展了"千道题、万人答"的线上和线下答题活动，引起了强烈反响，收到了较为满意的效果。活动结束后，诸多一线医务工作者强烈要求，希望能编辑出版与活动相关的测试题与正确答案，以便进一步学习与巩固输血医学相关知识。为了满足大家需求，我们在原测试题库基础上做了进一步完善与补充。在本专著下篇"输血医学实践"中，以"自我测试"形式奉献给广大医务工作者与医学院校师生。

　　总之,本专著所涉及输血医学管理各领域,具有理论联系实际和实用性很强等特点,其目的是为了进一步提升医疗机构和采供血机构医务工作者管理的理论与实践能力,起到抛砖引玉的作用。由于涉及的内容相当广泛,加上编著者水平有限,书中难免有不当之处,恳请广大读者批评与指正。

李志强

上海市第六人民医院

上海交通大学医学院附属第六人民医院

目　　录

上篇　输血医学管理

第一部分　采供血机构

第二部分　医疗机构

下篇　输血医学实践

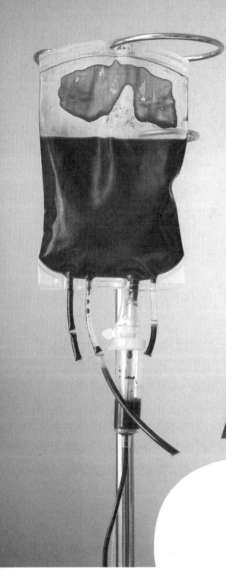

上篇

输血医学管理
MANAGE

第一部分 采供血机构

第一章 采供血机构质量管理

第一节 质量管理体系概况

采供血机构(简称:血站)管理应严格按照质量管理体系执行。质量管理体系是组织确定方针、目标,以及为获得所期望的结果而确定的过程和资源,优化资源的利用和提供的措施和方法。质量管理体系应按照采供血机构为内部质量管理的需要而建立的,通过一系列的过程来实现,并形成文件的信息。质量管理体系重在组织和实施。

采供血机构质量管理体系是随着时间的推移不断发展的动态系统,是持续改进和发展的过程,也就是"质量没有最好,只有更好"。

建立和实施质量管理体系的方法:

(1)建立采供血机构的质量方针和目标。

(2)确定实现目标所需要的过程、职责和必需的资源。

(3)确定监视、测量每个过程的有效性方法。

(4)确定控制不合格的措施,并消除产生不合格的原因,建立持续改进质量管理体系的过程。

采供血机构质量管理体系所需的过程包括与管理活动、资源提供、产品实现和测量等有关的过程。过程的控制应明确:

(1)过程是否已被识别并适当规定?

(2)是否明确分配相应的职责?

(3)程序是否得到实施和保持?

(4)在实现所要求的结果方面,过程是否有效?

采供血机构质量管理体系的文件包括:

(1)质量手册(形成文件的质量方针和质量目标)。

(2)形成文件的过程程序(程序文件)。

(3)确保过程运行有效所需的文件(标准操作规程)。

(4)质量管理体系运行所需要的记录表单(记录表单)。

本部分重点阐述程序文件与标准操作规程等内容。

第二节 文件记录管理程序

一、文件管理程序

1. 目的

对与质量管理体系有关的文件进行控制,确保各相关科室和人员使用有效版本。

2. 适用范围

适用于与质量管理体系相关文件(包括外来文件)的管理。

3. 管理职责

(1)采供血机构法人(简称"站长")负责批准质量管理手册和程序文件的实施。

(2)质量负责人:①负责审核质量管理手册、程序文件,批准各科室工作手册及外来文件的实施;②负责文件评审管理工作。

(3)质量管理科:①负责组织质量管理手册、程序文件的编写及通用记录表单的编制,负责各科室工作手册的审核;②负责质量体系文件的管理,包括文件的登记、标识、存档、发放、借阅、回收、归档和销毁等;③负责组织质量管理体系文件评审。

(4)办公室(档案室):负责作废文件的销毁及作废留用文件的保存。

(5)业务科(办公室):①负责质量管理体系文件的培训;②负责外来文件的收集审核和报批。

(6)各科室主任(科长):①负责本科室操作手册、记录表单的编写、更改及审核;②负责本科室质量管理体系文件(含外来文件)的领用、培训及管理。

4. 文件控制程序

(1)文件的分类:质量管理体系文件一般分为4个层次文件,第一层次文件为质量管理手册;第二层次文件为管理程序,又称为程序文件;第三层次文件为标准操作规程,包括工作手册、外来的仪器试剂使用说明书等;第四层次文件为记录表单。也可以将质量管理体系文件分为3个层次,将第三层次和第四层次文件合在一起。

(2)文件的标识:将文件进行唯一性的标记,便于进行文件的检索。

1)文件的编号:

① 质量管理手册,如:

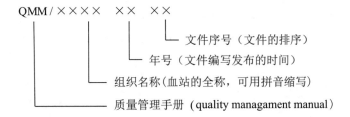

例如:×××血站质量手册

文件编号:QM/×××血站-2019-01

② 管理程序(程序文件),如:

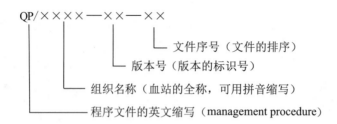

例如：××××血站的管理程序(程序文件)

QP/×××× 血站＿A/0＿01

③ 标准操作规程(standard operating procedure)，如：

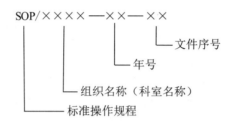

例如：SOP/××××科室/

④ 质量记录

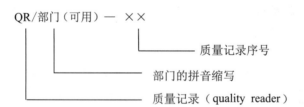

例如：QP/CXK(采血科)－01(表单编号)

2)各科室代码见《质量手册》。

3)文件版本采用"A/0"表示。"A"表示第一版，"B"表示第二版，"0"表示第零次修订，"1"表示第1次修订，文件经10次更改或文件需大篇幅更改时，应进行换版。

(3)文件的受控状况：文件分为"受控"和"非受控"两大类，凡与质量管理体系运行紧密相关的文件为受控文件。所有受控文件必须在该文件封面上加盖"受控"印章，并注明发放编号。用于对外交流及其他特殊用途，不需要对其更改进行控制的文件为"非受控"文件。

(4)文件的排版：

1)页面纸张采用 A4 纸张，页眉内容应包括：文件标题、文件编号、文件类别、版本号、页码等。

2)文件末页添加页脚，页脚内容应包括：更改日期、审核日期、批准日期、生效日期、审核人、批准人。

3)字体与段落：①文件采用统一字体，文件题目采用小三号黑体字，正文采用四号字，页眉/页脚采用小四号字，段落首行缩进两个汉字符，行间距为固定值24磅行距。②文件内条款的序号采用"1.0""（1）""①"……的分级形式进行编号,一个条款内若干短句并列的内容的序号可采用"a)""b)""c)"……的次级分级形式进行编号,序号与文件间留一个字间距。

4）文件的装订和成册以其文件编号为独立单元,以便于修改。各层次文件最后一页为文件控制页,文件放置位置要方便工作中取阅,当多个相关文件汇集成册时,要按文件的编号顺序放置,封面要有文件名,每册要有文件目录表。

（5）文件的编写、审核和批准发布:①质量手册、程序文件由质量管理科组织编写,质量负责人审核,站长批准发布;②各科室工作手册(包括工作职责、科室管理规程、科室操作规程、记录表单等)由本科室编写、初审后送交质量管理科审核,质量负责人批准实施。使用科室按"受控"文件进行管理。

（6）文件的发放、登记与回收:

1）质量管理科按实际需要确定文件发放范围并填写《文件发放/回收记录》:①《质量手册》《程序文件》《标准操作规程》发放给站领导、业务负责人、质量负责人和各相关科室;②记录表单发放给相关科室;③外来文件、计划和报告按科室需要发放。

2）文件领用部门在《文件发放/回收记录》上签字,领取受控文件必须加盖"受控"印章并注明发放编号。

3）当领用的文件损坏严重,影响使用时,文件使用部门应到质量管理科办理更换手续,交回破损文件,领用新文件。新文件的发放编号不变。破损文件作销毁处理。

4）当文件领用部门将文件丢失时,应到质量管理科办理申请补发手续,领用新文件。新文件的发放编号应用新的发放编号,并在《文件发放/回收记录》上注明已丢失文件的发放编号失效。

（7）文件的更改:①质量管理科组织对《质量手册》《程序文件》的更改,由提出修改文件的部门填写《文件更改申请》,经质量负责人审核,站长批准后更改,重新审批后由质量管理科发放,并保留《文件更改记录》。《质量手册》《程序文件》更改后填写《文件更改通知》下发至相关科室。②科室工作手册的更改由相关科室填写《文件更改申请》,经质量管理科审核,质量负责人批准后,由各科室更改。质量管理科保留文件更改内容的记录。科室工作操作手册更改后,更改内容涉及相关科室,填写《文件更改通知》下发至相关科室。③文件更改采用换页的方式,所有被更改的原文件必须由质量管理科收回,并填写《文件发放/回收记录》,以确保有效文件的唯一性。

（8）文件的作废和销毁:①失效或作废文件由使用部门从工作场所撤出,交质量管理科加盖"作废"印章,防止作废文件误用。②作废文件正本由质量管理科填写《作废文件保留申请表》加盖"作废留用"印章后交档案室保存。③作废文件副本由使用部门填写《文件销毁记录》,经质量管理科批准后交档案室统一销毁。文件销毁采用粉碎或焚烧方式。

（9）文件的使用、保存:①各科室必须确保本科室的工作现场可获得现行文件的有效版本,质量管理科必须满足各科室对现行文件有效版本的需求;②质量体系文件正本由质量管理科保存;③发放至各科室的文件副本由该科室自行保管,并建立科室《受控文件清单》,报质量管理科备案;④受控文件应确保清晰、完整并易于识别和检索。

（10）文件的借阅、复制:①血站内借阅、复制与质量体系有关的文件,由相关部门填写《文件借阅/复制记录》,经质量管理科审批后,方可借阅、复制;②提供给血站外做培训或参考用的质量体系文件为"非受控"状态,经质量负责人批准后,质量管理科发放并做好登记,不编制文件分发号。

（11）外来文件的控制:①业务科负责收集、整理相关国家、行业标准的最新版本,报质量负责人审核后,加盖"受控"印章,列入《外来受控文件清单》,发放到相关部门使用,同时收回旧标准;②仪器设备使用说明书,试剂使用说明书,由相关科室按外来受控文件进行管理。

(12)文件的评审:每年内部质量审核后,管理评审前,由质量管理科组织对质量体系文件进行评审,必要时予以修改。

(13)文件的培训:新版文件或修订文件在正式实施前应对有关人员进行培训并评估。

二、质量记录管理程序

1. 目的

对质量管理体系所要求的记录予以控制,为质量体系符合要求和有效运行提供证据,确保采供血过程的可追溯性。

2. 适用范围

适用于采供血过程中记录的设计、填写、修改、收集、整理、装订、备份、归档、销毁等管理。

3. 管理职责

(1)质量负责人负责记录表单的批准。

(2)质量管理科负责血站记录的实施和管理,定期评审,通用记录表单的编制,发现并消除潜在的问题。

(3)信息科负责电子记录的贮存、备份和管理。

(4)各科室负责相关质量记录表单的设计、填写、传递、收集、整理、装订、审核及归档,并确保所有的记录均处于受控状态。

(5)档案室负责质量记录的归档、保存和查阅管理。

4. 管理程序

(1)记录的形式:

1)书面记录:指用纸张手写或打印并签名的记录,如表单、图表、报告等。

2)电子记录:①电子记录(即数据电文):指以电子、光学、磁或者类似手段生成、发送、接收或储存的信息。②电子签名:指数据电文中以电子形式所含、所附用于识别签名人身份并表明签名人认可其中内容的数据。③电子签名制作数据:指在电子签名过程使用的,将电子签名与电子签名人可靠地联系起来的字符、编码等数据。④数据电文:指能表现所载内容,具有正确和完整备份能力,并在保存期限内随时调取查用,能可靠地保证数据电文自最终形成时起,内容保持完整、未被更改。

(2)其他形式记录:磁带、磁盘、照片等。

(3)记录格式的编制和更改:①质量管理科负责编制通用质量记录表单,报质量负责人批准,并建立《质量记录清单》。②各科室负责编制本科室质量记录表单,报质量管理科审核,质量负责人批准,并建立科室《质量记录清单》。③记录格式的更改,参照《文件控制程序》。

(4)记录的标识和编号规则:记录的标识、编号规则参照《文件控制程序》。

(5)记录填写:①记录填写应及时、真实、清晰、完整,并签署全名。②记录形成后不允许随便涂改,如因笔误或计算错误需修改原数据,应采用单杠划去原数据,注明修改内容、原因和日期,并在修改处签名确认。③不用填写的项目,用单斜杠(/)划去,签名和日期等相关栏目不允许空白。

(6)记录的审核和归档:①各科室对本科室记录的真实性、准确性和完整性进行初步审查,并于每月月底将上月应归档的记录,按档案管理要求整理装订成册后移交档案室。②档案管理员负责各科室应归档的记录的收集、审核和归档保存。

（7）记录的传递和收集：

1）书面记录：①各种书面的计划、报告、交接单等记录，按相关文件规定时限，发至相关科室或与相关科室人员当面交接签收。②人员、设备、物料、建筑、设施和环境等资源管理记录由各科室负责收集，文件管理、安全与卫生、监控和持续改进、血液隔离与放行、血液收回与质量投诉等质量记录由质量管理科负责收集；《献血登记表》由献血招募科负责收集；血液检测质量记录由本科室负责收集；采供血过程的其他记录，不需传递的由本科室负责收集，需要传递的由记录的最终接收科室负责收集。

2）电子记录：采供血过程的记录和数据，主要通过业务管理信息系统录入、传输和接收。非采供血过程的记录和数据，主要通过办公信息系统发送、传输和接收，电子记录的收集由本科室负责。

（8）电子记录备份：

1）电子记录的纸质打印件（硬拷贝）：献血、检测和供血的电子记录须用纸张打印，并签名备份。

2）电子记录的备份件（软拷贝）：①检验科必须在每天血液检测结果发布后对血液检测的电子记录进行备份；②系统管理员每天对采供血过程所产生的电子记录的结果和数据备份。

（9）记录的整理和装订：各科室负责本科室质量记录的收集、整理和装订。

（10）记录的保存：①质量管理科确定各类记录的保存期限，定期监督检查各科室记录的管理情况；②各科室将记录按标识和日期进行分类保存，保存期3年以上的记录于次年1月底前交档案室保存；③档案室应根据《档案管理制度》对各科室上交的各类记录进行归档管理。

（11）记录的借阅、复制与保密：执行《文件控制程序》和《献血者信息保密控制程序》，防止未授权接触和对外泄漏。

（12）记录的销毁：①记录如超过保存期或经评审后不再使用时，由相关科室填写《文件销毁申请》，经质量负责人批准后，由质量管理科统一销毁；②记录超过了保存期，但因某种原因需要保留的，由质量管理科加盖"留用文件"印章留用保存。

（13）记录的档案内容及保存期限：①记录档案、保存期限应符合国家相关规定，献血、检测和供血的原始记录至少保存15年。防止篡改、丢失、老化、损坏、非授权接触、非法复制。②记录归档范围及保存期限和保存类别见表1-2-1。

表1-2-1 分类归档内容及保存期限

序 号	归档内容	最低保存年限	保存期类别
1	文件管理质量记录	15	短期
2	人员管理质量记录	10	短期
3	监控和持续改进质量记录	10	短期
4	设备使用、维护和校准记录	10	短期
5	计算机管理系统的登录和操作记录	15	短期
6	关键物料和试剂的质检记录	10	短期
7	献血服务过程质量记录	15	短期
8	血液检测和标本质量记录	15	短期

序　号	归档内容	最低保存年限	保存期类别
9	血液成分制备质量记录	10	短期
10	血液放行记录	10	短期
11	血液贮存过程温度记录	10	短期
12	用血服务过程质量记录	10	短期
13	血液运输记录	10	短期
14	血液收回、报废及处理记录	10	短期
15	输血不良反应的调查和处理记录	10	短期
16	环境条件记录	10	短期
17	医疗废弃物处理质量记录	10	短期
18	其他记录	10	短期

第三节　资源管理程序

一、人力资源管理程序

1. 目的

通过人力资源的有效配置和管理,营造良好的人力资源环境,确保管理和技术人员数量和能力满足采供血业务的需求。

2. 适用范围

适用于血站岗位人力资源的配置,员工的聘任、培训和管理等环节。

3. 管理职责

(1) 站长:①制定及推行人力资源管理的改革;②批准人力资源管理各项规划、计划、方案及人员任职条件;③对血站关键岗位人员进行授权;④保证培训资源的提供。

(2) 副站长:①审批《年度培训计划》;②负责外出培训的审批;③审核人力资源配置计划;④审核各科室主管的岗位职责和任职要求。

(3) 办公室(人力资源科):①组织制定和实施血站人力资源配置和发展规划,编制年度人员招聘计划;②组织对人员资质和能力的鉴定;③编制各科室主管的岗位职责和任职要求,审核各科室员工的岗位职责和上岗要求;④组织对血站员工进行绩效考核;⑤建立和保存员工人事档案,制定各项员工管理制度;⑥职工的职称评审上报;⑦协同科室主管对科室员工进行年终考核。

(4) 业务科:①编制和审核《年度培训计划》,保存员工培训资料;②建立和保存员工技术档案;③专业技术人员资格证的审核、登记、年审;④专业技术人员继续教育培训。

(5) 相关科室:①配合办公室(人力资源科)实施人员招聘工作;②根据本科室工作需要,提出人员需求申请;③负责编制本科室员工的岗位职责和上岗要求,参与相应人员资质、能力、工作绩效鉴定;④负责确定本科室的业务培训需求;⑤负责实施科室内部岗位技能培训,转岗、轮岗人员上岗培训,并做好培训记录。

4. 管理程序

（1）人员规划：

1）岗位需求：①各科室根据工作需要，提出本科室人员年度需求计划，填写《人员需求申请表》报办公室（人力资源科）；②每年年底或次年年初，办公室（人力资源科）根据各科室人员年度需求计划，结合血站人力资源配置和发展规划，制定下一年度人员招聘计划，经分管站长审核，站长批准后报上级人事主管部门批准实施。

2）岗位要求：①血站工作人员必须符合《血站质量管理规范》和《血站实验室质量管理规范》中有关学历、资质、技能、培训等方面的规定，新增加人员必须符合《血站关键岗位工作人员资质要求》。②办公室人力资源科负责编制各科室主管的岗位职责和任职要求，经分管站长审核，报站长批准。③各科室主管负责规划本科室工作岗位的设置及员工的岗位职责和上岗要求，报办公室，经分管站长审核，站长批准后实施。④相关科室对本科室各岗位人员资质要求：a. 与岗位相适应的基本学历。b. 相关的专业技术职务。c. 相关的专业执业资格。d. 与岗位相适应的教育（培训）经历。⑤传染病患者和经血传播疾病病原体携带者，不得从事采血、血液检测、血液成分制备、供血等业务工作。

3）人员配备：①人员配备的基本原则包括a. 因岗择人。b. 满足业务的需要。c. 卫生技术人员占员工总数的75%以上。d. 具备高、中、初级卫生技术职务任职资格的人员比例应与血站功能和任务相适应。e. 关键岗位人员宜有适当储备。②办公室（人力资源科）根据《血站人员名册》和岗位要求，为血站各科室、各岗位配备数量适宜，接受过良好培训、具有专业知识、采供血工作经验及相应能力的管理和技术人员。③每年12月份，各科室根据血站业务发展的需要，组织结构和功能任务的改变以及岗位需求填写《人员需求申请表》报办公室（人力资源科）。④办公室（人力资源科）汇总各科的人员需求申请，制定下一年的人员调配方案和人员招聘方案，报分管站长审核，站长批准后实施。⑤办公室（人力资源科）根据政府有关部门规定和站内人员需求，实施招聘工作。

（2）人员招聘：

1）外部招聘：每年年初由办公室（人力资源科）根据上级人事主管部门的要求及血站内岗位需求实施血站人员招聘。

2）科室主管竞争上岗：①科室主管采取定期竞争聘任制；②由办公室（人力资源科）制定科室主管聘任方案报分管站长审核，站长批准实施。

（3）人员培训和继续教育：①血站必须保证员工得到持续有效的教育和培训，并且每人每年不少于75学时。②员工必须接受拟任岗位职责相关文件的培训和实践技能的培训，并且经过评估表明能够胜任。必须结合工作实践接受相关签名的工作程序以及法律责任的培训，并且经过评估表明合格，才能允许在工作文件和记录上签名。③业务科、办公室（人力资源科）负责新进员工的岗前培训和考核评估，各相关科室负责新进员工的专业理论和技能培训及考核评估。

（4）关键岗位人员授权：①关键岗位人员必须符合《血站关键岗位人员要求》的规定，并且经过站长授权才能允许其在该岗位独立工作和签名，授权的具体要求详见《血站关键岗位工作授权书》。②关键岗位人员变更时必须及时撤销或更新其授权书和计算机信息管理系统的权限。

（5）职工的考核管理：每年年终根据上级人事管理部门的要求，由办公室（人力资源科）组织对员工进行年度评审和考核，考核结果归入员工个人档案。①一般员工考核：由办公室（人力资源科）协同各科室主管对本科室员工进行考核，考核内容包括政治思想、职业道德、工作业绩、工作能力和工作态度等方面，必须做到客观、公开、公正、公平。②科室主管考核：由站领导对科室主管进行考核,考核内容包括德、能、勤、绩、廉等。

(6) 岗位任职能力要求:

1) 站长:具有高等院校大学本科以上学历,副高级以上技术职称,通过全国采供血机构统一考试,并取得合格证。从事血液管理工作1年以上,经过血液安全与血液质量管理、经营等相关知识的培训,并经过考核合格,具备采供血业务管理和质量管理的专业知识和实践经验。

2) 副站长:具有高等院校大学本科以上学历,副高级以上技术职称,通过全国采供血机构统一考试,并取得合格证。从事血液管理工作1年以上,经过血液安全与血液质量管理的培训,具备采供血业务管理和质量管理的专业知识和实践经验,熟悉血站业务流程,工作负责,责任心强。

3) 质量负责人:具有高等院校大学本科以上学历,副高级以上技术职称,通过全国采供血机构统一考试,并取得合格证。经过质量管理培训并考核合格,具备采供血质量管理的专业知识和实践经验,对采供血质量管理中出现的问题有正确判断和处理的能力。经法定代表人授权,负责血站质量管理体系的建立、运行、持续改进,向法定代表人直接报告质量管理体系业绩及要改进的需求。

4) 业务负责人:具有高等院校大学本科以上学历,副高级以上技术职称,通过全国采供血机构统一考试,并取得合格证。经过质量管理培训并考核合格,具备采供血质量管理的专业知识和实践经验,熟悉采供血业务流程,对采供血工作中出现的问题有正确判断和处理能力。经法定代表人授权,负责血站采供血工作的业务管理。

5) 其他岗位:可参照《血站质量管理规范》和《血站实验室质量管理规范》要求,根据各单位具体情况进行设置。

二、建筑、设施与环境管理程序

1. 目的

对血站建筑、设施和环境进行控制,确保建筑布局、场所分区及基础设施配备合理有序,充分满足采供血及相关服务的功能要求。

2. 适用范围

适用于对采供血工作的建筑、设施和环境的管理。

3. 管理职责

(1) 站长:①批准血站布局和工作流程;②为改善环境和设施提供必要的资源。

(2) 总务科:①负责血站建筑的规划、施工、修缮及工作环境的维护。②负责血站基础设施的配置和维护。③管理血站所有设施,对建筑、设施与环境存在问题进行改进。

(3) 业务科:①负责提供采供血建筑布局、流程设计及环境卫生学等标准;②对血站建筑、设施与环境中存在问题提出改进建议。

(4) 各科室:①负责各自业务范围内工作场所建筑布局、流程设计和设施配备的规划及日常管理;②负责对本科室工作场所的清洁与消毒、保持良好的作业环境。

4. 管理程序

(1) 总体要求:①选址要求:应符合《献血场所配置要求 WS/T401-2012》要求,血站选址应远离污染,如医疗机构、市场、垃圾存放及处理点,化粪池、废气和污水集中排放区。②面积要求:业务科室建筑面积与年采供血量比例相适应,具体参照《血站基本标准》第三条款建筑与设施。③布局要求:采供血业务、生活、管理、后勤和辅助区域的布局合理,不得相互干扰。④采供血作业场所的结构布局应满足业务工作流程需要,人流、物流分开,符合卫生学要求。⑤业务部门建筑面积应满足其任务、功能和安全的需求。⑥献血场所布局合理,能满足献血工作及献血员、员工健康和安全的需求。⑦实验室设置应符合《生物安全实验室建筑技术规范》要求。

（2）工作场所分区：

1）血站工作环境分为行政办公区和采供血作业区,每个业务区域应根据不同的作业要求分为清洁区、半污染区和污染区,采供血业务区必须与其他区域分开并执行《安全与卫生管理程序》。

2）各业务科室应按下列要求对工作环境进行分区并明显标识:①科室内活动区域按办公区和作业区分开。②献血服务场所应设置征询区、体检区、献血者初筛区、血液采集区和献血者休息区,征询、体检区应能对献血者进行保密性征询和正确体检。③采血区和采血后休息区,应指定区域安全放置和弃置所有一次性采血耗材,确保避免重复使用、污染环境,并保证献血者得到适当休息。④血液检测区根据检测流程分主实验和辅助区域,应包括标本接收处理和贮存区、试剂存放区、检测区,结果报告区等。⑤血液成分制备场所应设置血液交接区、离心区、成分分离区、贴签包装区。⑥血液存放区应分别设置待检测血液隔离存放区、合格血液存放区和不合格血液隔离存放区。⑦后勤供应区分别设置消毒供应区、库存物品区、配电、供水及消防区。

（3）设施配备：

1）电力设备:①采供血场所配备双线供电电源,自动转换电力供应。②应急供电设施提供电力至少应保障血液保存、计算机系统、照明、检测、消防等的正常使用。③关键设备、血液管理计算机系统应配备不间断电源,不间断电源的电力应足以维持一次关键性操作所需要的时间。④所有设备不得在电力超负荷状态下运行。⑤由专人定期检修维护供电系统,防止漏电和触电等。

2）供排水设施:①采供血作业场所应配备充足的供水设施。②实验室用水应配置去离子水或蒸馏水设备。③实验室及其他污染区洗手应使用非触式电子感应开关水龙头。④配备相应的排水设施,污染区与非污染区使用独立的排水管,污水不能对其他排水系统造成二次污染,排水管具有防酸、防碱和防腐蚀功能。⑤实验室产生的污水、废液统一排放到污水池集中净化处理。

3）消防设施:①配备适宜的消防器材,作业区域内合理配备灭火消防设施。②消防设施符合《医疗机构基础设施消防安全规范》等法规要求,并通过消防验收合格。③灭火器材放置在固定、明显、易取的地点并做好标识。④配备应急照明设施,有明显的疏散指示标识。

4）通信设施:①配备固定电话、传真、互联网等通信设备,并对各种通信方式及号码在适当范围内进行公布。②设置外出采血联系电话,献血服务专线和临床预约用血专线,预约用血专线可进行电话录音。③应保证献血车、献血屋与血站之间通信畅通。④定期检修、维护血站的通信设施,保证血站与各科室、血站与上级卫生行政部门、血站与献血者及用血单位的通信畅通。

5）运输及搬运工具设施:①配备送血车等运输工具,配备对血液专业防护的装置,如专用送血箱。②送血箱要求具有良好的密封性、耐碰撞、具有保温或制冷功能,确保血液在运输期间温度保持相对稳定。③不同保存条件以及发往不同目的地的血液应分别装箱,并附装箱清单,标明血液种类、数量、运输目的地。④采取有效的搬运措施对医疗废弃物进行搬运,以确保员工安全,并避免搬运过程中环境受到污染。⑤怀疑或具有高致病性病原体血液及标本的运输应符合《可感染人类的高致病性病原微生物菌(毒)种管理规定》。

6）冷链：①配备血液专用保存运输箱及温度监控装置，确保血液在完整的冷链中运输，使血液从采集直至发放到医院的整个过程符合所要求的保存条件。②配备足够的制冷设施，确保每袋血液的存放有足够的空间，血袋不相互挤压，制冷设备内空气流通。③使用制冷和保温设施，确保血液在加工和贮存过程的温度符合规定的要求。④应对血液在整个贮存过程中进行温度监控。

7）计算机信息系统：①采供血场所计算机的配备应满足业务需求。②对关键工作站进行数据备份，防止发生故障影响业务流程运行。③建立异地备份功能，定期备份数据库。

8）公共基础设施：配备食堂、绿化、员工文娱活动场所、视频防盗系统等适宜的生活设施，提供安全舒适的生活环境。

9）污水处理设施：①建立污水处理系统，参照《医院污水处理技术指南》对污水进行处理，并经过环保机构验收合格。②定期对处理后的污水进行生物学监测，使经处理的污水符合《医疗机构水污染物排放标准》。

10）医疗废弃物处理设施：①根据《医疗废弃物管理条例》配置相应的医疗废弃物处理设施，如包装物、容器、运输工具、暂存设施，人员防护装备等。②设定专门的容器和位置，按《医疗废弃物分类目录》分类贮存不合格血液和固体医疗废弃物。③医疗废弃物暂存点应设置明显的医疗废弃物、禁烟、禁食等警示标识和防渗漏、防鼠、防蚊蝇、防蟑螂、防盗以及预防儿童接触等安全措施。④医疗废弃物的贮存和运输设施、设备应按要求进行消毒和清洁。

11）生物安全防护设施：①实验室设施应符合《实验室生物安全通用要求》和《微生物和生物医学实验室生物安全通用准则》中的规定，具有保证环境温度和湿度的设施，持续监控并记录。②直接开放式接触血液的业务环节（如标本处理和留取）应配备生物安全柜。③从事血液检测的科室应配备针对职业暴露的安全防护设施。④实验室应配备职业暴露后的应急处理设施，如洗眼器、淋浴装置、急救箱等。⑤设置安全防护的安全指示。

12）危险品存放设施：对于易燃、易爆、剧毒和有腐蚀性等危险品，应具有安全可靠的存放场所和设施，并编制危险品安全数据简表（MSDS）。

13）辐射防护设施：①血液辐照应参照《放射性同位素与射线装置防护条例》要求做好相应的防护。②工作人员在辐照场所应配备辐照监测装置。

14）辅助性设施：①对有温、湿度要求的作业区域，配备空气温、湿度调节及监控设施，保证环境温、湿度符合作业要求。②采供血作业区域配备充足的照明装置及通风、防尘设施。

（4）环境要求：必须具备整洁、卫生和安全的采供血作业场所，创造整洁、安全、卫生、便利和优美的献血、工作、学习、生活环境。

1）献血室：①环境卫生状况良好，内部环境幽雅、洁净，定期进行清洁卫生和有效消毒。室内温度和空气质量应符合《室内空气质量标准（GB/T18883）》规定的要求，采血区域空气细菌菌落总数符合《医院消毒卫生标准（GB15982）》规定的Ⅲ类环境标准要求。②有足够的采血仪器设备和急救设备。③有温控、消毒、空气净化及供水设施。④提供影视、音乐等设施供献血者使用。⑤提供献血休息场所、宣传资料及杂志报纸。

2）献血车：①献血车环境卫生状况良好，内部洁净，定期进行清洁卫生，有具体消毒措施。②有与开展工作相适应的仪器设备和宣传设施。③有温控、消毒、洗手、供电、照明设施。

3）库房：①必须有足够的空间，库房保持良好的运输通道。②有防火、防盗、防尘、防蚊蝇、防鼠设施。③通风良好，防潮、防霉变。④原辅材料应在专用库房储存，有温度、湿度监控及记录。

4）各业务科室：①室内地面、墙面平整，无缝隙、霉斑及脱落凹陷。②照明、采暖、降温、通风良好。③能防止动物、昆虫进入。

5）公共场所：①内外环境整洁、安静、绿化和美化。②公共场所有专人清扫,公共卫生有专人检查。

三、设备管理程序

1. 目的

对采供血设备进行有效控制,确保设备符合预期使用要求。

2. 适用范围

适用于大型、精密、贵重仪器设备以及采供血设备的采购、验收、确认、使用、维护、校准、维修和报废。

3. 管理职责

（1）站长负责设备购置和报废的批准。

（2）分管站长负责科室设备购置和报废的审核。

（3）物资采购小组及相关科室负责人负责设备采购的论证。

（4）后勤保障科（总务科）：①负责组织设备购置的论证,采购、验收和移交使用科室。②负责建立和保存设备台账和设备技术档案。③负责设备的标识、维修和报废,计量设备的检定和校准管理。④负责组织新进设备使用前的安装,协助相关科室进行设备确认。⑤负责联系供应商对使用科室进行操作培训。

（5）设备使用科室：①负责提出仪器设备购置申请,参与设备的购置论证及设备的验收和确认。②负责设备的日常维护保养和日常使用记录。③负责设备操作说明书的保存归档,并对故障设备标识,提出维修或报废申请。④负责制定本科室关键设备发生故障时的应急预案。

4. 管理程序

（1）大型、精密、贵重仪器设备是指十万元以上的仪器设备。

（2）设备购置管理：

1）设备需求评估。①法规需求：包括《血站基本标准》《血站质量管理规范》《血站实验室质量管理规范》《献血场所配置要求》等法规对设备配置要求。②应急需求：血站应建立关键设备应急预案,对确实需要配置的备用设备进行评估和申请购置,以便应急时启用,确保采供血工作顺利完成。③根据血站业务发展需求和血站中长期发展规划需求提出设备购置计划。

2）设备需求计划：①年度购置计划：各科室对设备需求进行评估后,制定年度设备购置计划,报分管站长审核,站长批准后,经物资采购小组论证,论证结果由后勤保障科（总务科）存档,并按照需求的缓急组织采购采购需符合相应的程序。②临时购置计划：由于政策变化或工作需要等原因需紧急购置设备（非大型设备）,需求科室提出申请,分管站长审核,站长批准后,后勤保障科（总务科）按照相关规定进行采购,满足业务的需求。

（3）设备的采购：①使用科室将分管站长审核,站长批准签字后的申购计划提交后勤保障科（总务科）,后勤保障科（总务科）根据需求的缓急组织物资采购小组以及使用科室进行采购论证,包括设施设备的性能优势,主要的技术参数,市场占有率,售后服务等,后勤保障科（总务科）将论证记录存档备查。②后勤保障科（总务科）填写采购计划,经站长审批后进入采购程序。

（4）设备验收、登记：①血站购进仪器设备后,由供货单位安装、调试、试运行,后勤保障科（总务科）和使用科室负责对各项技术性能共同验收确认。②后勤保障科（总务科）对设备验收登记,并对采供血过程中所用的各类设备建立固定资产台账。

（5）设备的确认:①设备使用科室根据设备技术参数制定设备确认计划,确认计划至少应包括确认目的、人员职责、时间、相关方法、可接受标准等。②后勤保障科（总务科）组织设备使用科室及相关人员根据确认计划进行确认。③确认报告应包括确认计划、确认的数据、结论,参加确认人员均需在确认报告上签名。确认报告经分管站长批准后,设备方可投入使用。④新购进的设备,维修后的设备,大型维护后的设备,搬迁后的设备或长时间没有使用的设备,在投入使用前必须确认是否符合预期使用要求。

（6）设备台账和设备技术档案的管理:①后勤保障科（总务科）建立和保存《设备固定资产台账》、设备技术档案。各使用科室建立本科室设备台账。②设备台账应包括:设备名称、规格/型号、使用日期、设备类别、唯一性编号、出厂编号、校准周期、运行状态、使用科室、管理人员等。③设备技术档案应包括采购前论证资料、确认报告、仪器随机资料、计算机应用软件原件、维修校准记录等。

（7）操作人员的培训:①设备使用前,相关科室须建立设备使用和维护操作规程,关键设备还须建立设备档案。②操作人员需经培训并考核合格后方能操作,新进设备使用前培训由后勤保障科（总务科）组织供应商进行培训和考核,设备使用过程中,使用科室可以组织本科设备使用资深人员对新进人员、转岗人员进行培训和考核。

（8）设备的使用、保养与维护:①设备使用者、维护者必须通过相关的培训和考核。②设备操作人员应严格按操作规程进行操作,确保设备的正常使用。③常规维护:由操作者完成,每次使用后对仪器设备外部进行清洁。④特种维护:使用科室联系供货商派专业人员完成,主要检查校准仪器设备的各项性能,并进行内部清洁保养。

（9）设备的校准:

1）后勤保障科（总务科）负责对需要检定、校准和校验的设备制定年度《设备校准计划》并按时组织实施。编制《计量设备清单》,列明需要校准的设备,内容包括:名称、规格/型号、出厂编号、校准日期和校准周期。

2）计量设备每年至少进行1次校准。

3）设备检定或校准记录和校准合格证书应归档保存,如可能,应索取第三方校准机构的能力及溯源证据。

4）校准方式:①强制检定:由国家检定机构校准,对国家检定机构无校准能力校准的大型关键仪器设备由设备供应商或设备供应商联系有资质的第三方校准机构进行校准。②非强制检定:由设备供应商或自行校准。

（10）设备的状态标识、安全标识:①大型和关键设备需有唯一性标识,标识内容至少包括:仪器名称、规格/型号、生产厂家、购买日期、维护/校准周期、使用科室、责任人,并建立《关键设备清单》。②计量设备经检定或校准合格贴绿色合格标识。③未通过检定或校准,已损坏或故障停用的仪器设备,贴红色停用标识。④对未检定但在一定条件下可用的监控设备,贴黄色准用标识,并标明可用项目。⑤设备的运行状态标识分为"正常运行""暂停使用""报废";监测装置校验标识分为"校验/检定合格（含有效期）""校验/检定不合格"。⑥对存在较大危险因素的设备设置明显的黄色安全警示标识,如激光扫描器、血液辐照仪等。

（11）特种设备管理:①特种设备必须有生产许可证,经具备专业资质的机构检测或检验合格,获得安全使用证或安全标志后方可使用。②特种设备应按国家有关部门制定的规定,定期进行安全检测。

四、物料管理程序

1. 目的

规范物料的采购、验收、入库、储存、发放、使用和供方评价等相关活动,确保购入和使用的物料符合要求,防止不合格物料的非预期使用。

2. 适用范围

适用于采供血业务过程中所需物料的采购、验收、入库、储存、发放和使用管理及供方提供服务的控制。

3. 管理职责

(1)站长:①批准物料采购年度计划和大宗采购的临时申请。②批准物料供方的评审结果和《合格供方名录》。

(2)分管站长:负责审核物料清单,物料采购年度计划和小宗采购的临时申请。

(3)后勤保障科(总务科):①编制血站物料清单和物料采购年度计划。②组织对供方进行评审,建立《合格供方名录》。③负责物料的采购、验收、贮存、监控、盘点和发放工作。④负责初审物料清单,物料采购年度计划和小宗采购的临时申请。

(4)相关科室:①负责编制科室物料清单和采购年度计划。②参与对有采购意向的原辅材料的试用、评价及对供方的评审。③负责本科室领用物料的管理。

(5)质量管理科:①负责关键物料的质量抽检和放行批准。②负责组织对有采购意向的原辅材料的试用评价。

4. 管理程序

(1)一般定义:

1)关键物料:指直接和间接影响血液质量,与献血者及用血者身体健康密切相关的物料,包括关键性原辅材料和免疫检测试剂两大类,关键性原辅材料包括:采血袋、转移袋、过滤器、注射器、ACD 抗凝剂、注射用各种浓度的 NaCl 溶液。免疫检测试剂包括输血相关传染病筛查试剂和血型检测试剂。

2)非关键物料:指对献血者健康和血液质量不会产生影响的物料。

3)合格供方:指物料的生产商和供应商。

(2)物料清单的编制或更新:每年 12 月份各科室提交本科室次年拟用的《关键物料清单》和《非关键物料清单》,交后勤保障科(总务科),汇总后提交给站级领导批准。

(3)物料采购年度计划的编制:①物料采购年度计划应综合考虑血液供应年度计划,不同献血量的人员比例,物料耗损率,物料当前库存量和去年同期使用情况等因素而制定。②后勤保障科(总务科)对各科室的物料采购年度计划进行汇总,形成全站的物料采购年度计划。③物资采购需要根据当地采购机构的要求执行,达不到招标采购金额的,按照本血站规定执行。

(4)供方的评价和选择:

1)合格供方的评价准则:①具备持续稳定的合格产品供应能力(包括企业规模、产品质量、服务能力、信誉度等)。②具有法律法规要求的资质资格,能向血站提供《企业法人营业执照(副本)》《药品(医疗器械)注册证证书》《药品(医疗器械)生产或经营许可证》等证件复印件。③质量稳定、价格合理、既往使用或试用的质量情况,配送的能力和服务,国家相关部门对物料(主要是输血相关传染病筛查试剂)的质量评估,及生产量、报批量和市场占有率排名等。

2）供方评价方式：①对供方的样品检验及小批量试用。②对比类似产品的历史情况。③对比其他用户的试用经验。④对供方进行现场调查或收集供方投标的资料。

（5）合格供方的确定：①由后勤保障科（总务科）按合格供方的评价准则，组织对供方进行评价，确定合格供方。②根据评价结果建立《合格供方名录》，报站长批准。③科室在物料使用过程中，若发现质量问题，必要时对供方进行重新评价。④经评价不合格的供方应从《合格供方名录》中删除。

（6）物料采购：①血站规定对供方进行评审的物料，后勤保障科（总务科）依据《合格供方名录》按照政府规定的采购方法实施采购。②不需要对供方进行评审的物料，由后勤保障科（总务科）遵循适时、适量、适价的原则进行采购。

（7）物料验收入库：①关键物料采购后，由质量管理科进行验收，物料验收合格后方可登记入库。②物料的验收内容包括：物料名称，供货单位、供方资质、规格型号、采购数量、外观、有效期，包装情况和运输条件，验收物料应详细记录。

（8）物料抽检：①质量管理科接到后勤保障科（总务科）关键物料放行通知后，根据同类关键物料合格库存情况和预期使用情况，安排新购关键物料的抽检工件。②未经抽检和验收的关键物料只能暂存于待检区，不得存放于合格区和不合格区。③经抽检和验收确认合格的关键物料贴上绿色合格标签，盖上合格印章并转移到合格区贮存。

（9）物料的贮存管理：①物料应根据其特性和用途分不同的库房和区域贮存，保持通风和通道畅通，配备防火、防潮、防霉变、防尘、防鼠、防蚊蝇、防盗等设施。②库房内应划分待检区、合格区、不合格区，并明显标识。同类关键物料应有明显和易于识别的标识。③对温度、湿度或其他条件有特殊要求的物料，应按规定条件贮存，并有持续监控记录。

（10）物料的库存管理：①采用物料管理软件对物料实施库存量监控。监控内容包括：名称、规格、入库时间、入库数量、批号、有效期、出库时间、出库数量、当前库存量等。②未规定使用期限的物料，贮存期限及有效期自设为入库之日起，一般为1年，最多不超过3年。③应遵循"先进先出、同批发放"的原则，不合格物料不出库，实物与账面相符。④不同类别、不同批号的关键物料应明显分开和标识，严禁混放。⑤关键物料用后应在相关的工作记录或检测报告中注明所用物料的生产商、规格和批号等，以便于的可追溯性。

（11）不合格物料的控制：①库房内设不合格物料隔离区，在物料的验收、抽检、入库、贮存、发放和使用过程中，如发现有不合格的物料必须转移至不合格物料隔离区。②不合格物料的控制要求执行《不合格品控制程序》。

五、安全与卫生管理程序

1. 目的

规范血站安全与卫生的管理工作，有效控制与避免人员、血液、环境和设备受到污染，确保采供血及相关服务场所的安全与卫生。

2. 适用范围

适用于对保证血液质量和服务质量所需的采供血相关工作环境的安全与卫生进行管理。

3. 管理职责

（1）站级领导负责批准危险化学品申购。

（2）安全与卫生负责人：①建立安全与卫生管理组织，负责安全与卫生管理工作。②组织制定安全与卫生的各项工作计划、流程、方法和要求并规范实施。③负责安全与卫生培训及资源配置的评估及管理。④负责审核危险化学品的申购。⑤负责制定用电、化学、放射、危险品使用和消防演练方案并组织相关部门实施演练。

（3）后勤保障科（总务科）：①负责对公共环境保洁工作的管理。②负责安全与卫生必须物品、工具、危险化学品的采购。③负责对消防、用电、化学品安全、血液辐照仪放射性同位素与射线装置及保卫工作的管理和监督，协助上级部门实施检查。④负责安全生产知识的培训及组织安全突发事件的模拟演练。

（4）质量管理科：①负责全站危险化学品的贮存、管理。②编制《危险化学品安全数据简表》。③负责监测采供血业务工作环境的工艺卫生，定期对环境工艺卫生和消毒灭菌效果进行监测和分析。④负责生物安全防护工作的监督和管理。

（5）业务管理部门：负责员工健康检查并建立员工健康档案。

（6）各相关科室：①负责各自业务范围内工作环境、安全与卫生的管理，对本科室在安全与卫生工作中存的问题进行原因分析并采取纠正和预防措施。②负责危险化学品的申领和使用。③协助后勤保障科室（总务科）进行相关安全知识培训及安全模拟演练。

4. 管理程序

（1）工作场所安全管理：①严禁在作业区吸烟、饮食和化妆等。②未经授权人员禁止进入血液制备、检测、储存等作业区域。③采血、成分制备、供血及实验室工作人员不得佩戴对安全和卫生有影响的饰物（如手镯、戒指等）。④严禁在存放血液、试剂和标本的冰箱内存放食品。⑤所有人员进入作业区必须更换工作服和工作鞋，操作时戴口罩、帽子、手套，工作服应干净、整洁并定期换洗。⑥血液检测实验室工作人员应穿舒适、防滑并能保护整个脚面的工作鞋，操作时穿一次性隔离衣。⑦留长发的工作人员，在操作时应将长发束在头脑后，以防止头发接触到污染物或人体脱屑落入操作区，不得佩戴有可能被卷入机器或坠入传染性物质的头饰物。

（2）消防安全管理：①采供血工作区域必需设置紧急疏散通道和防火门，不得在疏散通道内堆放物品，以保持畅通。②应根据消防部门的规定配备灭火设施。③易燃液体的供给量应控制在有效并安全进行试验的最小量，严禁在冰箱内存放易燃液体。④定期对灭火器、消防水龙带、烟感器、防盗探头、监控仪器等消防设施、设备进行检查更换和维修。

（3）用电安全管理：①后勤保障科（总务科）设专人定期检修、维护供电系统，防止漏电、断电和触电等隐患。②电器设备的维护和维修只能由取得相关资格的维修人员进行。③使用各种仪器设备时严格遵守相应操作规程，各种仪器、设备的实际电压、电源、按说明书的要求做到不超载运行，室内电源不得随意改动。定期进行用电安全突发事件的演练。

（4）生物安全防护管理：①建立血站工作人员健康档案，对从事采血、血液成分制备、供血等业务的工作人员应每年进行1次经血液传播病原体感染情况的检测，并对乙型肝炎表面抗体阴性者，征求本人同意后，应免费进行乙型肝炎病毒疫苗接种。②进行侵入性操作时，工作人员必须严格执行无菌技术操作原则，严禁用手直接将采血后的针头套护针帽。③采供血活动中产生的损伤性医疗废弃物（采血针、加样吸头、破碎的试管等）应存放在锐器盒内。④实验室建筑设施符合《实验室生物安全通用要求》和《微生物和生物医学实验室生物安全通用准则》中的规定，按Ⅱ级生物安全实验室管理，配备针对职业暴露后应急处理的生物安全防护、急救设施及相关生物安全标识。⑤实验室人员在接触有生物传染性物质时，应保持室内通风或使用生物安全柜，针对接触传染性物质佩戴相应防护用品。⑥留取血液标本时试管必须加盖，血液和标本应在专用保存箱内运输以防止破损和泄漏。⑦发生血液和标本泄漏后，应立即按规定进行消毒处理。

⑧实验室内穿戴的专用工作服在离开实验室时必须更换,工作人员不得穿着工作服进入会议室、食堂等公共场所,严禁工作人员佩戴工作用一次性手套触摸公共设施。

(5)卫生管理:

1)工艺卫生:①作业区划分为清洁区、半污染区和污染区,按不同的分区要求进行清洁消毒管理。②各科室设置专门的医疗废弃物存放区域,用于存放医疗废弃物的容器和运送医疗废弃物的工具应定期清洁和消毒。③质量管理科定期对相关科室和人员进行工艺卫生质量检查。

2)个人卫生:①工作人员应经常修剪指甲,保持干净、整洁。②工作人员在离开工作场所前应洗手,操作过程中如接触血液、标本或其他污染物应立即洗手,严禁戴操作手套接触清洁区域内的物品。

(6)危险化学品管理:

1)危险化学品的界定:根据《危险化学品安全管理条例》中界定的危险化学品包括易燃易爆产品、压缩气体和液化气体、氧化剂、有毒品、易腐蚀品等。

2)血站危险化学品包括:甲醛、丙酮、重铬酸钾、三氯乙酸、三氯甲烷、草酸、高碘酸、盐酸、氢氧化钠、过氧化氢、汞、亚砷酸钠、乙醚、乙醇、液化气体等。

3)危险化学品的申购:①科室因工作需要使用危险化学品时,应在质量管理科登记,安全与卫生负责人审核后,提出申购计划,站级领导批准后交后勤保障科(总务科)进行购买。②凡购进的危险化学品必须符合国家标准和相关技术要求,包装防护和标志符合国家的规定。

4)危险化学品贮存:①质量管理科应有危险化学品的专用贮存室,安装防盗门,并能防火、防潮,通风良好。贮存室内置专用危险化学品贮存柜,实行双人、双锁库存管理。②危险化学品入库前必须进行检查登记,分类存放,存放时注意安全距离。③质量管理科编制《危险化学品安全数据简表》(MSDS),并放置于专用贮存室的明显位置。

5)危险化学品的使用:①贮存使用危险化学品的工作人员需经过安全使用培训,应掌握应急处理措施。②工作人员在使用危险化学品时,应有安全防护设施并佩戴安全用具。③装有危险化学品的各种容器,在使用后必须进行认真检查,能够重复使用的,按规定存放在指定地点,不能重复使用的,必须进行处理,消除安全隐患。④危险化学品的废液、残渣过期报废必须立即处理,避免遗失或造成其他的事故。

(7)辐射防护设施:①血液辐照应参照《放射性同位素与射线装置防护条例》要求做好相应的防护。②后勤保障(总务科)应加强血液辐照仪放射性同位素与射线装置的监督管理,确保血液辐照室环境放射性同位素与射线控制在 $0.05 \sim 0.15\mu SU/h$,从事血液辐照的工作人员每年4次检测总量 $<20mSv$。③定期进行放射安全应急演练。

六、微生物安全与卫生管理程序

1. 目的

对微生物因素的安全与卫生进行控制和管理,确保人员、设备、血液、标本、物料和环境的安全,使采供血活动符合国家规定的安全与卫生标准和要求。

2. 适用范围

适用于血站职业暴露、清洁与消毒、医疗废物和传染病疫情报告管理。

3. 管理职责

(1)微生物安全与卫生负责人:①建立微生物安全与卫生管理组织,负责微生物安全与卫生管理工作。②组织制定微生物安全与卫生的各项工作计划、流程、方法和要求。

（2）相关科室和相关人员：按微生物安全与卫生的各项工作计划、流程、方法和要求规范实施。

4. 管理程序

（1）微生物安全与卫生管理组织：

1）微生物安全与卫生管理委员会：

① 组成：主任由安全与卫生负责人担任，副主任由质量管理科主管担任，成员由各科室主管组成。

② 职责：a. 研究并确定微生物安全与卫生年度工作计划，并对计划的实施情况进行总结。b. 研究并确定血站微生物安全与卫生的重点科室、重点环节、重点流程、危险因素以及采取的干预措施，明确各科室、人员在微生物安全与卫生工作中的责任。c. 研究并制定血站员工发生职业暴露、患者出现输血后传染病或细菌感染、传染病疫情漏报及出现医疗废物流失泄漏等事件时的控制预案。d. 定期召开管理委员会会议，研究、协调和解决微生物安全与卫生工作存在的问题。e. 管理委员会成员在主任领导下对相关工作履行检查、督促和指导职能。f. 组织员工进行微生物安全与卫生知识培训。g. 指导、检查各类微生物安全与卫生的意外事故发生时的紧急处理工作。h. 制定微生物安全与卫生标准，定期对落实情况进行检查、考核评分。

2）微生物安全与卫生相关科室和人员职责：

① 质量管理科：a. 对关键物料、试剂等贮存使用及用后处理进行监督、管理。b. 监督职业暴露、清洁与消毒、医疗废物和疫情报告等各项工作的落实。c. 定期对环境卫生和消毒灭菌效果进行监测和分析，并提出改进意见。d. 整理微生物安全与卫生的相关资料，并定期归档。

② 后勤保障科（总务科）：a. 安全与卫生必须物品和工具的采购。b. 安全与卫生防护工作的后勤保障。c. 员工健康检查及其档案保存。

③ 各科室主管：a. 负责本科室微生物安全与卫生的培训工作，落实各项工作计划、流程、方法和要求。b. 对本科室在微生物安全与卫生工作中存在的问题，进行原因分析并采取纠正和预防措施。c. 对本科室工作职责范围内的微生物安全与卫生负责。

④ 工作人员：对各自工作职责范围内的微生物安全与卫生负责。

（2）微生物安全与卫生管理：

1）职业暴露管理：①职业暴露是指医务人员以及有关工作人员，在从事临床医疗及相关工作的过程中意外被含有艾滋病、乙型肝炎、丙型肝炎和梅毒等血源性传染病病原体的血液、体液污染了皮肤或黏膜，或者被含有病原体的血液、体液污染了的针头及其他锐器刺破皮肤，有可能被感染的情况。②血站的职业暴露管理包括：预防和处理两方面，其中以预防为主。所有工作人员应接受职业暴露管理的培训并严格遵循，以避免自身或社会安全受到威胁。③职业暴露管理，遵循《职业暴露预防与控制程序》《生物安全管理制度》。

2）清洁与消毒管理：清洁与消毒管理是针对采供血活动中人员、血液和环境有可能存在病原微生物因素进行的预防、监控和控制活动，遵循《消毒隔离制度》。

3）医疗废物管理：①医疗废物是指医疗卫生机构在医疗、预防、保健以及其他相关活动中产生的具有直接或间接感染性、毒性以及其他危害性的废物。②血站与法定的医疗废物处置机构签署医疗废物处置协议，对血液采集、制备、检测、贮存和运输等环节及其相关活动中产生的医疗废物实施统一集中无害化处置。③医疗废物管理包括：医疗废物意外事故处理的应急预案，血站医疗废物收集、运送、暂存和处置，其中包括：废弃标本和血液的处理，具体内容遵循《医疗废物管理制度》。

（3）生物安全与卫生培训：①新增人员和换岗人员必须接受拟任岗位相关的安全与卫生培训，并经评估表明合格方可独立工作。②血站员工每年全少要接受1次系统的安全与卫生培训。③安全与卫生培训的方式、方法及评估标准和评估结果的要求，遵从《培训控制程序》。

七、非生物因素安全管理程序

1. 目的

对各种非生物因素的安全进行控制和管理，避免人员、设施、设备、血液、物料及环境遭受危害。

2. 范围

范围适用于电、消防、水、化学等安全管理。

3. 管理职责

（1）后勤保障科（总务科）：①相关安全制度的制定、修改、组织实施和监督。②安全设施的管理、使用培训和检查。③组织安全知识培训和演练。④业务设备的登记造册、日常管理、维修养护。

（2）其他各科室：负责本科室内的日常安全检查及相关设施设备的正确使用及保养。

（3）个人：①食品、饮料及类似物品只应在指定的区域中准备和食用。食品和饮料只应存放于非实验室区域内指定的专用处，冰箱应适当标记以明确其规定用途，实验室内禁止吸烟。②禁止在工作区内使用化妆品和处理隐形眼镜，长发应束在头脑后。在工作区内不应佩戴戒指、耳环、腕表、手镯、项链和其他珠宝。③个人物品、服装和化妆品不应放在有规定禁放的和可能发生污染的区域。

4. 管理程序

（1）站长指定专人负责管理安全保卫工作。

（2）防盗管理：①安全保卫人员应定时巡视血站各楼层，对可疑人员应进行盘查。②各科室的门窗在下班后或节假日无人期间必须锁紧。③血站门卫处对外来人员、车辆、进行检查和登记。④财务人员要按规定保存现金及支票，定期检查保险柜、办公室门窗的防盗设施状况，发现问题及时报告。⑤除供血科当班或值班人员以外，其他人未经许可禁止进入供血科。⑥在夜间或节假日期间，保卫人员应该加强巡视站内各区的安全状况，两天以上节假日各科安排值班人员并向办公室报值班表。⑦任何人发现有属于血站设备、物品和钱财失窃，立即报告后勤保障科（总务科）组织调查，重大失窃事件应拨打"110"报警。调查结果应形成书面的调查处理报告，并提出纠正和预防措施，追究相关人员的责任。

（3）除"四害"管理：与相关专业单位签订《除四害》合同，定期对站内四害进行密度检测并组织消杀工作。

（4）防雷电管理：

1）专业部门对建设物安装防雷装置。

2）遇到雷电情况时：①需要关好门窗，以防雷电入室。②关闭一切暂时不使用的仪器设备，并拔下天线插头和电源插头。③避免使用淋浴器和洗手池，以防雷电流通过水流传导而致人员伤亡。

（5）消防安全管理：

1）消防管理措施：①消防工作要在安全领导小组负责人的领导下，由科室主管具体负责，并接受上级主管部门的指导。②所有员工都要树立防火意识，各科室最后离开的员工要做到关灯和断电。③消防设施的更换、维修和配置,由后勤保障科(总务科)统一负责,其他科室和个人不得擅自调换或搬动。④各科室的主管,下班前要对自己本科室的防火事项进行1次检查,发现隐患,及时排除,并报告安全领导小组负责人。⑤夜间或节假日期间的值班人员或保卫人员应做好防火巡查工作,发现情况及时报告和处理。⑥物资、设备仓库内,严禁吸烟和使用火种,采取严密措施做好安全工作。

2)消防培训与演习:①各科室主管要教育员工充分认识到消防安全的重要性,严格遵守消防制度,如有违反,造成火灾者,追究责任者的责任。②每年必须进行至少1次消防知识的全员培训。③每年必须进行至少1次由消防管理部门组织的全员消防演练活动。

3)消防设施设备管理:①不得将消防设施设备、疏散门及相关的标示遮蔽。②消防设备以灭火器为主。必须根据消防部门的规定,对各科室特别是仓库、实验室等消防重点部门应配备足够数量的灭火器。③工作人员如发现设施设备损坏或消防安全隐患应及时报告后勤保障科(总务科)。④必须保持消防通道畅通,不得在消防通道内堆放物品。

(6)用电安全管理:

1)血站应定期组织用电的普及性全员培训,组织对电工技术人员的用电安全专业技术培训。

2)用电要求:①使用各种仪器设备时必须严格遵守相应操作规程,各种仪器设备实际电压、电源按说明书的要求并做到不超载运行。室内电源不得随意改动。②不得擅自在单位使用电炉、电热器等大功率电器。③节约用电,没有使用的电灯、空调和设备应做到关闭和断电。

3)检查和维护:①应对电器、设施的接地、漏电和墙上插座的接地进行定期的检查和维修。②每年至少对所有电插座的接地、极性和电缆的完整性进行1次检查,防止漏电。③所有电器设施的维护和维修只能由取得相关资格的维修人员进行。④不得在接电的状态下进行仪器或设备的维修。

(7)水灾和其他自然灾害:①应制定灾害应急预案。如可能,救援人员应事先了解危险物的性质、数量和存放位置,应熟悉实验室的布局和设备。②当遇水灾、地震或其他自然灾害时,视建筑物或实验室遭破坏程度,应采取隔离污染区域和污染源、有效消毒、疏散人员等紧急措施。③应对危害进行评估并采取进一步措施。

(8)紧急撤离:①应制定紧急撤离的行动计划,该计划应考虑到生物性、化学性、失火和其他紧急情况。应包括所采取的使留下的建筑物处于尽可能安全状态的措施。②所有人员都应了解行动计划、撤离路线和紧急撤离的集合地点。③所有人员每年应至少参加1次演习。④实验室负责人应确保有用于急救和紧急程序的设备在实验室内可供使用。

(9)危险化学品管理:

1)危险化学品包括腐蚀性、毒性、易燃和易爆的不稳定试剂。

2)危险品仓库实行双人双锁,危险化学品实行专柜加锁管理。

3)采购和运输:①购进危险化学品时,必须核对包装(或容器)上的安全标签。②购进的化学品需转移或分装到其他容器时,应表明其内容并贴上安全警示标志;盛装危险化学品的容器在未净化处理前,不得更换原安全警示标志。

4)使用和保管:①选用无毒或低毒的化学替代品。②选用可将危害消除或减少到最低程度的技术。③采用能消除或降低危害的工程控制措施(如隔离、密闭等)。④采用能减少或消除危害的作业制度和作业时间。⑤采取其他的安全措施。

八、计算机信息管理系统管理程序

1. 目的

规范计算机信息管理系统(MIS)的开发、应用和维护活动,确保计算机信息管理系统的安全可靠,保证采供血业务的正常运行。

2. 适用范围

适用于血站计算机信息管理系统的管理。

3. 管理职责

(1) 站级领导:①批准计算机软、硬件购置需求申请。②计算机信息管理系统电子数据备份载体利用、销毁的审批。

(2) 信息管理科:①计算机信息管理系统相关参数、软件需求申请审核。②对计算机信息管理系统用户授权。③计算机信息管理系统电子数据备份载体利用、销毁、保存和管理。④负责新进或转岗人员计算机信息管理系统操作技能培训。⑤负责计算机信息管理系统软、硬件的安装维护等日常监督管理。

(3) 业务管理科:①计算机信息管理系统用户授权审核。②协助信息管理科对新进或转岗人员计算机信息管理系统操作技能培训。

(4) 各相关科室:①操作人员正确使用和管理科室内部的计算机及相关设备。②科室人员调整或离职应及时通知信息管理科暂停用户或停止用户登录系统权限。

4. 管理程序

(1) 人员要求:

1) 系统管理员:①具有计算机相关专业资质,熟悉各种网络设备和服务器的安装及配置技术。②经过血液安全培训,熟悉采供血的基本业务流程。

2) 操作人员:①具有基本的计算机应用操作能力,掌握必要的计算机使用和维护知识。②上岗前须经过特定工作程序的计算机培训和考核,并获得相应使用权限的授权。

(2) 软件要求:

1) 软件资质审核:①软件开发商应具备国家规定资质或主管部门颁发的软件企业认定证书,熟悉采供血业务工作流程等。②软件须符合《计算机软件保护条例》,具有计算机软件著作权登记证书和软件产品登记证书。

2) 软件需求:软件需求内容包括软件的功能、性能、运行环境及其他需求描述内容。

3) 软件确认:对软件运行中出现的错误修正、增加某一项功能或与第三方软件接口等要求进行验证确认。

4) 软件维护:信息管理科应定期对软件系统进行杀毒、升级等维护,确保软件系统符合采供血业务的需求。

(3) 硬件要求:

1) 所有硬件设备配置必须能满足业务工作需要及软件系统运行要求。

2) 硬件维护:①定期进行硬件设备运行全面维护,内容包括:设备除尘、不间断电源放电维护等。②使用科室应对本科室的计算机硬件设备保持周围环境清洁、温湿度适宜,发现故障应及时填写报信息管理科维护。③若设备出现严重故障无法修复,由设备使用科室申请设备报废。

(4) 操作人员培训和用户授权:

1) 新进或转岗人员由相关科室向业务管理部门提出培训申请,由业务管理部门协助信息管理科进行操作培训考核。

2）用户授权：

① 用户权限分类：a. 操作权限 可进行资料的查询、录入操作。b. 修改权限 可进行以往电子数据信息的更正。c. 维护权限 可进行一般性数据字典或规则维护。d. 系统管理员权限 为计算机信息管理系统的最高权限。

② 授权原则：权限以最小化为原则，根据岗位要求由相关科室提出申请，报信息管理科授权。

（5）信息安全管理：

1）系统安全：①机房由专人管理，非授权人员不得进入机房，应配备不间断电力供应装置（UPS）。②非授权人员严禁在服务器、电脑、网络设备等进行软件安装、设置、更改及删除操作。③严禁在电脑上使用 U 盘、移动硬盘等移动存储设备（含设备维护厂商等），防止计算机病毒的侵入。④非本单位配置的信息系统客户端专用电脑，严禁接入信息系统网络。⑤采血笔记本电脑及各献血屋计算机申请报废前需交信息管理科对电脑硬盘进行特殊处理后方可报废。

2）数据安全：①获得授权的用户必须及时更换初始密码，操作人员离开电脑时，应立即退出信息管理系统或锁屏，严防未授权访问，严禁使用他（她）人的用户名登录信息管理系统。②采用定期刻录数据光盘异地存放等多种手段进行电子数据备份，确保与主体数据库分隔存放。③电子数据备份保管的地方应具备防火、防磁、防潮、防盗等设施。④利用电子数据备份载体时，应采取拷贝方式，使用拷贝件，且在授权范围内使用。⑤使用取得计算机信息管理系统安全专用销售许可证的网络版杀毒软件，且开启实时监控功能，制定定时病毒扫描策略，确保数据安全。⑥各使用科室如发现有病毒侵入时，应立即停止使用感染病毒电脑，并通知信息管理科进行处理。

3）网络管理：①各科室或个人严禁私自搭建网络。②局域网（内网）与 Internet 网（外网）必须进行物理隔离，若因工作需要连接 Internet 网，应增加硬件防火墙部署安全访问策略。③移动外采电脑严禁上外网，妥善保管 VPN 网络访问加密设备（KEY），若有遗失须立即通知信息管理科停用该 KEY 访问权限。

九、血液的标识及可追溯性管理程序

1. 目的

规范血液的标识管理，确保所有血液可以追溯到相应的献血者及其献血过程、所使用的关键物料批号以及血液所有制备和检验的完整记录。

2. 适用范围

适用于对献血者及其所捐献的血液和标本在采集、制备、检测、保存、运输过程的标识管理。

3. 管理职责

（1）质量管理科：负责各类标识状态的确定、监督检查及追溯管理。

（2）业务管理科：负责血液标签样本设计及存档等工作。

（3）信息管理科：负责计算机信息管理系统条形码维护。

（4）体检采血科：①负责血液条形码以及《献血者健康征询表》的领取使用。②负责献血者血液、血液标本、献血证和《献血者健康征询表》的标识。

（5）血液成分制备科：负责血液成分制备过程中对血液产品进行标识。负责对待检、合格、不合格血液的标识。

（6）检验科：负责血液检测过程中微量检测板、检测原始记录和血液留样标本的标识。

（7）供（发）血科：负责对发往医院的血液分别装箱和标识。

（8）后勤保障科（总务科）：负责献血条形码、标签的订购。

4. 管理程序

（1）血液标签的设计：

1）血液标签中的内容应符合《血站管理办法》《全血及成分血质量要求》中的相关规定,至少包含献血编号、品种名称及代码、血型及血型条码和有效期标识、血液容量、贮存条件、采供血机构名称及许可证。标签的内容应完整、清晰、格式规范、完整无缺。血液标签上不应标有献血者姓名。

2）业务管理科负责设计血液标签的内容和格式,经质量管理科审核,站级领导批准,业务管理科应于每年初对当年使用的血液及血液成分标签存档保存。

3）血液标签的要求：①底色和字体：标签的底色应为白色,标签所含信息（条形码和文字）均采用黑色,通过预印刷或按需打印生成,条形码采用实体黑色字体。②质量：标签应能防水、防潮、防涂污、耐磨损,保证其采供血过程中搬运、制备、离心、贮存、振荡、水溶等操作后,仍能保持完整、整洁和清晰。③背胶：标签的背胶不能影响血液质量,与试管和血袋的表面粘贴牢固,在采供血过程中不会受搬运、制备、离心、贮存、振荡、水溶等操作而脱落或滑移。

（2）血液标识的技术要求：①血液的标识采用条形码技术,确保每一袋血液具有唯一性标识以及可追溯性。条形码技术应能够对不同种类、不同过程状态的血液及血型进行标识。应保证每一次献血具有唯一的条形码标识,并可追溯到献血者。②献血条码的编码程序应保证献血码的唯一性,业务管理科负责提供标签的编码说明,以保证同一献血码至少在50年不得重复。

（3）标识管理：

1）各科室应建立贴签操作规程并严格实施,负责贴签的人员须经岗位培训和考核。

2）血液采集和制备过程的标识：①业务管理科组织相关科室编制《标签粘贴管理规范》,对采供血过程的献血码标签、成分码标签、合格血液标签、不合格血液标签的粘贴予以规范。②贴签者须经贴签及其相关工作的培训和考核,贴签时应对献血者身份、血袋、血液标本进行核对,一次只对一袋血液和同源血样管贴签,确保献血条码的一致性。③采血后应将所使用的关键物料（血袋）的信息（生产厂家、批号）登记在《当日工作记录表》上,确保物料的可追溯性。

3）血液制备过程的标识：①使用联袋时,在主（原）袋和转移袋分离之前应检查献血条码的一致性和成分码的关联性。②对血液进行过滤、汇集、分装或者冰冻操作而需要采用非一体的血袋时,必须保证每一个血袋粘贴与原血袋相同的献血码标签或成分码标签。③应保证每生成一个产品,必须用一个新的标签进行标识（品种码）,血液制备时,一次只对一袋血液贴签,贴签后剩余没用的献血码标签、成分码标签要立即弃除,并保证其可追溯性。④信息管理科应定期对计算机信息管理系统条形码进行维护。

4）血液及血液成分的标识：①对终产品进行贴签时,应对终产品标签中的信息再次进行核对。②经检测不合格血液应贴不合格签,并转入"报废血"冰箱储存,按《不合格品控制程序》处置。

5）血液检测过程的标识：①自动检测时,通过全自动酶免系统对已贴条形码标本的自动识别,包括检验标本、检测过程、原始记录、结果报告予以标识。②微量检测板的标识必须采用"微板编码"对每一块微量检测板进行唯一性标识,并保证其可追溯性。③血液检测原始记录应标明所使用设备、试剂等信息。

6)血液保存过程标识:成分制备科、待检库和供(发)血科通过标牌、标识卡对不同种类和不同状态的血液予以标识。

7)血液运输过程标识:血液在运输前,应采用标识卡或空白标签对送血箱进行标识,标明血液种类、数量、运输目的地,外出采集的血液由体检采血科负责标识,发往医院的血液由供血科负责标识。

(4)血液及血液制剂信息追溯:

1)计算机管理信息系统应实现:①献血者信息与其历次献血信息的关联。②献血信息与制备过程产生的不同品种、不同数量的血液信息的关联。③血液检测信息与献血者信息的关联。

2)追溯方式:①计算机查询:将献血码(或献血者姓名、身份证)输入计算机查询系统,可获得该献血者有关资料、血液采集、制备、血液检验和血液去向等信息。②人工查询:根据献血码(或献血者姓名)和采集、制备日期,从相关的质量记录中可获得同计算机查询一致的信息。

3)标识的管理:①严格标识的管理,做好标识的领用、记录(领用日期、领用数量、起始码、使用日期、使用数量、报废数量、报废日期、报废原因、记录人)、销毁、存档等工作。②条形码标签使用应以当年1月1日启用新条形码标识,该年12月31日终止使用该年度条形码,上年度条形码同时作报废处理。

第四节　采供血过程管理程序

一、献血服务管理程序

1.目的

对献血者招募、献血场所、健康检查,血液采集和献血服务等活动进行规范管理,确保从低危人群中采集血液,为献血者提供安全优质的服务。

2.适用范围

适用于献血者招募,献血服务所需设备、人员、物料、安全与卫生、血液采集等过程的管理。

3.管理职责

(1)站长:负责献血场所的环境布局、功能分区、人员及设施配置规划的审批。

(2)献血宣传招募科:①负责献血者的招募,建立固定献血者队伍。②负责献血者招募活动的策划、组织、宣传。③负责对发生献血反应的献血者进行电话回访。④负责提供献血热线咨询及结果查询服务。⑤负责无偿献血宣传教育材料的编写和印制。

(3)体检采血科:负责献血者健康征询、全血采集及献血全过程的服务。

(4)业务管理科:①负责年度血液需求计划的制订。②负责献血者满意度调查和投诉处理。③负责献血场所的建筑布局、功能分区、人员及实施配置的规划。

(5)质量管理科:负责对献血场所的质量管理,环境卫生实施检查和监控。

(6)后勤保障科:①确保献血场所硬件设备满足献血服务需求。②负责献血场所实施设备维护、检修及新增献血场所的施工建设。

(7)信息管理科:①负责对献血场所计算机信息系统的维护和监控。②负责献血后感谢及满意度调查短信和检测结果合格短信的发送。

4. 管理程序

（1）制定血液需求计划：①业务管理科根据上一年度的临床用血情况,每年临床用血的增减幅度,并了解用血医院的医疗技术进展及用血需求,制定年度血液需求计划,年度血液需求计划应分解到月。②供（发）血部门根据年度血液需求计划,血液有效期和贮血设备的最大库存容量等实际情况,设定不同种类血液的库存量级别。

（2）献血宣传招募：献血宣传招募科根据年度血液需求计划,制定年度献血者招募计划,宣传招募面向健康人群,以固定献血者为主,适当扩大招募范围,以扩充献血者队伍。献血者招募可以按以下方式进行：①宣传教育：应有计划地开展宣传教育,宣传对象为全体市民及在校学生。②团体招募：应根据年度血液需求计划和当前血液库存状况招募团体献血者,组织人员到辖区各单位、企业、街道办事处、村委会等宣传无偿献血。③应急招募：在紧急情况下,献血宣传招募部门通过上门联系、电话、手机短信、新闻媒体等方式进行招募和预约。④献血现场招募：在采血过程中宣传和动员市民献血,提供相关咨询服务。⑤编印无偿献血宣传教育材料,并根据无偿献血宣传教育的需求定时更新。

（3）献血场所管理：

1）建筑布局：①献血场所建筑布局应满足业务需求,流程合理有序,能满足献血工作和献血者以及员工的健康和安全要求。②献血场所应设置征询区、体检区、采血区和献血后休息区,征询、体检区应能对献血者进行保密性征询和正确体检。③每个采血工作位应有独立的采血、留样、记录、贴签的操作设施和缜密流程,消除导致献血者记录或标识差错的潜在因素。④采血区和献血后休息区,应按工作程序指定区域安全放置和弃置所有一次性采血耗材,确保避免复用、污染和差错。

2）设施设备管理：①献血场所应配置充足完好的供电、给排水、消防、温度调节、清洁消毒、生物安全防护等设施。②定期对血细胞分离机、血细胞计数仪、采血秤等关键设备进行维护、保养和监控,确保设备处于良好的运行状态。③对储血设备定期进行维护保养和清洁消毒,并对温度实施监控。

3）人员、物料管理：①献血场所工作人员应符合《血站关键岗位工作人员资质要求》,并经过培训和上岗考核合格;经血传播疾病病原体携带者不得从事血液采集工作。②献血场所工作人员应着装整洁,言行规范,技术熟练。③献血场所物料应分类标识管理,放置有序,防止物料的非预期使用。④采血工作结束后,应清点核实物料使用情况,并及时补充物料。⑤献血场所食品、饮品应适当保存并定期检查,避免过期、变质。⑥血液筛查试剂应在要求的条件下储存,先开先用防止失效,确保检测结果的正确无误。⑦一次性采血袋应储藏在阴凉干燥处,严防高温和阳光直射,已打开外包装的采血袋在 24 小时内使用。⑧献血场所消毒剂、无菌用品应严格管理。⑨献血场所应配置急救药品及器材,建立急救药品、器材清单,使用后及时补充,并定期检查,及时更换,防止药品过期。⑩血液及标本应储存在 2～6℃储血冰箱（制备血小板的血液在室温下储存）。

4）安全与卫生管理：①献血场所不得饮食、吸烟和佩带影响安全与卫生的饰物,并有相关的警示标识和防护措施。②献血场所严格进行清洁消毒管理以及职业暴露的预防和处理。③献血场所严格进行医疗废弃物处置管理。

（4）献血服务管理：

1）献血前准备：①采血物品准备：采血相关岗位人员应在采血前准备充足的采血物品。②献血场所管理：采血部门应规范献血场所管理,设施、设备完好,布局、流程合理,保持环境整洁,满足献血工作、献血者以及员工健康和安全要求。

2）健康征询与体检：①采血部门应根据相关服务接待规范，热情接待献血者并提供献血咨询服务，指导献血者填写《献血者健康征询表》。②由具备资质的医护人员按《献血者健康检查要求》和相关操作规程对献血者进行征询和健康检查，完成后应由献血者和检查者共同签名。征询者应核对献血者有效身份证件，遵循献血知情同意原则，严格履行告知义务。

3）初筛检测：工作人员按有关血液初筛操作规程对献血者进行血液初筛检测，记录检验结果。

4）信息录入：将合格献血者资料录入献血登记系统，并核查既往献血记录，避免采集未满献血间隔期或有经血液传播病原体检测阳性记录献血者的血液。

5）献血屏蔽：①根据《献血者健康检查要求》对永久性淘汰、暂时不适合献血的献血者做出判断。发现有永久性淘汰的献血者，要告知献血者为了保证临床用血的安全，今后不要继续参加无偿献血，发现有暂时不适合献血的献血者，应告知献血者何时适合献血。②对献血者进行屏蔽性淘汰时，要注意保护献血者的隐私。

6）血液采集：①采血前核对献血者信息并做好采血前的告知事项，遵循献血知情同意的原则。②在采血前应对采血物料的外观、有效期进行检查，并记录所有关键物料的批号，保证所使用的采血物料符合要求并能溯源。③采血人员在采血过程中应与献血者进行沟通、交流，使献血者保持轻松愉快的心情，避免献血不良反应发生。血液成分单采应由接受过培训的医护人员负责监护。④血液采集各项操作应严格遵守无菌技术操作原则及相关操作规程，血液质量应符合《全血及成分血质量要求》的规定。⑤采用唯一的条形码标识献血记录、血袋（含原袋和转移袋）、标本管。对贴签过程进行严格控制，确保同一献血者的血袋、标本管、献血记录相对应，贴签无误。⑥献血不良反应预防和处理：对献血者献血前、中、后进行全程护理和情感交流，有效预防献血不良反应的发生。配备充足的药品、器具，确保献血者在发生献血不良反应时，能得到及时有效的处理。⑦按照《中华人民共和国献血法》的相关规定发给献血者《无偿献血证》，并告知献血后注意事项及无偿献血的有关规定。⑧采血结束后，工作人员应核对血液、标本及《献血者健康征询表》，并做好交接工作。

7）献血后服务：①献血招募科对献血中有不良反应的献血者进行跟踪回访。②信息管理科负责在规定的时间内向献血者发送献血后感谢、满意度调查和检测结果合格短信，并定期对献血场所计算机信息系统进行维护和监控。③业务管理科负责进行献血者满意度调查回访，并将结果反馈至献血服务相关科室，达到分析评估和持续改进的目的，以增加献血者满意度。④各相关部门收到献血者的保密性弃血要求时，应详细了解情况并记录；相关人员应及时报告质量管理科，对其进行评审、确认，对不合格血液做报废处理，并对不合格献血者做屏蔽和淘汰处理。⑤业务管理科对献血者的投诉应及时处理，做出答复或解释，若投诉属实并构成不合格项，责任科室应采取纠正预防措施，最终的调查和处理结果应反馈给献血者。

8）献血记录：①采血过程中应认真填写并保存原始献血记录，内容包括：献血者的个人资料、健康征询结果及献血者和征询者签名、健康体检结果及检查者签名、献血日期、献血量、献血反应处理和员工签名。②记录并保存血液成分献血者的健康检查结果以及血液成分单采过程的关键指标，包括：采集时间、品种、体外循环的血量、抗凝剂的使用量、交换溶液的量、血液成分采集量以及献血者的状态等。

9）采血后血液的运输应符合相关规定。

10）采血结束后，应做好血液、标本、医疗废弃物等的交接。

二、血液制备过程管理程序

1. 目的

对血液成分制备全过程实施有效控制,规范血液加工的过程、方法与要求,确保所制备的血液成分符合国家质量标准。

2. 适用范围

适用于各种血液成分制备、贴签、入库等过程的控制。

3. 管理职责

(1) 体检采血科:①根据血液需求和单位预约献血情况,合理安排采血活动并通知成分制备科。②将站内、采血屋、采血车采集的血液送交成分制备科。

(2) 成分制备科:①确保血液的加工环境符合Ⅱ类以上环境要求。②正确使用和维护血液加工过程所需的设备。③将原料血液加工制备并进行移交。④对加工过程发现的不合格血液进行标识、隔离和移交。

(3) 质量管理科:①按规定期限对计量设备进行校准。②定期对血液制备的关键物料进行确认,工艺卫生进行质量检查。③对成品血液进行质量监控和常规抽检。

4. 管理程序

(1) 血液成分制备人员资质要求:①血液成分制备人员按照《血站关键岗位人员要求》进行配置。②血液成分制备人员应经过血液安全培训、专业技术培训,掌握血站质量管理基本原理,具有基础理论知识和实际操作技能,经评估能够胜任所分配的工作,除新参加工作人员外均应取得全国采供血机构从业人员岗位培训合格证。③传染病患者和经血传播疾病病原体携带者不得从事血液成分制备工作。

(2) 血液成分制备设备管理:①设备的配备需满足血液成分制备工作需要。②新进或经大型维修后的关键设备(血细胞分离机、红细胞洗涤机、大容量冷冻离心机、血浆速冻机、生物安全柜、超净工作台、电子秤及天平等)需经确认符合预期使用要求后方能投入使用。③关键设备中的计量设备必须在校准的有效期内使用。④设备应按规定进行日常维护,有校准要求的需定期校准,确保设备运行可靠和稳定。有故障的设备应做好标识以防误用,并及时报修,报废的设备做好标识并及时移出血液成分制备场所,执行《设备管理程序》。

(3) 血液成分制备物料管理:①血液标签的材质、制作、内容和粘贴方法符合要求。②所有用于血液成分制备的物料均应经入库验收合格、质量管理科检测合格并满足物料库存条件要求产品。③物料使用前需经严格外观检查,凡过期、破损、霉变、疑似细菌污染等有质量问题的物料不得使用。

(4) 血液成分制备方法:①血液成分制备方法需符合《血站技术操作规程》《全血及成分血质量要求》等法规、规范及标准的要求。②新的或有变化的血液成分制备工艺或方法需经确认符合预期要求方能投入使用。

(5) 血液成分制备环境控制:

① 血液成分制备用房需满足的工作需求,分区、布局合理。②血液成分制备环境需整洁卫生,定期有效消毒,进行环境温度控制,制备时室温18～25℃。③血液成分制备应尽可能在密闭环境中进行,如需对血袋穿刺制备时则需在百级净化环境中进行,严格无菌操作,避免微生物污染。

(6) 血液成分制备过程控制:

1) 血液成分制备前准备工作：①制备环境准备，打开空调、空气净化器等，使制备环境达到制备要求。②开启并检查所需使用的设备，按制备条件进行设置。③对所需使用的物料进行检查，包括：过滤器、转移袋、无菌接驳片等。④对需要制备的全血进行目视检查，对于血袋有渗漏、损坏和缺陷迹象，疑似细菌污染或其他异常的血液应进行标识并隔离。

2) 血液成分制备科严格按照各种不同的血液成分制备操作规程对血液进行离心、分离、过滤、冰冻、解冻、洗涤等制备操作，确保制备的成品血液符合《全血及成分血质量要求》的质量标准。

3) 制备过程中使用联袋时，在原袋和转移袋分离之前应检查每个血袋上献血条码的一致性，确认无误后才能分离原袋和转移袋。

4) 血液制备完毕，按照临床的需要，对血袋导管进行热合，并检查每一处热合口是否完整，有无渗漏。

5) 对血液进行过滤、分装或者冰冻等操作需采用非一体性血袋时，贴签时须进行反复核对，保证每个血袋贴签正确。

6) 将制备的血液成分信息输入电脑并传送至血液待检库。

7) 对血液成分制备过程进行记录，包括：血液的交接、成分制备过程、使用的物料、设备使用和维护校准、制备环境控制、医疗废弃物处理等，保证对血液成分制备的血液来源、物料、方法步骤、环境条件等相关信息的追溯性。

8) 血液成分制备完毕，对制备环境进行清洁消毒，对设备进行清洁、维护，医疗废弃物应存放在指定位置。

9) 血液在交接、登记、离心、制备、热合、保存、贴签和包装的整个血液加工过程中，必须满足隔离与放行对批的要求。

10) 血液制备过程中产生的不合格血液，按照血液报废的相关规定执行。

（7）血液成分质量监控：①质量管理科定期对制备环境进行监控，包括空气细菌培养、紫外线灯的紫外线强度检测、工作人员手指细菌培养等，血液制备环境应符合要求。②质量管理科定期对血液成分制备用大容量冷冻离心机进行监测，包括离心转速、时间和温度监测，不符合要求的设备不能用于制备血液成分。③质量管理科定期对成品血液成分进行常规抽检，对抽检不合格的血液成分应从采血和成分制备等过程方法分析原因，采取必要的纠正预防措施，保证血液成分质量。

三、血液检测项目和方法管理程序

1. 目的

确保血液检测项目、方法和质量控制符合国家法规要求。

2. 适用范围

适用于临床输血安全的血液检测项目和方法。

3. 管理职责

（1）检验科主任：①血液检测质量的具体负责人，对血液检测的全过程负责。②负责组织安排血液检测项目和方法具体实施和完成。③负责保障血液检测中的人员、仪器、试剂和材料、方法、环境等符合要求。

（2）科室副主任、质量监督员、设备管理员负责协助科主任的工作。

（3）血液检测人员负责按照血液检测项目的标准操作规程，进行血液检测。

4. 管理程序

(1) 血液检测项目及方法：①HBsAg、抗－HCV、HIV 抗体、抗－TP 采用二遍 ELISA 方法；HBV、HCV、HIV 核酸检测采用一遍核酸检测。②ALT 采用速率法一遍检测。③ABO 血型正反定型和 RhD 初筛均采用凝集法。

(2) 血液检测的原则：

1) 采用二遍 ELISA 检测，所有血液样本同一检测项目，采用两种不同厂家的试剂进行检测。

2) 同一标本同一项目的二遍 ELISA 检测，由不同的血液检测人员完成。

3) 复试原则：①HBsAg、抗 HCV 检测呈反应性的标本用原试剂进行双孔复试。②HIV 抗体、抗 TP 检测呈反应性的标本用原试剂进行双孔复试后，阳性的发布初筛阳性的结果报告。③ALT 复检大于 50U/L，用原试剂进行复测 2 次。④ABO 血型 U 型板法正反定型不符合时，用试管凝集法核查正反定型血型结果；如果正反定型仍不符合，将血辫和试管标本送至血型参比实验室鉴定。⑤RhD 初筛实验初次检测结果为阴性，需进行再次检测，如果仍为阴性，将血辫和试管标本送至血型参比实验室鉴定。

4) 实验结果判定的原则：

① HBsAg、抗－HCV：a. 复检无反应性：判为阴性。b. 复检呈反应性：判为阳性。c. 复检呈反应性，且经呈反应性的原试剂双孔复试再检，双孔均无反应性：判为阴性。d. 复检呈反应性，且经呈反应性的原试剂双孔复试再检，至少一孔为阳性：判为阳性。

② HIV 抗体、抗－TP：a. 复检无反应性：判为阴性。b. 复检呈反应性，且经呈反应性的原试剂双孔复试再检，双孔无反应性：判为阴性。c. 复检呈反应性，且经呈反应性的原试剂双孔复试再检，至少一孔呈反应性：判为阳性。

③ ALT：a. 复检≤50U/L：判为合格。b. 复检＞50U/L：判为待定，需进行复检再检。c. 复检＞50U/L，且经呈反应性的原试剂双孔复试再检，双孔均≤50U/L：判为合格。d. 复检单孔＞50U/L，且经呈反应性的原试剂双孔复试再检，至少一孔为＞50U/L：判为不合格。

5) 确认新的或有变化的血液检测方法和检测程序，在使用前应进行确认。

6) 血液检测的质量控制：①人员：人员配置和组织结构，应满足血液检测工作的需要。新进、轮岗和在岗人员应进行培训，确保其理论知识和技术能力等能胜任其岗位职责的要求。②仪器设备：确保仪器设备和计量器具的配置、技术指标和功能状态符合血液检测的质量要求。③试剂与材料：执行血液检测所用的试剂与材料符合相应的质量标准。④环境条件：对实验室的环境条件进行有效控制，确保其符合要求。

四、血液的隔离与放行管理程序

1. 目的

规范血液的隔离与放行管理，将待检测血液（包括可能存在质量问题但尚未最后判定的血液）和不合格血液进行物理隔离和管理，防止不合格血液的误发放。

2. 适用范围

适用于待检测血液（包括可能存在质量问题但尚未最后判定的血液）和不合格血液的物理隔离和管理以及合格血液的批准放行。

3. 管理职责

(1) 待检库：①接收待检测的血液，并按血液分批要求，将血液和标本分别移交成分制备科和检验科。②接收已制备的血液成分，根据检验信息，将不合格的血液进行物理隔离。③对合格血液进行批放行。

（2）质量管理科：①批准和监督血液批放行。②对不合格血液报废进行监督管理。

4. 管理程序

（1）血液分批：将可能具有潜在联系的血液划分为一批，即同一时间段且来自同一地点的血液为一批，具体划分如下：

1）一般情况下，将每天采集的所有血液归为一批。

2）血液较少时，可将两天或多天采集的所有血液归为一批（节假日）。

3）血液较多时，可将同一天在同一地点采集的所有血液归为一批，或同一时间段的血液归为一批。

4）可将一天划为多个时间段，将采集的血液分为多批，但必须按批完成标本和血液的交接。

（2）血液隔离：

1）隔离对象：①待检测血液：包括：未完成检测或制备的血液；可能不合格待确认血液；待批放行血液。②不合格血液。

2）隔离方式：①物理空间隔离：待检测血液和不合格血液要有独立的贮血设备，贮血设备或其存放区域要有相应标识，不合格血液冰箱必须上锁。②计算机信息管理系统自动隔离：在计算机信息管理系统自动隔离中，未审核放行入成品库的血液都处于隔离状态，计算机信息管理系统发血程序无法将其发放。

（3）合格血液放行条件：①合格血液通过计算机信息管理系统批放行。②合格血液逐袋放行的条件：采集和制备过程发现的不合格血液已做标识和隔离，并在计算机信息管理系统中提交报废申请；检测不合格的血液在通过计算机信息管理系统贴签后，计算机信息管理系统信息自动隔离在血液报废环节，只有满足以下 5 项条件的血液，方为合格血液，可实施放行。a. 献血者资料已录入。b. 血液已入待检库，并完成了手工制备和计算机信息管理系统制备。c. 血液检测结果为合格，血型鉴定无误，并已传输到计算机信息管理系统。d. 血液检测以外的质量指标（如外观、容量等）符合《全血及成分血质量要求》。e. 通过计算机信息管理系统对该血液的信息进行核查，符合血液可追溯性的要求。

（4）血液批放行条件不满足的调查与处理：在进行批放行操作时，如发现批放行条件不能得到满足，应中止该批血液的批放行，待质量管理科调查并消除不能批放行的原因后，再重新进行批放行操作。

（5）特殊血液的隔离与放行：①单采血小板、稀有血型或临床紧急抢救需要的血液或血液制剂采集或制备后直接移交待检库，由待检库对其实施隔离与放行。②从成品库领出的原料血经加工后所得的成分血，通过逐袋放行后即可回库，不需执行批放行的操作，如冷沉淀凝血因子、洗涤红细胞、冰冻红细胞和小包装血的制备等。

五、血液保存、发放与运输管理程序

1. 目的

规范管理血液保存、发放、运输，明确各种血液产品在保存、发放和运输过程中所需条件、方法和要求，确保血液的安全性和有效性。

2. 适用范围

适用于血站内血液保存、发放、运输的管理。

3. 管理职责

（1）献血宣传招募科负责各县（市）中心血库血液采集计划的制订。

（2）体检采血科负责采集血液的暂时贮存、运输与移交。

（3）供血科：①负责血液及血液制剂的保存和发放。②负责维护保养贮血设备和贮血环境。

（4）后勤保障科（驾驶员）：负责依据装箱单对血液标本、血液及血液制剂进行验收检查、接收，按目的地运输和移交。

（5）质量管理科：①负责对血液进行质量检查并放行。②负责定期对贮血设备和贮血环境、血液保存、发放与运输实施监控。

4. 管理程序

（1）血液保存要求：①血液存放区连续储存血液≥24h时，应有双路供电或应急发电设备。②血液存放区的空间应满足整洁、卫生和隔离的要求，血液保存地点应具有防火、防盗和防鼠等设施，非授权人员不得进入血液存放区域。③血液存放区应分别设置待检测血液隔离存放区、合格血液存放区和报废血液隔离存放区，标识清晰、明确。应有足够的照明光源。④血液保存环境应符合卫生学要求，定时进行清洁消毒，室温保持在18～25℃。⑤用于血液保存的设备必须是专用储血设备，应运行可靠，温度均衡，血液储存设备应有可视温度显示，有温度记录装置和温度超限声、光报警装置，有24小时连续温度监测电子记录。⑥储血冰箱内严禁存放其他物品，定期化霜和清洁消毒，并记录。

（2）血液储存温度监控：①血液储存设备使用人工监控时，应至少每4h监控记录温度1次。②血液储存设备使用自动温度监测管理系统时，应至少每日人工记录温度2次，2次记录间隔至少8h以上。③血液储存设备的温度监控记录至少应保存到血液发出后1年，以保证可追溯性。

（3）血液的保存：

1）采血场所血液的暂存：①用于制备浓缩血小板的血液保存在室温下，并于8小时内进行分离制备。②不用于制备浓缩血小板的血液保存在2～8℃冰箱中。③机采血小板暂存于血小板保存箱中。

2）入库血液的保存：①待检测血液按采血地点、采血时间段、血液品种分别存放并标识。②合格品库血液按血型、品种分别存放并标识，同一冰箱内的血液应按采血日期、规格分层摆放并标识。③冰箱内血液应竖立摆放，袋间留有空隙，确保冷空气的流通。

（4）血液储存的条件及保存期：

1）全血：①储存温度：2℃～6℃。②保存期：含ACD-B、CPD血液保存液的全血保存期为21天，含CPDA-1（含腺嘌呤）血液保存液的全血保存期35天。使用其他血液保存液时，按其说明书规定的保存期执行。

2）去白细胞全血：①储存温度：2～6℃。②保存期：同1）②。③去白细胞全血应在血液采集后48内小时去除白细胞。

3）红细胞：①浓缩红细胞：a. 储存温度为2～6℃。b. 保存期同1）②。②去白细胞浓缩红细胞：a. 储存温度为2～6℃。b. 保存期同1）②。③悬浮红细胞：a. 储存温度：2～6℃。b. 保存期：红细胞保存液为ACD-B、CPD的悬浮红细胞保存期为21天。红细胞保存液为CPDA-1或MAP的悬浮红细胞保存期为35天。红细胞保存液为0.9%氯化钠溶液的悬浮红细胞保存期为24小时。使用其他血液保存液时，按其说明书规定的保存期执行。④去白细胞悬浮红细胞：a. 储存温度：2～6℃。b. 保存期：同③b。⑤洗涤红细胞：a. 储存温度：2～6℃。b. 保存期：添加液为0.9%氯化钠溶液的洗涤红细胞保存期为24小时。c. 在密闭系统中洗涤且最后以红细胞保存液混悬，洗涤红细胞保存期与洗涤前的红细胞悬液相同。⑥冰冻红细胞：a.储存温度：含20%甘油的冰冻红细胞在 −120℃以下储存，含40%甘油的冰冻红细胞在 −65℃以下储存。b.保存期：自采血之日起10年。⑦冰冻解冻去甘油红细胞：a.储存温度：2～6℃。b.保存期：添加液为0.9%氯化钠溶液的冰冻解冻去甘油红细胞保存期为24小时。冰冻解冻去甘油红细胞在保存期内宜尽早使用。

4）血小板：

① 手工浓缩血小板：a.储存条件：储存温度20～24℃，并持续轻缓振摇。b.保存期：储存于普通血袋时保存期24小时，储存于血小板专用血袋时保存期5天。c.当密闭系统变为开放系统，保存期6小时，且不超过原保存期。当数个浓缩血小板汇集到同一个血袋，须保持可追溯性，汇集后保存期6小时，且不超过原保存期。

② 单采血小板：a.储存条件：储存温度20～24℃，并持续轻缓振摇。b.保存期：储存于血小板专用血袋时保存期5天。

5）粒细胞（白细胞混悬液）：①储存温度：20～24℃。②保存期：保存期24小时。辐照后宜尽早使用。

6）血浆：

① 新鲜冰冻血浆：a.储存温度：低于 −18℃。b.保存期：自血液采集之日起1年。c.解冻后2～6℃保存、应24小时内输注。

② 单采新鲜冰冻血浆：a.储存温度：低于 −18℃。b.保存期：自血液采集之日起1年。c.解冻后2～6℃保存、应24小时内输注。

③ 冰冻血浆：a.储存温度：低于 −18℃。b.保存期：自血液采集之日起4年。c.解冻后2～6℃保存、应24小时内输注。

④ 病毒灭活新鲜冰冻血浆（使用亚甲蓝 − 光化学法灭活病毒）：a.储存温度：低于 −18℃。b.保存期：自血液采集之日起1年。c.解冻后2～6℃保存、应24小时内输注。

⑤ 病毒灭活冰冻血浆（使用亚甲蓝 − 光化学法灭活病毒）：a.储存温度：低于 −18℃。b.保存期：自血液采集之日起4年。c.解冻后2～6℃保存、应24小时内输注。

⑥ 冷沉淀凝血因子：a.储存温度：低于 −18℃。b.保存期：自血液采集之日起1年。c.解冻后宜尽早输注。解冻后2～6℃保存，应24小时内输注，解冻并在开放系统混合后应4小时内输注。

7）辐照血液：

① 辐照全血或辐照红细胞成分：a.储存温度2～6℃。b.保存期：全血和红细胞应在采集后14天内辐照，辐照后保存期14天。

② 辐照血小板：a.储存条件：储存温度20～24℃，并持续轻缓振摇。b.保存期：储存于普通血袋时保存期24小时，储存于血小板专用血袋时保存期5天，且不超过原保存期。

8）冰冻血小板：a.储存条件：−65℃低温保存。b.保存期：自血液采集之日起1年。

（5）储存条件的监控：①每天对所有储血设备的温度及其他保存条件进行监控，如发现异常情况及时处理。②质量管理科每年定期对所有储血设备中的温度计进行校准。③质量管理科定期对储血设备运行状态进行质量监控。④血液储存设备的温度监控记录至少应保存到血液发出后1年，以保证可追溯性。

（6）血液的发放：

1）血液发放前必须检查血液外观，凡有下列情形之一的血液，一律不能发出：①标签破损、字迹不清。②有凝块、溶血、黄疸、气泡及重度乳糜。③血袋及导管破损、漏血。④血浆、血小板、冷沉淀有纤维蛋白析出。⑤疑似细菌污染或其他异常。

2）按照先进先出的原则和血液发放的相关操作规程进行血液的发放并详细记录。血液一经发出,除质量原因外,原则上不得退回。

（7）血液的运输：

1）血液运输箱要求：

① 外观和内壁要求:a.箱体在盖合后应整体密闭,能防尘、防雨、防滑。b.箱体外观和内壁的表面光洁平整无裂痕,能防止液体渗漏。c.箱体在装入血液之前应保持清洁状态,应易于消毒和清洁。箱体材料:应保证在正常使用的条件下,箱体不变形,内部材料不自发产生有害气体。

② 保温性能如下:a.装载 4～20℃ 物件时运输箱外表面不应出现明显的凝露现象。b.血液运输箱的保温性能应在血液冷藏运输箱投入使用前进行确认,以确保符合要求。

③ 控温类型:a.蓄电池控温:在运输过程中,应能维持适宜的温度,满足全血及红细胞类血液成分、血浆血液成分、血小板、冷沉淀的运输要求。b.固定冰点材料控温:在运输过程中,应能维持适宜的温度,满足全血及红细胞类血液成分、血浆类血液成分、血小板、冷沉淀、冰冻红细胞的运输要求,并应注意以下事项:i.运输全血及红细胞类血液成分时,不得使用 −65℃ 或以下温度条件下制备的固定冰点材料或干冰。ii.运输全血及红细胞类血液成分时,固定冰点材料应放置在血液的最上层,并且不得与血液直接接触。iii.运输血小板时,需特殊固定冰点材料;或用 20−24℃ 盛装液体的密闭容器代替。iv.运输冰冻血浆、冷沉淀时,使用 −18℃ 或以下温度条件下制备的固定冰点材料或干冰。v.运输冰冻红细胞时,使用 −65℃ 或以下温度条件下制备的固定冰点材料或干冰。

④ 血液运输箱应有相应的标识,标示的内容应完整、清晰、标识至少包括下列内容:a.采供血机构名称。b.最大承重量。c.放置方向、防摔、防晒、防雨。d.最多叠放层数。e.血液的品名、血液运输的起始地和目的地、血液保存的温度。

2）血液及其制剂运输温度:①运输全血及红细胞类血液成分(不包括冰冻红细胞):应维持在 2～10℃ 。②运输冰冻血浆、冷沉淀:维持在冰冻状态。③运输血小板:尽可能维持在 20～24℃ 。④运输冰冻红细胞:应维持在 −65℃ 或以下温度或解冻后 2～10℃ 运输。

3）血液质量监控：

① 血液运输过程中可追溯记录:a.血液的品名、数量、规格。b.血液的发放地和运输的目的地。c.血液发放日期、时间、负责发放人员的签名。d.血液接收日期、时间、负责接收人员的签名。

② 运输的设备要求:同一运输车在运输不同保存温度的血液成分时,应按温度要求进行分隔存放,运输设备的监控应符合以下要求。a.抽检频率为至少每月 1 次。b.抽检数量为随机抽检 4 个(不足 4 个的抽检全部)。c.抽检项目应包括以下两项:i.温度　随机抽取冷藏运输车(箱)进行测定,应符合血液运输的要求;ii.生物学指标,对箱体的内壁进行生物学监测,不得检出致病性微生物。

六、血液库存管理程序

1.目的

规范血液库存管理,既保证有充足的血液供应,又能最大限度控制血液的过期报废。

2.适用范围

适用于合格血液的库存管理。

3.管理职责

（1）供血科:①设定不同种类库存量级别。②监控血液库存量,当血液库存量异常时,下达血液采集和制备计划。③控制并报告常规库存的血液品种需求。④定期对库存血液进行盘点。

（2）业务管理科：①制定和（或）调整库存量控制线。②制定临床用血应急预案。

（3）财务科：协助进行血液的盘点。

4. 管理程序

（1）库存量级别：

1）最高库存量：血液库存上限，当血液库存量还没有达到最高库存量时，应限制血液的采集和制备；当库存量多于最高库存量时，应停止血液的采集和制备，同时应考虑血液能否调出，以减少过期报废。

2）最佳库存量：血液库存量在最佳库存量时，既能保证有充足的血液供应，又能最大限度地控制血液的过期报废。但应估计未来的用血情况，酌情对血液进行采集或制备，以维持血液库存量在最佳库存水平。

3）最低库存量：血液库存下限，当库存量还没有低于最低库存量时，应积极进行血液采集或制备，以提高库存水平，当库存量低于最低库存量时，应积极进行血液采集或制备，以提高库存水平。

（2）血液库存量设定：

悬浮红细胞库存量级别的设定（单位：U），计算上一年度的日平均用血量，以 5 日用血量取整为最低库存量；以 10 日用血量取整为最佳库存量，以 15 日用血量取整为最高库存量。

（3）血液有效期警戒线：①所制备的悬浮红细胞都添加了红细胞添加剂，其保存期为至采集之日起 35 天，因此悬浮红细胞的有效期警戒线为 25 天。②机采血小板的保存有效期为 120 小时，其效期警戒线为 72 小时。机采冰冻血小板的保存有效期为 1 年。

（4）业务管理科制定《临床用血应急预案》。

（5）血液库存盘点：①财务部门应协助供血科定期对血液库存应进行盘点，盘点成品库存中非冰冻类的各种血液成分的库存量。②盘点结果如发现计算机信息管理系统的数量与实际血液的数量不符时，应查找原因，并向相关职能部门报告。

第五节　过程监控和持续改进程序

一、献血者屏蔽程序

1. 目的

防止高危献血者的反复献血，降低可能有潜在输血危险因素的血液供应给临床使用，确保血液安全。

2. 适用范围

献血者献血前的献血屏蔽。

3. 管理职责

① 献血者招募、核查人员负责献血者有效证件的识别，防止冒名献血。②体检医生指导献血者填写"献血征询表"，负责对不适宜献血的献血者的筛查淘汰。③献血者信息登录人员负责通过"采供血信息系统"对献血者的献血适宜性进行查验，屏蔽不适宜献血者。④血液初筛人员负责献血者乙型肝炎病毒表面抗原的快速筛检，对结果有反应性的献血者实施屏蔽。

4. 控制程序

（1）献血者屏蔽的类型：暂时不能献血，不能献血。

1）暂时不能献血的献血者：①15 天内拔牙或其他小手术者。②哺乳期未满 1 年者。③感冒、急性胃肠炎病愈未满 1 周者,急性泌尿道感染治愈未满 1 月者,肺炎治愈未满 3 个月者。④某些传染病例,如:痢疾治愈未满 6 个月者,伤寒治愈未满 1 年者,布氏杆菌治愈未满 2 年者,疟疾治愈未满 3 年者。⑤近 5 年内输注全血及血液成分者。⑥较大手术后未满 6 个月者,阑尾切除、疝修补术、扁桃体手术未满 3 个月者。⑦皮肤局限性炎症愈合后未满 1 周者,广泛性炎症愈合后未满 2 周者。⑧献血间隔未满 6 个月者。

2）不能献血的献血者：①性病、麻风病及艾滋病病毒感染者。②肝炎病患者,乙型肝炎表面抗原阳性者,丙型肝炎抗体阳性者。③过敏性疾病及反复发作过敏患者,如:经常性荨麻疹、支气管哮喘、药物过敏(单纯性荨麻疹不在急性发作期间可献血)。④各种结核病患者,如:肺结核、肾结核、淋巴结核及骨结核等。⑤心血管疾病患者,如:各种心脏病、高血压、低血压、心肌炎以及血栓性静脉炎等。⑥呼吸系统疾病患者,如:慢性支气管炎、肺气肿以及支气管扩张肺功能不全。⑦消化系统和泌尿系统疾病患者,如:较重的胃及十二指肠溃疡、慢性胃肠炎、急慢性肾炎以及慢性泌尿道感染、肾病综合征、慢性胰腺炎。⑧血液病患者,如:贫血、白血病、真性红细胞增多症及各种出、凝血性疾病。⑨内分泌疾病或代谢障碍性疾病患者,如:脑垂体及肾上腺病症、甲亢、肢端肥大症、尿崩症及糖尿病。⑩器质性神经系统疾病或精神病患者,如:脑炎、脑外伤后遗症、癫痫、精神分裂症、癔症、严重神经衰弱等。⑪寄生虫病及地方病患者,如:黑热病、血吸虫病、丝虫病、钩虫病、囊虫病及肺吸虫病、克山病和大骨节病等。⑫各种恶性肿瘤及影响健康的良性肿瘤患者。⑬做过切除胃、肾、脾等重要内脏器官手术者。⑭慢性皮肤病患者,特别是传染性、过敏性及炎症性全身皮肤病,如:黄癣、广泛性湿疹及全身性牛皮癣等。⑮眼科疾病患者,如:角膜炎、虹膜炎、视神经炎和眼底有变化的高度近视。⑯自身免疫性疾病及胶原性病,如:系统性红斑狼疮、皮肌炎、硬皮病等。⑰有吸毒史者。⑱同性恋者、多个性伴侣者。⑲体检医生认为不能献血的其他疾病患者。

（2）工作流程：①献血者招募、核查人员在献血者明确志愿献血的目的意义并确认其参加无偿献血后,请让其出示有效证件(如身份证、军人证、护照或社保卡等),对献血者的照片进行核对,确认后把证件号码输入计算机"采供血信息系统",屏蔽不适宜献血者(如献血间隔、病毒感染等)。②体检医生负责对通过核查的献血者的献血征询并指导献血者填写"献血征询表"。对出现暂时不能献血状况的献血者,让其延期献血,并对献血者姓名、联系电话等信息登记、记录于"献血者保留与延期记录单";对出现不能献血状况的献血者,告诉其不能献血,并解释原因。③体检医生负责对符合献血要求(通过"献血征询表")的献血者进行测量血压、称量体重、测量心率、心肺功能、肝脾触摸等检查,不符合《献血者健康体检标准》的,不能献血。④血液初筛人员负责通过体检的献血者进行乙型肝炎病毒表面抗原的快速筛检,对结果有反应性的献血者实施屏蔽。

二、采供血过程和血液质量程序

1. 目的

识别和确定采供血和相关服务过程的关键控制点,并通过对关键控制点的有效测量和监控,确保采供血和相关服务过程以及血液质量符合预期要求。

2. 适用范围

适用于对采供血和相关服务过程以及血液质量的控制。

3. 管理职责

（1）站级领导:①负责采供血过程资源的合理、有效配置。②根据血液质量状况及时调整血液质量控制的策略,协调解决血液质量控制中出现的问题。

（2）质量管理科:①负责采供血和相关服务过程以及血液质量的全程监控,及时、准确地掌握血液质量状况,识别持续改进的机会。②协助各科室识别和确定采供血和相关服务过程的关键控制点。③监督、指导各科室调查和分析科室出现的质量问题,并对纠正和预防措施实施效果进行验证。④及时向站级领导汇报血液质量控制的状况和存在的问题。

（3）业务管理科:对采供血和相关服务过程的环节质量进行监督管理。

（4）各相关业务科室:①确定本科室特殊过程和关键控制点,通过采取有效的措施实现业务流程和血液质量控制的持续改进。②负责及时、准确地收集、整理和分析本科室血液质量控制相关信息,并上报质量管理科。

4. 管理程序

（1）采供血关键控制点的识别:采供血相关业务科室应识别和确定采供血过程中的特殊过程和关键控制点,并明确对关键控制点的控制要求,识别和确定关键控制点的原则如下。①对血液安全性、有效性有直接影响的过程。②容易产生不合格品或其他质量差错事故的过程。③采供血服务过程容易发生投诉的环节。④采供血服务过程的输出不能由后续的监视和测量加以验证的特殊过程。⑤采供血过程影响质量因素的过程。

（2）采供血关键因素的控制:

1）文件和记录控制:①文件的充分性:应具有对采供血和相关服务过程有效控制所需的质量管理体系文件。②文件的有效性:员工容易获得现行有效的文件,并按文件的要求进行作业。③文件的适宜性:文件符合法律、法规、规范和标准的要求。④文件的符合性:文件具有可操作性,按文件进行作业能确保控制对象的质量。⑤记录的真实性和完整性:质量控制过程的关键记录真实、可靠。

2）人员因素控制:实施人力资源管理、培训管理相关制度,确保管理和技术等人员的专业知识、采供血经验及相应能力、资质符合岗位要求。

3）设备因素控制:对采供血关键设备的采购、确认、维护、校准、持续监控及应急预案等进行管理,确保设备符合预期使用要求。

4）物料因素控制:对采供血关键物料的购入、验收、储存、发放、使用等进行规范的管理,防止对献血者健康和血液质量产生不良影响。

5）技术因素控制:采供血过程所采用的程序、规程、方法、技术标准等必须符合法律法规要求,各业务科室必须严格按照质量体系文件进行采供血活动。

6）环境因素控制:对建筑、设施和环境,安全与卫生进行系统管理,保证采供血工作环境、生物安全防护符合规定要求。

7）信息因素控制:应用计算机信息系统对采供血和相关服务过程进行管理,并对信息系统进行充分的确认,以保证其符合预期的使用要求。

8）监控与持续改进因素控制:实行不合格品、不合格项管理,通过有效的测量和监控手段,及时发现和处理不合格品和不合格项,防止不合格品的非预期使用和类似不合格项的再次发生。

（3）采供血过程控制:

1）献血服务过程控制:规范献血健康咨询、体检、血液采集、献血者满意度调查等流程,确保为献血者提供安全优质的献血服务,从低危人群中采集血液,确保血液质量。

2）血液检测过程控制:实行血液检测前、中、后的管理,确保实验室检测条件,检测人员,检测方法,检测设备运行,检测数据传输等符合质量要求。

3）血液成分制备过程控制：实行血液制备过程管理，规范血液制备、贴签、包装、入库等操作，对血液制备过程的人员、环境、设备、物料、程序和方法进行确认，确保制备的血液符合《全血和成分血质量要求》。

4）供血服务过程控制：①建立血液批放行记录，防止不合格血液的误发放。②对血液保存、发放和运输等环节进行控制，明确维持血液冷链的重要性，以保证血液从采集直至发放到医院全过程的质量控制。③通过建立量化、规范的血液库存管理，控制血液过期报废比例，维持血液供需动态平衡。④建立有效的血液收回和投诉处理沟通渠道，对需要收回的血液进行快速收回或追踪其去向，并及时进行分析、评审和处置，最大限度消除不良影响。

（4）工艺卫生监控：质量管理科建立和实施业务场所工艺卫生监控（超净台、冰箱空气培养、工作人员手指培养）、冷链设备监控、消毒效果监控。采、供、制、检过程监控操作规程，并有监控的对象、监控方案、监控指标、结果分析方法，确保符合国家相关法律、法规和标准。①质量管理科定期对血库内合格全血及成分血进行质量抽检，并将全血及成分血质量检查结果应反馈至相关业务科室。②质量管理科、业务管理科定期对采供血和相关服务过程的环节质量进行监督检查，并对纠正预防措施进行跟踪验证。

（5）采供血过程及血液质量分析：①质量管理科定期及时、准确地收集、整理和分析采供血过程和血液质量控制相关信息，上报站级领导并通报相关业务科室。②质量管理科定期组织召开质量分析会议，并督促相关业务科室进行持续改进。

三、过程确认程序

1. 目的

通过对新的或有变化的过程、程序、设备、软件、试剂以及其他关键物料进行确认，确保在正式使用前符合预期的使用要求。

2. 适用范围

适用于采供血过程中对血液和服务质量有影响的、任何新的或有变化的过程、程序、设备、软件、试剂以及其他关键物料的确认活动。

3. 管理职责

（1）各业务科室、后勤保障科负责确认活动的策划和具体实施。

（2）业务管理科负责协助、指导相关科室进行过程、程序、试剂确认活动。

（3）站级领导负责确认计划的批准。

4. 管理程序

（1）确定确认的时机：各科室在现有过程、程序、设备、软件、使用试剂以及其他关键物料发生任何变化或有新增时，均需在正式使用前实施确认（国家法律、法规、标准等明确规定的操作过程和方法除外），确认的时机至少应包括以下方面：①采供血生产和服务流程的变化（如血液采集及服务流程、成分制备的程序和方法、血液贮存供应的过程和服务等）。②血液检测实验方法的更改。③新产品的引进或产品生产工艺的变更。④大型仪器设备使用前及维修后的性能确认。⑤采供血关键设备或软件设定参数的改变。⑥其他任何操作过程的变化。⑦上述这些变化可以是整个过程，也可以是过程的某个局部。

（2）确认计划的编写内容：①确认项目的目的。②确认过程所使用的方法和设备。③实施确认活动的人员。④确认过程的操作及要求的描述。⑤确认结果的验收标准。质量管理科对确认计划的可行性和完整性进行审核后，报站级领导批准，确保确认活动对人员、方法、设备等方面的需求得到满足。

（3）采供血各项目的确认内容和方法：

1）过程和程序确认的主要内容：①该过程和程序是否已制定作业指导书,作业指导书是否已识别质量。②该过程和程序所产生的结果是否达到所期望的要求,是否符合国家规范和血站验收标准,是否影响了其他的过程或程序。③执行该过程和程序的人员是否已经过培训,并考核合格。

2）血液检测方法和检测程序的确认：使用新的检测方法和程序必须经过确认方可使用,确认的结果可证实其符合预期使用的要求,确认方法包括以下内容：①对比法：使用相同的检测物用新旧两种方法和程序同时进行检测后数据分析,以判断新的方法和程序是否符合使用的要求。②使用标准物质、参考物质（如用于 ELISA 试验的参考血清盘）：用新的方法和程序进行检测,观察分析结果是否符合既定的可接受的范围。③室间比对：与其他具有相同项目检测能力的标准实验室在相同时间内对同一批标本进行检测,然后分析数据,以判断新的方法和程序是否符合使用要求。④方法、程序和性能的系统评价：如 ELISA 试验,可对其灵敏度、精密度、特异性、重复性、影响因素等进行评价;定量试验可对其不准确度、不精密度、生物参考区间、干扰因素等进行评价。

（4）采供血关键设备的确认：对在采供血过程使用的关键设备实施确认,验证其是否符合法规和实际工作的要求,并对献血者、血液质量和工作人员不会造成影响。其内容主要包括：开箱验收、安装确认、运行确认、性能确认及形成确认结论等。

1）新进设备的确认：

① 设备安装确认：a.根据采购合同与送货单或装箱单核对,检查设备、配件、相关的文件（合格证、保修单、说明书、备件表、测试证书等）是否存在和完整。b.检查设备是否完好,标签中的机身号（SN）与包装箱是否一致。c.安装过程是否顺利,与安装图纸是否一致。d.检查供给和排废系统的连接是否完整。e.检查安全装置与整体安装情况。

② 设备运行确认：a.检查设备的手动及机械制动部件是否完好,运行是否正常。b.检查开关控制与电源供应是否正确。c.检查控制软件和程序转换是否符合预期要求。d.安全装置是否符合预期要求。e.运行参数显示是否与设置相符。f.记录装置的记录数据是否准确。另外,如转速、压力、功率输出等项目在运行确认时,可以将这些结果直接附在确认报告中。

③ 设备性能确认：a.预先确定关键性能标准、运行参数要求、测试方法和使用的计量仪表,以及可接受标准和允许误差,如果需要重复测试（精密度）,则要确定测试频率,进行性测试。b.数据统计和分析比较。

2）维修后确认：①主要针对大型或关键设备的关键部件或计量设备维修后的确认。②确认方法同性能确认,设备的重大变化,如：改变使用地点和环境,长时间搁置后再次使用等,需要对设备的性能是否有变化进行确认。

（5）软件的确认：①对采供血过程使用的计算机系统软件采用应用功能测试的方式实施确认,验证其是否符合法规和实际工作的要求,并对血液质量不会造成影响。②测试内容包括功能测试、安全性测试、配置复审及其他方面的测试。

（6）关键物料的确认：

1）必须采用有效的方法对采供血过程使用的每批关键物料（如采血袋、传染病筛查试剂和血型试剂等）进行使用前确认,验证其是否符合法规和实际工作的要求,并对血液质量和工作人员不会造成影响。关键物料的确认具体执行关键原辅材料和检测试剂的确认操作规程。

2）采血袋（含单采成分血耗材）确认的内容主要包括：对供应商和生产商的资格审核和采血袋外包装的检查、原辅材料质量抽检等。

3）传染病筛查试剂确认的内容主要包括：对供应商和生产商的资格审核，试剂盒的外观检查，批批检的检定合格报告、国家批准文号、防伪标签、有效期和盒内试剂的外观检查等。

4）血型试剂确认的内容主要包括：对供应商和生产商的资格审核，试剂盒的外观检查，以及效价、亲和力、特异性等性能检测。

（7）确认的实施和验收：

1）若实施过程中发现确认计划存在缺陷，科室主任应对确认计划重新进行评审，确认后予以修改或形成新的计划。

2）确认过程的所有操作结束后，科室主任应组织对获取的数据进行分析，对照验收标准的要求，判断确认结果是否可以接受。如不能接受，则需再次对确认计划进行重新制定、评审及实施，并填写确认记录。

3）确认活动的结果应形成《确认报告》，确认报告内容应包括：确认标准、确认的数据、确认结果和确认的结论。经质量管理科审核后报分管站长批准，批准后的确认报告可作为程序/方法新增或修改的依据。

4）确认报告应作为技术档案保存，以备发生变化时再确认使用，并作为供方能力评定依据之一。

5）对验收合格的确认结果，科室可依据其对现有程序进行修改，并形成新的操作文件。

6）对验收不合格的确认结果，相关确认对象不得使用。

四、血液与血液成分收回程序

1. 目的

对已经发往医院的不符合采供血质量标准的有缺陷的血液进行及时有效的收回，以保证血液满足规定要求。

2. 适用范围

对血液质量投诉和缺陷发现（包括质量缺陷和运送错误等服务缺陷）的血液的收回、追踪、分析、评审和处理等活动。

3. 管理职责

（1）供血科：①受理用血医院血液质量投诉，并转达至质量管理科。②对确认为无缺陷的血液或已纠正缺陷的血液进行再发放。③负责对缺陷血液的收回。

（2）质量管理科：①确定需要回收的血液。②对回收的血液进行分析、评审和处置。③对严重和重大的血液质量缺陷进行全面调查。④对已输注的缺陷血液进行追踪。⑤确定可再次发放的血液。⑥确定需要采取的纠正和预防措施。⑦分析、统计、整理和保存血液收回的相关资料。

（3）各相关业务科室：①配合质量管理科对血液质量缺陷的调查和处理。②对与本科室相关的血液质量缺陷采取纠正和预防措施。

4. 管理程序

（1）缺陷血液的发现：

1）主动发现：血站各相关业务科室发现质量问题或可疑血液质量问题，报告质量管理科确定后，对血液进行主动收回。主动收回的常见原因有：

①检测差错：a.血液未经检测。b.检测结果不合格。c.检测标准存在问题。d.检测结果失控。

② 不合格献血者再次献血：a. 应该屏蔽的献血者未列入屏蔽行列。b. 列入屏蔽行列的献血者再次献血。c. 有肝炎史或高危行为等任何涉及血液安全的病史或情况者的献血报告。

③ 质量缺陷血液的同源成分血。

④ 物料(试剂或血袋)问题：a. 物料供方资质不合格要求。b. 供方表明物料已经存在问题。c. 物料未经检测合格投入使用。d. 物料失效或污染。

⑤ 设备和计算机信息管理系统问题：a. 检测设备存在问题。b. 成分离心机问题。c. 计算机软件问题。

⑥ 血液防护问题：a. 超出有效期。b. 保存温度不适当。c. 运输温度不适当。

2) 被动发现：用血医院对血液质量投诉和与血站相关的输血不良反应报告时，血站需要对血液进行被动收回，并填写《血液质量投诉登记处理表》(见《血液质量投诉处理程序》)。被动收回的原因有：①在交叉配血前，发现或怀疑血液一般外观检查不合格，如：非标量、凝块、溶血、脂血、颜色异常、热合漏血、血袋破损或缺陷、疑似细菌污染、标签不符或脱落等。②在交叉配血时，发现或怀疑血型错误或血液中有临床意义的意外抗体。③血液正在输注或输注后，出现输血不良反应，怀疑是血型错误或血液中有临床意义的意外抗体或血液被细菌污染。

(2) 血液的收回：①血站各相关业务科室主动发现的血液质量问题或可疑血液质量问题，报告质量管理科确定后，填写《血液收回登记表》。②用血医院对血液质量投诉和与血站相关的输血不良反应报告时，填写《血液收回登记表》。③如果需要收回的血液正在输注，应通知医院立即停止输注，并用止血钳夹紧或热合血袋和输血器所有出入口。④供血科负责将需要收回的血液收回。

(3) 收回血液的分析和评审：①质量管理科负责对收回的血液进行分析和评审。对严重和重大的血液质量缺陷进行全面调查。评审结果存在三种可能：合格、返工和不合格，而返工的结果只能是合格或不合格。②对用血医院的血液质量投诉和与血站相关的输血不良反应报告的处理，同时应遵照《血液质量投诉处理程序》。

(4) 收回血液的处置：①经评审确认为不合格或返工后确认为不合格的血液，办理退血手续后，打印《退血清单》，按《不合格品控制程序》实施报废处理。②主动收回的经评审确认为合格或返工后确认为合格的血液，经质量管理科同意后，入成品库等待重新发放。③被动收回的经评审确认为合格的血液，退还给用血医院。若血袋已被打开或血液失去冷链保护30分钟以上，或有其他不适合再次使用的情况，建议用血医院实施报废处理。

(5) 缺陷血液的追踪：①若患者已输注了有质量缺陷的血液，质量管理科应向临床医生咨询患者用血后的情况。②在可能的情况下，通过临床医生对患者可能发生的输血不良反应进行追踪，填写《血液收回登记表》。

(6) 纠正与预防措施：①确认与血站相关的血液质量缺陷，由质量管理科组织责任科室执行《纠正和预防措施控制程序》。②质量管理科按月份、半年、全年统计分析收回原因，并纳入《不合格品分析报告》(见《不合格血液控制程序》)，作为管理评审的输入。

(7) 收回记录的归档保存：①缺陷血液的收回、追踪、分析、评审和处理记录，以及《纠正和预防措施报告》和《不合格血液分析报告》等，由质量管理科进行整理，交档案室归档。②保存期限至少10年。

五、不合格品管理程序

1. 目的

确保能够及时发现、标识、隔离、评价和处理不符合质量标准要求的血液和物料等，防止不合格品的非预期地使用和交付。

2. 适用范围

本程序适用于采供血过程中的不合格原辅材料和不合格血液,包括用血医院退回的不合格血液的控制。

3. 术语

(1) 不合格物料:在采购、使用、储存等过程中发现的不能满足规定质量要求物料。

(2) 不合格血液:在血液采集、检验、制备、贮存和交付等过程中发现的不能满足规定质量要求的血液,包括:全血、红细胞类、血浆类、血小板类成分等。

(3) 感染性整袋报废血:不合格血液中因复验不合格而报废,包括:HBsAg、HIV 抗体、HCV 抗体、梅毒抗体或 ALT 检测项目中有一项或几项筛选试验为阳性。

(4) 非感染性整袋报废血:除复验不合格报废外,由于其他不合格原因而报废的血液,包括超量、少量、凝块、血袋渗漏、溶血、色泽异常脂血/乳糜等。

4. 管理职责

(1) 后勤保障科(总务科):①确保不合格物料的识别、标识、评审、记录和隔离按规定的要求进行。②确保不合格物料处置的实施。③确保不合格血液处置的实施。

(2) 各业务科室:确保不合格血液(包括供应临床退回的不合格血液)的识别、标识、记录和隔离按规定的要求进行。

(3) 质量管理科:①Ⅰ类物料的使用放行管理。②负责对不合格品控制进行验证,监督不合格品的处置并提出必要的措施。

5. 管理程序

(1) 不合格品的分类:①不合格的物料涉及一次性使用采血袋(含抗凝液和添加液)、试剂、一次性使用注射器、一次性使用输血过滤器、标签、包装材料、消毒药剂等。②不合格的血液涉及包括感染性和非感染性整袋报废血。

(2) 不合格品的发现途径和控制范围:

1) 不合格物料的发现途径和控制范围:

①发现途径:采购、使用、储存等过程中发现的不能满足规定质量要求物料。②控制范围:在采购、使用、储存等过程中的任一环节中发现的不能满足规定质量要求,即对该物料进行识别、标识、记录、隔离,避免此不合格物料进入下一环节。

2) 不合格的血液的发现途径和控制范围:①发现途径:血液采集、检验、制备、贮存和交付等过程中发现的不能满足规定质量要求的血液,包括:全血、红细胞类、血浆类、血小板类成分等。②控制范围:在血液采集、检验、制备、贮存和交付等过程的任一环节中发现的不能满足规定质量要求,即对该血液进行识别、标识、记录、隔离,避免此不合格血液进入下一环节。

(3) 不合格物料的识别、标识、记录、隔离、评审和处置:

1) 不合格物料的识别:①采购部门对所采购的物料进行分类进货验收(包装、品种、型号、外观、数量、批批检证书等项目)并判定物料的合格性。②质量管理科建立关键物料的进货检验放行制度和质量标准,对Ⅰ类物料的使用进行放行管理。采购部门根据质量管理科的报告,判定物料合格性。③使用部门建立关键物料使用前检查要求和检查程序,在工作前按照规定的要求进行检查,并将可疑物料分类隔离。

2) 不合格物料的标识、记录和隔离:①合格物料经识别后,应及时进行明确标识。②建立不合格物料的相关记录,及时对判定的不合格品进行记录。③使用部门将可疑物料暂时隔离存放,做好相应可疑原因标识和区域标识。④库房设立物料待检区域、合格物料区域和不合格物料区域。根据判定结果将物料分为合格或不合格物料,并进行标识,所有不合格物料必须移入不合格物料区域。

3)不合格物料的评审和处置:①后勤保障科(总务科)主任应对不合格物料的识别、标识、记录、隔离等步骤进行全面审核。②在评审的基础上对不合格物料做出统一处置。对不能满足规定质量要求的供方所提供的物料按以下原则处置是拒收或退货。③采供血业务部门在血液采集、检验、制备、贮存和发放过程中发现可疑物料,即分类隔离,并报科室主任。经科室授权者审核、签名后,连同可疑物料一起递交后勤保障科(总务科)。后勤管理科判定可疑物料是否合格,判定为不合格物料的,按相关程序处理。④后勤保障科(总务科)根据不合格物料最终处置的决定联系供方办理相应手续。

(4)不合格血液的识别、标识、记录、隔离、评审、处置和统计:

1)采集过程中的不合格血液的识别、标识、记录、隔离和评审:①在血液采集过程中发现凝块、超量、少量等异常情况时,应立刻做出初步不合格判定,并及时报告当日负责人,由当日负责人员对不合格血液的判定进行评审。确认为不合格后,血液采集人员在相应血袋标签的醒目位置对上述不合格予以明确的标识。将不合格血液分类隔离,安置于不合格血液存放区域。②当日血液采集工作完毕,血液采集人员应及时填写不合格血液记录单,当日负责人员审核后签名。采集人员通过电脑终端,对不合格血液进行预报废,并将不合格血液送至供血科待检库,由供血科待检库统一处置。

2)检验不合格血液的识别、标识、记录、隔离和评审:①待检库根据市集中化实验室检测结果,打印检验不合格清单。②待检库根据检测不合格清单,挑拣相应的血液,做出不合格判定。③待检库对挑出的不合格血液,打印不合格的标签,并予以隔离和处置。

3)血液制备过程中的不合格血液的识别、标识、记录、隔离和评审:①血液制备人员在血液制备过程中发现血袋或留样导管有渗漏、溶血、脂血、凝块血、色泽异常等其他异常现象时,应立刻做出不合格判定。并用红笔标识不合格原因并隔离,确保血液与不合格品一一对应。②工作人员发现的不合格血液应由科室授权人员进行评审,确认为不合格后,通过电脑终端,进行不合格品的预报废。③当日成分制备工作完毕,统一将不合格血液送至待检库。④所有不合格品均应做好相应记录,科室授权人员审核后签名。若发现误判的不合格品,应进行返工。

4)供血过程中的不合格血液的识别、标识、记录、隔离和评审:①成品库对出库前的血液进行最终检查时发现血袋或留样导管有渗漏、溶血、脂血、凝块血、色泽异常、血袋标签或包装等不能满足规定的质量要求时,应立刻做出不合格判定,并及时报告授权负责人员。②相应血袋标签或包装的醒目位置用红笔对上述不合格予以明确的标识并隔离。同时,待检库工作人员应及时填写不合格品发现及处置记录。③待检库工作人员应对采集过程中、制备过程中、检测不合格所对应的不合格血液进行分类隔离,放置于不合格血液区域。④其授权负责人员对采集过程中、制备过程中、检测不合格所对应的不合格血液进行评审确认,审核后签名。

5)对于供应医院退回的不合格血液的识别、标识、记录、隔离和评审:①用血医院发现可疑血液可申请退血,并填写医院退血申请单。②由供血科人员对可疑血液进行观察识别。对判定为不合格的血液,应在相应血袋标签的醒目位置用红笔对上述不合格予以明确的标识,并及时填写不合格品发现及处置记录,授权负责人员评审后签名。③根据判定结果将不合格血液分类隔离,放置于供血科不合格血液区域内。

6）不合格血液的处置：①待检库人员将采供血各职能部门送交的不合格血液核对后进行隔离，放置于指定区域，并由供血科授权负责人员做出处置。②发现不合格标签、不合格包装、留样导管渗漏应退回原操作部门进行返工，返工后必须重新检验，同时填写不合格品发现及处置记录。③待检库人员对感染性整袋报废血粘贴不合格品标签、对非感染性整袋报废血进行报废操作后，放置指定区域，汇总后交后勤保障科（总务科）。再由其按照《医疗废物管理程序》进行最终处置。④质量管理科对报废的血液进行监督检查。

7）不合格血液的统计：①通过电脑终端，打印出年度报废血液统计表，递交质量管理科。②质量管理科定期分析非常规报废的血液发生的原因，并组织采取相应措施。

六、服务对象满意度调查和投诉处理（含供血服务投诉及输血不良反应报告）

1. 目的

建立规范而有效的服务对象调查方式、方法，对服务对象反映的信息进行统计分析，测量服务对象对采供血服务、相关方接待及血液质量的满意程度，为提高质量和服务提供改进的依据，并针对存在问题采取纠正和预防措施以保证持续服务对象满意。

2. 范围

适用于对用血医院和献血者满意程度的测量。

3. 管理职责

（1）质量管理科：①负责受理、处理用血医院、献血者的质量投诉，确定责任部门，进行监督 实施，并保存相关记录。②负责满意度测评方案的制订。对满意度测评信息的分析、处理和传递。

（2）医院服务部门：负责组织对用血医院、献血者满意度调查。

（3）各相关业务科室：收到相应表扬或投诉信息，及时告知质量管理科，质量管理科对用血医院和献血者反馈信息的数据整理。

4. 管理程序

（1）用血医院、献血者反馈信息的收集、分析与处理：①质量管理科负责监控用血医院及献血者满意或不满意的信息反馈，作为对质量体系业绩的一种测量。②对用血医院、献血者提出的咨询、提供的建议由站长授权的相关人员解答、收集、记录。③质量管理科负责受理用血医院质量投诉，负责受理献血者质量投诉，记录相关投诉和处理意见。

（2）用血医院、献血者满意度测量：

1）满意度测评方案：

①献血者满意度调查内容：献血环境、卫生条件、医生体检、服务态度、采血技术、护理、献血后点心等七个项目。②医院满意度调查内容：血站工作的总体评价、血库工作人员的服务、送血人员的服务、血液的质量、提供的血液分品种和数量、提供的血液的及时性等六个项目。③对满意度调查项目，以满意、基本满意、不满意评判。

2）满意度测评方法与频次：①医院满意度调查：调查方法以问卷调查形式；频次为一年一次，发送《医院满意程度调查表》调查用血医院对血站产品和服务的满意程序，收集相关意见和建议。②献血者满意度调查：调查方法，以问卷调查形式；频次为一年一次。每年年底，后勤科管理（办公室）向献血者发送《献血者满意程度调查表》200 份，调查献血者对血站献血服务的满意程度，收集相关意见和建议。

3）统计方法：统计时对评判满意，基本满意，给予 1 分；不满意，为 0 分；献血者满意度调查表满分为 7 分；医院满意度调查表满分为 6 分。①医院满意度测算：医院满意度 =（∑调查表得

分/调查医院数×6)×100% ②献血者满意度测算:献血者满意度=(∑调查表得分/调查献血者数×7)×100%

(3)当用血医院及献血者满意度调查的数据接近或低于质量目标时,质量管理科应寻找、分析原因,确定责任部门,并发出《纠正和预防措施报告单》,执行改进控制措施。

(4)对用血医院、献血者非常满意的方面,质量管理科应报告质量负责人和站长并对相关部门(人员)及时通报表扬。

七、献血投诉处理程序

1. 目的

规范血站对献血投诉的受理、处理等活动,确保及时发现严重的不合格项,提高顾客对血站满意度和信誉度。

2. 适用范围

适用于献血者接待、健康征询、体格检查、血液采集等献血服务活动。

3. 管理职责

(1)办公室负责献血者投诉信息的登记、整理和上报;负责与投诉者进行沟通、反馈。

(2)质量管理科负责献血服务信息的收集、调查,负责对献血者投诉所采取的纠正和预防措施进行验证。

(3)相关业务科室:①对本科室相关的投诉进行识别、记录、处理和汇报。②对投诉的不合格服务和质量及时纠正。③科室主任负责组织本科室相关的人员对投诉的不合格项进行原因分析并制定和实施纠正预防措施。

4. 控制程序

(1)献血投诉处理工作指导原则:①血站所有员工无论何种渠道收到献血投诉时都应高度重视,重在解决问题,杜绝推诿、拖延,在处理各种投诉时对投诉者的个人资料应严格保密,切实保护投诉者的合法权益。②投诉处理必须在规定的时限内完成并回复。③办公室应派专人全程接待陪同上门投诉者。④接到投诉后,如能立即答复,应立即答复。不能立即答复的则应在与投诉者协商的时限内处理。⑤对熟悉血站业务的投诉者,血站各业务科室应给予特别关注,应避免引起不良后果。⑥对可能严重危害到献血者人身健康、产生重大社会影响的紧急、重大投诉,各投诉受理人应立即上报主管领导,并由相关业务科室共同组织成应急处理小组,研究投诉处理办法。必要时将情况上报当地卫生行政管理部门。⑦受理来电投诉时,应认真倾听投诉内容,做好详细记录,并转交办公室。

(2)顾客投诉信息的收集:①任何科室或人在任何时候接到与献血相关的投诉都应及时记录在《献血者反馈、咨询、投诉信息登记》并对投诉问题的紧急程度和严重程度进行判断,及时做好处理。②在献血现场应明示投诉的电话号码。

(3)投诉处理的原则:①在接受投诉处理的过程中,必须以维护血站利益为准则,以尊重和理解投诉者为前提,用诚恳、严肃认真的态度对待每次投诉。②在处理投诉时,必须控制自己情绪,保持冷静、平和。③应将投诉行为看成是公事,进行实事求是的判断,不得加入个人情绪。④对无法确认的事情不能随意向投诉者承诺。⑤受理者要认真倾听投诉,并向投诉者核准你的记录,请投诉者签字确认,以便保证陈述的准确性。

(4)投诉处理执行:①投诉受理处理者对投诉内容进行分析判断,若能立即处理的,则立即处理,并与投诉者确认该项投诉已处理完成。完成填写《献血者反馈、咨询、投诉信息登记》

后交质量管理科保存。②投诉受理者不能立即处理的,则向投诉者说明解决问题所需的时间及其原因,填写《献血者反馈、咨询、投诉信息登记》并交质量管理科进行处理。质量管理科必须在承诺的时限内回复调查处理的结果或进度,并与其协商制定解决方案。③投诉处理的最终结果应及时反馈给投诉者,如投诉者不认可或拒绝接受解决方案,应尽量耐心解释,坦诚地向投诉者表明血站目前的情况,以获取投诉者的理解和认可,必要时按投诉者要求重新处理。④投诉受理者在接受投诉后,要向投诉者致谢,在投诉处理完成后要再次感谢其对血站工作的支持。

(5)献血投诉的跟踪总结:①质量管理科对投诉处理的结果进行跟踪、回访,并把投诉要求和对处理结果的满意情况反馈给责任科室。②如投诉者不满意时则应重新制定处理方案。

(6)献血不良反应的处理:当投诉涉及发生献血不良反应时,办公室应与有执业医师共同对投诉者进行处理。

(7)持续改进:①质量管理科接到献血者投诉信息后,马上组织相关人员进行调查,并根据调查的原因制定处理方案及确定相关责任科室。②当无法确定投诉相关责任科室或可能涉及多个科室时,由质量管理科制定持续改进计划,质量主管审批后组织实施。③重要或具有代表性投诉,质量管理科须以投诉专题报告的形式向站长汇报。

(8)献血投诉资料的归档和利用:①质量管理科负责将《献血者反馈、咨询、投诉信息登记》等献血投诉的相关资料整理和归档。②按季度、半年和全年进行汇总分析,分析结果纳入《献血者满意与投诉分析报告》,作为管理评审的输入之一。

八、临床咨询程序

1. 目的

规范对献血者的血液检验结果的解释以及临床输血咨询,以帮助献血者了解情况及协助临床疾病治疗。

2. 适用范围

(1)献血者血液检验结果的解释。

(2)临床输血的咨询。

3. 管理职责

(1)血液管理办公室负责献血者血液检验结果的解释。

(2)质量管理科负责临床所需经血传播疾病的实验室诊断、技术等咨询。负责协助医院进行血型技术检定、疑难血型配型和新生儿溶血症的相关咨询服务等。负责对咨询人员的培训、评估工作。

(3)供血科负责咨询电话的记录。协助解决疑难血型血液的调配。

4. 控制程序

(1)血液管理办公室:①负责对献血者的血液检验结果解释以及临床输血咨询的工作人员相关知识的培训、评估。②培训内容:《血站质量管理规范》《血站实验室质量管理规范》《献血者健康检查标准》《临床输血技术规范》等。③献血者的血液检验结果解释标准按照《献血者健康检查标准》,临床输血解释标准按照《临床输血技术规范》。④负责献血者的血液检验结果解释以及临床输血咨询的工作人员须经站长授权。

(2)质量管理科协助为临床输血提供的咨询服务包括:疑难血型咨询,新生儿溶血病血清学检查咨询,经血传播疾病咨询,输血相关问题的咨询等。

（3）供血科：值班人员接收临床医院反馈的输血反应表单或接听输血科或临床用血科室的电话，应进行记录，内容包括：临床医院和科室名称、患者临床诊断、输血史、妊娠史、输血反应症状、输血量及临床实验室需要咨询的技术和要求等。

九、血液质量投诉处理程序

1. 目的

对来自本血站外相关血液质量投诉的处理，满足用血医院服务对象的预期要求。

2. 适用范围

适用于血液质量的投诉，与血站相关的输血不良反应报告处置。

3. 管理职责

（1）法定代表人：①负责血液质量投诉处理方案最终制定；就重大投诉事件及时上报当地卫生行政管理部门，负责向社会解释。②负责重大血液质量投诉时组织血液质量鉴定专家组，对重大投诉问题进行审核、评估，做出处理意见。

（2）质量负责人：①负责建立和实施投诉受理、处理、报告程序。②负责投诉事件的初步评估，并将投诉事件向法定代表人及时汇报。③制订投诉受理、处理方案，监督纠正，预防措施的执行情况。

（3）质量管理科：①负责告知各医疗用血机构，血站的血液质量投诉和血站相关的输血不良反应受理电话。②负责血站外血液质量投诉事件的接待受理工作。③负责对投诉方相关投诉输血反应的临床调查和样本、原始数据收集。④负责血液质量投诉处理情况的记录和监督验证纠正措施的执行结果。

4. 管理程序

（1）质量管理科接到血液质量投诉和输血不良反应报告后，及时填写《血液质量投诉记录表》，并将投诉情况向质量管理科主管和质量负责人汇报。

（2）投诉事例经质量管理科主管和质量负责人二级审核后，初步确定投诉事例的处理程序并及时派出质检人员到投诉方进行调查取证。严重或重大投诉（输血传播感染、血液细菌污染等）立即上报法定代表人。

（3）法定代表人接到重大投诉后，立即向当地卫生行政主管部门汇报，并立即组织相关专家组会同临床医师对患者留样血液及输血方案进行调查、取证、分析，判定事故的责任方、严重程度，做出处理方案。

（4）投诉事故的责任方为血站的，并已造成投诉方经济和人身健康方面负面结果的，按《医疗事故处理条例》规定负相应的责任。若责任方为原投诉方，血站应视情况对临床进行相关输血技术指导。

（5）质量管理科对投诉事件的造成原因进行分析，确定发现血液质量问题的责任部门、原因，制订出纠正措施方案，经质量负责人审批后，发放到责任部门，限期整改，并到期进行验收。

（6）重大投诉事件的站内整改工作，涉及质量体系、组织人员、质量策划、设施环境、质量标准等方面的评估，质量管理科组织制订出完整的整改方案。

十、血液隔离与放行控制程序

1. 目的

建立和实施与计算机系统相结合的血液隔离与放行控制程序，对待检测血液及不合格血液进行有效隔离,确保每批血液中的所有合格血液和不合格血液得到清查,不合格血液准确无误地安全转移后,合格血液才按批次放行到成品库,防止不合格血液的误发放。

2. 适用范围

适用于血液隔离与放行的全过程。

3. 术语

(1) 隔离通过采用物理空间分隔的方法及血液管理信息系统隔离技术的方法,使进入血液加工流程的所有血液,包括原料血液、未检测和制备的血液以及已经完成检测和制备的血液,在实施合格血液批放行之前,都处于隔离状态。处于隔离状态的血液,不得发放。计算机程序也无法发放。

(2) 放行对于已经符合质量要求的血液,给予解除隔离状态,使其处于可发放状态,即可以发放供临床使用。

(3) 批按每一个集中化检测标本委托单单号为一批。

(4) 批放行对已经完成逐单位放行的整批血液进行核查,解除其隔离状态,使其转换为已放行可发放状态。

4. 管理职责

(1) 体检采血科:及时将血液移交供血科待检库,并正确交接;及时将标本集中化检验的送检信息录入信息系统,并将标本移交供血科待检库。

(2) 计算机信息科:按规定时限完成血液的献血者资料录入。

(3) 成分分离科:按血液分批要求和规定时限,完成血液手工制备和采供血信息系统的数据处理。

(4) 质量管理科:①检查和监督血液批放行作业。②对不合格血液进行监督和审核。

(5) 供血科待检库:①将处于待检、待放行或不合格状态的血液分别储存在待检区、留观区或不合格品库。②不合格的血液报废。③实施血液的批放行操作。

(6) 供血科成品库:接收已放行的血液。

5. 控制程序

(1) 血液的隔离:①隔离对象进入血液加工流程的所有血液,在实施批放行之前都必须处于隔离状态,包括:待检血液、不合格血液和待放行血液3大类。②人工隔离在血液加工过程中,工作人员发现血液可能不符合质量要求时(如脂血、溶血、破袋等),应将血液实物专门标识,另外存放。

(2) 血液分批:按每一个集中化检测标本委托单单号为一批。

(3) 合格血液放行:合格血液放行分为逐单位放行和批放行2道作业工序。

1) 合格血液逐单位放行:

① 合格逐单位放行的条件:a) 集中化实验室发布的强制性检测项目检测结果均为合格。b) 该袋血液除强制性检测项目以外的质量指标(如外观、容量)符合《全血及成分血质量要求》。c) 采供血信息系统对该袋血液的血型信息自动核查,该袋血液的血型(包括该次献血的初筛血型和检定血型,以及该献血者既往历次献血的血型)均一致;如发现不一致时,进行调查和更正。

② 合格血液逐单位放行的作业:由经过授权的放行人员按实施血液批放行。

2) 合格血液批放行条件:

① 合格批放行的条件,每批血液须满足:a) 该批血液均已完成国家强制性项目的检测,并已发放检测报告。b) 该批血液的全部不合格单位血液已完成报废处置,见《不合格血液控制程

序》。c)该批血液中的合格血液与不合格血液的总袋数,与原料血液加工生成的血液总袋数相符。d)该批血液的加工过程已全部结束,没有血液及其信息的滞留、遗漏或丢失。

② 合格血液批放行作业:a)经过授权的放行人员对该批血液进行清点和核对。b)通过采供血信息系统实现放行,并在血液放行记录单上签名。

(4)质量管理科对血液批放行作业及不合格血液进行监督和审核。

十一、内部质量审核控制程序

1. 目的

规范内部质量审核活动,以验证采供血及相关服务过程是否符合质量管理体系要求,确保质量管理体系得到有效的实施、保持和改进。

2. 适用范围

适用于质量管理体系覆盖的所有区域和过程的内部质量审核。

3. 管理职责

(1)站级领导:①负责批准《年度内审计划》《内部质量审核计划》及《内部质量审核报告》。②负责任命内审员。

(2)质量负责人:①负责内部质量管理体系审核工作的策划、协调。②负责指导编制和审核《年度内审计划》《内部质量审核计划》及《内部质量审核报告》。③负责指定审核内审组长及内审员。

(3)质量管理科:①负责编制和组织实施《年度内审计划》。②负责首、末次会议和内审组会议的记录。③负责《不合格报告》的发放和收回。④负责内审记录的归档保存。

(4)内审组长:①负责编制《内部质量审核计划》并组织实施。②负责编制《内部质量审核报告》。

(5)内审员:①负责编制《内审检查表》。②负责实施文件评审和现场审核。③负责对内审中发现的不合格项的整改效果进行跟踪验证。

(6)各相关业务科室:①负责提供本部门责任范围内有关内审所需的材料。②负责对本部门内审中发现的不合格项制定纠正和预防措施并组织实施。

4. 管理程序

(1)内部审核策划:

1)年度内审计划:每年初由质量管理科编制《年度内审计划》,确定审核的目的、依据、范围、频次和方法,经质量负责人审核,报站长批准。每年内审至少进行1次,间隔期不超过12个月,要求覆盖采供血及相关服务的所有过程和部门。

2)出现以下情况时可适当增加内审频次:①血站组织机构、产品结构、资源配置等发生重大变化。②法律法规、规范、标准等外部要求发生较大变化。③献血者或用血医院严重质量投诉或对某一事项投诉连续发生时。④接受第二、第三方审核前。

3)审核前的准备:①站长任命内审员,内审员应经质量管理体系认证咨询机构或站内质量管理体系的培训、考核合格,具备相应的资质和审核能力。②质量负责人依据内审员名单确定本次内审组长和内审员,内审员的组成应能满足与受审核方无直接责任关系的要求。③内审组长编制《内部质量审核计划》,经质量负责人审核,报站级领导批准,《内部质量审核计划》主要包括以下内容。a. 审核目的、范围、依据、方法。b. 内审工作安排(包括文件评审和现场审核)。c. 审核时间、地点。d. 受审核部门及审核要点。

4）内审组长组织制定《文件评审计划》，计划包括：目的、范围、准则、日期和审批。

5）内审组提前一周将《内部质量审核计划》发给受审核科室，受审核科室要做好各项迎审准备工作。

（2）内审的实施：

1）首次会议：①内审组长主持会议，站领导、内审组成员及各科室负责人参加，质量管理科负责会议记录。②内审组长介绍本次内审目的、范围、依据、方式、组员和内审日程安排及其他有关事项。

2）内审组依据《文件评审计划》对质量管理体系文件进行审核，并形成《文件评审记录》，记录应包括：文件评审目的、评审范围、评审依据和评审结论。

3）内审组通过文件评审了解受审核科室具体情况后，编制《内审检查表》，检查表应包括：审核依据、审核内容、方法及结论等。

4）内审检查表应依据《血站质量管理规范》《血站实验室质量管理规范》所建立的本站质量管理体系文件及参考近2年国家卫生行政管理部门的相关规定进行编制。已编制的内审检查表每年进行1次评审和修订。

5）现场审核：①内审组根据《内审检查表》对受审核科室的质量体系运行状况进行审核。②对发现的问题与有关责任科室进行沟通，并将体系运行效果及发现的问题详细记录在检查表中。

6）现场审核后，内审组召开会议，对审核结果汇总分析，确定不合格项。

7）末次会议：①内审组长主持会议，站级领导、内审组成员及各科室负责人参加，质量管理科负责会议记录。②内审组长重申审核目的和范围，进行审核概述，说明不合格项的数量与分布、宣读不合格报告、质量管理科填写《不合格报告发放登记表》并发放不合格报告，提出完成纠正措施的要求及时限，宣读审核结论，并说明审核报告的发布时间、方式及其他后续工作要求。

8）审核报告：末次会议后一周内，审核组长编制《内部质量审核报告》，经质量负责人审核、站长批准后分发至相关部门。审核报告内容包括：①审核目的、范围、依据、方法及日期。②审核组成员及受审核部门。③审核综述及审核结论。④不合格项分布情况。⑤审核报告分发范围。

（3）跟踪和验证：①被审核科室对本部门内审中发现的不合格项制定纠正和预防措施，并组织实施。②负责审核的内审员负责对实施结果进行跟踪验证，具体执行《不合格项管理程序》。

（4）内审记录归档：质量管理科收集、整理内审记录并归档保存，本次内审结果应提交管理评审。

十二、管理评审控制程序

1. 目的

为了识别采供血过程的业绩和质量管理体系改进需求，对质量管理体系进行评审，确保质量管理体系持续运行的适宜性、充分性和有效性。

2. 适用范围

适用于最高管理者对质量管理体系的评审活动。

3. 管理职责

（1）站长（最高管理者）主持管理评审会议，批准《管理评审计划》和《管理评审报告》。

（2）质量负责人：①安排和落实管理评审的各项准备工作，审核《管理评审计划》。②对管理评审资料进行审核，向站长汇报质量体系运行状况，协助站长组织管理评审活动。③编写《管理评审报告》，向站长报告改进措施落实情况。

（3）质量管理科：①负责编制《管理评审计划》，报质量负责人审核。②协助质量负责人安排和落实管理评审的各项准备工作，收集并提供管理评审所需的材料，对管理评审所需材料进行初审。③负责对管理评审后的纠正、预防措施进行跟踪、监督和验证。④负责管理评审记录的归档保存。

（4）各相关业务科室：①负责提供本科室责任范围内有关的评审材料。②落实《管理评审报告》中提出的有关本科室的纠正和预防措施的实施。

4. 管理程序

（1）管理评审计划：①质量管理科负责在评审前提交《管理评审计划》，经质量负责人审核后，报站长批准。计划内容包括：评审目的、评审时间、评审内容、评审人员、评审输入资料的准备。②管理评审计划报站长批准后，以文件形式提前两周下发给相关业务科室。③管理评审资料、责任人及完成时间见表1-5-1。

表1-5-1　管理评审资料、责任人及完成时间

序号	管理评审资料名称	责任人	完成时间
1	管理评审计划	质量负责人	会前20天
2	血站资源管理的业绩和质量分析报告	办公室	会前7天
3	献血者招募和后续服务过程的业绩和质量分析报告	献血宣传招募科部门	会前7天
4	献血服务过程的业绩和质量分析报告	体采部门	会前7天
5	血液检测过程的业绩和质量分析报告	血液检测部门	会前7天
6	血液制备过程的业绩和质量分析报告	血液成分制备部门	会前7天
7	血液保存与供应过程的业绩和质量分析报告	血液发放和贮存部门	会前7天
8	血液质量监测与投诉分析报告	质量管理科	会前7天
9	不合格血液分析报告	质量管理科	会前7天
10	清洁与消毒管理情况分析报告	质量管理科	会前7天
11	服务对象满意分析报告	业务管理	会前7天
12	内部、外部质量审核报告	质量管理科	会前7天
13	外部质量评价或者比对结果分析报告	血液检测部门	会前7天
14	上次管理评审提出的改进措施执行情况的报告	质量管理科	会前7天
15	不合格项及其纠正和预防措施分析报告	质量管理科	会前7天
16	各科室的质量目标完成情况分析报告	各相关科室	会前7天
17	血站质量目标完成情况分析报告	质量管理科	会前7天
18	质量管理体系持续运行总体态势分析报告	质量负责人	会前7天
19	管理评审报告	质量负责人	会前7天

（2）评审频次：①每年至少组织1次管理评审，一般在内部审核完成后进行。②当质量体系发生重大变化，如发生重大质量事故或献血者、用血医院有重大投诉时，产品结构、资源配备、法律法规、标准及其他要求发生变化时可增加评审的频次。

（3）管理评审的输入：①内、外部的审核结果。②献血者和用血医院的质量信息反馈和满意度调查结果。③血液的质量情况。④预防和纠正措施的实施及其有效性。⑤影响质量体系运行的各种变化，如：组织结构，法律法规等的变化。⑥质量体系运行状况，质量方针的适宜性及质量目标的完成情况。

（4）评审实施：①质量管理科将管理评审计划发放至各相关业务科室。②各业务科室在收到评审计划后的一周内向质量管理科提交所需资料。③质量管理科根据评审输入的要求整理好评审材料，于评审前3天提交评审组。④参会人员在《会议签到表》上签到。⑤评审会议由站长

主持,质量管理科负责做好会议记录。⑥各科主任报告质量管理体系的主要业绩,存在问题及改进建议,报告科室质量目标完成情况,存在问题及改进建议,检验科还需报告外部质量评价或者比对结果分析情况。⑦质量管理科对监测不合格血液、清洁与消毒管理、不合格项、血液质量投诉、内部质量审核、上次管理评审提出的改进措施执行情况,质量目标完成情况进行汇报。⑧评审组对评审材料进行分析和评价,对于存在的或潜在的不合格项提出纠正和预防措施,落实责任部门。⑨站长进行总结,肯定工作业绩,明确改进措施,对涉及资源配置的内容做出决策,并对今后的质量改进方向提出要求。

(5)管理评审报告:①质量负责人根据管理评审会议记录编制《管理评审报告》,经站长批准后,发放至相关业务科室。②《管理评审报告》内容包括:质量体系及其过程的改进,质量方针、质量目标、组织结构和过程控制的评价及资源需求意见等。

(6)管理评审后的持续改进:①相关责任科室按管理评审中提出的改进要求,按《不合格项管理程序》进行整改,质量管理科负责验证。②如评审结果引起文件的更改,本组织的文件管理程序执行。③质量管理科负责保存评审记录,包括《管理评审计划》《管理评审报告》《会议签到表》《管理评审会议记录》和科室提供的管理评审资料,保存期至少10年。

十三、职业暴露预防控制程序

1. 目的

规定了工作人员病原微生物职业暴露的预防与发生职业暴露后应采取的措施。

2. 适用范围

(1)体检采血科、质量管理科、成分科、供血科。

(2)清洗(污物处理)室。

(3)各部门医疗废弃物分类收集点。

3. 术语

病原微生物职业暴露是指工作人员在操作含有病原微生物的血液(或血液成分)过程中被尖锐器具刺伤皮肤(或黏膜),以及含有病原微生物的血液(或血液成分)飞溅到工作人员的面部等皮肤(或黏膜)。

4. 管理职责

(1)各科室主管为生物安全的第一责任人。当工作人员发生病原微生物职业暴露后应负责登记及上报质量管理科和安全与卫生负责人。

(2)质量管理科负责将工作人员发生艾滋病病毒职业暴露(HIV初筛阳性血)的登记情况立即报所在辖区疾病控制中心性病艾滋病防治科。

5. 控制程序

(1)职业暴露的防护:①血站工作人员操作时应按规定戴好相关防护用品;当防护用品破损或污染物泼溅时应立即更换。②工作人员手部皮肤发生破损,在破损处粘贴创可贴保护,并戴双层手套。③采血人员在进行采血过程中要注意防止针头等锐器刺伤或者划伤。④使用后的锐器应当直接放入耐刺、防渗漏的利器盒,禁止将使用后的一次性针头重新套上针头套、禁止用手直接接触使用后的针头。⑤禁止在工作区饮食、吸烟等。⑥尽量减少出现溅出和产生气溶胶的可能。⑦每个工作日至少消毒1次。⑧所有废弃物必须放置在专用的容器内。⑨接触微生物或含微生物的物品后,脱掉手套后和离开实验室前必须洗手。⑩制定有效的防虫防鼠措施。

(2)发生职业暴露后的处理措施:①工作人员被针头等尖锐物刺伤,发生职业暴露后,科室主管应将相关情况进行登记。②用肥皂液和流动水清洗污染的皮肤,用生理盐水冲洗黏膜。③如有伤口,应当在伤口旁轻轻挤压,尽可能挤出损伤处的血液,再用肥皂液和流动水进行冲洗;禁止进行伤口的局部挤压。④受伤部位的伤口冲洗后,应当用消毒液,如:75% 酒精或者 0.5% 聚维酮碘进行消毒,并包扎伤口;被暴露的黏膜应当反复用生理盐水冲洗干净。

（3）发生职业暴露后的监控措施:

1）科室主管负责应将刺伤工作人员的献血员的血液标识,记录条形码(预约号或序列号),并送血液标本至检验科实验室检测,以确定工作人员是否可能发生病毒职业暴露。

2）工作人员发生艾滋病病毒职业暴露后(HIV 初筛阳性血):①实验室应当对艾滋病病毒职业暴露情况进行登记,登记的内容包括:艾滋病病毒职业暴露发生的时间、地点及经过;暴露方式;暴露的具体部位及损伤程度;暴露源种类和含有艾滋病病毒的情况;处理方法及处理经过等。②应将相关情况报站长,质量管理科负责报所在辖区疾病预防控制中心性病艾滋病防治科。由所在辖区疾病预防控制中心性病艾滋病防治科将艾滋病病毒职业暴露情况报市疾病预防控制中心性病艾滋病防治科。③由市疾病预防控制中心对发生艾滋病病毒职业暴露的员工实施用药方案、用药后的随访和咨询等。

3）工作人员发生其他病原微生物职业暴露后(HBsAg、HCV 和梅毒):①实验室应当病毒职业暴露情况进行登记,登记的内容包括:病原微生物职业暴露发生的时间、地点及经过;暴露方式;暴露的具体部位及损伤程度;暴露源种类等情况;处理方法及处理经过。②应将相关情况立即报安全与卫生负责人主管部门。③如发生 HBsAg、HCV 和梅毒病毒职业暴露,应分别于暴露后的 24 小时内、1 个半月、3 个月和 6 个月,抽取血液进行 HBsAg、HCV 和梅毒病毒检测,以确定是否感染 HBsAg、HCV 和梅毒病毒。

（4）报告与登记:

1）职业暴露发生后必须立即汇报安全与卫生负责人,并且采取有效措施,以防事态进一步扩大。

2）及时上报当地疾病预防控制中心。

3）及时填写《职业暴露登记表》,内容包括:①事故发生的时间、地点及经过。②暴露方式和暴露的具体部位及损伤程度。③暴露源种类(培养液、血液等)以及含有病原微生物的情况。

十四、纠正和预防措施管理程序

1. 目的

为了识别不合格项(包括存在不合格项和潜在不合格项),确保不合格项能及时被发现,报告和评审。对不合格项进行分类管理,并采取有效的纠正和预防措施。以消除和预防造成不合格的原因,防止不合格项的发生或再次发生。

2. 适用范围

适用于对不合格项的发现、报告、评审、调查和处理。

3. 职责

（1）站长:①审批涉及资源提供的纠正和预防措施,并提供必要资源。②审批《不合格项分析报告》。

（2）质量负责人:①对所有纠正和预防措施进行协调指导。②对严重不合格项和涉及多科室的不合格项,拟采取的纠正和预防措施做进一步审批。

（3）质量管理科:①发现不合格项,对不合格项进行评审和分类管理,定期编制《不合格项分析报告》。②对纠正和预防措施实施监督和验证。③对系统性、多次出现的不合格项,制定持续改进计划。

（4）各相关业务科室：识别和报告各种不合格项，并进行收集、分析、报告并制定和实施纠正和预防措施。

（5）内审组：按《内部审核程序》的要求和时限，发现和报告不合格项。

4. 管理程序

（1）不合格项的发现，主要有以下几方面：①科室日常工作检查，包括各种报告和记录的检查。②科室间和流程间的接口，以及过程和质量控制点。③各种征询、质量检查、回访和座谈等。④质量分析会、内部审核、管理评审、第三方机构的审核或检查。⑤服务对象投诉、直接或间接的服务对象信息反馈。⑥供方产品和服务在进货或使用过程中遇到的问题。⑦室内质控和室间质评结果。⑧血液放行、质检、发血、退血和血液报废环节。⑨大型和关键设备的使用、维护及校准。⑩对新的或者有变化的过程、程序、设备、软件或关键物料进行确认时。⑩对各种信息数据进行统计分析时。⑪其他不符合法规、标准以及血站质量方针、质量目标或文件要求信息。

（2）不合格项的分类：

1）不合格项的分类方法：①按发现科室。②按责任科室。③按质量管理体系要素。④按不合格严重程度。⑤按不合格产生的性质。

2）不合格项按严重程度可分为：观察项、一般不合格项、严重不合格项三种类型。

3）观察项一般以口头建议方式提出，不列入最后的审核报告中。符合下列条件者，可判为观察项。①证据稍不足，但估计存在问题。②已经发现问题，但尚不能构成不合格项，如发展下去就有可能成为不合格项。

4）符合下列条件者，可判为一般不合格项。①属于个别的、偶然的、孤立的失效事件。②造成的影响不明显或无严重后果。

5）具有下列情况之一者，可判定为严重不合格项。①体系运行出现系统性失效。②体系运行出现区域性失效。③影响产品或体系运行的后果严重的不符合现象。④一般性不合格项在同一科室短时间重复出现或在多个科室同时出现或发现科室未按规定报告。

6）不合格项按产生的性质可分为体系性不合格、实施性不合格和效果性不合格。①体系性不符合：体系文件与有关法律法规、标准规范的要求不符。②实施性不符合：未按文件规定实施。③效果性不符合：虽按文件规定运作，但未取所期望的效果，缺乏有效性。

（3）不合格项的报告：①员工本人产生的轻微（观察项）不合格项，由员工立即进行纠正，无须报告，其他不合格项均必须报告。②不合格项被发现后，发现人员在 24 小时内（严重不合格项必须在 2 小时内）填写质量改进报告或其他相应报告，经科室主管签名确认后报质量管理科。③当出现严重不合格项或不合格项难以识别或其他特殊情况时。可以选择电话上门方式向质量管理科报告，然后在质量管理科人员指导下补填有关记录。④不合格项的描述应简明概括，但不遗漏，内容包括：时间、地点、人物和事件过程，确保具有可重复性和可追溯性。通过描写事实，引用支持性文件或其他证据，得出不合格项的结论。⑤通过各种征询、调查、日常信息数据的统计以及质量分析会，内审、管理评审，第三方审核或检查发现的不合格项，按相关要求和时限报告。

（4）不合格项的评审：

1）质量管理科发现不合格项和接到不合格项报告后，24 小时内完成评审（需要进行检测或深入调查者除外）。必要时马上采取相应措施，以保持对不合格项及相关过程监控。

2）评审和判定不合格项的依据：①法律、法规、标准和专业常识。②质量管理体系文件及体系运行过程所产生的各种记录、报告等。③供方产品（设备、软件或物料等）安装、保存、使用和维护的说明。④上级主管部门和行政执法机构等相关方确认的意见。

（5）纠正和预防措施报告：①不合格项经评审确认后，由质量管理科填写《不合格报告》，与相关业务科室进行充分沟通以确定责任科室。②一般和严重的不合格必须填写《不合格报告》，并在《不合格报告》上逐项填写后将《不合格报告》发放至相关责任科室。

（6）分析出现不合格项的原因：①责任科室主管收到《不合格报告》后，确定责任人并要求责任人填写原因分析栏，对不合格原因进行分析。②必要时，由质量管理科组织人员对不合格项进行调查，并形成质量调查报告。

（7）制订纠正和预防措施，组织相关人员对不合格项加以纠正，然后制订能有效消除不合格项原因的具体措施。

（8）责任科室主管必须于收到《不合格报告》3天内完成纠正和预防措施的审核并报质量管理科审批。

（9）质量管理科对责任科室拟采取的纠正和预防措施的可行性和有效性进行评审，涉及严重不合格项和多个科室存在同一不合格项时，送质量负责人进一步审批。

（10）实施纠正和预防措施　责任科室在规定期限内，落实经审批的纠正和预防措施，通知质量管理科组织相关人员进行验证。

（11）验证纠正和预防措施：①质量管理科在规定完成期限内对纠正和预防措施的实施进行跟踪、验证，以确定其是否执行和有效，若有证据证实纠正和预防措施已经完成和有效时，该不合格项即予关闭。②若纠正和预防措施未在规定期限内完成或没有实际效果，需重新制定纠正和预防措施完成期限，直到能有效消除不合格项的原因为止。

（12）持续改进：①遇到多系统性，多次出现，存在较久的不合格项时，由质量管理科制定"持续改进计划"，报质量负责人审批后组织相关人员落实。②责任科室将纠正和预防措施及"持续改进计划"中的有效方法和规定纳入质量管理体系文件，对相应文件进行更改。③质量管理科负责不合格项的开发和利用，按季度、半年、全年的要求，对不合格项及其纠正和预防措施的实施情况进行统计分析。编制《不合格项分析报告》交质量负责人审核，站长批准后发至各科室。④《不合格项分析报告》作为质量目标完成情况的统计依据，并作为质量分析会和管理评审输入材料。质量目标测评由各科室根据各自的质量目标制订测评方法进行质量目标测评，并于次月10日前报质量管理科，质量管理科统计、分析各科质量分目标对血站总目标进行测评。

（13）不合格项质量记录的保存：不合格项涉及的所有记录，持续改进计划及相关验证记录，由质量管理科按《记录控制程序》装订保存，不合格项质量记录的保存期至少为10年。

十五、培训效果控制程序

1. 目的

对采供血过程质量有影响的工作人员进行培训，以满足相关岗位规定要求。

2. 适用范围

适用于本站从事与采供血质量有关的管理、操作、验证人员的培训。

3. 管理职责

（1）质量管理科负责培训工作。确定培训的需求，制定岗位培训和年度培训计划，上报血站办公会审批。并组织实施培训和考核。负责对培训效果进行验证。

（2）各职能部门负责编制并落实本部门岗位培训工作计划。

（3）办公会负责对培训评估者的评估能力进行评估；培训评估者负责对培训者的培训能力

进行评估。

4. 管理程序

（1）培训计划的确定：①各职能部门根据本部门工作需求，编制并落实本部门岗位培训工作计划。②质量管理科根据各部门培训计划以及血站及外部血液相关的各类学习班举办计划，并根据国家卫生行政部门的要求，适合血站自身发展要求，对培训需求进行分析，负责制订出血站的年度培训计划和组织实施培训和考核。

（2）培训内容和对象：

1）通用性培训：①文化事业和职业道德教育。②质量管理、环保、安全、保密、法规和劳动纪律等常识性内容的培训。③培训对象：新进人员、再培训人员。

2）专业性培训：①专业技术理论知识。②岗位职责和实际操作技能。③培训对象：新进人员、转岗人员、再培训人员。

3）继续医学教育培训：①Ⅰ类学分：继续医学教育内容。②Ⅱ类学分：继续医学教育内容。③培训对象：中级（包括中级）以上专业技术职称的职工卫生技术人员。

（3）培训工作的实施：①培训者和培训评估者的资质按照《职工培训和继续教育管理制度》要求。②质量管理科应组织实施培训工作，落实相应培训资源包括教材、地点、教员等。③相关职能部门应协助质量管理科落实本部门培训工作。

（4）培训评估方式：①应知内容的评估采用笔试考核方式，达到60分以上为合格。②应会内容的评估采用实际操作技能考核，以掌握操作技能为合格。

（5）各职能部门培训记录应按《质量记录控制程序》执行。

（6）质量管理科应定期对培训的效果进行验证。督促血站工作人员每人每年须接受至少75学时的岗位继续教育。

（7）师资的管理：①对培训者应定期进行评估。②对聘请的培训者应安排每年至少1次的主题讲座。

（8）对于国家劳动行政部门和国家卫生行政部门规定的从事特殊工种的人员应按所要求的教育、培训和（或）经历进行资格考核，考核记录由人力资源科存档。

（9）职工外出培训：①因业务工作需要的职工外出培训应向本部门提出申请，业务站长批准。②培训考核合格后由办公室登记并报人力资源科存档。

（李志强　李丽玮）

第二章　全血与血液成分制备管理

第一节　制备操作规程

一、制备前准备

1. 目的

规定了工作人员在采供血工作流程中的标准操作规程。

2. 范围

适用于成分血的制备。

3. 术语

本操作细则采用《全血及成分血质量要求》GB18469 的定义及下列术语。

（1）血液：全血与成分血的统称。

（2）红细胞类成分血：以全血内红细胞为主要组分的一类成分血，包括：悬浮红细胞、去白细胞悬浮红细胞、洗涤红细胞、冰冻红细胞、冰冻解冻去甘油红细胞等。

（3）血小板类成分血：从全血中分离制备而成或使用血细胞分离机方法得到的以血小板为主要组成的一类成分血，包括：浓缩血小板、混合浓缩血小板、单采血小板。

（4）血浆类成分血：从全血中分离制备而成的以血浆为主要组成的一类成分血，包括：新鲜冰冻血浆、冰冻血浆、病毒灭活新鲜冰冻血浆、病毒灭活冰冻血浆。

（5）浓缩白细胞：将全血中的白膜层在全封闭的条件下分离出后加入一定量的红细胞及血浆所制成的成分血。

（6）混合浓缩血小板：将 2 袋或 2 袋以上浓缩血小板合并在同一血袋内的成分血（本中心以 5 人份合并）。

（7）冷沉淀凝血因子：采用特定的方法将保存期内的冷沉淀凝血因子原料浆在 2～6℃ 融化后，分离出大部分的血浆，并将剩余的不溶解物质在 1 小时内速冻呈固态的成分血。

4. 管理职责

（1）工作人员负责成分血制备等。

（2）工作人员负责打印并粘贴标签等。

（3）工作人员负责核对标签和入库等。

5. 工作流程

（1）血液的入库程序：

1）接收：当班工作人员在接到供血科电话后或当面交接时，应及时对血液、对应的《待检库至成分交接单》/《成品库至成分交接单》等进行接收。

2）入库：当班工作人员应通过采供血管理信息系统将血液进行入库并进行目视检查。

3）核对：入库完毕后，当班工作人员应对血液的数量、规格、血型及制备要求等内容进行核对，如与《待检库至成分交接单》/《成品库至成分交接单》等要求相符，则签署全名和接收时间；

如不相符,应及时通知供血科复核。

4)标识:当班工作人员应使用红色油性记号笔,根据血液《成品库至成分交接单》对原料血进行清楚的标识。

5)分类:①根据标识注明为"流速慢、服用药物不能用于制备血小板"所对应的全血不用于制备新鲜类成分血。(如浓缩血小板、浓缩白细胞、新鲜冰冻血浆、冷沉淀凝血因子原料浆等。)②当班工作人员,对注明为"急诊"字样的血液,作优先入库、并仔细核对后,标识为"急",并立刻进入下一工序。

(2)血液的目视检查:

1)目视检查:当班工作人员应在血液入库、离心、制备、出库、包装等各个环节对血袋进行目视检查。

2)目视内容:按《全血和成分血质量要求》GB18469 要求如下。①标签应完整无损。标签上印刷或书写的内容应完整、清晰、格式规范。②血袋应完好无损。检查血袋是否存在渗漏、缺损;血袋导管是否缺失、是否有完整的热合口;血袋标识(献血序列号、产品码、工号码)是否存在缺损、污染等异常现象。③血液是否存在凝块、疑似细菌污染、色泽异常、少量/超量、脂肪/乳糜、溶血、红细胞压积过低等异常现象。④应对血液外观进行肉眼观察。红细胞类成分血:无色泽异常、溶血、凝块、气泡及重度乳糜等情况。血小板类成分血:黄色云雾状液体,无色泽异常、蛋白析出、气泡及重度乳糜等情况。血浆类成分血:黄色澄清液体,无色泽异常、蛋白析出、气泡及重度乳糜等情况。

3)目视检查异常处置:①经目视检查后,发现血袋存在异常现象的,按《不合格品控制程序》的相关规定进行操作。②在入库、离心、制备环节发现血袋标识存在异常现象的,将血液退回。③在包装、出库环节发现血袋标识存在异常现象的,应由相关人员进行返工处理。④返工时,配血管只能由血袋内血液留取,严禁用脱落配血管进行粘连,如果血浆部分必须从血浆处留取必须经双人核对后热合粘连,并予以记录,并由进出库岗位人员在热合接驳前进行核对是否来自同一献血序列号的血液和血浆。必须确保配血管内的血液可供临床配血实验。a. 如发现导管的热合口、接驳口有渗漏现象,需按《不合格控制程序》规定进行操作。必须确保血液在制备过程中的密闭性,对导管的热合口及接驳口有效检查,确保其完整性。b. 若现有技术手段不能最终判定,可提交相关部门检测。

(3)不合格血液的控制程序:①不合格血液按《不合格品控制程序》进行操作。②在血液制备的过程中,应对不合格血液进行判定、评审、标识、隔离、记录、审核及处置。③在检查疑似开放的血袋时,应佩戴护目镜。④对所有不合格血液进行标识时,需使用红色油性记号笔作清晰的标识。⑤如在被污染的标签上无法进行标识时,应将不合格原因写在纸片上,并将纸片塞入该血液的包装袋内。⑥对不合格血液进行预报废登记,预报废登记后,对不合格血液数量、品种和不合格原因进行确认。

(4)血液的搬运程序:①搬运血液时,应小心平稳、轻拿轻放。如血液较多(≥5袋)时,应将其放置在盛器内进行搬运。严禁将不同保存条件的成分血混放在同一盛器内搬运。②如用机械推车进行搬运时,纸质血液周转箱堆码不得超过 4 箱,塑料血液周转箱堆码不得超过 5 箱。③在搬运时,应尽量缩短血液在非保存条件下的留置时间。

(5)血液的离心程序:

1)离心前的配平:①应正确使用经校正的离心配平仪。需定期(每周一次)使用经过计量的6 个 500g 砝码分别置于 6 个秤盘上,显示窗改显"平"字符,相对应的平衡灯带点亮相同的颜色,说明校正完成。在《设备校正记录》上"已校正"和"校正情况－正常"栏内用"√"表示。②应在离心配平仪"成对"配平模式下,将血液或离心套桶内的血液放置于秤盘上配平。如无法直接配平,则使用标有"陪称"字样的软塑料片或盐水袋完成配平。③应将完成配平的血袋,按"对"平整地放在手推车上。④在配平的同时应对血液进行目视检查。

2）离心机预冷或预温:浓缩血小板、浓缩白细胞、冰冻红细胞、冰冻解冻去甘油红细胞的离心前预冷/温度是 18~26℃。洗涤红细胞、悬浮红细胞、血浆类的离心前预冷/温度是 2~8℃。

3）离心:①应按不同成分血要求,确定离心所需的程序及相应参数。②应将完成配平的血袋规整、对称地放入离心杯内,盖紧机盖。③在离心机启动后,应观察机器有无异常现象发生。④在离心时应对离心时间、温度、相对离心力予以监控,并在《离心机使用记录》上进行记录。⑤在离心机停止后,打开机盖,轻轻取出血袋或离心套桶,将其竖直地放在手推车上。并对离心后的血液,进行目视检查。

4）离心过程监控要求:①温度:程序运行稳定后温度在设定温度值±2℃。②正常相对离心力:程序运行稳定后离心力在设定参数值±50g。而设定参数值±25g,仅针对离心机 6000i(离心力 279)、HC16/BP16(离心力 280)。

5）在离心时,应尽量缩短血液在非保存条件下的留置时间。

（6）血液的制备程序:①应按标准方法制备血液,确保血液质量。②在制备前应对热合机进行校验。校验方法:使用空导管置于热合机封口槽中,完成热合操作后取出检查其热合口,如:热合效果符合要求,并记录。每次使用完热合机后,需记录其运行状况。③应定期（每周一次）,对电子天平进行校正。使用经过计量的300g 砝码置于秤盘上,屏幕显示299~301g 之间,说明设备校正完成,并记录。④在制备血液时,原料全血的数量应≤12 袋,并对其进行目视检查。⑤在制备血液时,应做好相关记录。确保母袋与各转移袋上的献血序列号一致后,将备用献血序列号粘贴在制备表上,并根据所制备的血液成分名称及规格,在其对应的栏内用"√"表示。⑥热合分离血液时必须检查热合处是否有血液渗漏现象。⑦对血液进行无菌接驳时,必须检查接驳处是否有血液渗漏现象。

（7）制备成分血原料血的要求（见表 2－1－1）;血液的容量标准和重量范围（见表 2－1－2）。

表 2－1－1　制备成分血原料血要求

成分血	原料血
悬浮红细胞	保存期内的全血
去白细胞悬浮红细胞/全血	应当在采血后48 小时内去除白细胞
洗涤红细胞	保存期内的全血或（去白细胞）悬浮红细胞
冰冻红细胞	自采血之日起 6 天内的全血或（去白细胞）悬浮红细胞
冰冻解冻去甘油红细胞	保存期内的冰冻红细胞
新鲜冰冻血浆 冷沉淀凝血因子原料浆	当天采集的全血,最好在 6 小时内(ACD-B),但不超过18 小时分离完毕并速冻成固体。
冰冻血浆	保存期内的全血
病毒灭活血浆	保存期内的全血
冷沉淀凝血因子	保存期内的冷沉淀凝血因子原料浆

续表

成分血	原料血
浓缩血小板	室温保存和运输的全血采集后 6 小时内,20 ~ 24℃ 保存和运输的全血采集后 24 小时内
混合浓缩血小板 5 单位	汇集后保存期 6 小时,且不超过原保存期
辐照红细胞	自采血之日起 14 天内的全血或悬浮红细胞
辐照血小板	保存期内的血小板

表 2 - 1 - 2　血液的容量标准和重量范围

血液品种	容量标准(mL)	重量范围(g) *
全血 200mL	(200 ± 20)mL(不含抗凝剂)	239 ~ 281(含抗凝剂)
全血 400mL	(400 ± 40)mL(不含抗凝剂)	478 ~ 562(含抗凝剂)
悬浮红细胞 1 单位	不少于 135mL	不少于 142
悬浮红细胞 2 单位	不少于 261mL	不少于 274
去白细胞全血 200mL	225mL ± 10%	213 ~ 259
去白细胞全血 400mL	470mL ± 10%	445 ~ 542
去白细胞悬浮红细胞 1 单位	不少于 121.5mL	不少于 128
去白细胞悬浮红细胞 2 单位	不少于 234mL	不少于 246
浓缩血小板 1 单位	25 ~ 38mL	26 ~ 39
浓缩血小板 2 单位	50 ~ 76mL	52 ~ 78
混合浓缩血小板(5 单位)	125 ~ 190mL	129 ~ 196
洗涤红细胞 1 单位	(125 ± 12.5)mL	119 ~ 144
洗涤红细胞 2 单位	(250 ± 25)mL	237 ~ 288
浓缩白细胞 1 单位	30mL ± 10%	29 ~ 34
浓缩白细胞 2 单位	50mL ± 10%	48 ~ 57
血浆制品 25mL	25mL ± 10%	24 ~ 28
血浆制品 50mL	50mL ± 10%	47 ~ 56
血浆制品 100mL	100mL ± 10%	93 ~ 113
血浆制品 200mL	200mL ± 10%	186 ~ 226
冷沉淀凝血因子原料浆	240 ~ 260mL	248 ~ 268
冷沉淀凝血因子	45mL ± 10%	42 ~ 50
冰冻解冻去甘油红细胞 1 单位	(200 ± 20)mL	189 ~ 231
冰冻解冻去甘油红细胞 2 单位	(400 ± 40)mL	378 ~ 462

注:一般在无特殊说明的情况下,带 * 号的表示血液的净重;如称取毛重,则加上相应血袋重量。

二、成分血制备

1. 悬浮红细胞 200mL 全血(400mL 全血)制备

(1)将按照规定程序离心后的全血血袋置于分浆夹中,核对全血血袋上的"献血序列号"与

MAP袋上的"备用献血序列号"一致后,将"备用献血序列号"粘贴于相应转移袋上。拔去全血袋中的塞子或折断折管后,将血浆压入转移袋1中,称重至103g(206g),血浆需留置至少10cm的注满血浆的配血管,在转移袋1或上的献血序列号下方,依次粘贴产品码和工号码。

(2)将白膜层以上剩余血浆压入转移袋2中,如能称量至26g(52g)(103g)即可制备成25mL(50mL)(100mL)(新鲜)冰冻血浆。在献血序列号下方,依次粘贴相应产品码和制备人员工号码;如不能称重至以上重量,则将上层血浆移至转移袋2。

(3)将红细胞添加液加入红细胞血袋混匀,粘贴相应产品码和制备人员工号码。对悬浮红细胞进行称重,确保符合要求,重量要求见表2-1-2《血液的容量标准和重量范围》。

(4)将悬浮红细胞、(新鲜)冰冻血浆热合,核对全血血袋和转移血袋上粘贴的献血序列码一致后分离。

(5)如全血离心后分离出的血浆中混有较多的红细胞,则将白膜层以上所有血浆压入转移袋1中,夹上止流夹,确保在转移袋1及2上都已粘贴献血序列号,并在转移袋2上粘贴制备人员工号码。

(6)将悬浮红细胞热合,并将转移袋1和2热合为密闭的二联袋系统,核对全血血袋和转移血袋上粘贴的献血序列码,一致后分离。

(7)转移袋中血浆经二次离心后,根据称量标准制备血浆。

(8)制备冷沉淀凝血因子原料浆。按要求核对献血序列号后,将血浆压入转移袋2称重至258g,在转移袋2上的献血序列号下方,依次粘贴产品码和工号码,同时在MAP袋上的献血序列号下方粘贴产品码。制备悬浮红细胞步骤同前。将悬浮红细胞热合,并将转移袋2和MAP袋热合为密闭的二联袋系统,核对全血血袋和转移血袋上粘贴的献血序列码,一致后分离。

2.去白细胞全血的制备(采血袋附去白细胞过滤器)

(1)将全血轻轻混匀,关闭过滤器上(旁路)排气管止流夹,拔去全血袋中的塞子(或折断易折管)后,将血袋倒挂于2~8℃血液过滤柜中的过滤架上过滤。

(2)待血液全部滤完后,打开旁路(排气管)止流夹,将目标全血袋内空气排入原始血袋,关闭旁路(排气管)止流夹,待原始全血袋内血液过滤结束。

(3)关闭所有止流夹,将血袋从过滤架上取下,打印献血序列号,在去白全血袋上粘贴献血序列号。

(4)将滤板和去白细胞全血袋中间的导管充满过滤后全血,由近血袋端向外热合成35cm以上含有充满全血的配血管,在去白细胞全血袋由上而下粘贴相应产品码和制备人员工号码,核对原始全血袋、去白细胞全血袋和血浆转移袋上粘贴的献血序列码,一致后分离。

3.浓缩血小板的制备

(1)按规定程序离心后的全血血袋置于分浆夹中,拔去全血袋中的塞子或折断全血袋折管,将血浆压入转移袋1至离白膜层约剩余30g(60g)血浆,将30g(60g)血浆压入转移袋2,称量至30g(60g),再将白膜层压入称量至55g(90g),用转移袋1中的血浆将转移袋2导管冲洗干净,称量至60g(100g),用止流夹夹住转移袋1和转移袋2的导管。

(2)将红细胞添加液加入红细胞血袋中,在全血袋上粘贴产品码、工号码,在转移袋1上粘贴献血序列号,在红细胞添加液袋上粘贴献血序列号、产品码和工号码,并对悬浮红细胞进行称重,确保符合要求。

(3)将全血四联袋热合为悬浮红细胞和白膜三联袋,核对全血血袋和转移血袋上粘贴的献血序列码,一致后分离。

（4）将白膜三联袋按规定程序离心，将离心后含白膜层的转移袋 2 置于分浆夹中，将上层富含血小板血浆压入红细胞添加剂袋中，称重约为 36g（72g）。

（5）将各成分血热合分离，不进行合并浓缩血小板需留置至少 15cm 的注满血小板的配血管，合并用浓缩血小板不需留置配血管。

（6）将转移袋 1 中的血浆转入转移袋 2 中，将转移袋 1 和转移袋 2 热合分离为二联袋后经两次离心后，根据压出的血浆重量制备为相应规格的血浆。

4. 混合浓缩血小板的制备

（1）确认库存中所有的浓缩血小板可进行成品化。

（2）将已制备浓缩血小板进行制备登记后，储存在血小板恒温振荡保存箱中。产生关联的献血序列号；在新产生关联的献血序列号上进行血型标识，并核对与系统合并的血型是否一致。

（3）新产生关联的合并血小板献血序列号粘贴于 200mL 转移空袋上，并将关联的浓缩血小板血袋和粘贴献血序列号的 200mL 转移空袋用橡皮筋捆绑一起，按不同血型，分开放置。

（4）合并前需核对单袋浓缩血小板和 200mL 合并血小板袋上标识血型的一致性。

（5）使用无菌接管/合机合并时，再次核对原料浓缩血小板和 200mL 空转移袋血型一致后依次合并入 200mL 转移袋中。

（6）合并完成后，在转移袋导管上热合一段至少 15cm 含有合并浓缩血小板的配血管，在混合浓缩血小板 5 单位的转移袋上粘贴合成献血序列号、产品码和工号码。

5. 浓缩白细胞的制备

（1）按规定程序离心后的全血血袋置于分浆夹中，核对全血血袋上的"献血序列号"与 MAP 袋上的"备用献血序列号"一致后，将"备用献血序列号"粘贴于相应转移袋上。拔去全血袋中的塞子或折断全血袋折管，将白膜层以上的血浆压入转移袋 2 称重至 103g（206g）。并将转移袋 2 热合分离前，在其献血序列号下方，依次粘贴产品码、工号码。

（2）全血袋中的大部分血浆被压出至转移袋 2 中，至离白膜层约剩余 10g（15g）血浆时用止血钳钳住，将剩余血浆和白膜全部压入转移袋 1 中，称重至 32g（53g）。并在转移袋 1 导管中留置至少 10cm 的注满全血的配血管，并在转移袋 1 上的献血序列号下方依次粘贴产品码、工号码。

（3）将红细胞添加液加入红细胞血袋中，在全血袋上粘贴产品码、工号码。并对悬浮红细胞进行称重，确保符合要求。

（4）将全血四联袋热合为悬浮红细胞、浓缩白细胞和血浆。核对全血血袋和各转移袋上粘贴的献血序列号，一致后热合分离。

6. 洗涤红细胞的制备

（1）200mL 全血制备（400mL 全血）：①将离心后的全血置于分浆夹中，将血浆压入转移袋 1 中，按照制备规程制备血浆。②将白膜层上的剩余血浆及白膜层压入转移袋 2 中，热合分离为浓缩红细胞和血浆。③将红细胞血袋和冷藏条件下存放的 250mL 生理盐水三联袋，用无菌接管（合）机连接。制备用的生理盐水，应储存在冷藏箱内，箱内的温度应保持在 2～10℃。④将生理盐水注入血袋边加边摇匀，直至称重为 260～290g（530～580g）后用止流夹夹住导管，将红细胞血袋和生理盐水三联袋共同离心。⑤将离心后的红细胞血袋置于分浆夹中，将上清液及白膜层压入空生理盐水袋，将该生理盐水袋热合封口后分离。⑥重复前述洗涤过程 1 次。⑦将生理盐水注入红细胞血袋中，连袋称量至 165g（320g）。在红细胞血袋上粘贴产品码和工号码。⑧热合分离为洗涤红细胞。

（2）1 单位（2 单位）悬浮红细胞制备：①用无菌接管（合）机将冷藏条件下存放的 250mL 生

理盐水三联袋和红细胞血袋进行连接后,将生理盐水注入红细胞血袋中,边加边摇匀,直至称重为 260~290g(530~580g)后用止流夹夹住导管,将红细胞血袋和生理盐水三联袋共同离心。制备用的生理盐水,应储存在冷藏箱内,箱内的温度应保持在 2~10℃。②将上清液及白膜层压入空生理盐水袋,将该生理盐水袋热合封口后分离。③重复前述洗涤过程 1 次。④将生理盐水注入红细胞血袋中,连袋称量至 165g(320g)。在红细胞血袋上粘贴产品码和工号码。⑤热合分离为洗涤红细胞。

7. 病毒灭活血浆的制备

(1)按照制备程序分离出血浆,血浆称量范围为全血 200mL(400mL)制备血浆称量 108~125g(205~225g)。血浆袋表面粘贴献血序列号及制备人员工号码。

(2)将血浆送入净化室中使用相应的一次性耗材穿刺的方式添加固体亚甲蓝制剂,热合不分离。

(3)打印献血序列号,在用于储存血浆终产品的转移袋上粘贴献血序列号。再次核对确认终产品血浆袋和亚甲蓝制剂药膜袋的献血序列码一致后分离,制备成待照射病毒灭活血浆过滤二联袋。

(4)医用病毒灭活箱在首次使用前,需对其进行预冷,使箱内温度达到正常光照温度。并记录。①使用医用病毒灭活箱对已添加亚甲蓝的血浆进行照射时,箱内温度应保持在 2~8℃,光照强度应在 30000~38000LUX,每批照射时间为 35 分钟。②照射过程中,应对温度和光照强度进行监控及记录。

(5)在血液过滤柜中进行亚甲蓝过滤。过滤后,病毒灭活血浆 200mL 称重至 186~226g;病毒灭活血浆 100mL 称重至 93~113g。

(6)将病毒灭活血浆热合分离,血浆需留置至少 10cm 的注满血浆的配血管,仔细检查热合口,确认热合口处完好、血浆无渗漏。最后粘贴产品码和工号码。

8. 冰冻红细胞制备(215 型血液处理机)

(1)冰冻过程(使用 215 型血液处理机):①利用无菌接管(合)机将悬浮红细胞血袋与一空 200mL 转移袋相连接。②将全血或(去白细胞)悬液红细胞按规定程序进行离心。按照制备程序制备血浆(将离心后的悬浮红细胞上清液压入转移袋中)。③使用无菌接管(合)机将红细胞袋与冰冻红细胞保存耗材相连接。④开启血液处理机电源开关,按照所显示的提示进行操作。⑤甘油化过程完成后,拆除耗材,将甘油化红细胞室温静置 30 分钟,按规定程序离心后去除上清并充分混匀。⑥利用无菌接管(合)机将甘油化红细胞与 800mL 转移袋进行连接,将甘油化红细胞转入 800mL 转移袋。⑦打印原全血或(去白细胞)悬浮红细胞采集袋上的献血序列号,粘贴于装有甘油化红细胞的 800mL 转移袋上,核对全血或(去白细胞)悬浮红细胞血袋和 800mL 甘油化红细胞袋上献血序列号的一致性,粘贴相应产品码和制备人员工号码,热合不分离。⑧置于速冻箱中速冻至固体状态后取出,放入专用纸盒内,并做好相应标识。⑨将冰冻红细胞送至供血科置于 −65℃以下保存,并做好记录。

(2)解冻过程(使用 215 型血液处理机):

1)将已入库的冰冻红细胞置于 37~40℃水浴中轻轻摇动使之快速解冻,直至冰冻红细胞全部解冻至液体状态后取出,核对原始血袋献血序列号和 800mL 甘油化血袋上的献血序列号是否一致。

2)使用无菌接管(合)机将 800mL 甘油化红细胞与洗涤耗材相连接,打印献血序列号粘贴于冰冻解冻红细胞成品袋上,核对 800mL 甘油化血袋上的献血序列号与成品袋的献血序列号的一致性。

3）开启215型血液处理机的电源开关,按照设备显示提示操作。

4）洗涤过程结束后,核对800mL甘油化红细胞血袋上的献血序列号与冰冻解冻红细胞血袋上的献血序列号一致性,热合分离。①如果制备的冰冻解冻去甘油红细胞为2单位,洗涤完成后,称取成品净重378～462g,由血袋近端向外热合成35cm以上含有充满冰冻解冻去甘油红细胞的配血管。②如果制备的冰冻解冻去甘油红细胞为1单位,用无菌接管（合）机连接一200mL转移袋,按规定程序离心后,将上清部分压入200mL转移袋中,称取成品冰冻解冻去甘油红细胞净重189～231g,由血袋近端向外热合成35cm以上含有充满冰冻解冻去甘油红细胞的配血管。

5）血袋由上而下依次粘贴冰冻解冻去甘油红细胞产品码和制备人员工号码,并记录。

9. 冷沉淀凝血因子的制备

（1）血浆融化箱制备:

1）向血浆融化箱中注入清水,打开主机电源,确认所有导管连接完好后,按下控制面板上的ENTER键。

2）打开机器的冷凝器电源,按下控制面板上的PLUS键,再按下START键,水流循环流动,加入少许冰块,预冷水温≤10℃,放入原料浆。

3）将冻结的冷沉淀凝血因子原料浆置于血浆融化箱中,将所连接的转移袋置于融化箱外自然下垂,拔去塞子或去除橡皮筋。

4）当冷沉淀凝血因子原料浆开始融化后,将融化的血浆挤入转移空袋中。①利用虹吸作用,让融化的血浆不断流入至转移袋内,在原料浆融化过程中监控水浴温度,是否维持在2～6℃。②当冷沉淀凝血因子原料浆袋内容物剩余约45mL时,冷沉淀凝血因子连袋称量至65～75g,血浆连袋称重210～250g,称重符合热合分离。③冷沉淀凝血因子需留置至少10cm的注满血浆的配血管,在冷沉淀凝血因子袋和血浆袋上粘贴产品码和制备人员工号码。

5）当日设备使用完成后,应先关闭冷凝器电源,再关闭主机电源。将血浆融化箱中的水排出,清洁水浴槽后擦干。

（2）全自动冷沉淀凝血因子制备仪制备（一）:

1）开机预温:打开电源开关,同时打开进水管阀门。①点击触摸屏上"预温"图标,或按屏幕右侧的"预温"按钮。②机器自动启动预温系统水温降至预设温度4℃。③"制备参数设置"如下:解冻时间:15分钟;冷沉淀重量:46g;空袋重量:25g;校准参数:8g;蠕动秒数:30秒。④"制备参数设置"已预设并默认,正常情况下不需更改。

2）启动上水:点击触摸屏上的"启动"图标,或按屏幕右侧的"启动"按钮。①若此时水温已经达到预设温度,水将被泵至水浴槽至水满。②若水温尚未达到预设温度,等预温完毕之后,水将自动泵至水浴槽至水满。

3）去皮称重:①将冷沉淀凝血因子原料浆,使其血袋导管稍软化之后,依次放入。②每一个空的称重盒中,按液晶显示窗口上方的"进步操作"按钮完成称重;或按"批量操作"按钮完成批量称重。③液晶显示窗口显示从第1步进入第2步。如有误操作,可按下方"退步操作"按钮撤销操作。

4）分袋操作:①依次把血浆袋从称重盒中取出,放入水浴槽中解冻,转移袋放在称重盒中,并将两个血袋之间的导管卡入引流截流装置中。②按所对应的制备位上的"进步操作"按钮;或按"批量操作"按钮完成批量操作。③制备位的引流泵卡住导管,液晶显示窗口显示进入第3步,再打开血袋导管上的止流夹。

5）解冻融化：①血袋导管闭合状态下，冰冻血浆在水浴箱中解冻。②当解冻时间到达预设值时，引流泵将会自动打开，血浆缓慢流至转移袋中。此时液晶显示窗口显示为第4步。

6）制备完成：①水浴槽中的冰冻血浆一边融化一边通过虹吸作用将血浆流至转移袋内。②如果血袋导管中存在空气而导致引流中断时，将会启动引流泵将血浆引流至转移袋内。③在原料浆融化过程中监控水浴温度，是否维持在2～6℃。④当血浆袋中的冷沉淀凝血因子重量达到预设值（净重约46g）时，引流夹将夹紧血袋导管。该制备位会通过发出提示音，"进步操作"按钮亮灯，其所对应的液晶显示窗口屏幕闪烁，提示工作人员制备已完成。⑤此时液晶显示窗口显示为第5步。

7）取出热合：①关闭血袋导管上的止流夹，按下亮灯的"进步操作"按钮，该制备位引流夹将血袋导管松开。②把血袋取出后，冷沉淀凝血因子连袋称量约72g，血浆连袋称重210～250g，称重符合热合分离。③冷沉淀凝血因子需留置至少10cm的注满血浆的配血管，在冷沉淀凝血因子袋和血浆袋上粘贴产品码和制备人员工号码。

8）排水关机：①当日设备使用完成后，应将水排空。点击触摸屏"解冻参数设置"界面上的"排水"图标，或按屏幕右侧的"排水"按钮。②完成排水后，关闭设备背面右后方的电源开关，同时关闭进水管阀门。

（3）全自动冷沉淀凝血因子制备仪制备（二）：

1）开机预温：①开机（长按设备显示屏开关键3秒），扫描工号进入系统制备仪开机上水完毕。②制冷启动，水循环启动，制备仪开始预冷，水温降至预设温度4℃。

2）扫描献血序列号和放置血袋：①扫描献血序列码后，置于下称重盒中称取重量。②当听到"滴"声提示后，系统将条码信息与所放置通道匹配，依次操作完成剩余血袋的扫码放置。

3）管路放置：①当全部称重匹配完毕后，将新鲜冰冻血浆放入水浴箱对应的隔栏中，空袋仍放回原下称重盒中，连接管路盘入对应蠕动泵中，将管路固定于管卡中，打开止流夹。②剩余管路放置时，固定管路应确保管卡以下足够松弛，不得拉拽血袋，管路没有扭瘪情况。

4）制备：

方式一：30袋FFP全部放置完毕后，单击"制备"，制备开始。

方式二：放置一袋或多袋FFP后，单击"制备"，该一路或多路管路制备开始。若需继续制备，再次放置后单击制备继续进行。

5）提取：①当显示屏状态栏显示"制备完成"表明该路冷沉淀制备完成，并有提示音发出。②双击"制备完成"区域；关闭该管路上的止流夹，然后双击该"制备完成"的通道，打开该路夹紧阀，通道状态变为"已提取"，取出该路血袋，通道状态变为"未放血袋"。③把血袋取出后，冷沉淀凝血因子连袋称量65～75g，血浆连袋称重210～250g，称重符合热合分离。④冷沉淀凝血因子需留置至少10cm的注满血浆的配血管，在冷沉淀凝血因子袋和血浆袋上粘贴产品码和制备人员工号码。⑤当日设备使用完成后，应将水排空。

6）注意事项：①应在制备前、中、后的过程中观察血袋外观是否存在破损、渗漏和重量异常等情况。②应及时将制备的冷沉淀凝血因子置于速冻冰箱冻存，在1小时内速冻至完全冻结状态，并记录。

10. 血液辐照

（1）工作人员穿上防护服。

（2）设定血液辐照照射剂量：红细胞成分选择25～30Gy；血小板成分宜选择25～30Gy，但不宜超过50Gy。

（3）将需要辐照的血液进行标识,设定辐照的时间,以确保所有的全血及血液成分能获得最小推荐剂量,而且不超过最大推荐剂量。

（4）将已经辐照和未辐照的血液进行区分。

（5）采集后28天内的血液均可进行辐照,辐照后的血液应尽快输注。

（6）辐照仪应实行双人双锁管理。

11. 小规格血液的分装流程

（1）分装血种类:全血、悬浮红细胞、去白细胞悬浮红细胞、单采血小板。

（2）预分装流程(预分"二联袋"结构):①查阅临床要求记录,核对需要预分"二联袋"结构血液的数量、血型、成分血种类等。②根据标识要求,对小规格血液(预分"二联袋"结构),用红色油性记号笔在血袋上做标识。③将200mL全血或去白全血按规定程序离心后置于分浆夹中,核对全血袋与MAP袋上的"献血序列号"一致后,将"备用献血序列号"粘贴于各转移袋上。拔去全血袋上的阻塞件或折断折管后,将血浆全部压入转移袋2中。根据制备规程要求称重、贴签。④将200mL全血或去白全血分离为悬浮红细胞或去白细胞悬浮红细胞时,形成"二联袋"结构(包括储存悬浮红细胞的母袋和空转移袋)。其中母袋按原要求贴签,空转移袋仅粘贴献血序列号,母袋和空转移袋之间的导管,使用阻塞件或夹片进行密闭(不能热合密闭)。⑤将母袋与空转移袋形成的"二联袋"结构,叠放整齐并包装出库。

（3）分装流程:①查阅临床要求记录,仔细核对需分装血液的献血序列号、数量等。②将需分装的血液进行称重,根据要求将其分离到空转移中。并将母袋与转移袋热合封口,但不分离。③打印的献血序列号粘贴在记录单上,并在转移袋上粘贴制备人员工号码。④第二人核对并记录。⑤仔细核对母袋、分装转移袋及记录单上的献血序列号一致后,方可叠放整齐并包装,交付出库。

第二节　血液质量要求

一、全血

全血(whole blood)是采用特定的方法将献血者体内一定量外周静脉血采集至血袋内,并与一定量的保养液混合而成。临床少用。(见表2-2-1)

表2-2-1　全血质量控制项目和要求

质量控制项目	要　　求
外观	肉眼观察应无色泽异常、溶血、凝块、气泡及重度乳糜等情况;血袋完好,并保留注满全血经热合的导管至少35cm
容量(mL) (不包括保养液)	200mL规格的全血　　容量为180mL~220mL 300mL规格的全血　　容量为270mL±330mL 400mL规格的全血　　容量为360mL±440mL
血红蛋白含量(g)	200mL规格的全血　　含量≥20g 300mL规格的全血　　含量≥30g 400mL规格的全血　　含量≥40g
储存期末溶血率(%)	<红细胞总量的0.8%
无菌试验	无细菌生长

二、去白细胞全血

去白细胞全血(whole blood leukocytes reduced)是使用白细胞过滤器清除全血中几乎所有的白细胞,并使残留在全血中的白细胞数量低于一定数值的血液成分。临床少用。(见表2-2-2)

表2-2-2 去白细胞全血质量控制项目和要求

质量控制项目	要　　求
外观	肉眼观察应无色泽异常、溶血、凝块、气泡及重度乳糜等情况;血袋完好,并保留注满全血经热合的导管至少35cm
容量(mL)	标示量[a] ±10%
血红蛋白含量(g)	来源于200mL全血:含量≥18g 来源于300mL全血:含量≥27g 来源于400mL全血:含量≥36g
白细胞残留量(个)	来源于200mL全血:残余白细胞≤2.5×10^6个 来源于300mL全血:残余白细胞≤3.8×10^6个 来源于400mL全血:残余白细胞≤5.0×10^6个
储存期末溶血率(%)	<红细胞总量的0.8%
无菌试验	无细菌生长

[a]因献血者个体差异、采集和制备方法不同等原因,部分血液成分在不同地区或血站中的容量范围存在着较大的波动,难以用固定数值制定容量标准。为对这些血液成分实施有效的质量控制,对这些血液成分的容量采用了标示量的要求,即各地血站可以根据当地实际情况自行制定相应血液成分的容量标准。通常,各地血站可在确定标准化操作程序后收集一定数量的某种血液成分的容量数据,根据统计分析结果,制定当地适用的标示量数值。后表注同。

三、浓缩红细胞

浓缩红细胞(red blood cells)是采用特定的方法将采集到多联血袋内的全血中的大部分血浆分离出后剩余部分所制成的红细胞血液成分。临床少用。(见表2-2-3)

表2-2-3 浓缩红细胞质量控制项目和要求

质量控制项目	要　　求
外观	肉眼观察应无色泽异常、溶血、凝块、气泡等情况;血袋完好,并保留注满全血经热合的导管至少35cm
容量(mL)	标示量[a] ±10%
血细胞比容	0.65 ~ 0.80
血红蛋白含量(g)	来源于200mL全血:含量≥20g 来源于300mL全血:含量≥30g 来源于400mL全血:含量≥40g
储存期末溶血率(%)	<红细胞总量的0.8%
无菌试验	无细菌生长

四、去白细胞浓缩红细胞

去白细胞浓缩红细胞(red blood cells leukocytes reduced)是使用白细胞过滤器清除浓缩红细

胞中几乎所有的白细胞,并使残留在浓缩红细胞中的白细胞数量低于一定数值的红细胞血液成分;或使用带有白细胞过滤器的多联血袋采集全血,并通过白细胞过滤器清除全血中几乎所有的白细胞,将该去白细胞全血中的大部分血浆分离出后剩余部分所制成的红细胞血液成分。临床少用。(见表2-2-4)

表2-2-4　去白细胞浓缩红细胞质量控制项目和要求

质量控制项目	要　　求
外观	肉眼观察应无色泽异常、溶血、凝块、气泡等情况;血袋完好,并保留注满全血经热合的导管至少35cm
容量(mL)	标示量ᵃ±10%
血红蛋白含量(g)	来源于200mL全血:含量≥18g 来源于300mL全血:含量≥27g 来源于400mL全血:含量≥36g
血细胞比容	0.60~0.75
白细胞残留量(个)	来源于200mL全血:残余白细胞≤2.5×10^6个 来源于300mL全血:残余白细胞≤3.8×10^6个 来源于400mL全血:残余白细胞≤5.0×10^6个
储存期末溶血率(%)	<红细胞总量的0.8%
无菌试验	无细菌生长

五、悬浮红细胞

悬浮红细胞(red blood cells in additive solution)是采用特定的方法将采集到多联血袋内的全血中的大部分血浆分离出后,向剩余物加入红细胞添加液制成的红细胞血液成分。临床常用。(见表2-2-5)

表2-2-5　悬浮红细胞质量控制项目和要求

质量控制项目	要　　求
外观	肉眼观察应无色泽异常、溶血、凝块、气泡等情况;血袋完好,并保留注满全血经热合的导管至少35cm
容量(mL)	标示量ᵃ±10%
血细胞比容	0.50~0.65
血红蛋白含量(g)	来源于200mL全血:含量≥20g 来源于300mL全血:含量≥30g 来源于400mL全血:含量≥40g
储存期末溶血率(%)	<红细胞总量的0.8%
无菌试验	无细菌生长

六、去白细胞悬浮红细胞

去白细胞悬浮红细胞(red blood cells in additive solution leukocytes reduced)是使用白细胞过滤器清除悬浮红细胞中几乎所有的白细胞,并使残留在悬浮红细胞中的白细胞数量低于一定数值的红细胞血液成分;或使用带有白细胞过滤器的多联血袋采集全血,并通过白细胞过滤器清除全血中几乎所有的白细胞,将该去白细胞全血中的大部分血浆分离出后,向剩余物内加入红细胞添加液制成的红细胞血液成分。临床常用。(见表2-2-6)

表2-2-6 去白细胞悬浮红细胞质量控制项目和要求

质量控制项目	要 求
外观	肉眼观察应无色泽异常、溶血、凝块、气泡等情况;血袋完好,并保留注满全血经热合的导管至少35cm
容量(mL)	标示量[a]±10%
血红蛋白含量(g)	来源于200mL全血:含量≥18g 来源于300mL全血:含量≥27g 来源于400mL全血:含量≥36g
血细胞比容	0.45~0.60
白细胞残留量(个)	来源于200mL全血:残余白细胞≤2.5×10^6个 来源于300mL全血:残余白细胞≤3.8×10^6个 来源于400mL全血:残余白细胞≤5.0×10^6个
储存期末溶血率(%)	<红细胞总量的0.8%
无菌试验	无细菌生长

七、洗涤红细胞

洗涤红细胞(washed red blood cells)是采用特定的方法将保存期内的全血、悬浮红细胞用大量等渗溶液洗涤,去除几乎所有血浆成分和部分非红细胞成分,并将红细胞悬浮在0.9%氯化钠注射液或红细胞添加液中所制成的红细胞血液成分。临床常用。(见表2-2-7)

表2-2-7 洗涤红细胞质量控制项目和要求

质量控制项目	要 求
外观	肉眼观察应无色泽异常、溶血、凝块、气泡等情况;血袋完好,并保留注满洗涤红细胞或全血经热合的导管至少20cm
容量(mL)	标示量[a]±10%
血红蛋白含量(g)	来源于200mL全血:含量≥18g 来源于300mL全血:含量≥27g 来源于400mL全血:含量≥36g
上清蛋白质含量(g)	来源于200mL全血:含量<0.5g 来源于300mL全血:含量<0.75g 来源于400mL全血:含量<1.0g
溶血率(%)	<红细胞总量的0.8%
无菌试验	无细菌生长

八、冰冻红细胞

冰冻红细胞(frozen red blood cells)是采用特定的方法将自采集日期6d内的全血或悬浮红细胞中的红细胞分离出,并将一定浓度和容量的甘油与其混合后,使用速冻设备进行速冻后所制成的红细胞血液成分,含20%甘油的冰冻红细胞在-120℃以下保存,含40%甘油的冰冻红细胞在-65℃以下保存。

冰冻解冻去甘油红细胞(deglycerolizedred blood cells)是采用特定的方法将冰冻红细胞溶解后,清除几乎所有的甘油,并将红细胞悬浮在一定量的0.9%氯化钠注射液中的红细胞血液成分。临床常用。(见表2-2-8)

表2-2-8 冰冻解冻去甘油红细胞质量控制项目和要求

质量控制项目	要 求
外观	肉眼观察应无色泽异常、溶血、凝块、气泡等情况;血袋完好,并保留注满解冻去甘油红细胞经热合的导管至少20cm
容量(mL)	标示量[a] ±10%
血红蛋白含量(g)	来源于200mL全血:含量≥16g 来源于300mL全血:含量≥24g 来源于400mL全血:含量≥32g
游离血红蛋白含量(g/L)	≤1 g/L
白细胞残留量(个)	来源于200mL全血:残余白细胞≤2×10^7个 来源于300mL全血:残余白细胞≤3×10^7个 来源于400mL全血:残余白细胞≤4×10^7个
甘油残留量(g/L)	≤10g/L
无菌试验	无细菌生长

九、浓缩血小板

浓缩血小板(platelets)是采集后置于室温保存和运输的全血于采集后6小时内,或采集后置于20~24℃保存和运输的全血于24小时内,在室温条件下将血小板分离出,并悬浮于一定量血浆或血小板保存液内的血液成分。临床少用。(见表2-2-9)

表2-2-9 浓缩血小板质量控制项目和要求

质量控制项目	要 求
外观	肉眼观察应呈黄色云雾状液体,无色泽异常、蛋白析出、气泡及重度乳糜等情况;血袋完好,并保留注满血小板经热合的导管至少15cm
容量(mL)	来源于200mL全血:容量为25mL~38mL 来源于300mL全血:容量为38mL~57mL 来源于400mL全血:容量为50mL~76mL
储存期末pH	6.4~7.4
血小板含量(个)	来源于200mL全血:含量≥2.0×10^10个 来源于300mL全血:含量≥3.0×10^10个 来源于400mL全血:含量≥4.0×10^10个
红细胞混入量(个)	来源于200mL全血:混入量≤1.0×10^9个 来源于300mL全血:混入量≤1.5×10^9个 来源于400mL全血:混入量≤2.0×10^9个
无菌试验	无细菌生长

十、混合浓缩血小板

混合浓缩血小板(pooled platelets)是采用特定的方法将2袋或2袋以上的浓缩血小板合并在同一血袋内的血液成分。临床少用。(见表2-2-10)

表2-2-10　混合浓缩血小板质量控制项目和要求

质量控制项目	要　　求
外观	肉眼观察应呈黄色云雾状液体，无色泽异常、蛋白析出、气泡及重度乳糜等情况；血袋完好，并保留注满血小板经热合的导管至少15cm
容量(mL)	标示量^a±10%
储存期末 pH	6.4~7.4
血小板含量(个)	≥2.0×10^{10}个×混合单位数
红细胞混入量(个)	≤1.0×10^9个×混合单位数
无菌试验	无细菌生长

十一、去白细胞混合浓缩血小板

去白细胞混合浓缩血小板(pooled platelets leukocytes reduced)使用白细胞过滤器清除混合浓缩血小板中几乎所有的白细胞，并使残留在混合浓缩血小板中的白细胞数量低于一定数值的血液成分。临床少用。(见表2-2-11)

表2-2-11　去白细胞混合浓缩血小板质量控制项目和要求

质量控制项目	要　　求
外观	肉眼观察应呈黄色云雾状液体，无色泽异常、蛋白析出、气泡及重度乳糜等情况；血袋完好，并保留注满血小板经热合的导管至少15cm
容量(mL)	标示量^a±10%
储存期末 pH	6.4~7.4
白细胞残留量(个)	≤5.0×10^5个×混合单位数
血小板含量(个)	≥1.8×10^{10}个×混合单位数
红细胞混入量(个)	≤1.0×10^9个×混合单位数
无菌试验	无细菌生长

十二、单采血小板

单采血小板(apheresis platelets)是使用血细胞分离机在全封闭的条件下自动将献血者血液中的血小板分离并悬浮于一定量血浆或血小板保存液内的单采血液成分。临床常用。(见表2-2-12)

表2-2-12　单采血小板质量控制项目和要求

质量控制项目	要　　求
外观	肉眼观察应呈黄色云雾状液体，无色泽异常、蛋白析出、气泡及重度乳糜等情况；血袋完好，并保留注满血小板经热合的导管至少15cm
α容量(mL)	标示量^{ab}±10%
储存期末 pH	6.4~7.4
血小板含量(个/袋)	≥2.5×10^{11}个/袋
白细胞混入量(个/袋)	≤5.0×10^8个/袋
红细胞混入量(个/袋)	≤8.0×10^9个/袋
无菌试验	无细菌生长
^{b}单采血小板的标示量宜参照血细胞分离设备说明书制定，如血细胞分离设备说明书中对单采血小板容量未作要求，宜将单采血小板容量控制在200~250mL	

十三、去白细胞单采血小板

去白细胞单采血小板(apheresis platelets leukocytes reduced)是使用血细胞分离机在全封闭的条件下自动将献血者血液中的血小板分离并去除白细胞后悬浮于一定量血浆或血小板保存液内或使用白细胞过滤器清除单采血小板中几乎所有白细胞的单采血液成分。临床常用。(见表2-2-13)

表2-2-13 去白细胞单采血小板质量控制项目和要求

质量控制项目	要　　求
外观	肉眼观察应呈黄色云雾状液体,无色泽异常、蛋白析出、气泡及重度乳糜等情况;血袋完好,并保留注满血小板经热合的导管至少15cm
α 容量(mL)	标示量[b] ±10%
储存期末 pH	6.4~7.4
血小板含量(个/袋)	≥2.5 ×10^{11}个/袋
白细胞残留量(个/袋)	≤5.0×10^6个/袋
红细胞混入量(个/袋)	≤8.0×10^9个/袋
无菌试验	无细菌生长

[b] 去白细胞单采血小板的标示量宜参照血细胞分离设备说明书制定,如血细胞分离设备说明书中对单采血小板容量未作要求,宜将单采血小板容量控制在200mL~250mL

十四、新鲜冰冻血浆

新鲜冰冻血浆(fresh frozen plasma)是采集后储存于冷藏环境中的全血,宜在6小时(保养液为ACD)或8小时(保养液为CPD或CPDA-1)内,但不超过18小时将血浆分离出并速冻呈固态的血液成分。临床常用。(见表2-2-14)

表2-2-14 新鲜冰冻血浆质量控制项目和要求

质量控制项目	要　　求
外观	肉眼观察融化后的新鲜冰冻血浆,应呈黄色澄清液体,无色泽异常、蛋白析出、气泡及重度乳糜等情况;血袋完好,并保留注满新鲜冰冻血浆经热合的导管至少10cm。
容量(mL)	标示量±10%
血浆蛋白含量(g/L)	≥50g/L
Ⅷ因子含量(IU/mL)	≥0.7IU/mL
无菌试验	无细菌生长

十五、病毒灭活新鲜冰冻血浆

病毒灭活新鲜冰冻血浆(fresh frozen plasma virus inactivated)是采用亚甲蓝光化学法或其他方法对应用相关要求分离出的血浆进行病毒灭活并速冻呈固态的血液成分。临床常用。(见表2-2-15)

表 2 - 2 - 15　病毒灭活新鲜冰冻血浆质量控制项目和要求

质量控制项目	要　　求
外观	肉眼观察应呈黄色或淡绿色澄清液体,无色泽异常、蛋白析出、气泡及重度乳糜等情况;血袋完好,并保留注满病毒灭活新鲜冰冻血浆经热合的导管至少 10cm
容量(mL)	标示量 ±10%
血浆蛋白含量(g/L)	≥50g/L
Ⅷ因子含量(IU/mL)	≥0.5IU/mL
亚甲蓝残留量*(μmol/L)	≤0.30μmol/L
无菌试验	无细菌生长
[b]如采用亚甲蓝光化学法	

十六、单采新鲜冰冻血浆

单采新鲜冰冻血浆(apheresis fresh frozen plasma)是使用血细胞分离机在全封闭的条件下自动将献血者血液中的血浆分离出并在 6 小时内速冻呈固态的单采血液成分。临床少用。(见表 2 - 2 - 16)

表 2 - 2 - 16　单采新鲜冰冻血浆质量控制项目和要求

质量控制项目	要　　求
外观	肉眼观察应呈黄色澄清液体,无色泽异常、蛋白析出、气泡及重度乳糜等情况;血袋完好,并保留注满单采新鲜冰冻血浆经热合的导管至少 10cm
容量(mL)	标示量 ±10%
血浆蛋白含量(g/L)	≥50g/L
Ⅷ因子含量(IU/mL)	≥0.7IU/mL
无菌试验	无细菌生长

十七、冰冻血浆

冰冻血浆(frozen plasma)是采用特定的方法在全血的有效期内,将血浆分离出并冰冻呈固态的血液成分,或新鲜冰冻血浆 1 年保存期满后的血浆。临床常用。(见表 2 - 2 - 17)

表 2 - 2 - 17　冰冻血浆质量控制项目和要求

质量控制项目	要　　求
外观	肉眼观察应呈黄色澄清液体,无色泽异常、蛋白析出、气泡及重度乳糜等情况;血袋完好,并保留注满冰冻血浆经热合的导管至少 10cm
容量(mL)	标示量 ±10%
血浆蛋白含量(g/L)	≥50g/L
无菌试验	无细菌生长

十八、病毒灭活冰冻血浆

病毒灭活冰冻血浆(frozen plasma virus inactivated)是采用亚甲蓝光化学法或其他方法对在

全血的有效期内分离出的血浆进行病毒灭活并冰冻呈固态的血液成分。临床常用。(见表2-2-18)

表2-2-18　病毒灭活冰冻血浆质量控制项目和要求

质量控制项目	要　　求
外观	肉眼观察应呈黄色或淡绿色澄清液体,无色泽异常、蛋白析出、气泡及重度乳糜等情况;血袋完好,并保留注满病毒灭活冰冻血浆经热合的导管至少10cm
容量(mL)	标示量±10%
血浆蛋白含量(g/L)	≥50g/L
亚甲蓝残留量*(μmol/L)	≤0.30μmol/L
无菌试验	无细菌生长
*如采用亚甲蓝光化学法	

十九、去冷沉淀冰冻血浆

去冷沉淀冰冻血浆(frozen plasma cryoprecipitate reduced)是从新鲜冰冻血浆中分离出冷沉淀凝血因子后将剩余部分血浆冰冻呈固态的血液成分。临床少用。目前我国归并于普通血浆供临床使用。(见表2-2-19)

表2-2-19　去冷沉淀冰冻血浆质量控制项目和要求

质量控制项目	要　　求
外观	肉眼观察应呈黄色澄清液体,无色泽异常、蛋白析出、气泡及重度乳糜等情况;血袋完好,并保留注满冰冻血浆经热合的导管至少10cm
容量(mL)	标示量±10%
血浆蛋白含量(g/L)	≥50g/L
无菌试验	无细菌生长

二十、病毒灭活去冷沉淀冰冻血浆

病毒灭活去冷沉淀冰冻血浆(frozen plasma cryoprecipitate reduced virus inactivated)是采用亚甲蓝光化学法或其他方法对从新鲜冰冻血浆中分离出冷沉淀凝血因子后剩余的血浆进行病毒灭活并冰冻呈固态的血液成分。(见表2-2-20)

表2-2-20　病毒灭活去冷沉淀冰冻血浆质量控制项目和要求

质量控制项目	要　　求
外观	肉眼观察应呈黄色或淡绿色澄清液体,无色泽异常、蛋白析出、气泡及重度乳糜等情况;血袋完好,并保留注满病毒灭活冰冻血浆经热合的导管至少10cm
容量(mL)	标示量±10%
血浆蛋白含量(g/L)	≥50g/L
亚甲蓝残留量*(μmol/L)	≤0.30μmol/L
无菌试验	无细菌生长
*如采用亚甲蓝光化学法	

二十一、冷沉淀凝血因子

冷沉淀凝血因子(cryoprecipitated antihemophilic factor)是采用特定的方法将保存期内的新鲜冰冻血浆在1~6℃融化后,分离出大部分的血浆,并将剩余的不溶解物质在1小时内速冻呈固态的血液成分。临床常用。(见表2-2-21)

表2-2-21 冷沉淀凝血因子质量控制项目和要求

质量控制项目	要 求
外观	肉眼观察融化后的冷沉淀凝血因子,应呈黄色澄清液体,无色泽异常、蛋白析出、气泡及重度乳糜等情况;血袋完好,并保留注满血浆经热合的导管至少10cm
容量(mL)	标示量±10%
纤维蛋白原含量(mg)	来源于200mL全血:≥75mg 来源于300mL全血:≥113mg 来源于400mL全血:≥150mg
Ⅷ因子含量(IU)	来源于200mL全血:≥40IU 来源于300mL全血:≥60IU 来源于400mL全血:≥80IU
无菌试验	无细菌生长

二十二、单采粒细胞

单采粒细胞(apheresis granulocytes)是使用血细胞分离机在全封闭的条件下自动将献血者血液中的粒细胞分离出并悬浮于一定量的血浆内的单采血液成分。(见表2-2-22)

表2-2-22 单采粒细胞质量控制项目和要求

质量控制项目	要 求
外观	肉眼观察应无色泽异常,无凝块、溶血、气泡及重度乳糜出现等情况;血袋完好,并保留注满单采粒细胞经热合的导管至少20cm
容量(mL)	150~500mL
中性粒细胞含量(个/袋)	≥1.0×10^{10}个/袋
红细胞混入量	血细胞比容≤0.15
无菌试验	无细菌生长

二十三、辐照血液

辐照血液(irradiated blood components)是使用放射性同位素或射线装置(γ射线或X射线)对血液成分进行一定剂量照射,使血液成分中的T淋巴细胞失去活性所制成的血液成分。

经辐照后的全血及血液成分,其质量控制项目和要求与原全血或血液成分相同。

二十四、血液安全性检测要求

血液安全性检测要求和流程按照《血站技术操作规程》和国家其他相关规定的要求执行。

二十五、血型检测要求

ABO 血型正反定型试验结果正确。

RhD 血型定型试验结果正确。

二十六、经血液传播性疾病检测要求

人类免疫缺陷病毒(HIV)感染标志物检测试验结果无反应性。

乙型肝炎病毒(HBV)感染标志物检测试验结果无反应性。

丙型肝炎病毒(HCV)感染标志物检测试验结果无反应性。

梅毒螺旋体感染标志物检测试验结果无反应性。

丙氨酸氨基转移酶(ALT)检测试验结果合格。

备注:

(1) 单位(unit):献血量和血液成分的计量方式。全血以 200mL 为 1 个单位;血液成分以从 200mL 全血中分离制备出的为 1 个单位;单采血小板以符合国家标准的 1 袋单采血小板(1 人份)为 1 个单位,1 个单位单采血小板又称为 1 个治疗量。

(2) 成分血(blood components):在一定的条件下,采用特定的方法将全血中一种或多种血液成分分离出而制成的血液制剂与单采成分血的统称。

(周世乔　李志强)

第三章 临床输血质量管理

第一节 医疗主管部门临床输血管理

一、临床用血管理委员会职责

（1）认真贯彻临床用血管理相关法律、法规、规章、技术规范和标准，制订本机构临床用血管理的规章制度并监督实施。

（2）评估确定临床用血的重点科室、关键环节和流程。

（3）定期监测、分析和评估临床用血情况，开展临床用血质量评价工作，提高临床合理用血水平。①评估医院各科室用血模式。②针对血液成分来源数量与质量实施血液保障安全性评估。③研究减少异体输血率方案。④评估现行输血指征控制标准。⑤评估术前贫血管理有效方法。⑥评估自体输血实施标准。⑦医院及重点科室年度用血分析。⑧评估输血相关控制目标和管理措施效果等。

（4）分析临床用血不良事件，提出处理和改进措施。

（5）指导并推动开展自体输血液等血液保护及输血新技术。

（6）承担医疗机构交办的有关临床用血的其他任务。

二、临床用血管理委员会工作制度

（1）临床用血管理委员会由院长或分管输血的副院长担任，成员由医务部门、输血科室、麻醉科、开展输血治疗的主要临床科室、护理部门、手术室等部门负责人组成。医务、输血部门共同负责临床合理用血日常管理工作。

（2）临床用血管理委员会每年年初应制定工作计划与年终应有工作总结、每半年须召开1次工作会议。

（3）临床用血管理委员会工作会议由委员会主任负责主持，输血科和医务部门协助提供会议资料，医务部门负责召集并做好会议及签到记录。

（4）临床用血管理委员会的决议报院长批准后生效并下发院红头文件。

（5）对新入职的医务人员举办输血技术的职前教育，同时对输血相关的医护人员进行输血的法律、法规、规程、制度及输血相关知识的教育和培训，每年1次。

（6）及时与分管院长、职能部门、临床科室主任沟通临床输血工作情况，发现问题及时解决。

（7）完成行政部门临时交办的临床用血相关各项任务。

三、临床输血指导与监督制度

（1）定期对各级各类人员进行输血知识的培训及考核，并将考核成绩纳入职称晋升相挂钩。

（2）充分利用讲座、座谈、培训班、院内局域网论坛、发放宣传材料、开展主题活动等多种形式，积极宣传科学、合理、安全用血理念以及异体血输注存在的风险，积极推广成分输血、自体输血、辐照血等输血新技术、新观念等。

（3）参与临床用血计划，认真监督临床科室用血行为，严格控制临床不合理用血申请，积极引导临床用血朝着科学、合理、有效的方向发展。

四、临床紧急输血（绿色通道）管理制度

（1）紧急输血是指为挽救患者生命，赢得手术及其他治疗时间而必须实施的输血。

（2）签署输血告知书。在无家属陪伴情况下，经治医师应告知医院主管部门后方可实施输血。

（3）应尽快采集患者血标本，建立静脉通路。

（4）处置批量患者时，应指定 1 名医师负责血液申请并与输血科室联络。每位患者的血标本及输血申请单应为同一标识编号。严禁口头医嘱申请用血。

（5）在输血申请单上醒目标注"紧急"字样，并在申请单上加盖"绿色通道"专用章。短时间内多次申请输血，均应采用第一份输血申请单和血标本上相同的标识标号。

（6）输血科在接到加盖"绿色通道"专用章紧急输血申请单及血标本后，在申请单上准确填写收单时间（具体到分钟），同时请外送人员签字确认。在 ABO 血型鉴定（正反定型）和 RhD 血型鉴定后，进行交叉配血试验（试管法盐水介质和聚凝胺介质）后发血。一般时间控制应在 10 ~ 20 分钟。

（7）RhD 血型抗原阴性患者或血型鉴定困难急诊输血，按特殊情况下紧急抢救输血方案实施。

（8）紧急输血患者无法及时交费时，需经医院主管部门同意办理欠费手续，并做好相关记录。

五、临床输血风险防范制度

（1）加强临床用血管理提高临床用血的安全性。

（2）对需输血患者须开展输血相关疾病检测，包括但不限于丙氨酸氨基转移酶、乙型肝炎病毒、丙型肝炎病毒、艾滋病、梅毒、血红蛋白、血型等

（3）尽量选择实施病毒灭活技术血液成分，减少经输血传播的病原体。

（4）严格掌握输血指征，能不输血尽量不输，确定需输血时要选择适当的血液成分。

（5）确保血型鉴定的正确性，输血前应进行抗体筛查和交叉配血试验，提高血液输注的安全性与有效性。

（6）护士在进行输血标本采集时应在床边双人核对患者相关信息，确认无误后方可采集。在血液输注时，床边双人核对患者姓名、血型、交叉配血试验报告结果以及血袋上的标签等，输注过程中严格执行无菌操作；输血中和结束后，应严密观察是否有输血不良反应及与输血相关的疾病。

（7）血液院外运输与血液院内运送、血液储存、废血袋回收等应遵循国家地方相关法律法规和标准。

六、临床输血事故处理预案

（1）建立差错事故记录本，设置专人负责事故差错登记的统计工作。

（2）凡发生差错事故当事人应立即向所在科室主任报告。

（3）所在科室主任应立即向报告主管部门与临床用血管理委员会。

（4）科主任及相关人员应主动查找原因，迅速处理，竭尽全力减少事故所导致的危害；防止类似差错事故再次发生。

（5）对可能属于血液质量问题引起的差错事故，应立即报告采供血机构，同采供血机构一起进行调查处理。

（6）发生差错事故后，其性质、等第和处理按《医疗事故处理条例》《医院相关差错事故处理办法》实施。

七、输血相关记录与文书保存管理制度

（1）输血知情同意书的填写要求：①输血知情同意书中各项内容应如实填写完整，包括患者输血方式（自身或异体或两者兼用）及输血次数。②输血知情同意书签署前须行乙肝、梅毒抗体、丙肝、HIV、ABO 血型及 RhD 抗原、血常规、凝血常规等项目，并将检测结果填写于输血治疗同意书中相应项目栏。如免疫学检测未出结果者，应在知情同意书中标明结果待回报。③输血知情同意书必须附在病历中永久保存。

（2）病历中输血相关记录书写要求：①根据患者临床症状及相关实验室检测指标（血常规、出凝血指标及血栓弹力图等）对患者进行输血前评估，并对评估内容详细记录。②认真做好备血医嘱、输血医嘱，内容包括但不限于血液成分名称、血型、剂量及输（备）血时间。③术中用血情况记录：麻醉记录、手术护理记录、手术记录中应有失血量、输血量和输注血液成分名称和剂量的详细记录，并且各记录间所记内容应一致。④非手术期间输血过程记录由护士填写，内容包括但不限于输注血液成分名称和剂量，输血开始和结束时间，输血前、中、后患者生命体征、有无输血不良反应等。如出现不良反应，应记录诊断和治疗方案、治疗结果等，输血反应应及时上报。⑤发血记录单应及时粘贴于病历中不得丢失。⑥输血后医师 24 小时内进行输血后疗效评价。

（3）输血科输血文书管理要求：①输血科应把与输血相关的所有文书包括但不限于输血申请单、交叉配血试验报告单、输血记录单复印件、输血不良反应反馈单、取血单及血液出、入库记录等归档保存。如医院使用 LIS 管理系统，定期由微机室将数据异地备份。②所有资料保存不少于 10 年。

八、异体血液成分院间调剂管理制度

根据 2012 年卫生部（现国家卫健委）令第 85 号《医疗机构临床用血管理办法》第二十六条：经省、自治区、直辖市人民政府卫生行政部门核准，医疗机构之间可以调剂血液。具体方案由省级卫生行政部门制订。

根据省级卫生行政部门制订异体血液成分院间调剂管理办法实施。

医疗机构根据库存血液偏型和单型血量少于正常最低库存量时，及时进行院间调剂。

调剂血液成分的双方医疗机构应填写《医疗机构间血液调配记录》，包括但不限于血型和数量，需报所在辖区血液管理部门备案。各自医疗机构按正常程序进行血液出入库。相关记录保

存不少于 10 年。

医疗机构间血液成分运输按照国家制定的相关标准执行。

九、临床用血和无偿献血知识培训管理制度

（1）对临床医护人员、检验人员进行临床输血法律法规、国家和地方标准、输血新知识与新技术以及无偿献血相关政策培训。

（2）培训计划由临床输血管理委员会负责,具体由医疗主管部门组织实施。

（3）新上岗医务人员培训:①培训内容:《中华人民共和国献血法》《医疗机构临床用血管理办法》《临床输血技术规范》和国家和地方标准及医院编制的临床输血相关的各项规章、制度、流程及应急预案等。②培训课时 1 ~ 2 学时。③每次培训后组织相关内容考核,考核合格方可上岗。

（4）在职医务人员培训:①培训内容:《中华人民共和国献血法》《医疗机构临床用血管理办法》《临床输血技术规范》和国家和地方标准,医院编制的临床输血相关的各项规章、制度、流程及应急预案,督导检查中发现的临床输血工作中的突出问题和常见问题等。②每年培训 1 ~ 2 次,每次培训课时 1 ~ 2 学时。③由医疗主管部门负责到会考勤登记,无故不参加者按医院相关规定处罚。

十、围手术期血液保护技术考核制度

（1）麻醉科医生负责控制性低血压、急性等容血液稀释、回收式自身输血等的实施,麻醉科医生或手术室护士负责做好所开展血液保护技术的相关记录,上报本医疗机构医疗管理部门。

（2）手术科室临床医师应积极宣传并主动开展血液保护技术,负责自身输血的申请、告知和输血过程的监护,采取必要措施减少术中失血,并与麻醉科医生通力配合以使血液保护技术顺利实施。

（3）对于符合开展自身输血条件的患者,临床医师须开展自身输血。

（4）对于符合自身输血条件未开展自身输血的医师开展考核,并在医疗行为记录上进行注明。

（5）输血科室人员负责储存式自身输血的血液采集、标识、储存及发放,并与经治医生共同负责采血过程中的监护和处理。

（6）相关职能部门应加强对医院围手术期血液保护管理办法实施情况的监督与管理,提出持续改进的措施并加以落实。

十一、成分输血开展与考核制度

（1）根据《医疗机构临床用血管理办法》第二十三条规定:医疗机构应积极推行血液成分输血,保证医疗质量和安全。

（2）临床用血管理委员会负责各临床科室成分输血和输血符合率的考核,日常成分输血指导。

（3）每年度制定临床输血计划、临床成分输血目标,定期对临床各科室和全院成分输血情况进行统计并上报临床用血管理委员会。

（4）按科室随机抽取有输血史的患者病历 5 份,对成分输血情况及输血符合率进行分析,分析结果及时回馈给临床科室,对血液成分使用不当的临床科室提出指导性建议。

（5）定期对成分输血工作进行监督检查,检查结果计入科室和医师个人年度考评。

（6）开展成分输血的教育和培训,对国家法律法规知晓情况进行考核,考试成绩计入医务人员年度考评。

（7）院年度成分血使用率应＞95％。

第二节　医师临床输血行为管理

一、临床输血申请制度

（1）经治医师应严格掌握输血适应证,正确应用临床输血技术和血液保护技术,包括成分输血、自体输血和血液治疗等,对患者实施临床输血治疗。

（2）决定输血治疗前,经治医师应向患者或其直系亲属履行告知义务,并签署《临床输血治疗同意书》。

（3）临床医师填写输血申请单时,可采用计算机程序进行申请,也可以手工填写。①输血申请单内容填写要完整规范,门急诊患者包括:姓名、性别、民族、出生日期或年龄、申请科室、患者ID号(门急诊号)、病区和床号、申请日期、标本类型、疾病诊断、输血史、妊娠史、药物过敏史、输血反应史、申请检验项目及特殊说明等。住院患者通常为住院号。申请输血应由经治医师逐项准确、清楚填写《临床输血申请单》内容。②输血前检测项目结果,包括ABO正反定型及RhD血型、血红蛋白含量、红细胞计数、红细胞压积、白细胞计数、血小板计数、ALT、乙肝五项、抗－HCV、抗HIV、梅毒检验结果;申请血浆、冷沉淀等血液成分时,应填写出凝血功能相关检测项目结果。③输注血液成分种类与数量、血型(已有红细胞ABO血型与RhD血型必须填写备查)。④申请日期、输血日期、输血地点、申请医师全名签字等。

（4）《临床输血申请单》必须由主治医师职称以上人员申请并签署全名,副高以上职称人员审核,连同患者血标本于预定输血日期前一天送交输血科室备血。

（5）输血科室医师或人员(必须具有医学检验资格证书)可根据患者病情与输血目的选择最合适的血液成分种类进行交叉配血等。

二、临床输血分级审批管理制度

（1）同一患者一天申请备血量＜800mL的,由具有中级以上专业技术职务任职资格的医师提出申请,上级医师核准签发后,方可备血。

（2）同一患者一天申请备血量在800～1600mL的,由具有中级以上专业技术职务任职资格的医师提出申请,经上级医师审核,科室主任核准签发后,方可备血。

（3）同一患者一天申请备血量≥1600mL的,由具有中级以上专业技术职务任职资格的医师提出申请,填写《大量用血申报单》,科室主任核准签发后,报医务部门批准,方可备血。

（4）以上第二款和第三款规定不适用于急救用血。

（5）紧急抢救用血≥1600mL,未及时报医务部门批准,应在抢救结束后补填《大量用血申报单》并及时报医务部门批准。

（6）备血量特指的血液成分包括:悬浮红细胞、新鲜冰冻血浆或/和冰冻血浆、全血,不包括:血小板、冷沉淀物。

（7）备血量的计算:

1U 全血(采集献血员 200mL 制备):200mL。

1U 全血制备悬浮红细胞(内含实际红细胞量):100mL。

1U 全血制备新鲜冰冻血浆或/和冰冻血浆:100mL。

三、输血前评估制度

经治医师在对患者每次输血前进行评估。对已给患者输血而未进行输血前评估的经治医师,应根据医院相关病史管理规定予以相应的处置。

1. 手术及创伤患者

(1) 红细胞制剂输注:①血红蛋白 > 100g/L,红细胞压积 > 0.3,可以不实施输注。②血红蛋白 < 70g/L,红细胞压积 < 0.21,应立即实施输注。③血红蛋白 70 ~ 100g/L 之间,倘若患者伴有较明显临床缺氧症状与体征,主要表现为包括:头晕、乏力和心悸等,应实施输注。

(2) 血小板制剂输注:①血小板计数 > 100×10^9/L,可以不实施输注。②血小板计数 < 50×10^9/L,应立即实施输注。③血小板计数在 $(50 \sim 100) \times 10^9$/L 之间,倘若伴有出血倾向或/和血小板功能低下,应实施输注。④特殊情况:a. 留置导管、胸腔穿刺、腰穿、骨穿、肝活检、经支气管活检、拔牙或补牙等有创操作或检查,或正常阴道分娩或体外循环等,血小板计数 $\leqslant 50 \times 10^9$/L,应实施输注。b. 硬膜外麻醉(包括:剖宫产),血小板计数 $\leqslant$ 在 $(50 \sim 80) \times 10^9$/L,应实施输注。c. 大手术,血小板计数 $\leqslant$ 在 $(80 \sim 100) \times 10^9$/L,应实施输注。d. 头颅、眼部、脊柱与前列腺等特殊部位手术,血小板计数 $\leqslant 100 \times 10^9$/L,应实施输注。

(3) 新鲜冰冻血浆输注:①PT 或 APTT > 正常 1.5 倍,或 INR 值 > 1.5(肝病 > 1.3),伴有创面弥漫性渗血,应立即实施输注。②急性大出血输注大量保存期相对较长红细胞制剂后,仍出血不止,应立即实施输注。③有先天性凝血功能障碍病史,伴有出血倾向,在相应血液生物制品供应缺乏时,可以实施输注。④对抗华法林药物过量,可以实施输注。

2. 非手术患者

(1) 红细胞制剂输注:①血红蛋白 > 100g/L,红细胞压积 > 0.3,可以不实施输注。②血红蛋白 < 60g/L,红细胞压积 < 0.20;自身免疫性溶血性贫血(简称:AIHA)血红蛋白 < 40g/L,应立即实施输注。③血红蛋白 60 ~ 100g/L 之间,倘若患者伴有较明显临床缺氧症状与体征,主要表现为包括:头晕、乏力和心悸等,应实施输注。

(2) 血小板制剂输注:①血小板计数 > 50×10^9/L,可以不实施输注。②血小板计数 $\leqslant 10 \times 10^9$/L,应立即实施输注。③血小板计数 $10 \sim 50 \times 10^9$/L,倘若伴有出血倾向或/和血小板功能低下,应实施输注。④特殊情况:a. 存在其他止血异常(如遗传性或获得性凝血障碍)或存在高出血风险因素(如发热、败血症、贫血、肿瘤放化疗后等),血小板计数 < 30×10^9/L,应立即实施输注。b. 急性大出血后大量输血致稀释性血小板减少,出血不止,血小板计数 < 50×10^9/L,应立即实施输注。

(3) 浓缩白细胞混悬液输注:①经 G-CSF 或 GM-CSF 治疗 5 天以上,中性粒细胞计数 < 0.5×10^9/L,伴有严重威胁生命的细菌或霉菌等感染患者,应实施输注。②新生儿败血症与严重粒细胞功能低下,应实施输注。

(4) 血浆输注:①新鲜冰冻血浆 各种原因导致的多种不稳定凝血因子或抗凝血酶Ⅲ缺乏,PT 或 APTT > 正常 1.5 倍,或 INR 值 > 1.5(肝病 > 1.3),伴有创面弥漫性渗血,应实施输注。②普通冰冻血浆 各种原因导致的多种稳定凝血因子缺乏,应实施输注。

(5) 冷沉淀输注:①获得性或先天性低纤维蛋白原血症(纤维蛋白原水平 < 1.0g/L),伴出血

倾向或拟实施手术,在血液生物制品如纤维蛋白原供应缺乏时,可以实施输注。②血友病 A 患者血浆 FⅧ活性较低伴有明显出血倾向,在血液生物制品如重组 FⅧ供应缺乏时,可以实施输注。③1 型(去精氨酸加压素无效)和 2B、2N 型(禁忌使用去精氨酸加压素)的血管性血友病(vWD),在含 vWF 的血液生物制品如重组 FⅧ供应缺乏时,可以实施输注。④溶栓治疗过度和原位肝移植出血等患者,可以实施输注。

四、输血前告知制度

(1)经治医师决定给患者输血治疗前,应向患者或其直系亲属履行告知义务。

(2)经治医师应向患者或其直系亲属说明输注同种异体血的不良反应和经血液传播相关性疾病的可能性,征得患者或其直系亲属的同意后,并在《临床输血治疗同意书》上双方全名签字,入病历保存备查。

(3)无直系亲属与相关人员签字的无自主意识患者的紧急输血,应报医院职能部门或主管领导同意与备案,并记入病历保存备查。

五、围术期血液保护技术管理制度

(1)根据《医疗机构临床用血管理办法》《临床输血技术规范》进行围术期血液保护技术管理。

(2)对符合围术期血液保护技术的患者应积极宣传并主动实施。应对开展情况在院周会通报或公示。

(3)各部门分工要求:

1)手术科室经治医师负责自体输血的申请、告知和贮存式自体输血过程的监护。

2)输血科人员负责贮存式自体输血的血液采集、标识、贮存及发放,并与经治医生共同负责采血过程中的监护和处理。

3)麻醉科医师负责控制性低血压、急性等容血液稀释、回收式自体输血的实施,做好相关记录。

(4)自身输血适应范围:

1)贮存式自身输血是指术前一定时间采集患者自身的血液进行保存,在手术期间输注。①患者一般情况好,血红蛋≥110g/L 或红细胞压积≥0.33,行择期手术,患者签字同意。②按相应的血液储存条件,手术前 3 天完成采集血液。③每次采血不超过 500mL(或自身血容量的 10%),2 次采血间隔不少于 3 天。④在采血前后可给患者铁剂、维生素 C 及叶酸(有条件的可应用重组人红细胞生成素)等治疗。⑤血红蛋白 <100g/L 及有细菌性感染的患者不能采集自身血。⑥对冠心病、严重主动脉瓣狭窄等心脑血管疾病及重症患者慎用。

2)急性等容性血液稀释(ANH)是指一般在麻醉后、手术主要出血步骤开始前,抽取患者一定量自身容性在室温下保存备用,同时输入胶体液或等渗晶体补充血容量,使血液适度稀释,降低红细胞压积,使手术出血时血液的有形成分丢失减少。然后根据术中失血及患者情况将自身血回输给患者。①患者身体一般情况好,血红蛋白≥110g/L(红细胞压积≥0.33),估计术中有大量失血,可以考虑进行 ANH。②手术降低血液黏稠度,改善微循环灌流时,也可采用。③血液稀释程度,一般使红细胞压积不低于 0.25。④术中必须密切监测血压、脉搏、血氧饱和度、红细胞压积和尿量等变化,必要时应监测患者静脉压。⑤下列患者不宜进行血液稀释:血红蛋白 <100g/L、低蛋白血症、凝血机能障碍、静脉输液通路不畅及不具备监护条件的。

3）回收式自身输血是指用血液回收装置,将患者体腔积血、手术失血及术后引流血液进行回收、抗凝、滤过、洗涤等处理,然后回输给患者。血液回收必须采用合格的设备,回收处理的血必须达到一定的质量标准。体外循环后的机器余血应尽可能回输给患者。禁忌证:①血液流出血管外超过6小时。②怀疑流出的血液被细菌、粪便、羊水或毒液污染。③怀疑流出的血液含有癌细胞。④流出的血液严重溶血。

4）注意事项:①自身贮血的采血量应根据患者耐受性及手术需要综合考虑。有些行自身贮血的患者术前可能存在不同程度的贫血,术中应予以重视。②适当的血液稀释后动脉氧含量降低,但充分的氧供不会受到影响,主要代偿机制是输出量和组织氧摄取率增加。ANH还可降低血液黏稠度使组织灌注改善。纤维蛋白原和血小板的浓度与红细胞压积平行性降低,只要红细胞压积 >0.20,凝血不会受到影响。与自身贮血相比,ANH方法简单、耗费低;有些不适合自身贮血的患者,在麻醉医师严密监护下,可以安全地进行;疑有菌血症的患者不能进行自身贮血,而ANH不会造成细菌在血内繁殖;肿瘤手术不宜进行血液回收,但可以应用ANH。③回收的血液虽然是自身血,但血管内的血及自身贮存的血仍有着差别。血液回收有多种技术方法,其质量高低取决于对回收血的处理好坏,处理不当的回收血输入体内会造成严重的后果。目前先进的血液回收装置已达到全自动化程度,按程度自动过滤、分离、洗涤红细胞。④术前自身贮血、术中ANH及血液回收可以联合应用。

六、输血严重危害(SHOT)处置(预案)制度

1. 溶血性与细菌性输血反应

(1)组织机构:①在临床输血委员会领导下,成立临床输血不良反应处置领导小组,由医疗机构分管院长任组长,医务处(科)分管处(科)长与输血科室负责人分别任副组长,相关临床科室负责经治医生任组员。②制定溶血性与细菌性输血反应紧急处置相关制度与流程。③定期组织相关临床科室医生进行溶血性与细菌性输血反应紧急处置培训。

(2)汇报与告知义务:①经治医师发现患者因输血疑是导致急性血管内溶血或细菌性输血反应时,应立即停止输血及时实施治疗,同时应汇报临床输血不良反应处置领导小组。②经治医师有义务告知患者近亲属或相关陪同人员。

(3)溶血性输血反应:由于供受者血型抗原-抗体不合引起,包括:ABO血型不合、Rh血型不合等。

① 临床特点:ABO血型不合主要导致急性溶血即使输注5~10mL异型血液也可以引起严重溶血。Rh血型不合可导致迟发性溶血(又称为:慢性溶血)。急性溶血表现为发热、寒战、心率增快、低血压休克、呼吸急促或呼吸窘迫、头痛、烦躁焦虑、腰背疼痛、少尿、血红蛋白尿、DIC。慢性溶血表现为黄疸、含铁血黄素尿、胆石症等。

② 临床治疗主要步骤:a.立即停止输血,更换输注器械,保持静脉通路通畅。保持呼吸道通畅,并给予高浓度面罩吸氧。b.预防急性肾功能衰竭。应记录尿量。根据尿量与尿色快速大量补液,输注生理盐水20~30mL/kg;碱化尿液,使用5%碳酸氢钠溶液125~250mL静滴,可根据血pH值进行剂量增减。在保持血容量及血压稳定前提下可使用利尿剂,如呋塞米(速尿)1~2 mg/kg,维持尿量100mL/h,倘若经上述处理仍然少尿或无尿者,可行血液透析等。c.抑制体内抗原抗体反应,使用大剂量肾上腺皮质激素。可选用甲泼尼龙或地塞米松,并根据血红蛋白尿颜色适时进行剂量增减。d.抗休克,保持血容量和血压稳定。可选用多巴胺20~40mg,倘若需要可用多巴酚丁胺。e.预防及纠正DIC。监测凝血状态,适时使用低分子肝素。f.由于使用大剂量肾上

腺皮质激素以及溶血等应激状态极易导致患者胃肠道黏膜出血,可适时使用保护胃肠道黏膜药物。g. 根据患者血红蛋白情况,可给予输注悬浮红细胞。倘若 ABO 溶血,应选用 O 型洗涤红细胞或悬浮红细胞输注。输注血浆制剂,应给予输注 AB 型血浆、AB 型冷沉淀。倘若 RhD 溶血,可选用 RhD 阴性 ABO 血型与患者同型悬浮红细胞输注。h. 严重病例应尽早进行血浆置换治疗。i. 其他:四肢厥冷时要保暖,发热时行物理降温(应用冰袋,切忌用酒精擦浴)等。

③ 实验室检查主要步骤:a. 将输血器械及剩余血液、新鲜的尿样及从另一只手臂采集的血样(一份抗凝、一份不抗凝)送输血科室和检验科。b. 立即采集患者血液分离血浆,观察血浆颜色呈粉红色,并行游离血红蛋白含量测定。c. 核对进行血型鉴定与血液交叉匹配试验的血标本,患者的血标本与血袋上的标签信息是否一致。对患者输血前后的血标本、献血者留样血标本与血袋残余血再次进行红细胞 ABO 和 RhD 血型鉴定,观察有无血型错误或不相符合。再次对献血者与患者输血前后血标本进行血液交叉匹配试验,包括盐水介质、酶介质和抗人球蛋白介质;倘若发现患者血清中有某种红细胞同种意对抗体,应测定其鉴定抗体特异性和效价;输血后 5~10 天再抽取患者血清测定抗体效价。d. 取输血后患者血标本中红细胞进行直接抗人球蛋白试验,倘若阳性可以表明存在血型不合输血的可能性。e. 检测输血反应后第 1 次尿液(尿呈浓茶或酱油色可能是初次见到的体征),行尿血红蛋白测定,并检测尿常规。f. 检测患者血清间接胆红素、血浆结合珠蛋白、高铁血红白蛋白、尿含铁血黄素。外周血常规可发生血红蛋白下降、网织红细胞增多、白细胞总数及中性粒细胞增多,伴核左移。严密监测肾功能、血气分析及血红蛋白尿及间接胆红素情况。

(4) 细菌污染反应:

由于血液成分污染可导致的高热甚至感染性休克等细菌性输血反应。细菌污染最常见细菌是大肠杆菌,绿脓杆菌、变形杆菌等革兰氏阴性杆菌,少数为革兰氏阳性杆菌等。

① 临床特点:一般在输注开始后迅速出现症状,也可延迟至数小时后发生。轻者以发热为主;重者在输注少量全血与血液成分后立即发生寒战、高热、头胀、面色潮红、皮肤黏膜充血、烦躁不安、大汗、呼吸困难、干咳、恶心、呕吐、腹痛、腹泻、血压下降、脉细弱,严重可发生感染性休克、DIC 和急性肾衰而死亡。亦可发生血红蛋白尿和肺部并发症。一般情况以高热、休克和皮肤充血为最常见特征,休克时皮肤潮红干燥。在全麻下作手术的患者可能只有血压下降而无寒战与发热等。

② 临床治疗主要步骤:a. 立即停止输血,更换输注器械,保持静脉通路通畅。保持呼吸道通畅,并给予高浓度面罩吸氧。b. 对疑诊或确诊病例,应尽早足量使用抗感染治疗。早期可使用广谱抗生素或联合应用几种抗生素,对肾脏有毒性药物应慎用;待血培养结果出来后,再选用对该细菌敏感的抗生素。c. 抗休克、防治弥散性血管内溶血和肾功能衰竭方法基本同前述。

③ 实验室检查主要步骤:a. 立即抽取患者血样进行细菌培养及药敏试验。将输血器械、剩余血液与输血时所用补液均行涂片染色检查、细菌培养及药敏试验。倘若血袋中血浆混浊伴有膜状物、絮状物,出现气泡、溶血现象、红细胞变紫红色和有凝块时,提示可能有细菌污染。b. 外周血白细胞总数和中性分叶核粒细胞可增多等。

④ 疑血液质量导致细菌污染,应根据《医疗事故处理条例》第十七条:疑似输液、输血、注射、药物等引起不良后果的,医患双方应当共同对现场实物进行封存和启封,封存的现场实物由医疗机构保管;需要检验的,应当由双方共同指定的、依法具有检验资格的检验机构进行检验;双方无法共同指定时,由卫生行政部门指定。疑似输血引起不良后果,需要对血液进行封存保留的,医疗机构应当通知提供该血液的采供血机构派员到场。

(5)汇总与保存:①临床输血不良反应处置领导小组应根据医院制定溶血性与细菌污染输血反应紧急处置相关制度与流程实施原因调查分析与详细记录,予以永久保存以备查。②应对相关人员进行再培训与教育,杜绝类似事件再次发生。

2. 输血相关病毒性传染病

(1)输血科接到疑似输血相关病毒性传染病病例报告后,应当即向上级行政部门报告。

(2)报告流程:①科室工作人员向输血科室主任报告,科主任向医务处(科)报告,节假日向行政总值班报告;医务处(科)在必要时立即向分管副院长报告;遇特别重大问题,分管副院长立即向院长报告。②在特殊情况或紧急情况下,可越级上报。③一般情况下,可以先电话汇报或当面口头报告,重大问题须再补交书面报告。

(3)对疑似患者的经治科室应将输血病例、与输血相关所有单据进行单独保管,以便备查。

(4)对疑似输血病毒性传染病事件由院方通知采供血机构与相关部门共同商讨处置方案。

(5)应对疑似患者抽取血样送权威医疗机构确认。

(6)疑似患者一旦被确认为输血相关病毒性传染病应根据有关诊疗常规的要求对患者进行必要诊治或转院治疗。

(7)医务处进行调查、核实,将有关情况向分管院长汇报,适时向患者通报、解释。

(8)临床输血委员会应对其情况进行分析研究。

七、临床输血不良事件确定及评估和报告制度

1. 定义

不良事件是指在输注血液及血液成分前、中及后期发生的非计划的和意想不到的事件。不良事件包括不良反应和事故。

不良反应是指患者短暂出现的与输注血液成分相关的意外的反应或效果。它可能是事故的结果,也可能不是。

事故是指任何影响血液、血液成分以及患者输血质量和效果的错误。

隐患事件是指在输血之前发现的可能导致输血错误或患者不良反应的事件集合。

2. 分级

Ⅰ级事件(警告事件):非预期的死亡,或是非疾病自然进展过程中造成永久性功能丧失。

Ⅱ级事件(不良后果事件):在疾病医疗过程中是因诊疗活动而非疾病本身造成的患者机体与功能损害。

Ⅲ级事件(未造成后果事件):虽然发生的错误事实,但未给患者机体与功能造成任何损害,或有轻微后果而不需任何处理可完全康复。

Ⅳ级事件(隐患事件):由于及时发现错误,但未形成事实。

3. 登记与报告

(1)建立不良事件记录本,设置专人负责不良事件登记的统计工作。

(2)发生不良事件当事人应立即向科主任报告,积极做好相应措施。

(3)凡属严重不良事件,科室领导应在24小时内报告主管部门,科主任及相关人员应主动查找原因,迅速处理,防止事件升级。

(4)事件发生后科主任及相关人员应主动查找原因并迅速处理,减少事件所导致的危害,提出改进措施。

(5)对可能属于血液质量问题引起的不良事件,应立即报告采供血机构,同采供血机构一起

进行调查处理。

八、输血后评价制度

1. 评估管理制度

（1）经治医师在对患者每次输血（24小时内多次输注全血与血液成分，按1次计算）后24～48小时内实施评估。

（2）可通过单一实验室指标改善，或单一临床症状与体征改善，或实验室指标与临床症状与体征同时改善进行输血后有效性评估。

（3）对患者已输血而未进行及时评价的经治医师根据医院管理规定予以相应的处置。

2. 评估指标

（1）红细胞成分输注：

① 实验室指标：

a. 精确计算：

输注红细胞后24小时内复查血红蛋白值，并与输血前比较，倘若未达到预期值则判定输注不佳。

血红蛋白（Hb）预期升高值 = ［献血者 Hb（g/L）×输注血量（L）/患者体重（kg）×0.085（L/kg）］×90%

输注血量是指以全血量，红细胞制剂应折算成对应全血量；儿童应将公式中常数0.85改为0.09。

b. 粗略计算：

一般50kg体重患者输注悬浮红细胞2u（洗涤红细胞3u），大约可使血红蛋白升高10g/L，红细胞容积升高0.03。由于血红蛋白检验误差允许值为±10g/L，故临床判断输注红细胞制剂是否有效，应在输注后血红蛋白升高至少20g/L。

c. 应排除出血和溶血等倾向。

② 临床缺氧症状与体征改善或消失。

（2）血小板成分输注：

① 实验室指标：

a. 精确计算：

血小板计数增加校正指数（CCI）= ［（输注后血小板计数 - 输注前血小板计数）（10^9/L）×体表面积（M^2）］/输注血小板总数（10^{11}）。

体表面积（M^2）= 0.0061×身高（cm）+ 0.0128×体重（kg）- 0.01529

输注后1小时 CCI > 7.5；24小时 > 4.5者为输注有效。

血小板回收率（PPR）又称血小板恢复百分数（%）= ［（输注后血小板计数 - 输注前血小板计数）（10^9/L）×血容量（L）×100%］/输注血小板总数（10^9）

1小时回收率 > 30%；24小时应 > 20%。

b. 粗略计算：

一般50 kg体重患者输注输注单采血小板1u（含血小板总数2.2×10^{11}），可使血小板计数升高30×10^9/L。

c. 应排除出血和 DIC 等倾向。

② 临床出血症状与体征改善或消失。

（3）单采白细胞（浓缩白细胞混悬液）输注：

① 由于中性粒细胞输注后很快离开血循环,先在肺部积聚,而后分布于肝、脾,感染部位。故不能以外周血中性粒细胞数增高值评价输注疗效。

② 临床症状与体征改善是唯一评价指标。输注后观察患者感染是否得到控制或体温是否下降等。

(4)血浆与冷沉淀输注:

① 实验室指标:

a. 精确计算:

以凝血因子Ⅷ活性增高为疗效评估指标。新鲜冰冻血浆 15mL/kg 或冷沉淀 15IU/kg,每 12h 输注 1 次,连续输注 2 次,凝血因子Ⅷ活性可增高 30%。

b. 粗略计算:

APTT 或/和 PT 或/和 INR 或/和出凝血时间改善或恢复至正常。

② 临床出血症状改善或消失。

九、临床用血科室评价及公示制度

(1)每季度对用血科室进行临床用血情况的评价。

(2)评价情况在院相关会议上进行通报,适时在院内网或告示栏公布。

(3)将临床用血情况纳入科室工作考核指标体系。

(4)科室临床用血评价指标(根据上级主管部门的要求,选择下列全部或部分评价指标):①输血总量比较:用血科室不同年份或不同月份间临床输血量比较。②均次输血量比较:每台(例)手术或每例就诊患者平均输血量比较。③患者输血百分率:科室不同年份或不同月份间输血患者人数占总患者人数的百分数。④输血前必查指标检测率:科室患者输血前未检测病毒等必查指标人次占总输血人次的百分数。⑤不同输血指标用血率:患者符合相对应输血适应证所输注血液成分人数占总输血人数的百分数。⑥输血前检测指标的平均值:对患者实施某种血液成分输注前检测实验室检测指标的平均值。⑦单病种用血量比较:不同医师间对单病种疾病或相似症状与体征的患者输血量比较。⑧成分输血率:达到上级卫生行政部门下达考核要求。

十、医师临床用血评价公示制度

(1)每季度对医师进行临床用血情况的评价。

(2)评价情况在院相关会议上进行通报,适时在院内网或告示栏公布。

(3)将临床用血情况纳入医师工作考核指标体系。

(4)医师临床用血评价指标(根据上级主管部门的要求,选择下列全部或部分评价指标):①输血适应证符合率(红细胞制剂、血小板制剂与血浆类制剂等)。②输血同意书签署率:完整性、正确性、签字率等。③输血申请单:完整性、正确性、签字率等。④输血病程录:及时性、完整性与真实性等。⑤备血量与实际输血量符合率:择期手术前备血量与手术中的实际用血量是否一致。⑥输血量/出血量比值:手术中用血量(血液制剂种类与数量)与手术中患者出血量间的比值,应 <1。⑦单病种用血量比较:不同医师间对单病种疾病或相似症状与体征的患者输血量比较。⑧成分输血率:达到上级卫生行政部门下达考核要求。⑨输血申请单和病史中全血与血液成分种类与数量填写是否统一。

十一、医师超剂量用血与超备血量用血管理制度

（1）根据 2012 年卫生部（现国家卫健委）85 号部长令《医疗机构临床用血管理办法》第三十条规定，将临床用血情况纳入科室和医务人员工作考核指标体系。对超剂量用血或/和超备血量用血的医师进行通报或公示。

（2）超剂量用血是指手术治疗某疾病的用血量在其平均用血量 1 倍以上，如：手术治疗某疾病平均用血 2 单位，某医师在手术治疗中用血量 >4 单位。

（3）超备血量用血是指手术治疗某疾病的用血量在其备血量 1 倍以上。如：手术治疗某疾病备血量 2 单位，某医师在手术治疗中用血量 >4 单位。

十二、临床输血病历质量管理制度

（1）在临床输血病例中须充分体现经治医生对患者输血适应证的有效评估、对患者临床输血治疗风险的知情告知。

（2）在临床输血病例中须充分体现经治医生和输血护士对患者临床输血治疗全过程的详细记录，内容包括但不限于输血开始时间，输注全血与血液成分的名称、数量，输血过程几个关键点的生命体征情况，输血结束时间，输血过程是否顺利，有无输血不良反应、输血治疗有效性评价。

（3）临床输血病例宜在输血后 24 - 48 小时内完成。

（4）《输血（发血）报告单》《知情同意书》《输血记录单》随病历保存不少于 10 年。

十三、临床输血咨询会诊制度

（1）根据 2012 年卫生部（现国家卫健委）85 号令颁布的《医疗机构临床用血管理办法》规定：大量输血与疑难输血须请输血科医师会诊。

（2）输血科医师对患者的特殊申请单应详细了解患者情况，决定是否需输血、决定输注何种血液成分、输注（备）多少剂量、血液成分输注顺序和输注前后注意事项等，确保输血安全有效。

（3）对会诊结果及治疗做好相应记录。

第三节　护士临床输血行为管理

一、输血标本采集管理制度

1. 标本采集前准备

（1）标本采集容器：①应用全自动血型鉴定和血液交叉匹配仪须使用 1 次性含 EDTA 抗凝剂的真空采血管。②应用半全自动或手工血型鉴定和血液交叉匹配须使用 1 次性含非抗凝真空采血管。

（2）标本类型：①一般情况采集静脉血。②特殊情况时可采集动脉血。

（3）标本量：①≥3mL。②婴幼儿患者或严重休克等血管条件极差患者标本采集量可适当减少，但至少应能满足检测操作的要求。

（4）标本识别：①确认患者姓名、ID 号（或门急诊号/住院号）和血型（必要时）等，并将具有姓名、ID 号（或门急诊号/住院号）、血型（必要时）标本标签号或条形码粘贴于采血试管。②标本标签号或条形码应与检测（输血）申请单号一致，并为标本的唯一标识。

2. 标本采集

（1）采集流程：①临床医师填写输血申请单→护士审核合格后，打印输血申请单条码分别粘贴于申请单与真空采集管。②患者准备→选择合适的采血静脉并消毒→使用装有 EDTA 抗凝剂的真空管采集静脉血 3 mL 以上→干棉签（或干棉球）压迫伤口→充分混匀标本→送至输血科室。

（2）采集部位：①优先选择顺序是肘正中静脉、贵要静脉、头静脉采集。②倘若肘部静脉充盈不明显时，可改用手背静脉或内踝静脉，必要时也可从股静脉采血。儿童可用颈外静脉采血，但具有危险性宜少用。③为保证检测结果准确，不宜在静脉输液同侧臂或输液三通处采集静脉血标本。

（3）采集后处置：①采集足量血标本后，拔出硬插管即止血。松开止血带，拔出针头，干棉签压迫伤口。②告知患者采血拔针后应在穿刺处用至少 2 根手指平行按压 3～5 分钟至不出血为止。倘若患者患有出血倾向疾病（如血友病、ITP 等），应压迫 10～15 分钟直到无血液渗出。③应将装有患者血液采血试管轻轻颠倒 5～6 次，使血液与抗凝剂充分混匀。

二、全血与血液成分领用制度

（1）经培训的临床用血科室医护人员携带取血有效凭证和专用取血箱到输血科室取血。

（2）按规定领取血液成分须与交叉配血单一致，确认患者输血各项信息正确，内容包括但不限于姓名、性别、年龄、住院号/门急诊号、科别、病室、床号、ABO 血型与 RhD 血型、血袋编号、血液有效期、交叉配合试验结果等。

（3）领取全血与血液成分时，还应检查全血和血液成分的外观，出现下列情况之一，一律不得领用，应作报废处理：①标签遗失、破损、字迹不清。②血袋有破损、漏血。③血液中有明显凝块。④血浆呈乳糜状或暗灰色。⑤血浆中有明显气泡、絮状物或粗大颗粒、有细菌或真菌生长。⑥未摇动时血浆层与红细胞的界面不清或交界面上出现溶血。⑦红细胞层呈紫红色。⑧超过保存期或其他须查证的情况。

（4）经培训的临床用血科室医护人员和输血科室人员对患者输血信息共同核对无误后双方签字与签署领发血时间。

（5）全血与血液成分领出后一律不得退回。

三、血液成分输注管理制度

1. 输血开始前

（1）由 2 名注册护士核对交叉配血单及血袋标签各项内容，检查血袋有无破损渗漏，血液成分颜色是否正常，准确无误方可输血。

（2）应告知患者或/和患者亲属一旦出现寒战、颜面潮热、呼吸短促或烦躁不安等症状，应立即通知医护人员。

（3）取回的血液成分应尽快给患者输注，不得自行贮存。输注前将血袋内的血液成分轻轻混匀，避免剧烈震荡。所有血液成分内不得加入任何药物。

2. 床旁输血时

（1）由两名注册护士携带病历共同到患者床旁核对患者姓名、性别、年龄、住院号/门急诊号、科室、病室、床号、血型等，确认与交叉配合试验结果相符，再次核对血液成分袋血型与编码、有效期无误后全名签字。

（2）如患者意识清楚时，应要求患者回答自己的姓名、年龄或其他相关内容；如患者意识不清,请直系亲属或相关人员说明患者的身份,再次确认后方可进行输血操作。

3. 输血操作时

（1）应使用符合标准的输血器进行输血。

（2）输血前后应用静脉注射生理盐水冲洗输血管道。

（3）连续输注不同献血者的血液成分时,前一袋血液成分输尽后,用静脉注射生理盐水冲洗输血器,再接下一袋血液成分继续输注。

（4）输血时要遵循先慢后快的原则,输血开始前15分钟要慢（2mL/min）并严密观察病情变化,若无不良反应,再根据病情和年龄调整输注速度,并严密观察患者症状与体征。

（5）通常在输血速度不快的情况下血液成分不需要加温的。

1）如遇下列情况可进行红细胞成分加温:①大量快速输血:成人>50mL/（kg·h）,儿童>15mL/（kg·h）。②新生儿与婴幼儿换血。③患者机体内存在具有临床意义的冷抗体。

2）红细胞成分加温必须由输血科室专人在专用血液加温器负责操作并严密观察。

3）加温时,水温必须控制在32℃左右。

4）加温后的红细胞成分必须尽快输注,不得再保存。

4. 输血过程监护

（1）医护人员应在输血开始前、输血开始时、输血后15分钟以及输血过程中每30分钟1次、输血结束时、输血结束后4小时对患者一般表现、体温、脉搏、血压、呼吸频率、液体出入量等进行监测记录:并需记录输注血液成分种类和数量。

（2）如怀疑输血不良反应与相关性疾病需及时处理并详细记录。记录结果随病历永久保存备查。

四、输血反应监测与报告制度

1. 监测

（1）输血前应观察或询问患者有无发热、皮疹、瘙痒不适等。

（2）输血中的前15分钟输注速度宜慢,密切观察患者体温、脉搏、呼吸、血压等情况,15分钟后,无输血反应,可适当加快输注速度。嘱咐患者家属密切观察患者情况,发现异常,及时通知医护人员。

（3）输血后应持续观察患者24小时,无异常情况后,24小时后可将血袋统一处理。24小时后,患者出现血红蛋白持续下降、血红蛋白尿等情况,应排除迟发性输血不良反应。

2. 报告

（1）发现输血患者出现输血不良反应后,应立即停止输血,在积极处理的同时,要及时向输血科室通报输血反应发生情况,与输血科室共同调查、分析输血不良反应发生的原因以确定进一步的处理、治疗方案,逐项详细填写输血情况回报单,且持续观察24小时后完善输血情况回报单并送至输血科室备案保存。

（2）患方提出疑义时,经治医护人员应该与患方共同封存剩余血液、血袋及输血器材等,并通知采供血机构,三方签字后封袋保存备查。

（3）输血科室工作人员接到临床输血反应报告后,应仔细询问患者输血量、输血速度以及输血后出现的临床症状与体征,协助临床医护人员调查、分析输血不良反应发生的原因以及性质。

（4）对于严重输血反应,输血科室协助临床查找原因、制定救治方案、观察处置疗效。

第四节　输血科室人员临床输血行为管理

一、全血与血液成分管理

1. 全血与血液成分预订管理制度

（1）根据医院用/备血量和库存量向所在辖区采供血机构进行全血和血液成分预订。

（2）所在辖区采供血机构与医疗机构应签署《临床供（用）血协议》，明确各自权利与义务。

（3）应使用具有录音功能电话或/和双方认可网上固定专用平台进行预订。定期进行资料备份，以期具有可追溯性。

2. 全血与血液成分来源管理制度

（1）血液与血液成分须是由省级以上卫生行政部门指定的采供血机构提供；任何医疗机构非特别情况严禁非法采供血。

（2）临时采集血液须符合以下条件：①危及患者生命急需输血。②所在地血站无法及时提供血液，且无法及时从其他医疗机构调剂血液，而其他医疗措施不能替代输血治疗。③具备开展交叉配血及乙型肝炎病毒表面抗原、丙型肝炎病毒抗体、艾滋病病毒抗体和梅毒螺旋体抗体的检测能力。④遵守采供血相关操作规程和技术标准。

3. 全血与血液成分院外运输管理制度

（1）适用范围：采供血机构与医疗机构间及医疗机构之间的全血与血液成分运输。

（2）运输方式：采用盛装于血液运输箱内借助汽车或其他运输工具实施的运输。

（3）血液运输箱：

1）外观和内壁要求：①箱体在盖合后应整体密闭，能防尘、防雨、防滑。②箱体外观和内壁的表面光洁平整无裂痕，能防止液体渗漏。③箱体在装入血液之前应保持清洁状态，应易于消毒和清洗。

2）箱体材料：①应保证在正常使用条件下，箱体不变形。②内部材料不自发产生有害气体。

3）保温性能：①装载 4～20℃ 全血与血液成分时运输箱外表面不应出现明显的凝露现象。②血液运输箱的保温性能应在血液冷藏运输箱投入使用前进行确认，以确保符合要求。

4）固定冰点材料控温与运送温度：

① 在运输过程中，应能维持适宜的温度，满足全血及红细胞类血液成分，血浆类血液成分，血小板，冷沉淀，冰冻红细胞的运输要求。a. 运输全血及红细胞类血液成分（不包括冰冻红细胞）：应维持在 2～10℃。b. 运输冰冻血浆，冷沉淀：应维持在冰冻状态。c. 运输血小板：尽可能维持在 20～24℃。

② 运输全血及红细胞类血液成分时，固定冰点材料应放置在血液的最上层，并且不得与血液直接接触。

③ 运输血小板时用 20～24℃ 盛装液体的密闭容器代替。

④ 运输冰冻血浆、冷沉淀时，使用 -18℃ 或以下温度条件下制备的固定冰点材料或干冰。

5）相应的标识：①标示的内容应完整、清晰。②标识至少包括下列内容：医疗机构名称；放置方向、防摔、防晒、防雨；全血与血液成分种类、运输的起始地和目的地、血液保存的温度等。

（4）人员与质量监控：

1）血液运输过程中应有经专项培训工作人员实施。

2）血液运输过程中应具有供追溯的记录,记录应包括但不限于:①血液种类、数量、规格。②血液的发放地和运输的目的地。③血液发放日期、时间、负责发放人员的签名。④血液接收日期、时间、负责接收人员的签名。

3）运输血液前检查血液运输箱运,达到规定要求后方可运输。

4）运输过程应符合相应运输要求。

5）血液运输箱运输血液应按血液成分运输的温度要求分箱装载,不得在同一运输箱内混装其他任何物品。

（5）运输设备的监控应符合以下要求:

1）频率:至少半年1次。

2）项目应包括以下两项:①温度:运输箱进行测定,应符合相应的要求。②生物学:对箱体的内壁进行生物学监测,不得检出致病性微生物。监测方法按《消毒技术规范》进行。

3）运输时间控制在30分钟(与供血机构车程宜在30分钟内)

（6）运输箱保温性能的验证方法:①经计量合格的温度计;盛装200mL血浆10袋;无锐角的冰袋若干。②将计量合格的温度计夹在2个血浆袋之间,并用橡胶带绑住,做成"三明治"。③将"三明治"放置在盛装血浆袋的运输箱的中心位置。④最上层的密闭袋上方放置冰袋(注意:冰袋不得与密闭袋直接接触),使血液运输箱内温度维持在2~6℃。⑤血液运输箱内适宜温度的维持时间应至少比最长运输时间长2小时。

4. 全血与血液成分院内运送管理制度

（1）适用范围:医疗机构内的全血与血液成分运输。

（2）运输方式:采用盛装于专用血液运送箱内运输。

（3）血液运送箱:

1）外观和内壁要求如下:①箱体在盖合后应整体密闭,能防尘、防雨、防滑。②箱体外观和内壁的表面光洁平整无裂痕,能防止液体渗漏。③箱体在装入血液之前应保持清洁状态,应易于消毒和清洗。

2）箱体材料:①应保证在正常使用条件下,箱体不变形。②内部材料不自发产生有害气体。

3）具有保温性能。

4）应标识"血液运送箱"字样。

（4）人员与质量监控:①血液运送过程中应有经专项培训医护人员实施。②血液运送过程中应具有供追溯的记录。

（5）消毒与培养:①频率:至少每周1次。②生物学:对箱体的内壁进行生物学监测,不得检出致病性微生物。至少每半年1次。监测方法按《消毒技术规范》进行。③应有相应记录,保存至少3年。

5. 前往采供血机构领取全血与血液成分制度

（1）取血人员接到提取全血与血液成分通知后,应及时到输血科室持领取全血与血液成分清单,与科室人员再次核对全血与血液成分的种类、血型、数量等。

（2）须携带血液运输箱前往采供血机构领取全血与血液成分。

（3）在指定采供血机构提取全血与血液成分,由采供血机构发血人员在《外出提取全血与血液成分交接单》上签名并签署发血时间。

（4）取回全血与血液成分后,应与输血科室人员核对全血与血液成分的种类、型别、数量进行确认,并在《外出提取全血与血液成分交接单》填写交接时间、运输情况、签名后方可离开。

（5）输血科室人员须在《领取全血与血液成分交接单》填写全血与血液成分交接时间、确认运输情况并签名等。

6. 全血与血液成分入库管理制度

（1）异体血：①核对验收内容应包括但不限于运输条件、物理外观、血袋封闭及包装是否合格，标签填写是否清楚齐全（供血机构名称及其许可证号、献血者条形码编号和血型、全血与血液成分品种、容量、采血日期、制备日期、有效期、血袋编号/条形码、储存条件）等。②输血科室人员与工勤人员双方确认登记后全名签字。③输血科室可根据《全血与血液成分质量要求》对入库全血与血液成分的物理质量外观进行检查，对不符合质量要求的全血与血液成分应拒绝入库，及时与采供血机构联系，并立即退回所在辖区采供血机构。

（2）储存式自身血液：①输血科室在实施储存式自身输血时，采集血液后工作人员必须在血袋上立即注明患者姓名、性别、年龄、住院号/门急诊号、科室、病室、床号、采血量、采血日期、采血者，并标明自体血字样。②患者在采集血液的血袋上全名签字。③对采集血液进行 ABO 血型鉴定（正反定型）、RhD 血型鉴定，并在血袋上进行醒目标记。④入库储存时，应与供血机构的全血和血液成分严格分开，按各血型储存在血库专用冰箱内。

7. 全血与血液成分储存管理制度

（1）储存的全血与血液成分须按 A、B、O、AB 血型与品种、规格、采血日期分别贮存于血库专用冰箱不同层内或不同专用冰箱内，并有明显的标识。

（2）全血与血液成分储存条件要求：

1）保存温度和保存期（见表 3 - 4 - 1）。

表 3 - 4 - 1　全血与血液成分保存温度和保存期

品种	保存温度	保存期
悬浮红细胞（CRCs）	4 ± 2°C	ACD:21 天;CPD:28 天;CPDA:35 天
少白细胞红细胞（LPRC）	4 ± 2°C	24 小时内输注（除 100 级层流空气中无菌接口制备:同 CRCs 外）
洗涤红细胞（WRC）	4 ± 2°C	24 小时内输注
冰冻红细胞（FTRC）	4 ± 2°C	解冻后 24 小时内输注
手工分离浓缩血小板（PC-1）	22 ± 2°C（轻振荡）	24 小时（普通袋）或 5 天（专用袋制备）
机器单采浓缩血小板（PC-2）	22 ± 2°C（轻振荡）	24 小时（普通袋）或 5 天（专用袋制备）
机器单采浓缩白细胞悬液（GRANs）	22 ± 2°C	24 小时内输注
新鲜冰冻血浆（FFP）	−20°C 以下	1 年
普通冰冻血浆（FP）	−20°C 以下	4 年
冷沉淀（Cryo）	−20°C 以下	1 年
全血	4 ± 2°C	ACD:21 天;CPD:28 天;CPDA:35 天

2）全血与红细胞成分应垂直存放。

3）融化后未能及时输注的新鲜冰冻血浆或普通冰冻血浆，可在 4℃ 贮血专用冰箱暂时保存，但不得超过 24 小时，不可再冰冻保存。冷沉淀解冻后不宜在室温与 4℃ 贮血专用冰箱保存，严禁再冷冻。

4）全血与血液成分从输血科室贮血专用冰箱取出后应在 30 分钟以内输注；如周围环境温度（室温）超过 25℃时或预计可能在 30 分钟后才开始输注时，应将全血与血液成分保存于温度维持在 2~6℃隔热携带式血液运送箱或贮血专用冰箱中。

（3）全血与血液成分储存数量要求：

1）结合采供血机构的供血预警、本医疗机构全血与血液成分库存量及医疗工作量进行的数量调控管理。尤其是对血液库存情况进行合理的优化，减少责任性报废率。

2）可根据医疗机构实际情况，选择统计评价指标如储存短期用血比率越高说明库管理优化调控能力越好。库存优化的要素包括但不限于安全储血量、用血调控、择期用血评估、相容性检测项目组合。①安全储血量是指库存各种血型全血与血液成分的最低贮存量，该数量应能满足本医疗机构向所在辖区采供血机构提出抢救用血申请，至采供血机构送达或取回全血与血液成分，并完成血液相容性检测所需时间内临床抢救对全血与血液成分的需求。安全储血量一般不少于 3 天常规医疗用血量。②用血调控是根据申请用血的方式（急诊输血、手术备血、平诊输血）和病种对全血与血液成分贮存时间的要求，调配相应全血与血液成分。原则是在保证治疗效果的前提下，按采血日期先进先出。③择期手术用血评估是根据申请择期手术用血病种的实际用血情况对临床医师申请的数量和对手术储存时间的要求进行测算，以确定由采供血机构调配全血与血液成分，也是平衡库存的评估手段。原则是按该病种即往用血数据统计的平均数和手术执行者的用血习惯综合测算，再将全部备血总计后增加一个风险基数，确定为增加库存的全血与血液成分数量和种类。④相容性检测项目选择主要取决于是否开展抗体筛查检测。如对患者和供应的血液均进行抗体筛检检测，在择期用血时，对抗体筛查结果阴性患者，在临床发用血时，选取库存较长的血液优先发出，以确保在库血液储存短期用血率的提高。

（4）全血与血液成分库存预警要求：

1）输血科室与所在辖区采供血机构应建立血液库存预警机制，双方及时掌握预警信息，协调临床用血需求。

2）所在辖区采供血机构通过互联网平台统一发布血液预警信息。医院输血科室则通过录音电话向所在辖区采供血机构发出紧急用血预警。

3）临床用血库存预警是根据本年度的门急诊诊治总人数、住院患者总数、急诊与择期手术总例数比上 1 年度增长率平均值的 5%~10%，作为下 1 年度临床用血增长指数，制订临床用血计划和安全储血量计划。①安全储血量是指库存血量为医疗机构日平均用血量不少于 5 倍；血型分布合理，其 A、B、O、AB 的比例为 3∶3∶3∶1，满足所有临床用血需求。②警戒储血量是指库存血量为医疗机构日平均用血量不少于 3 倍；或血型分布不合理，其 A、B、O、AB 的比例不是 3∶3∶3∶1，限制部分临床用血需求。③最低储血量是指库存血量为医疗机构日平均用血量不小于 2 倍；或血型分布极不合理，其 A、B、O、AB 的比例无法进行院内调控，只能满足急诊临床用血需求。

（5）温度监控要求：①储血设备均需按要求做好 24 小时温度监测记录。即有电子温控监测系统，加上手工每日温度监测记录 2 次，且 2 次间隔宜超过 8 小时；无电子温控监测系统，手工每日温度监测记录 6 次，每 4 小时监测记录 1 次。②储血设备内温度需用经权威计量部门校准的温度计来监测，冰箱温度探头、冷链探头每年均需权威计量部门校准监测 1 次，并给出校准报告，存档备查。③储血设备内严禁存放其他物品。

（6）消毒要求：①储血冰箱：每周 1 次用 75% 酒精的湿巾擦拭消毒 1 次，并记录。如条件允许可进行冰箱内空气消毒；每周进行 1 次冰箱内空气消毒，甲醛熏蒸或三氧消毒。②储血冰箱内空气培养每月 1 次,并记录。应无霉菌生长或培养皿(90mm)细菌生长菌落 <8CFU/10 分钟或 < 200CFU/m³ 为合格,相关资料需保存 10 年备查。

8. 血液成分储存质量监测与信息反馈管理制度

(1) 血液储存环境与设备要求:①血液储存区应有双路供电或应急发电设备。②血液储存区的空间应满足整洁、卫生和隔离的要求,具有防火、防盗、防鼠等安全设施。③血液储存区应有足够的照明光源。应备紫外线消毒装置。④血液储存设备应有可视温度显示,应有温度超限声、光报警装置。

(2) 全血与血液成分标准保存条件:①全血和红细胞成分保存在 2 ~ 6℃ 有明显标识的专用储血冰箱内。②新鲜或普通冰冻血浆保存于温度低于 - 18℃ 以下有明显标识的专用低温储血冰箱内。③冷沉淀保存于温度低于 - 18℃ 以下有标识的专用低温储血冰箱。④血小板(机采)保存于 22 ± 2℃ 的血小板专用振荡保存箱内。

(3) 血液保存温度状态监控:①血液储存设备使用人工监控时,应至少每4h 监测记录温度 1 次,并随时观察冰箱情况。②使用自动温度监测管理系统时 24 小时连续温度监测电子记录,至少每日人工记录 2 次,2 次记录间隔 8 小时以上。③血液储存设备的温度监控记录至少应保存到血液成分后不少于 3 年,以保证可追溯性。④一旦储血设备内部温度超出设定范围,储存血液冰箱温度监控管理系统将及时发出声音报警,值班人员及相关责任人对报警信息做出及时处理,确保血液质量安全。

(4) 全血与血液成分的存放:①按照储存要求将不同血型的全血与血液成分分别存放于不同的设备内或不同的分隔内,并对每一个储血设备或分隔进行明显标识;②血液存放时应遵循先进先出的原则,确保全血与血液成分正常周转,保证血液质量并杜绝血液浪费;③全血和红细胞成分应按时间顺序竖直摆放在冰箱内的储血筐中。④冰冻血浆、冷沉淀应按血型整齐存放在专用低温储血冰箱内。⑤单采血小板应单层、整齐摆放在血小板专用振荡保存箱内。⑥每月由专人负责核对血浆、冷沉淀的库存。

(5) 信息核对与保存:①输血科室人员每日应及时核对出入库情况,确保一致性。②输血相关资料与信息保存不少于 10 年。

9. 全血与血液成分出库管理制度

(1) 血液成分发出前,输血科室人员须核对血液成分血型、打印标签上患者住院号(门急诊号)、姓名、病区床号与交叉配血单上血型一致与交叉配血结果,签字后方可出库。

(2) 输血科室人员和经培训的临床用血科室医务人员对患者输血信息,内容包括但不限于姓名、性别、年龄、住院号/门急诊号、科别、病室、床号、ABO 血型与 RhD 血型、血袋编号、血液有效期、交叉配合试验结果和血液成分的外观等,双方共同核对后无误双方签字与签署领发血时间。

(3) 血液成分与血袋有下列情况之一的,一律不得发出,应做报废处理:①标签遗失、破损、字迹不清。②血袋有破损、漏血。③血液中有明显凝块。④血浆呈乳糜状或暗灰色。⑤血浆中有明显气泡、絮状物或粗大颗粒,有细菌或真菌生长。⑥未摇动时血浆层与红细胞的界面不清或交界面上出现溶血。⑦红细胞层呈紫红色。⑧超过保存期或其他须查证的情况。

(4) 全血与血液成分发出后一律不得退回。

10. 全血与血液成分院内使用气动物流系统运送管理制度

(1) 输血申请单及标本的接收:

① 输血科室人员接到从临床科室使用气动物流系统运送的血液标本时,应逐项核对相应患

者输血申请单与血标本上的各项信息是否一致,审查输血申请单填写的内容是否完整、正确,审核输血指征是否符合要求。

②　使用气动物流系统接收血标本。如患者血标本或/和申请单不合格,输血科室人员应立即使用气动物流系统运送返回临床科室,并电话沟通说明其原因。

(2)　全血与血液成分发放:①输血科室人员需审核取血单信息是否符合要求,如有异议电话沟通。②输血科室应两人核对患者、献血员信息(患者姓名、住院号、患者血型;献血员条码、血液成分、血液质量、剂量、血型并记录肉眼质量观察结果等)及交叉配血试验结果,确认无误后签字将全血与血液成分、发血报告单(一式两联)一起用专用传输筒使用气动物流系统运送至手术室或临床用血科室,并电话通知相应科室人员,到科室所在气动物流系统站点等候。③发送前确认输入正确的工作站点,发送时应确认传输筒锁扣已经扣紧,传输筒内、外均无物品、筒内海绵是否放好等,确保传输过程中的安全。④手术室或临床用血科室医护人员接到全血与血液成分与发血报告单后应仔细核对所有信息(患者姓名、住院号、患者血型)、血袋信息(献血员条码、血液成分、剂量、血型并肉眼观察血液质量)是否一致,无误后在发血报告单(一式两联)签字,发血报告单一联保存于病历中,另一联立即使用气动物流系统送还输血科室保存备查。如全血与血液成分发出后10分钟输血科室人员未接到发血报告单返回信息,应立即电话与临床取得联系查明原因。⑤全血与血液成分专用传输筒每周清洁消毒1次,并记录备查。

11. 储存式自体血液成分管理制度

(1)　申请:①临床医师负责需自身输血患者申请,填写《自身输血申请单》和《自身输血的知情同意书》,且送交至输血科室。②输血科室人员负责预定采血时间、采血方式,并根据采血量及申请量安排患者手术备血。

(2)　采集、储存及发放:①输血科室人员负责采血时,经治医师负责生命体征的监护等。②患者自身血液采集应符合《临床输血技术规范》相关要求。③根据用血量可使用不同的采集方式(包括血细胞分离机采集法和血袋式采集法)。④采集结束,在血袋标签上标明患者姓名、性别、年龄、病例号、采血日期、采血量、血型鉴定结果,患者签字确认。⑤采集的血液储存在单独专用4~6℃储血冰箱内,保存期参照国家相关血液标准要求。⑥血液发出时,输血科室应填写发血报告单。⑦取血人员须携带患者病历与取血单到输血科室取血。

12. 全血与血液成分报废审批与处置制度

(1)　不合格血液报废标准(满足下列标准中任何一项者即为不合格)。①超过保存期的全血与血液成分(包括血浆融化后2~6℃冰箱保存超过24小时)。②保存过程中发现了严重溶血、凝块、乳糜、破袋、渗漏或采血管、转移管近端口密封不严的血液。③标签丢失或破损难辨、模糊不清的血液。④血浆中有明显气泡、絮状物或粗大颗粒。⑤未摇动时血浆层与红细胞的界面不清或交界面上出现溶血。⑥红细胞层呈紫红色。⑦其他经判定需要报废的血液等。

(2)　报废血液处理流程:①发现库存中不合格血液或收回临床输注前发现的不合格血液要及时进行隔离存放。②经输血科室质量负责人确认报废,填写《血液报废销毁登记表》,呈报科主任审核、定期上报主管院长并备案。③由输血质量负责人负责详细记录报废血液品种、献血条码、血型、血袋编号、销毁日期及销毁人员。每月对报废血液情况进行统计汇总与分析,同时从电脑中出库该袋血液资料,注明为报废血液。报废血销毁记录要妥善保存不少于10年,备查。④确定全血和血液成分报废应进行高压处理,然后按照有关传染性医疗废物处理规定移交由指定医疗废物收集单位处理。

13．血液成分输注后血袋处置管理制度

（1）患者输血结束后，护士将血袋刺针孔处折叠，并粘贴，防止血液流出。

（2）护士及时认真按项填写血袋回收登记表，将血袋放入集中保管容器内。

（3）输血数目与输完血袋数目必须一致。

（4）血袋按管理要求保留24小时后，交专职人员按国家地方废血袋处置相关要求进行处理。相关记录保存不少于3年。

14．全血与血液成分信息登记、管理和保存制度

（1）由所在辖区采供血机构提供的全血与血液成分通过条码扫描入库。（包括血液成分条形码、成分名称、血型、数量、取血与采血日期、有效期、献血员姓名）。

（2）由输血科室人员对相关信息逐一核对与校验，内容包括但不限于血液成分的外观、血袋封闭及外包装是否合格，标签填写是否清楚齐全（供血机构名称及其许可证号、献血员姓名、条形码、血型、血液品种、容量、采血日期、血液成分制备时间、有效期、储存条件）等。

（3）血液成分出入库、核对签收、领发登记的有关资料需保存不小于10年。

（4）每天晨交班由输血科室人员电脑查询并清点和查验库存各血液成分数量、保存期、有效期、当日各血型备血量等，予以口头及书面交班，相关资料需保存不小于3年。

15．外出取血后勤保障制度

（1）通信：应设24小时工作电话，方便临床咨询业务及血液预约。一般应设两部电话，一旦电话出现问题，要启用备用电话联系。

（2）人员：实行24小时值班制度，应具有从业资质、符合岗位条件，可应对突发事件。一旦出现重大应急事件，要启动应急预案，调配备班人员。

（3）交通：需联系医务处（科）随时启用交通保障，即在库存血量不足且当地采供血机构无法调配送血时，输血科室联系本院车辆取血，满足临床用血需求。

16．临床输血特殊病例讨论制度

（1）输血科室发现特殊患者包括但不限于血型鉴定或/和交叉配血困难等，应及时在质量负责人指导下尽快完善各项检查，进行病例讨论。

（2）由科主任主持对疑难病例讨论会，相关检查者汇报患者各项实验检测结果，全科进行讨论以确定患者血型及输血方案，并详细记录。

（3）对科内讨论结果应报告医务处（科）备案，通知临床用血科室启动应急程序。

（4）节假日或急诊期间，由值班人员中高年资组人员主持进行疑难病例讨论，做好详细记录，并向科主任及院总值班汇报。

17．输血感染报告与处置制度

（1）输血科室主任在接到报告后应深入临床科室进行观察，记录发生输血感染患者情况，包括但不限于输注血液成分的时间、血液编码、输注量、感染症状、处理方法和结果等。

（2）对疑为输血后感染患者进行评估，并详细记录，必要时由感染管理科请相关专家会诊并评估。

（3）感染管理科在接到报告后应及时进行流行病学调查处理，查找感染源及追踪感染原因并做好相应登记，撰写调查报告，输血相关传染病所涉及的献血员，应及时通报采血机构，追踪感染原因，采取有效控制措施。

（4）对可能因输血感染疾病产生医疗纠纷，须将受血者（患者）、献血员血标本送相关部门重新进行实验室检查，并及时做好调查处理工作。保存相关资料，与相关部门协调积极应对处置。

二、临床输血前血型血清学检测管理

1. 输血前血型血清学检测制度

（1）血标本审核：①由医护人员或经培训专门人员持患者血标本和《临床输血申请单》与输血科室工作人员（必须具有医学检验资格证书）双方逐项核对正确无误后双方全名签字。患者曾使用青霉素、非那西丁、氨基比林、磺胺、甲基多巴、低分子肝素（普通）肝素、右旋糖苷等药物，临床医师应在申请单上注明。②对不符合要求的血标本应一律退回。如休克、昏迷的患者及婴幼儿等特殊情况，血液标本不足 2mL 或乳糜血等，与临床用血科室进行沟通后可作为特殊标本进行检测，在报告单上应注明标本相关情况。③患者交叉配血试验的血标本必须是输血前 3 天之内的。对下列之一者交叉配血试验的血标本必须是输血前 24 小时之内的：有输血史、有妊娠史、抗体筛选与鉴定阳性、大量输血和多次输血等患者。④输血科室在血型鉴定和交叉配血试验前必须再逐项核对《临床输血申请单》内容、患者和献血者血标本相关信息。

（2）检测试剂要求：

1）输血科室所用检测试剂应具有国家认可试剂证明（国家暂无认可的检测试剂除外）。试管法所用血型鉴定试剂入库时与使用前必须进行特异性、亲和力与效价的检测。

抗 – A 血清与 A1 型红细胞凝集 4 + ，效价 128、亲和力 15 秒。

抗 – B 血清与 B 型红细胞凝集 4 + ，效价 128、亲和力 15 秒。

抗 – D 血清与 D 阳性红细胞凝集 4 + ，效价 128、亲和力 15 秒。

2）输血科室必须认真做好所使用试剂的质量控制。血型鉴定试剂每日检测抗体效价，凝集强度在 3 + 以上的试剂才能当日使用；检查 IgG 血型抗体的交叉配血试验试剂每日至少进行 1 次阴、阳性对照检测。

3）记录检测结果，资料保存 10 年备查。

（3）检测结果判断：血型鉴定、交叉配血结果必须在离心后立即观察结果。①试管法观察凝集结果采用轻摇的方式，出现凝集颗粒或凝集块为阳性结果（ ± 至 4 + ），未出现凝集的则为阴性结果。②微柱卡式法反应管阳性反应表示反应体系中有相应特异性的抗原抗体，反应强度以 4 + 至 ± 依次减弱。4 + 红细胞复合物位于凝胶表面，1 + 表示位于胶中近底部；可疑阳性反应（ + ）可将其与在同一卡中，同时孵育离心的阴性质控管中的结果对照，如与阴性结果有差别，判断可为 + ，为弱阳性反应；如同阴性结果一致，可判断其为阴性；阴性反应（ – ）离心后，红细胞沉淀在微柱凝胶管尖底部。

（4）血型鉴定：①输血科室对患者红细胞 ABO 血型鉴定必须包括：正定型（即用已知的抗 A、抗 B 标准血清检测红细胞表面未知的血型抗原）和反定型（即用已知的 A、B、O 标准红细胞检测血清或血浆中未知的血型抗体）；以及红细胞 RhD 血型鉴定（紧急抢救输血时 RhD 血型鉴定可除外）。出生 4 个月内的婴儿红细胞 ABO 血型鉴定只行正定型检测，可不行反定型检测。②血型鉴定结果报告复核后由输血科室两人核对全名签字；节假日或夜间一人值班时，血型鉴定后自己复核全名签字。③血型鉴定结果必须有记录，并保存 10 年备查。

（5）交叉配血试验前相关检查。①使用交叉配血试验的血标本作抗体筛查试验（急诊输血除外）。如患者 48 小时内再次输血，应重新做抗体筛查试验。抗体筛查试验结果阳性应进行抗体的特异性鉴定。②使用交叉配血试验的血标本进行 HBsAg、Anti-HBs、HBeAg、Anti-HBe、Anti-HBc、Anti-HCV、Anti-HIV1/2、梅毒等项目检测。③使用交叉配血试验的血标本复查患者 ABO 血型（正、反定型）和 RhD 血型。④复查献血者 ABO 血型（正反定型）和 RhD 血型，包括：全血、悬浮

红细胞、洗涤红细胞、冰冻红细胞、少白细胞红细胞、辐照红细胞、浓缩白细胞悬液、手工分离浓缩血小板等血液成分。复查献血者 ABO 血型(反定型),包括:机器分离浓缩血小板、冰冻血浆/病毒灭活血浆、新鲜冰冻血浆/病毒灭活新鲜冰冻血浆、冷沉淀等血液成分。

(6)交叉配血试验:①目的是保证患者血液成分输注安全、有效。②交叉配血试验包括主次侧:患者血清与献血者红细胞之间反应为主侧,患者红细胞与献血者血浆之间反应为次侧。③交叉配血试验必须在盐水相试验基础上,加做至少一种检查 IgG 血型抗体非盐水相试验(如间接抗人球蛋白法、酶法、聚凝胺法等)。④工作日交叉配血试验应由输血科室 2 名工作人员(必须具有医学检验资格证书)互相核对结果后全名签字:1 名进行交叉配血试验操作并查对患者与血液成分相关信息,另一名再次复核患者与血液成分相关信息;节假日或夜间 1 名工作人员(必须具有医学检验资格证书)值班时,操作完毕后由操作者填写配血试验试验结果,自己复核后全名签字。⑤交叉配血试验结果必须有记录,并保存 10 年备查。

(7)血液成分输注原则:

1)非急诊情况:①全血、悬浮红细胞、洗涤红细胞、冰冻红细胞、少白细胞红细胞、辐照红细胞、浓缩白细胞悬液、手工分离浓缩血小板等输注应 ABO 和 RhD 血型同型输注和须进行交叉配血试验。②机器分离浓缩血小板、冰冻血浆/病毒灭活血浆、新鲜冰冻血浆/病毒灭活新鲜冰冻血浆、冷沉淀等输注应 ABO 和 RhD 血型同型输注。

2)急诊或特殊情况:

① 在危及患者生命且无 ABO 同型血液成分供应的紧急情况下,或在临床治疗过程中出现不能同型输注的情况(如:造血干细胞移植等)须遵循相容性输注原则。a. 输注红细胞成分时,献血者红细胞和患者 ABO 血型与 RhD 血型须相容:O 型患者只能输注 O 型献血者的红细胞成分;A 型患者可以输注 A 型和 O 型献血者的红细胞成分;B 型患者可以输注 B 型和 O 型献血者的红细胞成分;AB 型患者可以输注 AB、A、B 和 O 型献血者的红细胞成分。在选择 A、B、O 型红细胞成分进行相容性输注时,须取各红细胞成分的上清液进行抗 A 或/和抗 B 效价测定,效价≤16。b. 输注血浆或含血浆的成分时,AB 型血浆可以输注给任何 ABO 型患者;A 型血浆可以输注给 O 型和 A 型患者;B 型血浆可以输注给 O 型和 B 型患者;O 型血浆只能输注给 O 型的患者。

② RhD 阴性患者在危及生命且无 RhD 血型同型血液成分输注的紧急情况下,本着挽救患者生命为第一原则。a. 对体内无抗 D 抗体的患者,可一次性足量输注 RhD 阳性的血液成分。b. 一旦有 RhD 阴性血液成分供应,应输注 RhD 阴性血液成分。

③ 患者体内存在温抗体或冷抗体的情况时,难以找到相容性血液成分输注,应遵循原则:a. 患者机体内存在温抗体时,应选择多人份 ABO 血型相同的血液进行交叉配血试验,采用患者血清与献血者红细胞反应凝集强度最弱的血液成分给患者输注。输注时必须严密观察患者的情况。b. 患者机体内存在冷抗体时,血型鉴定与交叉配血试验应在 37℃ 条件下进行操作。c. 如患者 ABO 血型一时难以确定,病情又十分危急,需要紧急输血挽救患者的生命,此时可给予 O 型红细胞输注。

④ 输血时须履行程序是患者意识清楚时,经治医师必须告知患者与直系亲属血液成分相容性输注利弊;患者意识不清楚时,必须告知直系亲属或相关人员。在征得患者或/和直系亲属同意在病程录上签字,上报医院医疗管理部门备案签署同意后方可实施。

2. 血型血清学实验室内质量控制管理制度

(1)实验质量是从室内质量控制通过检测质控品来实现,根据检测每批次设置的质控品,判断已完成检测结果的质控状态是否在设定的靶值和控制限内来判断检测结果质量。在任何情况下,都应在报告检测结果前评价室内质控结果。

（2）实验室应制定室内质量控制管理程序,建立检测质控品的数量、类型和频次、质控靶值和失控限等;应设置阴性、阳性和/或弱阳性(临界值)的质控。

（3）实验室应根据检测项目、方法学及实际检测情况设定阴性和阳性质控的检测频率,并满足本地区相关规定和试剂生产厂商试剂说明书要求。

（4）实验室开始进行输血相容性实验检测、更换试剂新批号、仪器设备重大维护保养后、仪器设备故障大修后等情况,均应做室内质控。

（5）实验室在使用试管或微孔板技术进行手工操作时,每批次都应进行室内质控检测。

（6）手工柱凝集方法在确保相关质量管理措施有效的情况下,如使用前验证试剂、监控试剂储存条件等,可每12小时进行1次室内质控;除此情况外每批次都应进行室内质控。

（7）使用自动化检测系统时,质控样本应以待检样本同样的方式装载入仪器进行检测。

（8）开展输血相容性检测的当日应至少进行1次室内质控。使用全自动仪器时应至少每12小时进行1次质控;具体选择质控设置时间时,还应考虑试剂在温控范围内的时限。

3．血型血清学实验室间质量评价管理制度

（1）参加国家临检中心和省内组织的输血相容性检测实验室质量考评活动。

（2）制定年度实验室质量考评活动时间表,确保质量考评按期完成。

（3）以常规检测相同的方法对质量考评的样品进行检测和判定。

（4）根据标本接收时间随机指定科室人员进行检测。

（5）接收实验室质量考评标本时,应核对外包装是否完好,是否在规定时间内到达,标识是否清楚,标本量是否足够,与清单上列出的是否一致,有无渗漏及发货时间是否准时等情况,并按说明书要求保存。

（6）严格按说明书规定的时间和频次进行检测。

（7）应将质控品与其他标本按标准操作规程常规操作、结果分析、判定、审核及报告。

（8）实验完成后对质控品的检测数据进行汇总,填写《室间质量评价结果回报单》。

（9）结果报告给质控负责人审核签发后,按规定时间上报相应质量考评组织机构。

（10）保留质量考评样品检测的原始记录,以备与质量考评考核部门反馈结果进行核对和查找差距原因。

（11）接到质量考评结果反馈报告,应对结果进行比对、分析和查找差距产生的原因,制定改进计划和措施,并评价相应改进措施的成效。

（12）对于室间质评不合格的检测项目,科主任应组织实验室人员在1周内找出不合格的原因。

（13）质控负责人填写《室间质评不合格分析报告单》,提出具体整改意见,在下次室间质评中实施,并追踪评价改进效果。

（14）将室间质评回报结果、整改分析报告等相关资料归档,由科室统一保存,保存期不少于10年。

4．疑难血型与特殊交叉配血记录制度

（1）疑难血型:①遇到疑难血型时,需在疑难血型实验记录本上记录血型鉴定所做的全部实验项目及实验原始判读结果,再将最后确定血型的依据及最终结果进行记录。②记录保存不少于10年。

（2）特殊交叉配血试验:①特殊交叉配血试验应包括但不限于换血治疗交叉配血试验、干细胞移植后血型转换中的交叉配血试验、疑难血型的交叉配血试验、ABO 亚型的交叉配血试验等。②特殊交叉配血试验原始结果均应记录，内容包括但不限于患者与献血员血型、意外抗体筛查结果、交叉配血试验采用的方法与结果，最终是否输血等。③记录保存不少于 10 年。

第五节　工勤人员临床输血行为管理

一、输血标本运送制度

（1）医师应通过计算机信息管理系统确认本人身份信息，根据患者输血适应证开具输血医嘱。

（2）医师开具输血医嘱后，护士应通过计算机信息管理系统确认本人身份信息，并接收输血任务指令，计算机信息管理系统生成输血标本识别标识。

（3）护士确认输血标本识别标识并打印，粘贴在试管上。

（4）护士应通过计算机信息管理系统确认本人身份信息。

（5）护士应使用计算机信息管理系统扫描枪确认患者身份识别标识和输血标本识别标识后，采集输血标本。

（6）护士采集输血标本后，应立即确定采样时间，返回护士站。

（7）护士应通过计算机信息管理系统确认本人身份信息，并使用计算机信息管理系统扫描枪确认输血标本识别标识。

（8）计算机信息管理系统生成输血标本运送任务指令，应包括但不限于：①输血标本识别标识和患者身份识别标识，数据保存至计算机信息管理系统；②同时产生的不同患者多个输血标本可合并为同一批次输血标本运送任务指令，再生成任务信息识别标识并打印，粘贴在同一批次输血标本包装袋上，数据保存至计算机信息管理系统；③计算机信息管理系统生成工勤人员运送输血标本任务指令，发送至工勤人员管理部门。

（9）工勤人员管理部门接到运送输血标本任务指令后，应立即通知工勤人员到达护士站。

（10）护士应通过计算机信息管理系统确认本人身份信息和工勤人员身份信息。

（11）护士与工勤人员应使用计算机信息管理系统扫描枪确认输血标本识别标识，并确定取样时间，数据保存至计算机信息管理系统。

（12）工勤人员取走输血标本，应在 1 小时内（紧急输血标本应立即送达）送达输血科室。

（13）输血标本送达输血科室后，输血科室人员应通过计算机信息管理系统确认本人身份信息和工勤人员身份信息。

（14）输血科室人员与工勤人员应使用计算机信息管理系统扫描枪确认输血标本识别标识，并确定送达时间，数据保存至计算机信息管理系统。

（15）计算机信息管理系统自动更新输血标本追溯状态信息。

（16）输血科室人员应通过计算机信息管理系统分析输血标本滞留、丢失或错送等异常事件发生率，将相关数据进行数据归集和评估分析，每月不少于 1 次，确保输血标本运送的及时性与安全性。

二、废血袋回收制度

（1）患者输血完毕后，护士通过计算机信息管理系统确认本人身份信息和血袋相关数据，确定输血结束时间。计算机信息管理系统生成废血袋识别标识。

（2）护士确认废血袋识别标识并打印，粘贴在血袋上。应使用计算机信息管理系统扫描枪确定暂存开始时间。

（3）为了确保输血反应的溯源性，废血袋宜在护士站暂存 24 小时。

（4）暂存期满后，护士应通过计算机信息管理系统确认本人身份信息。

（5）计算机信息管理系统生成废血袋回收任务指令，应包括但不限于：①废弃血袋识别标识和患者身份识别标识，数据保存至计算机信息管理系统。②同一病区不同患者的多只废血袋可合并为同一批次废血袋集中回收任务指令，再生成任务信息识别标识并打印，粘贴在同一批次废血袋包装袋上，数据保存至计算机信息管理系统。③计算机信息管理系统生成通知工勤人员回收废血袋任务指令，发送至工勤人员管理部门。

（6）工勤人员管理部门接到回收废血袋任务指令后，立即通知工勤人员到达护士站。

（7）工勤人员到达护士站后，护士应通过计算机信息管理系统确认本人身份信息和工勤人员身份信息。

（8）护士与工勤人员应使用计算机信息管理系统扫描枪确认废血袋识别标识，并确定取袋时间，数据保存至计算机信息管理系统。

（9）工勤人员取走废血袋，宜在 1 小时内送达医疗废弃物暂存点。

（10）医疗废弃物暂存点的工勤人员应通过计算机信息管理系统确认本人身份信息，送达废血袋的工勤人员身份信息。应使用计算机信息管理系统扫描枪确认废血袋识别标识，并确定送达时间，数据保存至计算机信息管理系统。

（11）废血袋在医疗废弃物暂存点暂存不大于 48 小时。

（12）签约医疗废弃物集中处置单位收集清运废血袋时，医疗机构工勤人员应通过计算机信息管理系统确认本人身份信息，确定废血袋离院时间，数据保存至计算机信息管理系统。

（13）计算机信息管理系统应更新血袋追溯状态信息。输血科室人员应通过计算机信息管理系统确认废血袋信息与血液发放信息一致性。

（14）输血科室人员通过计算机信息管理系统分析废血袋滞留、丢失或错送等异常事件发生率，将相关数据进行数据归集和评估分析，每月不少于 1 次，确保公共卫生和生物安全。

（刘冰 刘铁梅 李志强）

第四章 输血科室工作要求与制度管理

第一节 输血科室基本要求

一、输血科室设置基本要求

（1）应有充足空间，符合国家相关规定要求。

（2）输血实验室建筑与设施符合 GB 19489《实验室生物安全通用要求》，输血科室的房屋设置应远离污染源，紧邻手术室或病区。

（3）布局流程合理，各区域功能齐备。应符合生物安全要求。

（4）物体表面及空气净化消毒效果符合 WS/T 367《医疗机构消毒技术规范》的要求。

（5）开展自身输血、输血治疗等工作，应符合 GB 15982《医院消毒卫生标准》卫生学Ⅳ类环境的要求。

（6）采光明亮，空气流通，有必要的清洁消毒设施。针对不同的控制区域，制定生物安全防护措施及相应的警示标志。应配备相应的生物安全个人防护用品。

二、输血科室人员基本要求

（1）输血科应配置不小于 8 名专业人员。年用血量每增加 5000 单位增加 1 人，每增加一个执业点增加 6 人。应配置与其承担任务和功能相适应的专业技术人员。其高、中、初级卫生技术资格比例 1∶3∶5 为宜。血库应配置不小于 2 名专职专业人员。

（2）输血科室应根据需要设置输血检验系列、输血医疗系列等岗位。输血技术人员应分别毕业于输血医学、医学检验、临床医学等专业。输血检验系列人员应取得国家卫生专业技术资格；输血医疗系列人员应取得医师执业证书。

（3）输血科主任应具有高级卫生技术职称，从事输血专业相关工作不小于 5 年，具有临床输血相关专业知识及管理能力。血库负责人应具有中级及以上卫生技术职称，从事输血专业相关工作不小于 5 年，具有临床输血相关专业知识及管理能力。

（4）质量负责人应具有高级卫生技术职称，从事输血专业工作不少于 10 年，经过质量管理培训，全面负责科室质量管理工作。技术负责人应具有中高级卫生技术职称，从事输血专业工作不少于 10 年，经过临床输血专业检测技能培训，全面负责科室检测技术相关工作。

（5）输血科室从业人员应参加输血技术人员岗位培训和考核。新入职人员培训内容应包括但不限于工作职责、质量体系、输血信息系统及安全教育等。

（6）输血科室从业人员应符合下列健康标准：无精神病史，无色盲、色弱、双耳听力障碍，无影响履行输血专业职责的疾病或者功能障碍。每年应进行 1 次健康体检。应对乙型肝炎病毒表面抗体阴性的人员进行乙型肝炎病毒疫苗接种。患有经血液传播疾病的人员或病原体携带者不得从事自身输血和血液治疗等直接接触待输注血液的相关业务工作。

三、输血科室工作能力与权限

1. 输血科应具备以下主要职责

（1）实行 24 小时独立值班。

（2）贯彻执行有关法律、行政法规、规章制度和技术规范。

（3）建立临床输血质量管理体系,推动临床安全与有效输血。

（4）制订临床输血储备计划,负责血液预订、核查入库、储存、发放工作;根据采供血机构供血的预警信息和医疗机构的血液库存情况协调临床输血工作。

（5）开展输血相关检测、诊断、治疗工作。

（6）开展室内质量管理工作,参加室间质量评价。

（7）承担血液监控等血液管理相关工作。

（8）开展自身输血等血液保护措施,参与推动应用输血新技术。

（9）参与临床输血不良事件的调查和输血反应诊治。

（10）参与临床输血治疗会诊。根据临床治疗需要,开展治疗性血液成分分离、置换及细胞治疗等血液治疗相关工作与新技术应用。

（11）承担医护人员临床输血教育、咨询、指导、督查等工作。

（12）开展临床输血教学、培训和科学研究工作。

（13）完成医院临时交办的任务。

2. 血库应具备以下主要职责

（1）实行 24 小时独立值班。

（2）贯彻执行有关法律、行政法规、规章制度和技术规范。

（3）建立临床输血质量管理体系,推动临床安全与有效输血。

（4）制订临床输血储备计划,负责血液预订、核查入库、储存、发放工作;根据采供血机构供血的预警信息和医疗机构的血液库存情况协调临床输血。

（5）开展输血相关检测、诊断、治疗工作。

（6）开展室内质量管理工作,参加室间质量评价。

（7）承担血液监控等血液管理相关工作。

（8）开展自身输血等血液保护措施,参与推动应用输血新技术。

（9）参与临床输血不良事件的调查。

（10）完成医院临时交办的任务。

3. 输血科室业务功能与范围

输血科室是提供医疗用血,负责血液接收、贮存、发放、输血相关检测;指导临床输血;参与输血相关疾病诊断与治疗;开展科研、教学与输血质量管理的临床科室。（见表 4 - 1 - 1）

表 4 - 1 - 1　输血科室开展业务

项目	内　　容
输血管理	临床用血计划制定与管理
	全血与成分血出入库、储存管理
	输血器材监督与管理
	全血与成分血质量监督与管理

项目	内　容
诊断检查	ABO血型(正反定型)鉴定
	Rh血型鉴定与Rh(D)血型阴性确认
	抗体筛查与鉴定
	交叉配合试验(盐水相和非盐水相)
	与免疫血液学疾病诊断相关项目检测,包括:红细胞、白细胞与血小板等 血小板无效输注病因实验诊断 血小板抗原鉴定 强直性脊柱炎实验诊断 血小板减少症实验诊断 难治性自身免疫性溶血性贫血实验诊断和IgG亚型鉴定 疑难红细胞ABO血型鉴定 RhD血型阴性鉴定与Rh表型鉴定 产前免疫血液学实验诊断
	免疫性输血不良反应的血液学相关项目检测
	输血适应证与疗效评价的血液学相关项目检测
	全血与成分血质量相关项目检测
	器官移植配型
	室内质控与室间质量评价
	其他与临床安全有效输血相关项目检测
临床治疗	全血与成分血输注
	特殊血液成分(少白细胞与辐照等)输注
	自身输血(储存式)
	治疗性血液成分置换与去除(适时开展)
	外周造血干细胞采集与输注(适时开展)
	临床输血会诊和细胞治疗
	其他与临床安全有效输血相关治疗项目

四、输血科室业务用房与设施基本要求

(1)输血科室工作用房应满足科室工作的需要。输血科工作用房应包括但不限于:血型鉴定与配血实验室、输血相关疾病诊断实验室、输血治疗室、储血室和发血室,值班室、资料档案室、办公室,应配备卫生、更衣等场所和设施,与业务工作区相对独立。血库工作用房应包括但不限于:血型鉴定与配血实验室、储血室和发血室、值班室、资料档案室等。

(2)输血科室的房屋设置应远离感染性污染源,紧邻手术室或病区,房屋建筑设施应达到卫生学标准;采光和空气流通条件好,具有通风、防潮、取暖、降温设施;布局流程合理,有必要的清洁消毒设施。物体表面及空气净化消毒效果符合WS/T367的要求。实验室应符合生物安全二级实验室的要求。实验室入口应设置生物安全警示标志。

(3)输血科室开展自体输血和血液治疗等工作,其卫生学应符合GB 15982-2012卫生学Ⅳ

类环境的要求。

（4）输血科室的实验室建筑与设施应符合 GB 19489。

（5）输血科室房屋的使用面积应满足其任务和功能的需要。

（6）输血科室辅助设施应符合以下要求：①通讯、给排水、消防等设施应符合有关规定。②具备双路供电线路或不间断电源设施。③污水、医疗废物等处理设施应符合有关法律、法规的规定。

五、输血科室设备基本要求

（1）输血科室应配置与用血量相适应的具有冷藏功能的取血箱，配置专用直线电话和互联网络线路，输血计算机管理系统应与血液管理办公室及采供血机构专网联网管理。

（2）输血科室应配置与其承担任务和功能相适应的医用设备，并维持其正常运行状态。①输血科应配置但不限于：贮血专用冰箱、低温冰箱、标本冰箱、试剂冰箱、电热恒温水浴箱、全自动血型鉴定仪、血型血清学专用离心机、普通显微镜、血小板振荡器、血浆融化仪、热合机、超净工作台、采血秤、血细胞分离仪等。（见表4－1－2）②血库和检验科输血室应配置但不限于：贮血专用冰箱、低温冰箱、标本冰箱、试剂冰箱、电热恒温水浴箱、血型血清学专用离心机、普通显微镜和血浆融化仪等。（见表4－1－2）

（3）建立和实施仪器设备的维护、保养、监控和校准管理制度，关键设备应具有唯一性标识，明确维护和校准周期及记录，并标明使用状态，专人负责管理。计量器具应符合要求，有定期检定合格标识。凡属强检的设备应按规定进行检定，具有合格证书。制定关键设备发生故障时的应急预案，明确应急措施实施的人员及职责。

表4－1－2 输血科室设备基本配置

设备名称	输血科	血库
输血管理信息系统（套）	1	1
2～6℃储血专用冰箱（台）	≥4	≥2
－20℃以下储血浆专用低温冰箱（台）	≥4	≥2
2～8℃试剂储存专用冰箱（台）	≥2	≥1
2～8℃标本储存专用冰箱（台）	≥2	≥1
血液低温操作台（台）	≥1	≥1
血小板恒温振荡保存箱（台）	≥2	≥1
血浆融化仪（台）	≥2	≥1
血型血清学离心机（台）	≥4	≥2
样本混匀器（台）	≥2	≥1
全自动血型鉴定仪	≥2	≥1
血液运输箱（个）	≥2	≥1
电热恒温水浴箱（台）	≥2	≥1
具有生物安全功能标本离心机（台）	≥2	≥1
显微镜（台）	≥2	≥1

续表

设备名称	输血科	血库
实验电子秤(台)	≥1	≥1
外排式生物安全柜	≥1	≥1
超净工作台	≥1	≥1
采血秤	≥1	≥1
血细胞分离仪	≥1	0
热合机(台)	≥2	≥1
传真机(台)	1	1
录音电话(部)	1	1
血栓弹力图仪	≥2	1

第二节　输血科室职工守则和岗位要求

一、输血科室职工守则

（1）加强政治思想学习,遵守国家政策、法律与法令,遵守医院的各项规章制度,作风严谨。救死扶伤实行人道主义,以患者为中心,实行全程优质服务,确保临床患者安全有效输血。

（2）树立崇高的医德信念,廉洁行医,尽职守则,团结协作。

（3）以人为本,尊重患者的选择权,知情权和监督权,不泄露患者隐私、实行保护性医疗措施。

（4）服从组织调动和工作分配,坚守本职岗位,认真负责做好本职工作。

（5）严格执行各项操作规程,树立"质量第一"的观念,尊重科学,实事求是。认真负责做好仪器设备的监测保养工作。

（6）勤奋好学,刻苦钻研,不断加强自身输血理论知识和操作技能学习,对技术精益求精,不断更新知识。

（7）规定着装,做到服装整齐,仪表端正,举止大方,佩戴工号卡,言语规范,文明服务。

（8）认真执行严格消毒隔离制度,做好生物安全防范和爱国卫生工作。

二、各技术级别人员工作职责

1. 高级职称

（1）在科主任的领导下,负责本专业的业务、教学、科研和仪器设备的管理工作。

（2）协助主任督促下级人员严格遵守各项技术操作规程,防止差错事故发生。

（3）负责本科主要仪器设备的购置论证、验收、安装和调试工作,定期检查和指导仪器设备的使用、维护和保养。解决本科室复杂、疑难技术问题,并参加相应的诊疗工作。

（4）掌握本专业国内外的信息,开展并指导下级技术人员开展科研和新技术,总结经验,申报课题和撰写学术论文,提高业务水平。

（5）技师系列负责疑难或特殊血型的鉴定、交叉配血及抗体鉴定工作。

（6）医师系列负责科室的输血会诊、输血门诊、用血指导、血液治疗、自身采血监护、输血不良反应原因分析和诊治等工作。

（7）参加科室值班。

2. 中级职称

（1）在科主任和上级医师（技师）的领导下进行工作。

（2）负责督促下级人员严格遵守各种技术操作规程，防止差错事故。

（3）负责血液储存过程的质量检查，做好血液储备工作。

（4）指导和参与血型鉴定、交叉配血试验、抗体筛查和鉴定、室内质控工作、血液出入库登记和发血工作，解决业务上的疑难问题。

（5）负责进修生、实习生的教学工作。

（6）及时了解国内外最新输血技术动态，总结经验，申报院外课题和撰写学术论文，提高业务水平。

（7）负责做好各种资料的记录、统计和总结工作。

（8）医师系列负责科室的输血门诊、用血指导、血液治疗、自身采血监护、输血不良反应原因分析等工作。

（9）参加科室值班。

3. 初级职称

（1）在科主任领导和上级医师（技师）业务指导下，参与本科医、教、研等各项日常工作。

（2）参与血型鉴定，交叉配血试验、抗体筛查、血液保存、血液出入库登记和血液发放工作，严防差错事故发生。

（3）参与指导和培训进修生、实习生工作。

（4）学习国内外先进技术，参与科研工作，申报院内课题和撰写综述和论文，提高业务水平。

（5）负责试剂、耗材的清点和管理。

（6）负责做好本科室各项登记统计工作。

（7）医师系列负责科室的输血门诊、血液治疗、参与临床会诊及自身采血监护等工作。

（8）参加科室值班。

三、各岗位人员职责及操作权限的管理

1. 科主任岗位职责与权限

（1）输血科主任（血库负责人）应具有丰富的输血相关专业知识及管理能力。在院长领导下，全面负责科室的临床输血管理、输血检测、教学、科研、临床输血治疗、继续医学教育及行政管理等工作。

（2）制定本科室工作计划及发展规划并组织实施，按期总结汇报。

（3）认真贯彻执行医院的各项规章制度，负责科室质量体系的策划和建立，制定质量方针和质量目标，审批 SOP 文件和程序文件。

（4）抓好科室质量管理工作，按照实验室标准化操作规程，定期检查科内人员的工作质量，积极开展各项实验室质量控制工作。任命质量负责人、技术负责人、关键岗位人员。负责技术人员技术培训、资质考核等工作。

（5）掌握国内外本专业领域发展新趋势、新技术等，指导科室人员积极开展科研工作。

（6）根据科室工作需要与发展趋势，提出仪器设备和计量服务的配置需求和采购申请，确认设备的技术指标是否能满足工作的要求审核采购申请。

（7）与临床科室联系，征求意见和改进工作。

（8）完成医院临时交办的各项任务。

2．医师系列岗位职责与权限

（1）具有医疗相关学历，并取得医师资格证书。

（2）在科主任的领导下，负责指导临床合理用血工作。

（3）参加临床输血门诊、会诊及血液治疗等工作。

（4）定期检查临床用血的合理性，并将所发现的问题及时向科主任汇报，科主任上报临床用血管理委员会。

（5）参与严重输血反应的患者抢救工作。

（6）深入临床，积极了解临床需要，开展科研工作。

（7）取得输血专业技术职称证的可参与输血实验室检测工作。

（8）遵守各项工作制度，严格按照操作规程操作，防止差错事故的发生。

（9）参加科室值班。

（10）完成科主任临时交办的各项任务。

3．技师系列岗位职责与权限

（1）具有输血医学或医学检验的相关学历，上岗前必须经过输血专业技术培训，并取得输血或检验专业技术职称证。

（2）在科主任领导下，负责储血、发血、血标本接收、血型鉴定、抗体筛查及交叉配血等输血相关技术工作。

（3）负责输血相关的试剂质控、室内质控和室间质评等工作。

（4）疑难血型鉴定及疑难配血的工作，必须由5年以上专业经验的主管技师审核。

（5）做好原始资料的登记、保存、统计工作，定期对仪器设备进行校验和保养。

（6）遵守各项工作制度，严格按照技术操作规程操作，防止差错事故的发生。发现质量问题应及时汇报。

（7）参加培训与考核工作，指导实习和进修人员按计划完成学习任务。

（8）熟悉国内外学术动态，结合本科实际，推广输血新技术。

（9）参加科室值班。

4．值班工作人员岗位职责与权限

（1）检查并准备当天所需使用的各种试剂及器材。

（2）负责接收、核对并记录《临床输血申请单》及患者的血标本。

（3）负责临床用血患者的血型鉴定、交叉配血、抗体筛查及其他血型血清学试验（急诊优先），负责血液收费工作，血液发放及其他工作。

（4）负责值班期间科内储血冰箱温度及储存血液质量的观察及记录。

（5）根据临床用血及库存情况负责与血液中心预订血液成分。

（6）负责血液接收和入库。①清点血液品种和数量，检查血液质量和有效期等无误后签名、登记入库。②当天接收的血液应按不同品种、血型和有效期，分别有序存放于专用血液储存设备内，并有明显标识。③血液存放时应遵循先进先出的原则，确保各种血液成分正常周转，保证血液质量并避免血液浪费。④全血和悬浮红细胞应按序垂直放置在储血冰箱的不同层或不同的专用冰箱内存放，不能紧密堆放现象。⑤定期观察储血冰箱温度并做好记录。

（7）负责临床输血技术咨询，遇到临床输血疑难问题时应及时向上级医师或技师和科主任汇报。

（8）积极配合临床做好输血不良反应的调查和处理工作。

（9）负责值班期间的科室"四防安全"和生物安全相关工作。

（10）协助完成科室其他工作。

5. 质量负责人（主管）岗位职责与权限

（1）在科主任领导下，负责科室全面质量管理监督。

（2）必须坚持实事求是的原则，熟练掌握科室输血相关管理专业知识。

（3）全面负责临床输血过程管理与监督检查，包括但不限于血液入库、储存、发放，血标本接收、血型鉴定、抗体筛查及交叉配血试验等输血相关血型血清学检测，以及试剂与设备各环节质量控制。发现差错、事故和隐患及时填写质量报告并向科主任报告。

（4）对违反操作规程的行为应及时予以制止并指正。

（5）做好室内质量控制和室间质量评价工作。

（6）每月进行1次质量检查并撰写质量报告，发现质量问题及时向科主任报告，并提出改进措施。

（7）负责科室员工质量管理培训与考核。

6. 技术负责人（主管）岗位职责与权限

（1）在科主任领导下，负责临床输血血型血清学与分子生物学检测项目结果正确性判定与疑难标本的检测工作。

（2）必须坚持实事求是的原则，熟练掌握临床输血血型血清学与分子生物学检测技术理论与实践知识。

（3）做好贮血、发血、血标本接收、血型鉴定、抗体筛查及交叉配血试验等各项工作环节进行监督检查，发现差错、事故和隐患及时向科主任报告；

（4）对违反操作规程的行为及时予以制止并指正。

（5）每月检查1次科室相关实验记录并撰写检查报告，发现缺项、涂改、漏记、错记等情况及时向科主任报告，并提出改进措施。

（6）负责科室员工临床输血相关检测项目技术培训与考核。

7. 微机档案管理人员职责与权限

（1）维护和管理计算机信息系统。

（2）负责科室输血相关文书的管理。

（3）负责输血相关数据的统计，做好日报和月报等。

（4）负责血液收费的记账核对与统计上报等。

8. 质控专员岗位职责与权限

（1）根据医院质量控制要求，在科室医疗质量管理工作小组及科主任的领导下，协助科主任做好输血科质量管理工作。

（2）每月对输血申请单和临床用血情况进行统计分析，并将结果上报科主任。

（3）协助质量负责人（主管）组织科室质控会，对发现的问题进行分析，指定整改措施并督促落实，监督整改效果及时向科室医疗质量管理工作小组及科主任报告医疗活动中出现的各种情况和问题，并提出合理的建议和整改措施。

（4）定时接受医院组织的各类质量教育与培训，同时将医院的管理要求及质量培训内容及时、准确地传达到科室员工，完成对本科室人员的质量教育与培训。

（5）按时参加医院质控专员例会，对工作中发现的典型问题提交例会讨论，并提出合理的改进意见和建议。

(6) 完成每年室间质评工作,且将分析结果报告科主任。

(7) 密切关注科室输血相关室内质控结果,发现异常及时分析总结并报告科主任。

9. 输血护士岗位职责与权限

(1) 在科主任领导下,参与血液的接收、入库和核对等工作。

(2) 参与输血申请单和血液标本的接收工作、血液入库核对和发放等工作。

(3) 负责自身输血的采集、登记、储存及记录以及相关消毒隔离工作。

(4) 负责血液治疗的相关操作以及相关消毒隔离工作。

(5) 负责科室员工临床输血相关消毒隔离工作培训与考核。

10. 工勤员岗位职责与权限

(1) 在科主任领导下,按要求完成科内空间和实验用具的清洁消毒工作。①试管架、试管等用消毒液浸泡 30 分钟后刷洗。②保持室内整洁,每日对台、桌、地面等用消毒液消毒 2 次,发现污物及时清理。③按照卫生学要求,完成科内试验用具、仪器、冰箱的清洁消毒处理及生物学监测工作,并做好相应的记录。④负责本科人员工作服及值班被服等的更换及领取。

(2) 负责领取科内使用的各种耗材与试剂等。

(3) 严格遵守《感染管理制度》及《消毒隔离制度》。

第三节　输血科室业务管理工作制度与持续改进

一、科室工作制度

(1) 严格执行卫生行政部门及医院的各项规章制度。

(2) 实行 24 小时值班制,值班人员必须严格遵守劳动纪律,按时交接班,不得擅自离岗。

(3) 严格执行《医疗机构用血管理办法》《临床输血技术规范》及科室规定,进行血液接收、入库、核对、储存程序,每天接班后核对血液库存量。

(4) 储血冰箱应定时观察冰箱温度冷链情况并做好记录,发现故障应及时处理,储血冰箱不允许存放其他任何物品。

(5) 在收到临床输血申请单和血标本后,必须核对申请单和患者血标本的信息及审查输血申请单是否符合要求,无误后接收、登记、签名等,不符合要求拒绝接收。

(6) 加强急诊用血管理,确保及时和准确提供临床抢救用血。

(7) 在进行血型鉴定时严格执行"一人一管一架";除国定节假日外,在进行交叉配血试验时严格执行"双人双配双介质",确保试验结果准确。不能常规由一人同时负责血型、血型复核、交叉配血试验和审核。

(8) 发放血液时,详细查看取血单的信息,严格执行血液发放管理制度。

(9) 血液发出后,献血员和患者血样冰箱保留不少于 7 天。

(10) 血液发出后,原则上不得退回。

(11) 应加强与临床用血科室的沟通,负责临床用血的技术指导和技术实施,保证安全、科学和合理使用血液。

(12) 确保输血科通信设备畅通,及时接听工作电话。

(13) 值班期间不许接待私人访客及科室以外人员留宿。

二、工作环节交接制度

1. 血液入库交接

（1）全血、血液成分入库之前应逐袋登记核对验收,内容包括但不限于运输条件、物理外观、血袋密封及包装是否合格,供血机构名称及其许可证号、献血员条形码编号和血型、血液成分类型、容量、采血日期、血液成分的制备日期及有效时间、血袋编号/条形码,储存条件等;

（2）全血、血液成分入库核对验收后,采供血机构人员与医院输血科人员双方签名确认。保留入库血液成分清单备查,保存期 10 年。

2. 患者血标本交接

（1）应逐项核对患者《临床输血申请单》、血标本的标签,内容包括但不限于患者姓名、床号、病案号及采血日期等,查验血标本信息与输血申请单的信息是否一致。

（2）患者血型鉴定的血标本与交叉配血的血标本不能互用一个血标本。为了能明确患者当前的免疫学状态,交叉配血的血标本应是输血前 3 天之内。除溶血患者外血标本不得有溶血、稀释及乳糜现象。

（3）运送患者血标本的工作人员与输血科室人员双方签名确认。

（4）《临床输血申请单》至少保存 10 年备查。

3. 血液发放交接

（1）需输血患者的血液交叉配血完成后,输血科室人员电话或网络告知用血科室持取血单到输血科室取血。

（2）输血科室人员根据取血凭证将血液成分发出,并与取血人员共同观察血液成分质量无异常后核对《临床输血报告单》,内容包括但不限于患者姓名、性别、病案号、科室、床号、献血者编号或条形码、血液有效期、交叉配血结果、血液成分类型和容量等,无误后双方签名确认后方可取（发）出。

（3）《临床输血报告单》随病历永久保存,取血单保存 10 年备查。

三、质量管理制度

1. 质量管理制度

（1）成立质量与安全管理小组,组长由输血科室主任担任;副组长由质量负责人（主管）担任。制定科室质量考核标准,建立质量考核制度,根据质量考核标准每月考核 1 次。对未达标项目,应提出纠正措施予以持续改进。

（2）输血相关检测应严格遵守操作规程,保证检测结果的可靠性和可追溯性。

（3）各种输血相关检测试剂应使用具有"三证"齐全的产品,两个批次的试剂未经确认不得交叉使用,所有试剂必须在试剂有效期（开瓶有效期）内使用,以确保检测结果质量要求。

（4）接受血标本和发放血液成分应坚持"三查七对"制度,确定无误双方签名后方可签收和签发。

（5）坚持"复核"制度。血型鉴定（正反定型）由一人操作完成后,由另一人复检;交叉配血（主次侧）由一人操作完成后,由另一人复检患者和献血者血型。如遇国定节假日一人上班时,本人应分别完成相关操作步骤后签名,并盖上复核章,方可出具相关报告。疑难血型鉴定与交叉配血宜具有丰富临床输血血型血清学检测经验的人员进行检测。

（6）交叉配血可常规使用 3 天内血标本,但当患者 3 天内有输血治疗史应重新抽取血标本方能体现患者体内的免疫状况,以确保交叉配合结果可靠性。

（7）实验室温度与湿度应符合相关实验要求，通常工作温度在20～24℃。

（8）血液成分入库存放应按照"先进先出、分血型存放"原则。

（9）为保证血液成分质量，每日应查验血液质量和有效期，及时发现血液质量问题，杜绝责任性血液过期现象。

（10）按要求定期对输血相关检测仪器设备进行检查，校准监测点的准确性。若发现异常整改。

（11）输血相关表单记录应仔细和完整，具有相应签名，保存至少10年备查。

（12）做好各种输血相关数据统计分析工作，确保有限的血液成分发挥最大作用等。

2. 质量考核标准（见表4-3-1）

表4-3-1　输血科室质量考核标准

考核项目	质量指标（%）
血液成分出入库验收合格率	100
血液成分出入库登记记录完整率	100
血液成分存放合格率	100
血液成分临床使用登记记录完整率	100
临床输血申请单填写完整率	100
献血者血型复检率	100
血型鉴定（正反定型）检查率	100
血型鉴定准确率	100
患者血型复检率	100
交叉配血准确率	100
血液有效期内使用率	100
临床用血台账（日、月、年）合格率	100
血液成分出入库统计吻合率	100
成分输血率	按照国家相关要求
储血冰箱正常使用率	100
4℃储血冰箱空气培养合格率	100
储血冰箱擦拭与消毒率	100
储血冰箱报警装置完好率	100
储血冰箱温度记录的完整率	100
输血相关设备在控率	100
输血标本保存达标率	100
血液责任性过期发生率	0
输血纠纷、差错与事故发生率	0
检验报告及时率与正确率	100
使用体外诊断试剂达标率	100
使用一次性耗材达标率	100
输血相关试剂有效期内使用率	100
输血相关试剂"开瓶有效期"内使用率	100
输血相关试剂入库质检合格率	100

四、安全管理制度

1. 生物安全

（1）依据实验室安全与卫生、消毒与清洁的要求，涉及标本接收、输血相容性检测、标本保存、废血袋回收等全过程生物安全管理。

（2）区域分布：①应分为清洁区、半清洁区（半污染区）和污染区。血液储存与发放、自身血液采集和血液治疗等应设在清洁区；输血相容性检测、输血传染病病毒检测和分子生物学检测等应设在污染区，员工办公和更衣等应设在半清洁区（半污染区）。②各区域布局应合理符合生物安全要求，且标识清楚。

（3）安全卫生设施：①实验室应设置专用医疗用水水槽和具有感应的出水开关。消毒清洁工具应单独存放。②医疗废物应有固定的弃置区域，并有明显的生物危险品标识。③实验室应配备消防设施。④生物安全设施应符合实验室管理的要求。

（4）安全和卫生管理：①工作人员进入实验室之前，应更换工作衣、口罩、鞋、手套等，不得穿露脚趾的鞋等，非本室人员禁止入内。②实验室个人物品存放符合生物安全规定。如：实验区域不能放食品、饮料、水杯，在实验区域内不得饮食。③工作期间严格执行各项标准操作规程，每个工作人员保持自己操作台面整洁有序。④操作期间若出现标本或废液渗漏，严格按《实验室消毒与清洁程序》进行处理。⑤血型血清学实验室需在每天白班工作结束后，对实验台面、地面、桌椅、门把手、水槽及所用仪器设备如孵育箱、离心机、水浴箱等均用消毒液消毒其表面，再用清水抹布擦拭，实验室按规定每天定时早、晚各30分钟使用消毒机进行空气消毒。⑥发血室在每天工作结束后，对地面、操作台、电话机、桌椅等用消毒液消毒表面，再用清水擦拭。⑦如发生血样渗漏、溢出或污染了地面、实验台、仪器设备等，应立即用有效氯1000~2000mg/L的"84"等消毒液对污染处进行消毒，接触时间10~15分钟，再用清水擦洗，并应对污染的血样试管消毒擦拭。⑧做好消毒与清洁处理记录。

2. 水电安全

（1）安全责任：①科主任作为科室安全工作的主要负责人，负责实验室安全管理制度的制定并逐级落实到位。及时传达安全工作会议精神和院周会关于安全工作的要求并落实到每一位职工。组织本部门定期进行安全检查并做好记录，发现安全隐患要及时解决，不能解决的，向院相关部门汇报，责成有关部门给予解决。对职工定期进行消防、治安、交通安全等方面的宣传教育，提高职工的安全意识。②各专业组成立安全工作小组，组长为科室安全工作的负责人，负责科室安全管理制度的执行并将安全工作落实到每一位职工。在定期进行的安全检查工作中应认真负责，注意发现隐患，及时向科主任汇报以便及时得以解决。加强对各种电器、检测设备的管理和使用，由专人负责并作好使用记录。③工作人员认真贯彻"安全第一"和"预防为主"的方针，严格执行科室关于安全管理的各项规定，服从班组的安排，认真落实科室及班组布置的安全工作。

（2）用水、用电安全规定：①实验室的所有电器设备必须有可靠接地的双联插座。②所有电插座每年应检查1次，包括电线是否接牢和绝缘是否良好，不能使用超长电线的插座。③工作结束后检查各个电器开关是否关闭。④一旦发现电线破损，插座松动等情况，应及时与相关部门取得联系尽快解决。⑤各个班组应根据实际情况用水，打开水龙头用水完毕后必须关好开关，工作全部结束时应认真检查各水龙头开关是否关好。⑥一旦水龙头发生破损关闭不严或漏水情况，应立即通知有关部门及时得到维修，避免造成实验室被浸泡或发生水的蔓延，注意节约用水。⑦做好下班前5分钟的水电安全检查。

五、员工签名与名章使用管理制度

（1）为加强科室个人名章及签名（电子签名）的管理，保证名章与签字的安全和正常使用，根据相关要求及国家相关法律法规，结合医院与科室实际，特制定本制度。

（2）本制度适用于个人名章及签名（电子签名）的管理。

（3）个人名章及签名由医务管理部门负责管理，使用权属个人。

（4）名章的刻制：①个人名章及电子签名根据印章管理有关规定，统一负责刻制，名章的规格必须符合医院有关规定。②因个人部门变更、名章损坏等原因需要更换名章时，应将原名章上交医务管理部门，并按本规定程序申请重新刻制；名章丢失，经声明作废后，按本规定程序申请重新刻制。③未经批准，任何人一律不得自行刻制名章。

（5）名章的保管：个人电子签名密码、个人名章的使用是个人医疗行为的见证，个人应妥善保管，不得擅自借于他人。

（6）印章的使用：名章加盖位置要准确、恰当，印迹要端正清晰，不漏盖、不多盖。每日工作结束后或每项工作结束后及时将电子签名从科室网络系统中移出，以防他人盗用。

（7）印章的报废：个人名章与电子签名的报废交科室统一处理，个人不得私自废弃。

六、医疗（输血）差错与事故防范预案与制度

1. 医疗（输血）差错与事故防范预案

（1）医务人员必须认真学习并严格遵守《医疗事故处理条例》《临床输血技术规范》《医疗机构临床用血管理办法》等有关医疗卫生管理法律、行政法规、部门规章和管理规定及操作常规，充分认识防范医疗事故的重要性和必要性。

（2）医务人员定期接受专业技能培训和医疗服务职业道德教育，提高医务人员责任心，通过自我评价、科室考核和上级考核等形式达到专业技能水平的目的，提高防范医疗事故的能力。

（3）加强继续医学教育，刻苦钻研业务，及时掌握本学科最新科研动态，不断接受新理论，掌握新技术，开创新方法。提高医疗服务水平，严格遵守管理规定和操作常规，减少和杜绝医疗事故的发生。

（4）科主任具体负责监督本科医务人员医疗服务工作，检查医务人员工作情况。接受患者对医疗服务的投诉，向其提供咨询服务。

（5）质检小组定期进行检查，查实必纠，及时整改。防患于未然。

（6）按卫生行政部门规定的要求，填写并妥善保管输血相关资料，因抢救急危患者，未能及时书填写，应当在抢救结束后6小时内据实补记。

2. 医疗（输血）差错与事故防范制度

（1）质量与安全管理小组负责医疗质量管理和医疗事故的防范及处理，工作人员在医疗活动中，必须严格遵守各项管理制度和标准操作规程，每月至少抽查1次。

（2）科室医务人员在医疗活动中，发生或发现可能会引发医疗事故的过失医疗行为后，必须在第一时间向科室主任报告，科室主任向医务管理部门报告，夜间及节假日向医疗总值班报告。与此同时，必须组织最强大的技术力量，采取积极有效的纠正措施，防止医疗事故发生。

（3）其他科室要求协作时，接到邀请或通知后，科室主任应立即派人及时赶到现场，参加紧急处理工作，不得借故推诿或拒绝，各种检查结果应及时回报。

（4）认真详细做好各种操作记录、会诊记录，并签字盖章。

（5）建立医疗事故预警机制。医务人员发生医疗事故时，应当立即向所在科室负责人报告，科室主任及时向医务管理部门（总值班）报告。医务管理部门（总值班）接到报告后，立即组织人员进行调查、核实，将有关情况如实向主管院长、院长报告。

（6）发生医疗事故争议时，相关记录应当在医患双方在场的情况下封存和起封。封存的病历资料可以是复印件，由医院保管。需要对血液进行封存保留的，医院应通知提供该血液的采供血机构派人到场。

（7）疑似输血引起不良后果的，医患双方应当共同对现场实物进行封存和启封，封存的现场实物由医务管理部门保管。需要检验的，应当双方共同指定的、依法具有检验资格或卫生行政部门指定的检验机构进行检验。

（8）本着实事求是的原则，积极主动配合上级主管部门、当事人做好调查研究分析工作，提供真实的材料和信息，做到事实清楚可靠。

（9）实行惩戒制度。医疗事故当事者，应如实撰写出事情发生的经过，科室人员组织讨论，并提出处理意见，上交医务管理部门备案。科室及当事人必须配合医院对事件的调查和处理。根据《医疗事故处理条例》等相关法律法规，由院务会决定最终处理意见。

（10）对隐瞒不报、谎报、不采取紧急措施进行诊治处置的，一经发现，将严肃处理。

七、临床用血不良事件（差错事故）的登记、报告和处理制度

1. **不良事件的定义**

不良事件（adverse event）：在输注血液及血液成分之前，期间及后期发生的非计划的和意想不到的事件。不良事件包括事故和不良反应。

不良反应（adverse reaction）：患者短暂出现的与输血及血液成分相关的意外的反应或效果。它可能是事故的结果，也可能不是。

事故（incident）：任何影响血液以及患者输血质量和效果的错误或事故。

隐患事件（near miss）：在输血之前发现的可能导致输错血或者患者不良反应的事件集合。

2. **不良事件的分级**

Ⅰ级事件（警告事件）：非预期的死亡，或非疾病自然进展过程中造成永久性功能丧失。

Ⅱ级事件（不良后果事件）：在疾病医疗过程中是因诊疗活动而非疾病本身造成的患者机体与功能损害。

Ⅲ级事件（未造成后果事件）：虽然发生的错误事实，但未给患者机体与功能造成任何损害，或有轻微后果而不需任何处理可完全康复。

Ⅳ级事件（隐患事件）：由于及时发现错误，但未形成事实。

3. **不良事件的登记、报告及处理**

（1）建立不良事件记录本，设置专人负责不良事件登记的统计工作。

（2）凡发生不良事件当事人应立即向科室主任报告，不得隐瞒，积极做好相应的补救措施。

（3）凡属严重不良事件，科室主任应在24小时内报告医务管理部门（临床用血管理委员会），科室主任及相关人员应主动查找原因，迅速处理，防止事件升级。

（4）事件发生后，科室主任及相关人员应主动查找原因，迅速处理，竭尽全力减少事件所导致的危害。

（5）科室组织科室人员分析原因，找出教训，提出改进措施。

（6）对可能属于血液质量问题引起的不良事件，应立即报告采供血机构，同采供血机构一起

进行调查处理。

（7）依据医院相关不良事件处理办法进行处理，不良事件的性质、等第和处理按《医疗事故处理条例》《医院相关差错事故处理办法》进行。

八、医疗意外和突发性事件请示报告制度

（1）医疗意外主要指医疗机构在对患者进行诊治过程中，不是出于故意或过失，而是由于受目前医学科学水平所限，患者在诊治过程中由于病情特殊或体质特殊等不能抗拒或不能预见的原因导致患者出现难以预料和防范的出血情况。突发性事件指重大灾害或事故。

（2）为了对临床输血应急工作进行科学、有效的管理，应成立临床输血应急小组。临床输血应急小组，组长由科主任担任，按医院应急预案要求负责根据实际情况，决定是否启动本预案，并负责本预案实施过程中重大事项的决策。在启动预案的同时根据具体情况决定向院长或当地卫生行政部门报告。

（3）按突发事故的危害程度、涉及范围和临床应急输血的性质，将预案分为三级警戒。①三级警戒（黄色）灾害事故造成的伤害人数在 10 人以内，悬浮红细胞库存不足 100 单位时为三级警戒，或医疗意外的情况下，该型库存悬浮红细胞不足 50 单位。②二级警戒（橙色）灾害事故造成的伤害人数在 10~20 人，悬浮红细胞库存不足 200 单位时为二级警戒。③一级警戒（红色）灾害事故造成的伤害人数在 20 人以上，不管血液库存多少都视为一级警戒。

（4）当医疗机构相关部门接到突发事件后，立即报告临床用血应急小组，由小组根据突发事件的严重程度、患者数量和血液库存情况评估级别，并宣布启动相应级别的应急预案。

（5）接到发生突发事件通知的科室，应做好输血前的一切准备工作，包括患者血标本如何采集、标识、送检、配血及取血等。①血标本采集、送检：紧急情况时要尽快为患者建立通畅的静脉通路，最好静脉插管，通过该插管采集实验所需血标本（包括预留用于传染病检测的血标本），再迅速将血标本及《临床输血申请单》送达输血科室，并在输血申请单右上方注明紧急字样。②血标本标识：每名患者的血标本和《临床输血申请单》上都应清楚地标明患者姓名和唯一性病案号。如无法识别患者，应使用某种形式的紧急入院号或标识。在明确获得患者准确信息后，才使用姓名，短时间内同一患者的 2 次《临床输血申请单》应使用与第一份输血申请单和血标本上相同的标识编号，以便输血科室工作人员知道是同一位患者。③如果多位医护人员处理多名患者时，应该指定一名医师负责血液申请并与输血科室进行联系，告知输血科室每个患者需要血液的品种、数量和输血地点，并确认取血时间。④输血科室负责配血，发血，了解所需血液的品种和数量。当警戒级别为二级以上时，应及时与采供血机构取得联系，以获得帮助。在特别紧急且不知患者血型的情况下，输血科室应在 10~15 分钟内发出第一袋未经交叉配血的 O 型悬浮红细胞或 AB 型血浆，并在血袋上标明发血时尚未完成交叉配血试验。此后，应尽快鉴定患者血型并根据临床输血需要，发出以交叉配血完全相合的血液。病情"紧急"应在 30 分钟内完成 ABO 血型正反定型及凝聚胺法交叉配血。

（6）医务管理部门应准确了解突发事件的具体情况，组织输血科室进行应急备血，当警戒级别为二级以上时，要及时与采供血机构进行沟通，以确保血液及时送达。同时医务管理部门要做好各科室之间的协调工作，相关信息的上传、下达工作，保障、监督应急预案的顺利执行。

（7）卫生行政部门在接到突发事件紧急输血报告后，应立即采取必要的紧急处理措施，并组织开展医疗救治工作。

（8）《输血治疗同意书》随后补签。

（9）医疗机构因紧急用血需要临床采集血液的,应按《医疗机构临床用血管理办法》中规定执行。

（10）突发事件得到有效控制,临床用血量已恢复到正常水平后,得到上级主管部门预案终止通知后,科室恢复正常医疗工作。

九、仪器设备申请、使用、维护、校验与报废制度

1. 科室各级各类人员对仪器设备的分工

（1）科室主任:负责年度仪器、设备购置计划及老旧仪器的报废审批。

（2）仪器设备管理员:负责本科仪器设备登记、运行、管理及校准监测。

（3）值班人员:按照仪器设备使用说明及标准操作规程使用相关设备,并完成相关保养、维护工作。

2. 仪器、设备购置申请及采购

（1）科室主任根据实验室工作的需求,提出购置仪器设备并通过科室核心小组成员同意后,向院里提出书面申请,内容包括拟购置仪器设备供所需的相关数据提供给医院物资供应部门,由医院物资供应部门组织相关人员进行论证并由医院物资供应部门组织招标。

（2）需更新仪器设备,由仪器设备管理人员填写《仪器设备停用、降级、封存和报废登记表》报废原设备,科室主任审核批准后上报医院资产管理部申请报废,验证报废后,再提出购置仪器设备书面申请。

3. 设备验收确认

仪器设备到位后,科室主任、科仪器设备管理人员共同对其进行验收确认完成接收、登记工作。

4. 设备使用

科室主任签署新仪器设备投入使用意见后,实验室负责人安排安装方技术人员对操作和质量监测人员进行培训和考核,并记录人员培训考核结果和结论。

5. 设备维护及校验

（1）设备管理员建立仪器设备档案,内容包括:购置申请表、论证报告、验收和确认记录、使用和维修手册、计量、校验报告等有关资料。

（2）建立和实施设备使用、维护、校准和持续监控等管理程序及设备管理人员职责等,并指定专人管理设备档案,国家法规要求定期对仪器设备进行维护、校验。至少对分析设备的加样系统、检测系统、温控系统进行校准。①常规使用的温度计应定期(至少1次/年)与检定/校准温度计进行比对,记录并使用修正值。②自动温度监测系统应定期校准监测点的准确性。③应每6个月对血型血清学离心机定时器和离心力/转速进行校准。④其他输血相关检测设备,按规定进行校准。

（3）将新购置的监控和测量设备送省指定计量部门校准(如进口设备可由供应商校准),按规定进行周期检定并有计量校准和校验合格证。

（4）设备管理员建立仪器设备维修程序,对无法自行修理的设备,进行故障停用标识,并联系设备供应方予以维修,维修后的关键仪器设备须经设备管理员或实验室负责人确认,以保证符合预期使用要求。

6. 仪器设备报废

凡存在下列情况之一者,应予报废:①国家主管部门发布淘汰的仪器设备品目及种类。

②未达到国家计量标准,又无法校正修复的。③超过使用期限,性能指标明显下降又无法修复者。④凡符合报废条件的仪器设备,由设备管理员填写《仪器设备停用、降级、封存和报废记录》,注明原因及仪器设备状况,由实验室负责人确认签字后,报科室主任批准实施。

十、关键设备故障应急预案

1. 工作职责

(1) 工作人员在职责范围内均有责任熟悉各种仪器和相关设备的性能、要求、维护和保养、常见故障的排除,尤其要严格按照操作规程操作。

(2) 工作人员在职责范围内均有责任观察仪器设备情况,及时发现并报告仪器设备的异常情况。

(3) 各关键设备的操作人员负责发生故障时,应根据不同情况作应急处理并及时上报科室主任,做好停用标识。

(4) 设备管理负责人负责维修事宜,及时协调解决问题,确保输血科工作正常进行。

(5) 故障设备检修合格后需经测试确认后方可投入使用。

2. 关键仪器故障的预案

(1) 试剂、标本冰箱:①科室应配备应急试剂和标本冰箱,当某台试剂冰箱发生故障时立即将其中的试剂或标本转移至其他正常使用的冰箱内,并做好临时标记。②第一时间通知相关部门检修处理。

(2) 离心机:①应配备两台及以上专用离心机。当发生故障时,立即关闭电源,手动打开离心机,取出离心的标本,转入正常的离心机完成离心操作。②当离心机发生断电时,值班人员立即启动储备电源并通知相关部门查找原因及时处理。

(3) 储血设备:①应有备用储血设备,有温度报警装置,值班人员定时观测冷链系统设备的运转情况。②发生断电立即启用备用电源并通知相关部门查找原因及时供电。③配备不间断电源,一旦停电储血冰箱启动预备电源。④当某台贮血冰箱发生故障时,立即将其血液转移至其他正常使用的储血冰箱内,并做好临时标记。⑤值班人员通知并安排设备维修科人员(或厂家工程师)第一时间到达进行检修。

(4) 融浆机:①当融浆机出现故障时应启用备用融浆机,向备用血浆解冻箱内加入一定量的热水后,加入蒸馏水调节温度在37℃以下,接上备用血浆解冻箱电源,让备用血浆解冻箱自动调节水温至37℃后进行血浆融化,待设备修好后再使用原融浆机进行工作。②上报科室主任并联系设备科(或厂家维修)。

(5) 输血微机管理系统:①输血微机管理系统故障后,无论是软件问题,还是硬件问题,首先进行重新启动,然后查看是否正常,如仍不正常,有需要紧急输血患者,则先进行手工填写输血报告单发血,待微机修好后再补报告单。②立即通知信息中心查找原因尽快解决。③记录检测、维修记录。

(6) 电力应急:①输血科室应备有双电路或蓄电池。一旦停电立刻启动其他电源。②一旦停电应及时启动输血科室设备仪器故障的应急预案。③发生停电时首先与相关部门进行联系确定发生的原因和估计停电时间。若为短暂停电有急需输血患者时则将设备连接到备用电源 UPS 进行配血试验,但不能融化血浆,如确需输用血浆可在水浴箱内加热水调节温度达到要求后进行融化,注意监测温度以保证临床抢救治疗。④血液发出无法打印报告单时,可手工填写报告单以保证临床输血程序正常进行,待来电后再补打印报告单。

十一、储血设备温度控制与监测管理制度

（1）储存血液的冰箱必须是血液专用保存箱,必须有高低温报警和断电声响报警装置,一旦温度升高或降低超过要求,便发生自动报警。

（2）储血设备应设专人管理,定期维修保养,并建立档案保存。质控部门要定期对温度、高低温报警和温度记录曲线进行监测。常规使用的温度计应定期(至少1次/年)与检定/校准温度计进行比对,记录并使用修正值。自动温度监测系统应定期校准监测点的准确性。

（3）各种储血设备均需要求做好24小时温度监测记录。①原则上应有24小时电子温控监测系统,电子温控监测系统设置每30分钟记录1次,并随时观察冰箱情况。②使用24小时电子温控监测系统的每日温度监测还应手工记录2次温度变化情况,且2次间隔要超过8小时。③没有电子温控监测系统的每日温度监测记录6次,每4小时监测记录1次。

（4）储血设施应当保证完好,当储血设施的温度自动控制记录和报警装置发出报警信号时要立即检查,分析失控原因,及时解决并记录。

（5）血液储存设备的温度监控记录至少应保存到血液发出后1年,以保证可追溯性。

（6）储血冰箱内温度需用经权威计量部门校准的温度计来监测,冰箱温度探头、冷链探头每年均需权威计量部门校准监测,并给出校准报告,存档备查。

十二、储血设备消毒与微生物监测管理制度

（1）储血冰箱的放置环境:输血科室储血冰箱应该根据要求进行编号,分区放置,每台冰箱之间和墙体之间应有一定间隔。根据冰箱使用说明放置适合的温度与湿度环境。

（2）储血冰箱内的血液摆放:

1）全血和红细胞成分直立储存在2~6℃的冰箱内,因为这样的环境降低了血液主要供能物质葡萄糖的消耗,有利于红细胞储存能量,并且抑制了红细胞的破坏速度,防止溶血。

2）冰冻血浆和冷沉淀-20℃以下保存,阻止了Ⅴ因子和Ⅷ因子的衰减,保证了凝血功能。

3）血小板20~24℃振荡保存,均匀摆动,防止血小板聚集。

（3）血液的存放数量、存放间隔、冰箱开门次数等都对冰箱温度和细菌污染程度有影响。因此在摆放血液时要避开冰箱壁,有序摆放,每个血袋间有间隔,尽量减少开门次数。以保持冰箱内温度恒定,减少细菌污染。

（4）储血冰箱的消毒:

1）冰箱壁每周用75%酒精对内壁消毒1次,并有消毒记录。

2）冰箱内空气消毒每周进行1次冰箱内空气消毒。

（5）消毒效果的检测:

1）储血室和冰箱内空气培养每月1次,并有检验报告单和记录。

2）15min,直径9cm平皿无霉菌生长或细菌菌落总数<4CFU。

十三、储血设备放置与输血前检测场所温度控制与消毒管理制度

1. 储血设备放置场所管理

（1）储血设备应按生物安全要求放置在清洁区,要求环境清洁,空气流通,采光性佳。

（2）配置不间断电源和/或双路电源以保证关键设备的正常工作。

（3）储血室温湿度要符合二级实验室温湿度标准。

（4）应有专门的血液储存区域，储血设备应根据储血需求分区放置，储血环境、温度控制和监测符合要求，并有监测记录。

（5）血液储存设备应满足血液储存数量需求，逐一编号。每台冰箱之间和墙体之间间隔至少10cm，便于冰箱散热。保证运行有效，且运转正常。

（6）制定环境温湿度控制要求并记录，应有温湿度失控时的处理措施。

2. 实验室温湿度控制和消毒管理

（1）实验室温湿度控制应符合生物安全二级实验室的要求。实验室温度宜控制在18～26℃，正常情况下实验室的相对湿度宜控制在30%～70%范围内，消毒状态下实验室的相对湿度应能满足消毒灭菌的技术要求。每日做好温湿度记录；

（2）室内应保持清洁，减少尘埃，每日空气消毒2次，2次间隔超过8小时，每次照射消毒时间不少于30分钟，并做好详细的消毒记录。定期对空气消毒机或紫外线灯进行保养维护，有记录。每日清洁桌面、地面、被血液污染的台面应用高效消毒剂处理，并做好记录。

（3）各种检验器具应及时消毒、清洗，各种废弃标本应分类处理。

（4）检验人员结束操作后应及时洗手，并配有干手器和手消毒液。

（5）非打印报告单应消毒后发放。

（6）在进行各种检验时，应避免污染。在进行特殊传染病检验后，应及时进行消毒，遇有场地、工作服或体表污染时，应立即处理，防止扩散，并视污染情况向上级报告。接触血液必须戴手套，脱手套后洗手。一旦发生体表污染或锐器刺伤，应及时按医务人员职业暴露处理。

十四、精密仪器设备专管专用制度

1. 常规管理

（1）建立精密仪器设备的技术档案，技术档案的内容包括：申购设备审批表、论证报告、有关批准文件、合同及附件、进口免税批件、商检报告及验收记录报告、仪器设备的技术资料、操作规程、技术开发记录、使用维修记录以及添置的零部件及配套设备等有关资料。技术档案由设备管理员建立及保管（资料原件如在物资采购供应中心输血科应保留复印件）。

（2）根据仪器特点对每台精密仪器设备都要制定操作规程，其内容包括：仪器设备的技术性能、应用范围、操作步骤及注意事项等，对违反操作规程而造成事故的，则根据情节轻重应负赔偿责任或给予纪律处分。

（3）精密仪器设备在使用管理中必须严格执行定置、定岗及定员的"三定"原则。所谓定置是指定仪器或设备的固定安装或放置位置；定岗是对某台仪器设备确定岗位的责任和工作要求；定员则根据岗位的责任和工作要求以及实际的工作量确定配置专职或兼职技术人员。

（4）应建立维护保养制度和安全防范制度，操作、维护、管理人员的基本职责是负责日常维护、定期保养、做好使用记录和仪器设备维修记录，指导上机人员操作，使用完毕后检查仪器设备的完好情况等。

2. 使用管理

（1）精密仪器设备必须认真做好使用记录，内容包括：实验内容、使用人姓名、使用起止时间、仪器设备使用前后状况、实验室负责人及操作、维护、管理人员的签名等。

（2）精密仪器设备如因管理使用不当发生事故时，管理人员应及时报告科室主任组织检查，待事故原因查明后，写出事故报告，由科室主任提出处理意见。

十五、医疗衡量器具计量管理制度

（1）遵照《国家计量法》相关规定,设立科室兼职计量员。计量员接受医院计量委员会计量工作的指导和检查督促,负责科室的医学计量和计量标准的管理以及计量器具的计量检测、鉴定工作,承担科室的计量器具的统计、申报和定期检定的配合工作。

（2）新装备入院的医疗仪器设备,如属国家强检范围之内的,由销售方完成首次计量检定并取得《计量检定证书》,进口强检仪器设备要有国家相关部门颁发的批准证书,验收合格后入库。入库后的计量器具,计量员要立即建立计量检定档案。

（3）计量员应了解科室被检定的计量器具使用情况,对长期不使用的计量器具应标记,并向相关管理部门备案,有故障的按规定做到及时修理。

（4）不合格的计量器具经修理和检定后仍不合格,应将其降级使用或报废处理,并在计量器具的总账和台账中分别记录。

（5）计量员应做好计量检定工作。确保年度强检计量器具效检率达到100%,检定合格的计量器具由计量员负责组织及时交付科室使用。

（6）计量员应对每年周期计量检测结论中发现的较为普遍的问题,以及今后使用这些设备应该注意的关键问题具有知晓度,以推动科室提高计量器具的应用水平。

十六、试剂及消耗申请、采购、储存、领取与使用管理制度

（1）实验室应对试剂和耗材的申请、接收、储存、验收及领取等工作进行管理,由专人负责,以保证试剂、耗材的最佳贮存量。

（2）试剂及耗材由院及科室审核确认的厂家供给,不符合相应规定的试剂、耗材拒领（拒收）,应有试剂和耗材的接收或拒绝、贮存和使用的记录。

（3）将符合要求的试剂按先进先出的原则存放于适宜的位置,每种试剂应相对独立按要求贮存于规定的条件中,应将外包装印有失效期等信息面向外摆放,将耗材按要求存放于库房。

（4）值班人员每天工作前检查试剂、耗材库存情况,确保库存量能满足各项试验。

（5）试剂使用前须对其贮存条件、包装、有效期、试剂盒内各组分是否齐全等进行检查,有些试剂开瓶会改变试剂的有效期和储存要求,应记录开瓶时间和新的有效期。对有异常情况的试剂不得使用,通知试剂或耗材供应商进行调换,并调查异常原因提交书面文字说明。

（6）不同批号的试剂不得混合使用。应按试剂说明书规定进行操作,使用中出现试剂质量问题,应立即停止使用并查找原因。

（7）当天检测剩余的试剂须按试剂说明书及时封存,放置于试剂冰箱贮存。

（8）值班人员每日至少2次观测试剂冰箱实际温度,发现异常及时处理并汇报质量负责人。

（9）对于过期报废的试剂及耗材予以登记并应按医疗废物处理,不得随意丢弃。

十七、消毒隔离制度

科室布局合理,应有清洁区、半清洁区和污染区,包括血液储存、发放处。成分室设在清洁区,输血相容性检测设在污染区,办公区设在半清洁区。管理要求包括下几点:

（1）进入科室的血液及试剂必须由国家卫生行政部门和国家药品监督管理部门颁发的许可证。血液及血液成分应有卫生行政部门指定的采供血机构提供。

（2）必须严格按照卫生部颁布的《医疗机构临床用血管理办法》和《临床输血技术规范》规

定的程序进行管理和操作。

（3）各区洁净度的要求：①采集患者自身血、储存、发放血液应分别在Ⅱ类环境中进行。②血浆置换术应在Ⅱ类环境中进行，并配有相应的隔离设施。

（4）保持环境清洁，每日清洁桌面、地面，被血液污染的台面应用高效消毒剂处理。

（5）储血冰箱应专用于储存血液及血液成分，定期清洁和消毒，防止污染。定期对冰箱内壁进行生物学监测，15min，直径9cm平皿细菌菌落总数<4CFU，不得检出霉菌。

（6）接触血液必须戴手套，脱手套后洗手。一旦发生体表污染或锐器刺伤，应及时按医务人员职业暴露处理。

（7）废弃的一次性使用医疗用品、废血和血液污染物按照医疗废物进行处理。

十八、防护与感染监控处置制度

1. 标准防护

（1）患者的血液、体液、分泌物、排泄物均具有传染性，须进行隔离，凡接触上述物质者均必须采取防护措施，不论是否有明显的血迹污染或是否接触非完整的皮肤与黏膜。

（2）既要防止血源性疾病的传播，也要防止非血源性疾病的传播。

（3）强调双向防护，既防止疾病从患者传至医务人员，又防止疾病从医务人员传至患者，因此，既保护了医务人员，又保护了患者。

（4）根据各种疾病的主要传播途径，采取相应的隔离措施，包括接触隔离、空气隔离和微粒隔离（飞沫隔离）。

2. 标准防护的措施

（1）接触患者的血液及污染的物品时，不论是否戴手套，都必须洗手。遇有下属情况必须立即洗手。

1）摘除手套后。

2）接触患者前后。

3）可能污染环境或传染其他人时。

（2）接触患者的上述物质及其污染物品时，均应戴手套；对同一患者既接触清洁部位，又接触污染部位时，应更换手套。

（3）发现物质可能发生喷溅时，应戴眼罩、口罩、并穿防护衣，以防止医务人员皮肤、黏膜和衣服的污染。

（4）被上述物质污染的医疗用品和仪器设备应及时处理，重复使用的医疗仪器设备用于下一患者前应进行消毒。

（5）污染的床单及时处理，防止接触患者的皮肤黏膜，以防污染衣物及微生物传播。

（6）锐利器具和针头应小心处理，以防刺伤。

（7）医护人员进行各项医疗操作、清洁及环境表面消毒时，应严格遵守各项操作规程。污染环境或不能保持环境卫生的患者应隔离。

3. 当医务人员被针刺时应进行血源性传播疾病的检查和预防

（1）被乙肝、丙肝阳性患者血液、体液污染的锐器刺伤后，应在24h内抽血查乙肝、丙肝抗体，必要时同时抽患者血对比。同时注射乙肝免疫高价球蛋白，按1个月、3个月、6个月接种乙肝疫苗。

（2）被HIV阳性患者血液、体液污染的锐器刺伤后，应在24h内抽血查HIV抗体，必要时同时抽患者血对比,按 1 个月、3 个月、6 个月复查,并通知医院感染管理科进行登记、上报、追访等。

(3)医护人员在进行医疗操作时特别注意防止被污染的锐器划伤。尖锐物体划伤刺破时,应立即挤出伤口血液,然后用肥皂水和清水冲洗,再用碘酒和酒精消毒,必要时去外科进行伤口处理。

十九、控制输血感染管理制度

(1)用于临床治疗的血液必须是卫生行政部门指定采供血机构提供的合格血液,严禁非法采血。

(2)医护人员在临床输血治疗过程中要严格执行操作规范,使用符合要求的一次性输血用品,严禁将任何药物加入血液一同输注。

(3)严格执行消毒技术及手卫生规范,操作台面定时进行消毒擦拭,操作仪器用具定期消毒,避免污染血液。

(4)储血冰箱应保持 2~6℃,应专用专人管理。定时观察冰箱温度,并做好记录。

(5)严格掌握输血适应,在输血前与患者或其家属签署输血知情同意书,并常规进行输血前病毒性传染病指标检查,鼓励自身输血,减少经血传播疾病的机会。

(6)患者,献血员血样 2~6℃保存 7 天,以便对发生经血传播疾病追查原因。

(7)临床发现疑似输血感染疾病应及时与输血科室联系,并及时登记上报科室主任,科室主任根据情况确认后再按规定要求上报。

(8)临床发生输血感染病例后,输血科室应配合临床进行调查,查找感染源,确认感染途径,协助临床做好必要的检查,由临床医生进行治疗。

(9)输血感染疾病的血液应进行追踪调查,除查找科室内部原因外,还应追溯献血人员,确定感染原因,进行严格详细记录。

(10)输血感染疾病的处理过程和处理结果应进行登记,如诉诸法律还应准备必要的文字材料,以备使用。

(11)对于感染疾病的所有登记报告处理资料要妥善保存,不准外借或未经许可进行复印。

二十、医疗废弃物处理制度

(1)感染患者的标本和报废的血袋等属高危险废物,在交废物集中处置单位处置前应当就地消毒灭菌。

(2)传染病患者或者疑似传染病患者的排泄物,应按国家规定严格消毒,方可排入医院污水处理系统。

(3)隔离的传染病患者或者疑似传染病患者产生的医疗废物应当使用双层包装物,并及时密封。

(4)禁止任何科室和个人转让、倒卖医疗废物。禁止在运送过程中丢弃医疗废物;禁止在非贮存地点倾倒、堆放医疗废物或者将医疗废物混入其他废物和生活垃圾。

(5)院内医疗废物由专职人员负责回收,值班人员应及时与回收人员按相关规定做好登记交接工作,回收人员按规定时间、路线将医疗废物运送至暂时贮存地点。每天运送工作结束后,运送人员应对使用后的医疗废物运送工具进行清洗、消毒。

(6)医疗废物转出去后,应对暂时贮存地点、设施及时进行清洁和消毒处理。

(7)对违反国家相关法律、法规规定的部门和个人给予行政处罚。

二十一、危险物品申请、领取、使用、存储与销毁管理制度(乙醚、酒精等)

(1)加强危险化学品的申请、存储、运输、使用及销毁等各个环节的安全管理,防止危险化学品在存储、搬运、使用过程中发生火灾、爆炸及毒害等事故,保障员工生命安全与医院财产不受损失。根据《危险化学品安全管理条例》,结合科室实际情况特制定本制度。

(2)根据危险化学品的危险性质,具体划分为爆炸品、压缩气体和液化气体、易燃气体、易燃固体、自燃物品和遇湿易燃物品、氧化剂和有机过氧化物、有毒品、放射性物品和腐蚀品等八类,凡属上述范围的物品,均属本制度管理范围。

(3)人员培训:①与危险化学品申请、存储、运输、使用及销毁等各环节相关的人员必须参加危险化学品相关基础知识的培训。②加强考核,每年至少1次。

(4)申请采购:①编辑危险化学品采购计划必须根据工作需要进行。②需经采购部门从取得危险化学品生产许可证或者危险化学品经营许可证的企业采购。

(5)验收、存储和发放:①化学品入库前应进行验收,包装应完整,不得有破损和泄漏情况,不符合验收要求可拒绝入库。新增加的化学品种类要先仔细阅读说明书。②试剂管理员根据销售厂家出库单详细核对品名、规格、数量,入库后根据其化学性质及存储条件妥善放置到相应的存储地点,及时填写记录。③储存管理要求:应做到分类存储,专职保管,定额管理。④凡危险性质互有影响,相互抵触(如接触后会发生爆炸、燃烧或产生毒气)的危险品,必须分库储存,不得混放;危险品不得露天存放,特殊情况须经实验室负责人批准,并做好遮阳、防火、防雨等安全设施。⑤危险品的验收、保管、出入库等各项工作都应由固定的专职人员担任。⑥出库前必须仔细核对品名、规格、包装单位、数量,并登记在《试剂和耗材出入库使用记录》,否则不能出库。

(6)搬运危险品:①搬运化学危险品前要掌握该化学品的危险性质、急救措施和消防措施,搬运时必须轻拿轻放,握紧抱牢,防止撞击、摩擦,严禁摔损,堆垛必须整齐、稳固,不得倒置横放。运输时做好防护措施,必须保证不泄漏、不倒塌、不坠落、不损坏,不应在半路逗留。②运输途中严防曝晒、雨淋和高温。

(7)使用危险品:①使用人员必须经过化学危险品基础知识的培训,并掌握所使用化学危险品的危险性质、急救措施和消防措施。②使用人员根据化学品的危险性采取必要的防护措施,戴相应的防护用品。

(8)报废的化学危险品应妥善保存,集中后交由安全管理部门统一处理。

(9)应急处理:①发生紧急情况必须立即向安全管理部门和科室领导报告。②制定并编写《化学危险品应急预案》。

(10)科室主任定期检查,发现破损、泄漏、包装受潮、挥发使用不当等异常情况要及时整改,并且对整改效果进行评估,确保化学危险品的安全使用,登记《危险化学品领取及发放记录》及《危险化学品使用记录》。

二十二、资料保管、统计与上报制度(文书管理制度)

(1)输血文档是指科室与输血相关的各种记录,包括《临床输血申请单》《血液入库记录本》《血型鉴定登记本》《交叉配血标本登记本》《发血登记本》《输血不良反应回报单》《输血不良反应记录本》《冰箱温度记录表》《实验室清洁、消毒记录本》《血液报废记录表》和《疑难血型鉴定本》等。

(2)原始记录规定的项目应认真及时填写,字迹工整、清晰,数据真实,不得遗漏、涂改,更不准任意撕毁。确实需要更改者,可用钢笔画杠修改,由更改人签名或盖章,原更改内容应清晰可辨。各项工作记录,操作者与复检者签全名。

(3)原始记录由实验室负责人审核、签名以保证记录内容完整、正确。

(4)原始记录表(本)设专人每月核对整理1次,确认无误后装订,归档保存。

(5)医院工作人员由于工作需要查阅档案,根据医院有关规定按批准范围查阅,未经同意不得随意翻阅、摘抄、复印;外单位须查阅档案时,应持单位介绍信,经主管部门同意,方可查阅。禁止将档案借出档案室,严禁在档案上涂改、抽换拆卸、圈点、画线和污损,并做好查阅登记。

(6)各种文档保存至少10年。

(7)保存10年以后的档案,根据工作需要,酌情留存部分,剩余部分由主管部门监督销毁,并做好销毁记录存科室备案。

二十三、输血相关微机信息管理制度

(1)输血科室必须应用计算机管理血液入库、发放、实验结果记录和费用录入等过程。使用前应对计算机系统进行充分的确认,确保其能满足工作的需要。

(2)做好员工的培训、计算机管理系统的维护工作。①所有员工上岗前必须接受计算机基础知识学习和培训,初步了解计算机网络基础知识,至少熟练使用一种汉字输入方法,基本了解计算机主机和辅助设备的使用特点。②严格按操作规程进行操作。开机时先开辅助设备,后开主机;关机时先关主机,后关辅助设备;工作完毕后应及时正确返回主界面。③未经许可,严禁拆卸计算机主机和辅助设备。

(3)做好网络计算机的安全保密工作。①牢记网络用户密码,无特殊情况不得向他人泄露密码(特殊情况密码泄漏后当事人第一时间重新修改密码)。②除专业技术工程师外,未经科室同意,禁止其他人员上机操作。③禁止在网络计算机上安装与科室工作无关的一切程序和软件,禁止删除与网络计算机使用有关的所有程序和软件。④禁止在网络计算机上玩游戏、绘画、插入磁盘或光盘等。

(4)计算机出现故障时及时报告相关科室或人员修理,防止文件丢失。必须建立针对管理信息系统瘫痪等意外事故的应急预案,确保日常工作能顺利进行。

(5)医学统计和资料统计应在指定的独立计算机上完成,每月对数据库进行1次备份。

第四节 输血科室行政管理制度与持续改进

一、核心小组会议与科务会议制度

1. 会议制度

(1)为了严格及规范科室科务管理,合理安排工作,加强民主集中制,保证"上请下达、下请上达",实现科室的科学和民主管理,保证职工的决策知晓权及相关权益,创造团结、和谐、高效率的工作氛围,做好为患者和临床的服务工作。

(2)科主任及有关人员参加医院和上级机关会议后,有责任将医院及上级的会议精神或文件内容,在科务会或其他会议上传达。重要内容要传达到每个人。

(3)职工有责任了解和学习有关法律、法规、规章制度及政策精神,作为自己的行为规范,严格要求。

（4）医院及科室的有关文件或规章制度文本,科室均应妥善保管,便于职工查阅。职工对内容有疑问的,科室有责任及时向上反映,寻求解答。

（5）科室有关人员调动安排、大型仪器购置、规章制度制定或修改、奖金分配等重大事项须经科核心小组讨论通过,并向全体职工通报、征求意见。一经通过,全科职工有责任遵守执行。

（6）科室主任应每年1次向职工通报科室工作情况,包括科室管理、质量状况、财政收支、培训及科研等工作。

（7）职工对科室工作有意见,可向组长、科室主任反映,亦可向医院或上级机关反映。

2. 核心小组职责

（1）负责听取收集科室同志的意见与建议,向科室主任及时反馈。

（2）科室需要民主审议的事项,如人员需求计划、科室奖金分配、晋级和职称聘任、购买大型仪器设备等均经核心小组会审议通过。

（3）核心小组的原则:民主、公平、公正、公开。

（4）小组成员积极为科室建设出谋划策,开会时不得无故缺席。

（5）每月开1次工作会,若遇重大问题需要讨论则随时召开。

二、值班与交接班制度

（1）接班人员应按时到岗,原则上要求提前10分钟到岗。双方必须当面交接班,接班人未到岗,交班人员不得离岗,无故迟到或旷工按医院规定处理。

（2）交班时如有抢救用血、手术用血正在配血操作时,需完成工作后方可交班,不得半途移交接班者。

（3）下班前应做好室内清洁及交班工作,填好交接班记录,特殊情况应口头和书面详尽地向接班人员交代清楚。

（4）值班人员应该将值班过程中的科内各种冰箱温度情况、实验室温湿度、库存血液质量状态、急诊用血情况、血液入库信息、特殊输血患者、疑难配血标本信息、仪器运转情况、实验室清洁与消毒等情况进行常规记录。

（5）值班过程中发现的特殊血型患者（RhD阴性等）、临床血型差错等情况要根据相关要求做好登记并及时通知相关科室,做出相应处理,以免影响患者正常的临床用血需求。

（6）值班人员发现储血设备及医疗仪器故障时,对于本人无法解决的故障应及时通知相关技术人员进行维修,对储血设备中的血液予以妥善处理,对受影响的实验操作做出调整,详细作好相关记录,值班人员应观察冰箱的冷链系统的温度及湿度,遇故障或停电要及时找相关部门解决并上报科室主任。

（7）对于值班过程中一旦发生的医疗、行政事故或差错,值班人员应根据事态严重程度及时向科室主任汇报并做好记录,以便妥善解决。值班人员遇到突发、意外事件时,应及时向科室主任汇报并作好详细记录。

（8）值班人员确保急诊抢救、治疗用血。当临床医生用血申请不合理或因血源紧张、供需矛盾突出时,值班人员应该做好耐心、细致的解释工作,努力与临床科室协调,自己无法解决的问题应及时向科室主任汇报。

（9）值班过程中发现库存血液低于科室制定的警戒水平时,值班人员应及时与采供血机构联系急诊送血,必要时向科室主任汇报。

（10）值班人员遇到血型正反定型不符、疑难配血、不规则抗体筛查阳性等特殊情况时实行首诊负责制,尽可能收集相关信息、查明原因并认真做好记录,本人确实无法处理的情况要及时向技术负责人和科室主任汇报。

(11)值班人员在进行岗位交接时要认真对待、口头和书面交接班,确保医疗工作的延续性,明确相关责任,保证医疗与行政安全。

三、劳动纪律及奖惩制度

1. 劳动纪律

为了维护科室的正常工作秩序,提高办事效率,严肃工作纪律,使职工自觉遵守工作时间和劳动纪律,根据国家相关政策法规,并结合本科室的实际情况,特制定本制度。

(1)科室的考勤管理由科室主任负责,并指派专人担任考勤员,负责日常考勤管理工作,并于每月底上报人力资源处。

(2)考勤员应具有高度的责任心,逐日认真记录考勤。考勤员职责:①按规定及时、认真、准确地记录考勤情况。②如实反映本科室考勤中存在的问题。③妥善保管各种休假凭证。④及时汇总考勤结果,按月上报人力资源处。

(3)每月在规定时间将当月考勤汇总报人力资源处。

(4)科室人员一律执行上班签到制度。所有职工上班后均需本人亲自签到,任何人不准代理他人或由他人代理签到,违反此条规定,代理人和被代理人每人每次扣罚当月绩效5%。确因特殊情况不能及时签到的,要提前向科室主任请假,返回医院后写明情况,科室主任签字,附在当月的签到簿后面,签到簿于年底送人力资源处备案。

(5)按时上下班,上班时间至上班后30分钟之内到岗者,按迟到论处;提前30分钟之内下班者,按早退论处;迟到、早退1次,扣当月绩效5%;当月累计迟到、早退3次以上,扣当月绩效50%;当月累计迟到、早退5次以上,扣当月全部绩效。上班时间30分钟到2小时之间未到岗的,按空岗处理。

(6)工作期间要坚守岗位,擅离职守、串科室、做私活、上网浏览和工作无关的网页或打游戏,均按空岗处理,空岗30分钟以内扣当月绩效10%,空岗30分钟至1小时,扣当月绩效20%,空岗1小时至2小时,扣当月绩效50%,空岗2小时以上,按旷工处理。

(7)积极参加医院组织的各项会议,保证会议纪律,无故缺席会议,每人次扣当月绩效10%,出席会议迟到、早退每人次扣当月绩效5%。

(8)对调动工作不服从分配,科室主任谈话后,不按期报到者,即下岗培训,执行待岗期工资待遇,只保留基本工资。

(9)各种假期规定,休假手续办理,休假执行待遇按医院相关管理规定执行。

2. 奖惩制度

为切实加强科室精神文明及行风建设,严格执行各级卫健委、卫健委医德与服务规范,提高医疗服务质量和服务水平。

(1)激励条件符合下列条件之一的人员给予相应的表彰或奖励。①在上级或医院组织的检查评比中,为医院或科室取得荣誉的个人。②医德高尚、爱岗敬业,多次受到患者表扬事迹突出的个人。③获得科研成果或有专业论文在SCI和核心期刊发表人员。④工作突出受到医院表彰人员。

(2)处罚规定:①对违反《医疗机构工作人员医德与服务规范》《卫生系统医德服务规范及实施办法》,违反医疗卫生行风建设"九不准",收受"红包""回扣"等,当事人按上级有关文件规定进行处罚。②有医德缺欠,与患者发生口角或被患者投诉,有违反劳动纪律的行为,或者在上级组织检查中,有不良行为影响医院荣誉或其他情形的,视情节对当事人扣发当月部分绩效。③对不履行岗位职责、违反医院管理规章制度、操作规范等,给医院造成重大经济损失的个人给予相应的处罚。④无正当理由不服从科室工作安排。⑤由于个人原因在工作中出现差错事故等。

四、科室员工技术档案归档管理制度

凡是科室专业技术人员都要建立技术考绩档案。职称评定、晋升以及各项专业考核鉴定已归入个人考绩档案资料为准。考绩档案专人管理,定期归档。考绩档案归档范围:

(1) 专业技术职务评审证书。

(2) 个人业务自传(总结)。

(3) 经认证的学历证明、继续教育证书或业务进修情况(复印件)。

(4) 个人提交经认证的论文、著作、译著、译文目录(复印件)。

(5) 个人提交经认证的科技成果。

(6) 业务鉴定和考试成绩或评语。

(7) 对论文稿、科技成果的专家评议结果和审查意见。

(8) 经认证的各种奖励证书或有关文件的复印件。

(9) 聘任职务任免书和聘书。

(10) 业务人员任职期间履行聘约情况的考核材料和年度考核材料。

(11) 解聘材料。

(12) 其他需要保存的文件材料。

五、员工定期培训和考核制度(继续教育制度)

1. 分工

(1) 科室主任:负责工作人员岗前培训大纲的审核、最终考核意见的审批。批准《人员培训年度计划》,安排人员的外部培训。

(2) 实验室负责人:负责岗前培训大纲的起草。负责工作人员上岗前的技能和理论培训。

(3) 技术负责人:负责《人员培训年度计划》的编制,并组织培训的实施。组织工作人员上岗技能与理论考核,给出考核意见。

(4) 档案员:负责建立和管理人员培训记录、人员档案。

2. 要求

(1) 新进员工:

1) 在最初6个月内应至少接受2次能力评估,并记录。当职责变更时,或离岗6个月以上再上岗时,或政策、程序、技术有变更时,员工应接受再培训和再评估,评估间隔不超过1年,合格后方可继续上岗。

2)《岗位培训登记表》要求注明参训人员详细信息、带教人员详细信息、培训起止时间、培训内容、带教老师鉴定意见。

3)《岗位考核登记表》应该包括:参训人员详细信息、考核内容、考核方式、考试成绩及时间等。

(2) 在职员工:

1) 科室主任根据各岗位任职条件的要求,拟定各层次工作人员的继续教育计划。

2）培训方式包括：安排外出专业学习、学术交流会、进修的培训。医院内举办专项讲座、专项培训或专业学术报告会。科内举办的业务学习活动。

3）培训内容包括：根据人员的岗位，安排相应的专业知识培训。此外，还包括下列培训内容：标准化知识、本专业及相关的法律、法规、实验室安全知识。

4）员工的培训记录由科室主任对培训的有效性评价后归档。

5）培训负责人负责培训记录和个人技术档案的管理，并填写和管理《培训记录表》《员工培训履历表》及《人员档案卡》等。

6）《培训记录表》内容：培训时间、地点、主题等。参加培训人员名单。培训内容摘要并保存课件。组织部门效果评价，培训后科室主任对其能力的确认。

7）《员工培训履历表》是每位员工所接受过的培训的历史记录，内容包括：培训日期、培训目的、培训内容、培训结果。

8）每次培训的效果由培训的组织方或科室主任进行评价。新技术的应用，新项目开展，对项目承担人的工作能力，由科室主任组织质量负责人、技术负责人进行评价。

六、员工业务学习制度

（1）成立科内学习小组，组长由副高级以上人员担任，制定科室年度学习计划，确定学习内容。对临时需要强化的学习内容可以随时增补。

（2）每周应固定日为科室科内学习日，每次学习时间不少于30分钟。委派专人按学习计划进行专题讲座。随时遇到需解决的疑难问题由学习小组组长组织讨论。科主任确定最终讨论结果。

（3）每月1次30分钟的操作技能培训。并对本月学习内容进行梳理、考核，并将考核成绩计入个人业务档案。

（4）各当班人员必须按规定时间参加学习，不迟到，不早退，不无故缺席。不能参加学习的按规定履行请假手续。

（5）对员工制定定期考核标准，对新入职人员和新上岗员工每半年进行1次考核（包括专业知识和操作技能）。在岗老员工每1年进行1次考核（包括专业知识和操作技能）。对不达标人员给1次补考机会，再次不达标者按待岗处理，达标后可上岗。并将考核成绩计入个人业务档案。

（6）为了鼓励大家的学习积极性，对业务学习出勤率高，成绩优秀的给予适当的奖励。

七、进修人员管理制度

1. 进修人员规章制度

（1）进修人员必须是从事输血专业的在职人员。

（2）进修人员必须填写医院进修申请表，由进修管理部门批准，方可进科室进行培训。

（3）进修人员来科后，必须着白大衣、自备工作鞋、挂胸牌（标明进修），着装整齐。

（4）进入科室后，由科室主任负责安排具体进修的专业组，由专业组组长指定组内人员为带教，负责进修人员在进修期间的一切安排。

（5）实施带教老师负责制，进修人员进修计划的落实、教学、科室内管理、医疗行为的规范等，由带教老师负主要责任，科室主任负领导责任。

（6）进修人员做特殊检查、技术操作时，应在带教老师指导下进行。

（7）不允许安排进修人员单独进行值班。

2. 进修人员的管理

(1) 既要抓好进修人员的教学工作,又要抓好行政管理工作。带教教师为进修人员的第一责任人,科室主任为第二责任人。

(2) 进修人员在进修期间,应遵守医院各项规章制度,服从科室工作安排,尊重带教老师及其他人员,虚心学习,认真工作,努力完成进修任务,同时应积极参加医院其他各项活动。

(3) 进修人员应按原进修计划的科目、时间进行学习,未经进修管理部门同意,不得自行调整进修的科目和时间,否则按自动终止进行处理。

(4) 进修人员发生医疗差错、医疗事故或其他错误后,应及时向科室汇报,积极进行善后处理,同时要深刻反省,做出书面检查。发生医疗差错的,不发结业证书,发生医疗事故或其他严重错误的,则终止其进修,待调查处理完毕,退回原单位。情节严重者按医院医疗事故处理办法有关规定执行。

(5) 进修人员进修期间不享有探亲假和年度公休假,因病需休息的,须由医院相关科室出具的休息证明,交医务管理部门备案。凡因派出单位有事请假者,须由单位出具证明或来函联系,请事假3天以上或欲离开医院的,科室主任签署意见后,由进修管理部门批准。假期满后按时返院并及时销假。

(6) 进修人员不得签发检查和配发血报告单。

3. 进修人员的考核

(1) 科室对进修人员定期进行考核,考核内容包括:医德医风、工作质量、业务水平、组织纪律性等,并记入其进修考核成绩中,考核结果要及时上报进修管理部门。

(2) 对进修期间工作表现突出、有特殊贡献的进修人员应及时表扬,对医疗作风恶劣、业务水平及劳动纪律差或犯有其他严重错误的进修人员,科室应及时报告医务管理部门,提出处理建议,表现太差的应及时退回。

(3) 进修结束后,科室应及时对进修人员进行考试考核,做好书面签字,交进修管理部门。

八、科研管理制度

1. 科研管理制度

(1) 在院长领导下,科室主任具体负责组织制定科研计划、实施过程检查。

(2) 及时了解国家自然科学基金委、各级卫健委和科技局等科研项目申报信息,并组织好申报工作。

(3) 积极组织和支持科室人员的科研工作,定期督促检查各课题进展情况。

(4) 研究的目的要明确具体,课题负责人应对参加研究工作的人员做好分工,科研课题应具有科学性、先进性、实用性及可行性。

(5) 课题正式立项后,各课题负责人必须按计划要求开展科研工作。每半年按医院规定向科教处递交1次课题进展情况报告。

(6) 课题完成后,由课题负责人组织撰写好论文,完成项目目标。组织书写工作报告、技术报告,填写鉴定申请表、经费决算表等,报科教处,经院领导同意后交上级主管部门鉴定验收结题。

(7) 做好科研档案的建立和归档及保密工作;科研项目在研究中形成的具有一定价值的原始记录、技术资料、技术文件等按要求归档。

2. 科研经费使用制度

（1）上级下拨的专题科研经费存入课题负责人户头，专款专用，不得挪作他用，可跨年度使用。由科教处给课题负责人建立《科研经费使用本》，课题结束后将使用本连同相关资料一同上交科教处存档。

（2）列为医院计划的科研课题，根据课题开展的实际情况，需要使用经费时，由课题负责人填写经费本，记录日期、开支摘要、开支金额、经办人签字，科教处处长审核签字，报销发票贴在原始单据贴符纸上，项目负责人在经手人处签字，科教处审查签字，报财务处审查，院长批准。

（3）课题经费的支出，根据财政部、科技部《国家科技支撑计划专项经费管理办法》及医院的相关规定执行。

3. 科研奖励

为了进一步推进科研水平向高层次发展，调动科技人员的积极性，鼓励有突出贡献的科技人员，加速科技人员的培养，对获奖科研成果给予一定奖励。

4. 科研惩罚

科研课题经费使用中，凡违反有关规定者，根据情节轻重，采取通报批评、责令补回科研经费、中止课题、不受理当事人当年再次申报科研课题以及撤销由承担课题所受到的奖励、待遇等措施。

5. 科研协作制度

（1）院内各科室协作的课题，由课题负责人联系协作科室，科教处负责组织协调工作，由协作各方协商协作协议书，各方代表签字，方能生效，协议书报处教科备案。

（2）需与外单位协作的研究课题，应先报科教处，经院长批准，由科教处和课题负责人与协作单位共同商订协议书的具体内容，协议书双方代表签字、双方单位盖章生效。

（3）国际协作的项目，由科室提出申请，科教处进行保密审查，组织同行专家论证后送交院长审批。

（4）协作外单位开展科研工作及接受外单位的新试剂和设备的临床使用观察，必须由科教科请示院领导批准后，并与委托单位签订协议，使用科室要按时完成任务并写出使用报告。

6. 申报专利制度

（1）属于职务发明的专利以医院的名义申报，申报费、年费由医院支付。

（2）属于非职务发明，以个人的名义申报，申报费、年费由本人支付。

（3）职务发明专利，其技术转让费在扣除申报费、年费后按一定比例提取奖励项目发明人。

（4）非职务发明专利，技术转让费全部由项目发明人所得。

九、财务管理制度

（1）为了加强科室财物价收费管理工作，成立物价管理小组，设物价专管员一名。

（2）认真执行医疗机构收费标准，建立医疗收费及药品的价格公示制和查询制，实行一日清制度，增加医疗服务和检测项目收费透明度。

（3）对系统中所有物价项目的朔源及价格进行逐一核对，发现问题及时解决。

（4）对新进大型设备的收费标准要向相关科室提出申请后进行成本核算（成本核算包括设备价款及相关税费、房屋折旧、水电费等），待设备发货票到达之日起五日内及时上报上级物价部门。每个过程都要进行"痕迹"管理。待上级物价及有关管理部门进行审批后执行。

（5）每季应将科室收费情况进行检查，检查结果要有记录，对违反物价收费标准的人员要给予相应的处罚,并进行通报批评。

(6)要严格按上级文件的要求去做,不得重复收费、扩大范围收费。在执行收费标准的过程中如发现问题要及时与财务科沟通,对上报上级的相关文件要经科室主任、财务科负责人、主管院长签字后方可上报。

(7)建立医疗服务价格患者查询投诉制度。对有个别患者的投诉要细致耐心地进行解释,并要把事情的经过、日期、电话等相关信息登记在投诉记录本上。

(8)各种试剂、耗材、办公用品、劳保用品分别专人管理。按医院请领流程和管理规定申请,科室建立试剂、耗材、办公用品、劳保用品专门账目,账目出入明细清晰。每季度核查1次。发现问题及时解决。

(9)所用血液及试剂设备等收据或(和)发票,执行"双人签字"管理。

十、治安保卫与消防安全制度

1. 治安保卫管理制度

按照医院治安管理规定和加强医院安全保卫工作的指示精神,为强化科室安全保卫工作,保证医疗秩序良好,维护医院稳定,保护职工的人身财产安全,特制定科室安全保卫制度。

(1)医院良好的安全环境是开展医疗工作、为广大患者服务的前提,是推进"平安医院"建设的基础,是医疗安全的重要组成部分。

(2)提高认识、加强领导。要认真吸取其他医院大火、医务人员被不法侵害的沉痛教训,进一步增强责任感和使命感,细心排查,统一部署,深化措施,把科室安全工作落到实处。

(3)科室主任为部门安全的第一责任人,并将安全工作落实到科室每个人,提高职工安全意识,强化安全措施。

(4)加强相互配合、畅通信息渠道。对发现的安全隐患不属于自己的管理范围要及时通知相关人员,立即排查整改,防止遗漏。虽分工不同,但整体目标一致,要及时反馈相关信息,共同维护科室的安全稳定。

(5)细心观察职工思想动态,及时发现不安定因素,妥善处置医患纠纷等各类矛盾,加强重点时段对重点人员、事件的监控,掌握一些非法组织活动,强化维稳措施,维护科室稳定。

(6)排查治安隐患,加强治安重点防范部位的检查,保护医院、职工、患者的财产安全,配合公安部门处置治安案件,对职工进行安全教育,提高职工遵纪守法意识。

2. 消防安全管理制度

为进一步加强安全防火工作,预防火灾事故发生,消除安全隐患,明确工作责任,落实奖惩措施,确保医院及患者生命和财产安全,依据《消防法》《省消防条例》,结合本科实际情况,特制订本制度。

(1)科室主任为科室安全防火责任人,按照安全防火责任书的要求,组织落实好本科室的安全防火工作。

(2)科室成立消防安全小组,设立消防安全责任人,制定消防安全管理措施,定期组织检查。对安全隐患要彻底整改,对拒不整改或屡教不改的要上报医院通报批评,并对相关人员进行经济处罚。

(3)禁止私接乱拉电源,原有电源、电器设施不得私自改动,如需增设电源、电器设备须报保卫科及后勤管理处现场审核批准,并由专业人员安装。

(4)严禁使用液化气瓶、酒精炉、燃气炉等明火燃具,禁止使用电炉子、电褥子、电饭锅、电磁炉、电炒锅、电暖风等电器设备,违者除没收器具外,并报医院进行绩效考核处理。如确因治疗等工作需要,须经后勤管理处现场勘察,确保安全后方可使用。

(5)保证消防通道畅通,清扫员休息室、管道井、弱电间保持清洁,禁止堆放杂物。

(6)爱护消防设施,消火栓、消防水带、直流枪、消防标志、灭火器等不得擅自挪用和损坏,喷淋、感烟装置不得悬挂物品。

(7)实验室贮存使用化学试剂,如酒精等,要落实专人负责制,制定管理制度,专人保管,专人负责,贮存量不应超过一周的使用量,杜绝火源,并配备相应的灭火设施,科室人员要熟练掌握灭火常识。

(8)对违反安全生产及消防安全管理规定,违规操作,玩忽职守,失职渎职,发生火灾事故的,将依据医院绩效考核管理办法进行处罚,情节严重触犯法律的将依照国家有关法律法规交由司法机关依法追究相关责任人的刑事责任。

(9)按照消防部门的要求,每年参加院里组织的消防常识培训,通过培训教育使员工增强消防安全意识,能够熟知"三懂三会"的基本内容及消防器材的性能和使用方法,通过学习"四个能力"建设内容,使科室人员掌握初起火灾的扑救、火场逃生和救护等初级防火知识技能,新上岗职工必须参加医院组织的安全防火教育。

(10)培训演练结束要认真填写记录,总结经验,找出不足,以提高教育培训的实用性。

(张冬霞　刘铁梅　李志强)

第五章　临床输血治疗管理

第一节　全血及血液制剂输注

一、全血输注

全血广义是指血液的全部成分,包括血细胞及血浆中各种成分。它具有运输,调节,免疫,防御及凝血止血功能,并能维持细胞内外平衡和起缓冲作用。因而输血能改善血流动力学,提高携氧量,维持氧化过程;补充血浆蛋白,维持渗透压,保持血容量;改善凝血机制,达到止血目的;改善机体生化功能等。

通常血液成分变化随着保存期延长而增加。如全血在4℃,保存1d后丧失了粒细胞和血小板功能;第Ⅷ因子在全血中保存1d后活性下降50%,此后在同一水平维持较长时间。第Ⅴ因子保存3~5d活性也损失50%。

因此,全血狭义是指比较稳定的红细胞与血浆蛋白成分,也就是前者具有携氧功能,后者具有维持胶体渗透压功能。

将血液采入含有抗凝剂或保存液的容器中,不作任何加工,即为全血。我国现将200mL全血加上CPDA抗凝剂30mL共计容量230mL定为1个单位。

1. 种类与保存

全血分为库存全血和近期全血两种。一般保存于4±2℃专用贮血冰箱。

(1)库存全血根据保存液(抗凝剂)不同种类,其保存期也有所不同。①ACD(枸橼酸-枸橼酸钠-葡萄糖保存液)全血为21d。②CPD(枸橼酸-枸橼酸钠-磷酸二氢钠-葡萄糖保存液)全血为21~28d。③ADC-A(ACD-腺嘌呤)和CPD-A(CPD-腺嘌呤)全血为35d。

(2)近期全血保存5d以内的ACD全血或10d以内CPD-A全血均可视为近期全血。

2. 全血的优点与缺点

(1)优点由于含有近一半的红细胞和一半多的血浆和保存液,输注时相对较流畅。

(2)缺点:①全血中的白细胞、血小板、血浆蛋白分别可以导致患者致敏,产生相应的抗体,从而引起非溶血性发热性输血反应等。②由于血浆成分存在,易引起过敏性输血反应。③由于含有血浆,对年老体弱贫血的患者可引起循环负荷过重。④由于血浆含有相对高浓度的抗凝剂、酸性物质、钾离子、增塑剂、氨等,过量输注可引起相应输血反应或(和)中毒反应等。

3. 适应证与禁忌证

(1)适应证:适用于同时补充红细胞和血浆的情况,尤其是适合于新生儿换血等。

(2)禁忌证:①血容量正常而需要输血的贫血患者。②婴幼儿、老年人、心功能不全的患者。③因输血或妊娠已产生抗白细胞或抗血小板抗体的患者。④对血浆蛋白过敏的患者。⑤预期需长期或反复输血的患者,如珠蛋白合成障碍性贫血、阵发性睡眠性血红蛋白尿、再生障碍性贫血和白血病合并贫血等。

4. 输注注意事项

(1) 输注剂量是以血红蛋白的增加量来衡量的。较合理的方法是,在输血前及输血后 24 小时,测定血红蛋白、红细胞计数和红细胞压积,然后据此进行剂量调整。输注总量及间隔时间应视患者的具体情况而定。

(2) 输血前,须常规进行输血前检查,包括患者的 ABO 血型正反向定型,RhD 血型鉴定,献血者的 ABO 血型的正反向定型;患者与献血者间血液交叉匹配试验(包括:盐水,酶和抗人球蛋白三种介质);红细胞不规则抗体筛选等。

(3) 医护人员输血前须严格检查全血外观,认真核对患者的姓名、性别、年龄、门急诊号/住院号、ABO 和 RhD 血型、血液交叉匹配试验结果、血袋条形码/编号、血液制剂血型种类和剂量等。在两人核对无误,方可执行。

(4) 输血途径是静脉内输注。通常输注前,全血或(和)红细胞制剂从储血冰箱内取出,在室温中停留时间不得超过 30min,输注时需应用输血器。输注初期,10 ~ 15 分钟或输注最初 30 ~ 50mL 时,医护人员须严密观察有无输血不良反应。

(5) 倘若发生不良反应,需立即停止输血,并及时给予诊治,同时通知输血科室医师或检验人员进行必要的原因调查。

5. 疗效评价

见红细胞输注。

二、红细胞输注

在生理情况下,正常机体每天约有红细胞总数的 1/120 衰老死亡,同时又有相等的红细胞生成。单核 - 吞噬细胞系统包括肝、脾是清除衰老和受损破坏红细胞的场所。红细胞的生理功能是运输氧和二氧化碳,是由红细胞中的血红蛋白来完成。

1. 种类

(1) 悬浮红细胞:移去大部分血浆并添加了红细胞添加剂的红细胞制剂,红细胞压积 0.70 ~ 0.80。

(2) 去白细胞悬浮红细胞:去除 99.9% 白细胞的悬浮红细胞。

(3) 洗涤红细胞:洗涤去除大部分其他血细胞及血浆的红细胞制剂。

(4) 低温保存红细胞:加抗冻剂在低温冰冻保存的红细胞制剂。

(5) 辐射红细胞:经 60 钴或 137 铯或 x 射线辐射后的悬浮红细胞等。

2. 保存

(1) 悬浮红细胞:一般在(4±2)℃保存下,CPD - A 保存液为 35d。

(2) 去白细胞悬浮红细胞:由采供血机构应用无菌 1 次性接驳器制备在(4±2)℃保存 35d;由医院输血科室在超净台内制备在(4±2)℃保存不应超过 1d。

(3) 洗涤红细胞:因在采血后经用生理盐水反复洗涤 3 - 6 遍,保存应不超过 1d。

(4) 低温保存红细胞:在 -80℃下保存,在输注前需应用盐水洗涤法或糖液洗涤法进行脱甘油,洗涤后在 4℃下保存不应超过 1d,为了避免污染,最好能在 6h 内输注完毕。

(5) 辐射红细胞:在 4℃下保存 28d,最好能在 3d 内输注完毕。

3. 优点和适应证

(1) 悬浮红细胞:①与全血具有同样运氧能力的红细胞,而容量为全血的一半至三分之二,因而减少了输血后循环负荷过重的危险性。②移去了大部分的血浆,避免或减少了血浆蛋白成分引起的发热和过敏等输血不良反应。③减少了血浆中钾、钠、氨和枸橼酸盐的含量输入,因而减少了对心、肝、肾等的毒性作用。④分离出的大部分血浆可供其他患者应用等。⑤适用于慢性贫血,特别是伴有充血性心力衰竭贫血患者。

（2）去白细胞红细胞:①去除99.9%白细胞的红细胞制剂。②可有效地降低因血液中白细胞所致的各种输血不良反应及相关性疾病。

（3）洗涤红细胞:①由于血浆、白细胞、血小板等成分已基本从制剂中去除,可有效地降低输血不良反应的发生。②O型洗涤红细胞缺乏抗A、抗B,可输给任何ABO血型的患者,但必须履行特殊输血程序。③洗涤红细胞中钾、钠、氨、枸橼酸盐已基本去除,适合于心、肝、肾疾病的患者。④除具有悬浮红细胞的大部分适应证外,还特别适用于血浆蛋白过敏患者、异型血液输注后所致溶血性输血反应等患者。

（4）低温保存红细胞:①适用于稀有血型,尤其是RhD血型阴性患者输注。②适用于自身血储存,输注自身血可避免输血不良反应及输血相关疾病。

（5）辐射红细胞:①可有效预防输血相关性移植物抗宿主病。②适用于严重免疫功能缺陷陷或免疫抑制和造血干细胞移植后输血的患者。

4. 缺点和禁忌证

（1）悬浮红细胞含有白细胞层,故不能用于已有或怀疑有抗白细胞抗体的患者,或需长期输血的患者。

（2）对于有免疫缺陷或免疫抑制的患者,尽量不使用未经照射的全血以及所有的红细胞制剂。

5. 输注原则

（1）手术患者:①血红蛋白 >100g/L,不宜输注红细胞制剂。②血红蛋白 <70g/L,宜输注红细胞制剂。③血红蛋白 70~100g/L,须根据患者的具体情况决定是否需要输注红细胞制剂。

（2）非手术患者:①血红蛋白 >100g/L,不宜输注红细胞制剂。②血红蛋白 <60g/L,宜输注红细胞制剂。③血红蛋白 60~100g/L,须根据患者的具体情况决定是否需要输注红细胞制剂。

6. 输注注意事项

（1）由于正常机体每周生成红细胞 150~200mL,一般贫血患者可每2周输注红细胞制剂2U。

（2）输注前,各项常规检查和全血输注相同。应注意:彻底摇均压紧的红细胞;应用双头输血器,一头连接红细胞袋,另一头连接生理盐水瓶;输血器滤网竖直安装;静脉注射针选用较粗的针头。

（3）输注速度一般成人为1U/h,或每小时 1~3mL/kg;对心血管病患者及儿童患者不宜超过每小时1mL/kg,以避免循环系统负荷过重;急性失血而发生贫血者可加快输注。

（4）输注初期,10~15min 或输注最初 30~50mL 时,应严密观察患者基本生命体征(呼吸、脉搏、体温和血压等)。

7. 疗效评估

（1）精确计算:红细胞2,3-DPG水平和携氧量的关系可用下列公式计算:$Y = 0.34X + 3.5$。Y是携氧量,用每100mL血液含氧量的mL数表示,X是红细胞的2,3-DPG水平,用 $\mu mol/g\ Hb$ 表示。

（2）粗略计算:一般输注2U悬浮红细胞大约可使血红蛋白升高 10g/L,红细胞压积升高0.03。由于在临床检验中血红蛋白检测误差允许值 ±10g/L。因此,临床判断输注红细胞制剂是否有效,应在输注后血红蛋白升高至少20g/L。

三、粒细胞输注

由于粒细胞是人体血液中数量最多的白细胞,因此,通常输注白细胞主要是指粒细胞。机体因外来病原体与抗原等侵入会受到中性粒细胞的抵御,中性粒细胞作为机体的第一道防线,它在骨髓中发育成熟,然后进入血循环中,其具有趋化,吞噬和杀菌等功能。

特别值得一提的是,目前我国几乎所有采供血机构均不提供单采粒细胞(简称:粒细胞),只提供白细胞混悬液,后者除含有中性粒细胞外,还含有大量淋巴细胞。目前采供血机构提供是从200ml全血分离出的白细胞混悬液,被认定为1U(约30-50ml)。

1. 保存

一般采用室温22±2℃,不振荡的方法保存,保存时间不超过1d,最佳是在8h内应用完毕。

2. 适应证

治疗因粒细胞缺乏症(粒细胞绝对值 $<0.5 \times 10^9/L$)伴有败血症或威胁生命的严重感染时,倘若粒细胞绝对值 $>0.5 \times 10^9/L$,则不必输注。因为在此数值以上的感染采用抗生素等治疗的疗效一般较好。另外,由于粒细胞输注无保护作用,故不提倡预防性应用。

3. 输注注意事项

(1) 由于中性粒细胞半衰期较短。因此,从血液分离开始到给患者输注完毕,最好能在8h内完成。

(2) 输注前还应进行输血前检测,包括:患者红细胞ABO正反定型及RhD血型鉴定、血液交叉匹配试验等。条件允许情况下,可进行淋巴细胞毒试验,以进行HLA配合性输注。

(3) 一般认为每天至少应输注10U,甚至更多才能取得较好的疗效。一般主张连续输注3~5天。

4. 疗效评估

输注后观察患者感染是否得到控制或体温是否下降,而不是观察患者外周血中性粒细胞绝对值是否增加。

主要是由于中性粒细胞输注后很快离开血循环,而在肺部积聚,以后重新分布于肝、脾,感染时粒细胞常移动至炎症部位。因此,不能以外周血粒细胞数评价输注疗效。

四、血小板输注

血小板是参与人体止血及血液凝固过程中不可缺少的细胞成分,它来自于骨髓巨核细胞,后者是由于多能造血干细胞经巨核系祖细胞分化而来。此外,还具有维护血管内皮完整性等功能。

1. 种类和保存

(1) 机器分离浓缩血小板采自单名献血者,每单位所含的血小板的浓度为 $(2.0 \sim 2.5) \times 10^{11}/250mL$,其中白细胞和红细胞的含量低,具有有效地减少因输注血小板而产生的同种免疫反应等特点。

(2) 手工分离浓缩血小板由200mL全血制备,每单位所含的血小板的浓度 $\geq 2.0 \times 10^{10}/(20 \sim 25)mL$;由400mL全血制备,每单位所含的血小板的浓度 $\geq 4.0 \times 10^{10}/(40 \sim 50mL)$。

通常1个单位机器分离浓缩血小板所含的血小板数目相当于10个单位由200mL全血制备手工分离浓缩血小板所含的血小板数目。

2．保存

（1）机器分离浓缩血小板采用 22±2℃ 保存，不断轻轻振荡的方法保存，保存时间不超过 5d。

（2）手工分离浓缩血小板采用 22±2℃ 保存，不断轻轻振荡的方法保存，保存时间不超过 1d。

3．输注原则与适应证

（1）血小板生成数量障碍：

1）手术患者：①血小板计数 $>100\times10^9/L$，不宜输注血小板制剂。②血小板计数 $<50\times10^9/L$，宜输注血小板制剂，使患者血小板计数升至 $50\times10^9/L$ 以上才能实施手术。③血小板计数 $(50\sim100)\times10^9/L$，应根据患者的具体情况决定是否需要输注血小板制剂。④通常实施头颅、眼部以及脊柱等部位手术，患者血小板计数须 $>100\times10^9/L$；实施上腹部手术，患者血小板计数须 $>70\times10^9/L$；实施产科手术，患者血小板计数应 $>50\times10^9/L$。

2）非手术患者：①血小板计数 $>50\times10^9/L$，可以不输注血小板制剂。②血小板计数 $<10\times10^9/L$，伴有或不伴有出血，应立即输注血小板制剂。③血小板计数 $(10\sim50)\times10^9/L$，伴有皮肤瘀点、瘀斑等，应根据患者的具体情况决定是否需要输注血小板制剂。

（2）血小板功能障碍：血小板计数虽正常，但有功能障碍时。也就是说倘若术中或疾病诊治过程中出现不可控渗血，确定是由于血小板功能障碍所致，不管血小板计数是多少，均应立即输注血小板制剂。

4．输注注意事项

（1）以 200mL 全血制备手工分离浓缩血小板为例：按 10kg 体重输注血小板 $1\sim2U$ 或 $4\sim5U/m^2$ 计算；机器分离浓缩血小板 $1\sim2U/$次。输注间隔时间不宜过长，应连续输注效果更佳。

（2）应选择与患者红细胞 ABO 血型相配合的血小板制剂予以输注，由于血小板上无红细胞 Rh 血型系统，故献血者与患者红细胞 RhD 血型可不必相匹配。

（3）输注速度是以患者可以耐受为准，一般输注速度越快越好。

（4）影响输注疗效的因素：①抗原与抗体的免疫反应可使输入患者机体内的血小板迅速破坏。②脾脏肿大和脾功能亢进。③弥散性血管内凝血或消耗性凝血障碍导致血小板大量消耗，从而使输注效果不明显。④严重感染特别是革兰氏阴性杆菌败血症患者可使血小板存活期缩短，或免疫复合物抑制骨髓等可导致输注效果不明显。

5．疗效评估

（1）精确计算：通常评价血小板输注后的疗效，应对患者进行血小板计数，包括：输注前计数、输注后 1 小时计数、输注后 24 小时计数，同时要计数输注的血小板总量。一般以血小板计算增高指数（CCI）和输注后血小板回收率作为判断标准。

血小板计算增高指数又称血小板纠正计数指数（corrected count increment，CCI）＝绝对增加数×体表面积 $(m^2)\div$输入血小板数 $(\times10^{11})$。

CCI 大于 10 表示有效；输注后 1 小时测定值一般认为 CCI 小于 $7.5\sim10.0$ 认定为输注无效。

输注后血小板回收率又称血小板恢复百分数（%）＝［绝对增加数×血容量（L）×100%］÷输入血小板总数的 2/3（因有 1/3 进入脾脏）。

回收率：1 小时应大于 60%，24 小时应大于 40%。

（2）粗略计算：体重 50kg 患者输注 1U 机器单采浓缩血小板可使机体血小板计数最多升高 $30\times10^9/L$。

五、血浆输注

1. 种类

(1) 血浆包括冰冻血浆和新鲜冰冻血浆二种。

(2) 冰冻血浆又可分为病毒灭活和非病毒灭活。

(3) 新鲜冰冻血浆又可分为病毒灭活和非病毒灭活。

2. 保存

(1) 普通冰冻血浆从采血之日起 5 天内从全血中制备的血浆,在 -20℃以下保存 4 年,它与新鲜冰冻血浆的区别在于缺少Ⅷ因子和Ⅴ因子等不稳定凝血因子。

(2) 新鲜冰冻血浆在采血后 18 小时内制备的,最好在 6 小时内制备;在 -20℃以下保存 1 年。

3. 适应证和禁忌证

(1) 适应证:凝血因子缺乏、严重肝脏疾病、香豆素药物作用的逆转、心脏直视手术、大量输血、弥散性血管内凝血(DIC)、烧伤、抗凝血酶Ⅲ(AT-Ⅲ)缺乏、血栓性血小板减少症(TTP)等。

(2) 禁忌证:对输注血浆发生一次以上原因不明的过敏反应或已知对血浆蛋白敏感的患者,以及血容量正常的老幼患者或心功能不全的患者。

4. 输注注意事项

(1) 新鲜冰冻血浆输注剂量取决于患者临床症状。一般凝血因子缺乏初次剂量在 15 ~ 20mL/kg,大出血和手术的初次剂量可达 30 ~ 60mL/kg。由于新鲜冰冻血浆对提高机体凝血因子的能力很有限,倘若为了提高机体凝血因子水平而加大输注量,可能引起循环超负荷。因此,最佳选择应输注冷沉淀。

(2) 一般输注速度 2mL/min,最快输注速度不应超过 10mL/min。

(3) 普通冰冻血浆和新鲜冰冻血浆在输注前须置入 37℃专用恒温水浴中快速融化。融化后,不可在 10℃放置超过 2 小时,不可再冰冻。如在 4℃专用贮血冰箱内存放,应于 24 小时内输注。

5. 疗效评估

以凝血因子Ⅷ活性增高为疗效评估指标。新鲜冰冻血浆 15mL/kg,每 12h 输注 1 次,连续输注 2 次后,凝血因子Ⅷ活性可增高 30%。

六、冷沉淀输注

1. 优点与缺点

(1) 优点:①冷沉淀是新鲜冰冻血浆在 1 ~ 5℃条件下不溶解的白色沉淀物,100mL 新鲜冰冻血浆制备冷沉淀的主要成分及含量:因子Ⅷ促凝血活性(FⅧ:C) > 40IU(mg);瑞斯托霉素辅因子(vWF) > 30IU;纤维蛋白原(FI)60 ~ 150mg;纤维蛋白稳定因子(FⅫ) > 40IU;纤维结合蛋白(FN) > 30mg。由于 100mL 血浆分离出的冷沉淀只有十几毫升,却含有大部分的Ⅷ因子,适用于血友病 A 患者治疗,而不必担心会出现循环超负荷的危险,还适用于其他出血性疾病的患者。②制备过程简单等。

(2) 缺点:须在 -20℃以下低温冰箱保存,且解冻后不能再复冻。

2. 适应证

(1) 先天性凝血因子缺乏如:血友病 A、血管性假血友病等。

（2）获得性凝血因子缺乏如：弥散性血管内凝血（DIC）、严重肝病和尿毒症等。

（3）纤维结合蛋白含量降低：适用于严重创伤、烧伤、大手术、重度感染、DIC、恶性肿瘤和其他重症疾病的治疗。

3. 输注注意事项

（1）输注冷沉淀通常要求红细胞 ABO 血型相同或相容，尽量选择具有输血滤网功能的多头输血器静脉输注。

（2）冷沉淀在应用前应置 37℃ 专用恒温水浴箱内快速融化，倘若经 37℃ 加温后仍不融化，提示纤维蛋白原已转变为纤维蛋白，因而不能应用。另外，融化后必须尽快输用，不能再复冻。

（3）输血剂量：

1）FⅧ凝血因子缺乏补充：手术患者或有严重出血者应将 FⅧ水平提高到 50%，一般患者可将 FⅧ水平维持在 30%。FⅧ的半衰期为 12h，每 12h 输注 1 次。

① 精确计算方法：

输注量 =（期望值 – 原始值）× 体重 × V；

备注：V 每千克体重含血量：成人 0.07L/kg 体重；婴幼儿 0.08L/kg 体重。

② 粗略计算方法：

成人 50kg，以 15IU/kg，每 12h 输注 1 次，连续输注 2 次后 FⅧ水平可升高 30%。

2）纤维结合蛋白缺乏补充：①大剂量法：一般成人 1 次给予较大剂量输注，15IU/kg 以达到治疗目的。②维持法：由于严重创伤、恶性肿瘤的患者纤维结合蛋白水平往往降至正常人的 1/3 或 1/2 水平，可给予 5～10IU/kg 将纤维结合蛋白维持在正常水平。

4. 疗效评估

以凝血因子Ⅷ活性增高为疗效评估指标。冷沉淀 15IU/kg，每 12h 输注 1 次，连续输注 2 次后，凝血因子Ⅷ活性可增高 30%。

第二节　新型血液衍生成分治疗

一、造血干细胞输注（移植）

1. 造血干细胞移植（SCT）

按其干细胞的来源，分为自体造血干细胞移植（ASCT）、同种异基因造血干细胞移植（Allo-SCT）和异种造血干细胞移植（SCT）。根据干细胞采集的部位又可分为骨髓移植（BMT）、外周血造血干细胞移植（PBSCT）、脐血造血干细胞移植（NCSCT）和胎肝造血干细胞移植（NLSCT），目前很少应用骨髓移植（BMT）和肝造血干细胞移植（NLSCT）。

2. 外周血造血干细胞移植（PBSCT）

（1）特点：①移植后植入概率高，重建造血和发挥免疫功能快，对射线敏感性低。②外周血含量随昼夜波动，以上午 9 时最高。③多向性造血祖细胞（CFU-GEMM）、爆式红系祖细胞（BFU-E）及粒 – 巨噬祖细胞含量低。④随各种应激状态而变化。

（2）分类：分为自体外周血干细胞移植（APBSCT）和异基因外周血造血干细胞移植（Allo-PB-SCT）。

（3）动员：在正常生理条件下，外周血干细胞数量很少，只有骨髓造血干细胞量的 1%～10%，因此，不能满足移植需要。常用动员剂有以下几类：①各种重组人造血生长因子粒细胞集落刺激因子(G-CSF)等。适用于异基因外周血造血干细胞移植(Allo-PBSCT)。②抗肿瘤化疗药物最大限度地杀灭患者体内的肿瘤细胞;在杀伤肿瘤细胞同时,也使正常造血细胞受到损害,但由于正常造血细胞恢复时间比肿瘤细胞短,故当骨髓抑制解除时和正常造血细胞恢复之际,外周血干细胞数量反馈性增加达 25～100 倍,从而起到了造血干细胞动员效果。国内常用药物有环磷酰胺(CTX)、阿糖胞苷(Ara-c)等。适用于自体外周血干细胞移植(APBSCT)。

(4)采集:

1)采集时机选择:①若应用抗肿瘤化疗药物作为动员剂化疗结束后 2～3 周。外周血白细胞计数升至$(1.0～2.0)×10^9$/L 时;若单用 G-CSF 动员宜在白细胞计数升至$(5.5～10.0)×10^9$/L 时。②血小板计数 $50×10^9$/L。③外周血 CD34 阳性细胞≥1%(正常为 0.2%～0.1%)。但采集时机仍需根据患者的个人情况而定。

2)方法:应用血细胞分离机直至采集到造血功能重建所需的细胞数。

3)剂量值:①外周血单个核细胞(MNC):$(6～8)×10^8$/kg。②CFU-GM:$(15～50)×10^4$/kg。③CFU-GEMM:$(10^4～10^6)$/kg。④CD34 阳性细胞:$5×10^6$/kg[范围$(0.5～5×10^6)$/kg]。

(5)净化、扩增、保存与解冻输注:①净化:在体外应用物理、化学、生物免疫学方法分离和杀灭外周血干细胞中混杂的肿瘤细胞。对自身外周血干细胞移植(APBCST)是必不可少的步骤,否则,肿瘤复发率比异基因外周血干细胞移植(Allo-PBSCT)高得多。净化方法有两种:阳性选择和阴性选择。②扩增:为了确保 PBSCT 后成功地造血重建,CD34 阳性细胞数量达不到标准应进行体外扩增,以免导致移植失败。③保存:通常每次经血细胞分离机分离后所得的细胞悬液约50mL,可加入等量20%二甲基亚砜(DMSO)和 RDMI1640 保养液,使 DMSO 的最终浓度调整至10%。然后分装于血液冻存袋内(每袋 100mL)。通过程序降温最后将造血干细胞置于 -196℃液氮中贮存。④解冻输注:当需要输注时,将冻存的外周血干细胞悬液立即置入 40～42℃水浴中3 分钟内迅速解冻。然后,低温离心去除含 DMSO 上清液。加等量 RPMI1640 保养液稀释,在 1小时内静脉输注完毕。

(6)植活特点:①外周血干细胞移植后,其外周血移植后中性粒细胞(PMN)上升常出现二个峰值。第一次峰值即在 PMN 恢得到 $>0.5×10^9$/L,平均出现在移植后 11 天,随后呈一度下降趋势,然后在第 3～4 周时再次出现第二峰值,至后白细胞恢复正常。目前认为第一次 PMN 峰的出现是由于外周血中较晚造血祖细胞增殖分化的结果;第二次峰值的出现则是由于较原始造血干细胞增殖分化的结果。②血小板升至 $>50×10^9$/L 以上,平均时间为 13～15 天。

3. 脐血造血干细胞移植

(1)采集:①脐血可通过脐静脉穿刺收集,有两种方式:胎盘娩出前收集与胎盘娩出后收集。②一般每个胎盘可采集量为 42～240(中位数 103)mL,其中含有核细胞$(1～2)×10^9$/L,MNC $1.0×10^9$,CD34 阳性细胞 $1.0×10^7$,CFU-GM $0.5×10^6$,CFU-CEMM $0.2×10^6$,ITC-IC $1.0×10^5$。③从理论上估测足可供体重≤50kg 患者移植之用。

(2)分离与保存:①分离脐带血中的造血细胞可通过羟乙基淀粉沉淀法、密度梯度分离法、流式细胞仪分离法及单克隆抗体法等物理生物学方法分离获得。②保存置于 -196℃液氮中贮存。

(3)植活特点:①外周血中性粒细胞绝对值(ANC)$≥5.0×10^9$/L 恢复所需时间:同胞相关供者平均为 22d,而无关供者平均为 24d。②血小板计数$≥5.0×10^9$/L 恢复所需时间:同胞相关供者平均为 48d,而无关供者平均为 54d。

4. 造血干细胞移植临床应用

主要治疗急慢性白血病、恶性淋巴瘤、多发性骨髓瘤、重型再生障碍性贫血(SAA)、遗传性疾病[如严重联合免疫缺陷病、先天性再生障碍性贫血(凡可尼贫血)、重型珠蛋白生成障碍性贫血、镰状细胞贫血、先天性中性粒细胞减少症,黏多糖病、尼曼—匹克病,阵发性睡眠性血红蛋白尿等],以及实体肿瘤(如小细胞肺癌、神经母细胞癌、神经胶质细胞癌、乳腺癌、卵巢癌、睾丸癌、黑色素癌、肉瘤和尤文氏瘤等)。

5. 造血干细胞移植并发症和并发症

(1)早期:主要有移植物抗宿主病(GVHD),感染(细菌、霉菌、病毒),间质性肺炎(IPN),肝静脉闭塞病(VOD),出血性膀胱炎(HE),渗透综合征(或称肺水肿综合征),移植排斥,出血等。

(2)晚期:主要有白内障、白质脑病、甲状腺功能低下、性腺功能低下、儿童生长发育迟缓以及继发第二肿瘤等。

二、供者淋巴细胞输注

(1)在特定条件下,取自原移植供者具有免疫活性的淋巴细胞输注,可使异基因造血干细胞移植(Allo-PBSCT)后恶性血液病尤其是白血病复发患者再次缓解,并且取得较好的疗效、毒性小。

(2)适应证:主要用于造血干细胞移植后防止或治疗白血病的复发。供者是指为患者提供异基因造血干细胞的个体。

(3)采集与输注:

1)采集:供者(与移植时为同一个体)无须细胞因子动员,用血细胞分离机采集外周血淋巴细胞,用密度梯度离心法分离出单个核细胞(MNC)。为减少供者淋巴细胞输注后 GVHD 的发生和程度,可在体外采用抗异基因骨髓移植后复发单抗和兔补体去除 $CD8^+$ 细胞,洗涤 3 次以除去残留的补体,使产物中 $CD8^+$ 细胞小于 1%。

2)输注:①输注时机:用于异基因造血干细胞移植后白血病复发的患者,在停用干扰素、免疫抑制剂、化疗药物后输注。②输注剂量:细胞剂量一般在 $10^8/kg$,大致为:$CD3^+$ 细胞(2.20 ± 1.02)× $10^8/kg$,MNC(4.70 ± 2.97)× $10^8/kg$,有核细胞(NC)(4.85 ± 3.44)× $10^8/kg$,$CD4^+$ 细胞(0.5~1.5)× $10^8/kg$。

(4)输注后并发症:主要是移植物抗宿主病和骨髓衰竭。

三、富含血小板血浆应用

1. 生物学特性

(1)富含血小板血浆(platelet-rich plasma,PRP)是将人的全血经过离心或通过血细胞分离机采集得到的富含高浓度血小板的血浆,在其中加入凝血酶后可变为胶状物,又可称为富血小板凝胶或富血小板白细胞凝胶(PLG)。

(2)PRP 中含有大量的生长因子,如血小板衍生生长因子(PDGF),转化生长因子-β(TGF-β),类胰岛素生长因子(IGF),表皮生长因子(EGF),血管内皮生长因子(VEGF)等。

2. 制备

(1)密度梯度离心法将采集的全血在室温下于 4~6 小时内以 400g/分离心 5 分钟,使红细胞、白细胞基本下沉,由于血小板比重轻,大部分保留在上层血浆中,分离出上层血浆,即为富血小板血浆,可获得全血中 70% 以上血小板。200mL 全血所制备的富血小板血浆可采集 2.5×10^{10}

血小板。

（2）血细胞分离机采集血小板血浆等成分。

3．制剂浓度

PRP 中血小板浓度不是越高越好。在骨形成过程的研究中，PRP 最佳的浓度在$(5.0 \sim 17.0) \times 10^{11}/L$。血小板浓度低于 $3.8 \times 10^{11}/L$，达不到理想的作用效果；高于 $1.8 \times 10^{12}/L$，则具有相反的抑制作用。

4．适应证

从自体外周血中提取，无免疫排斥反应，已经被广泛应用于骨科、整形美容科、烧伤科、口腔科等组织工程研究领域。目前主要应用于创面修复、成骨及软组织修复及愈合和整形美容等。

5．有待解决的问题

（1）PRP 的制备尚无统一标准，需建立一套高效稳定的制备方法，标准化制备的 PRP 可为基础研究与临床应用提供可靠的质量保证。

（2）PRP 浓度与促组织再生之间的量效与时效关系尚未完全阐明。

（3）PRP 中各生长因子的活性、细胞分子生物学机制及相互间的作用尚未完全阐明。

（4）PRP 在大段骨缺损及骨不连的研究中尚缺乏实验数据。

（5）局部使用 PRP 是否会对整个机体产生不良影响。

（6）能否用同种异体 PRP 取代自体 PRP，这样可以减少患者的二次创伤。

（7）同种异体 PRP 被大范围应用于临床前应进行可靠且可重复的动物实验，并严格设计标准化的人群试验进行研究。

四、细胞因子应用

1．促红细胞生成素

（1）促红细胞生成素又称红细胞刺激因子（简称：促红素、EPO），是一种人体内源性糖蛋白激素，可刺激红细胞生成。主要由肾脏产生，缺氧可刺激促红细胞生成素产生。

（2）适应证：①治疗肾功能不全合并的贫血、获得性免疫缺陷综合征/艾滋病所致贫血或因药物治疗所致的贫血、恶性肿瘤伴发的贫血、风湿病引起的贫血以及类风湿关节炎及严重的寄生虫病患者的慢性贫血、镰状红细胞性贫血等。②择期手术储存自体血而反复采血的患者。③治疗部分珠蛋白生成障碍性贫血（地中海贫血）、加速造血干细胞移植后患者造血功能的恢复等。

（3）禁忌证：对促红细胞生成素、人白蛋白或哺乳动物细胞衍生物过敏患者，血液透析难以控制的高血压患者，铅中毒等患者，孕妇及哺乳期妇女禁用。

（4）注意事项：①一般情况下不良反应轻、耐受性好，应用较安全。可能引起血压升高，偶可诱发脑血管意外或癫痫发作。②在治疗初始前，应提高患者的铁贮存，转铁蛋白饱和度至少应为20%，血清铁蛋白至少 100 ng/mL。③择期手术的患者，术前使用可促进自体造血。④伴有潜在感染、叶酸或维生素 B_{12} 缺乏、隐性失血、溶血性疾病、甲状旁腺功能增高、卟啉病等患者和孕妇应慎用。

2．血小板生成素

（1）血小板生成素（thrombopoietin，TPO）生理调节造血祖细胞演化成成熟巨核细胞，并促使增殖和分化。与 EPO 一起相互协调，共同刺激原核细胞和红细胞的生成，共同促进骨髓抑制疗法后血小板和红细胞的恢复。

（2）适应证：治疗血小板减少症，尤其是因化疗和放疗而导致的血小板减少症。

（3）禁忌证：①对本品成分过敏者。②严重心、脑血管疾病者。③患有其他血液高凝状疾病者，近期发生血栓病者。④合并严重感染者，宜控制感染后再使用。

（4）注意事项：①发生不良反应较少，偶有发热、肌肉酸痛、头晕等，一般不需处理，多可自行成恢复。②过量应用或常规应用于特异体质者可造成血小板过度升高。③应在化疗结束后 6～24 小时开始使用。④使用过程中应定期检查血常规，一般应隔日 1 次，密切注意外周血小板计数的变化，血小板计数达到所需指标时，应及时停药。

3. 粒细胞集落刺激因子

（1）粒细胞集落刺激因子（G-CSF）主要作用是刺激粒、单核巨噬细胞成熟，促进成熟细胞向外周血释放，并能促进巨噬细胞及嗜酸性细胞的多种功能。

（2）适应证：①造血干细胞移植时促进中性粒细胞数的增加。②预防抗肿瘤化疗药物引起的中性粒细胞减少症及缩短中性粒细胞减少症的持续期间。③骨髓增生异常综合征的中性粒细胞减少症。④再生障碍性贫血的中性粒细胞减少症。⑤先天性及原发性中性粒细胞减少症。⑥免疫抑制治疗（肾移植）继发的中性粒细胞减少症等。

（3）禁忌证：①对本制剂有过敏反应的患者。②对骨髓中幼稚细胞没有充分减少的髓性白血病患者及在外周血中确认有幼稚细胞的髓性白血病患者，有可能增加幼稚细胞数目。③严重肝、肾、心、肺功能障碍者禁用。

（4）注意事项：①可出现严重不良反应有休克、间质性肺炎、幼稚细胞增加、成人呼吸窘迫综合征、皮疹、肝功能异常、恶心呕吐、腹痛腹泻、骨痛、血小板减少等。②本制剂的使用对象限于中性粒细胞减少症患者。③使用本制剂期间，应定期检查血象，充分注意避免使中性粒细胞数（白细胞数）增加到目标值以上。当发现中性粒细胞数（白细胞数）增加到目标值以上时，需采取减少用量或暂时停药等措施。④因对妊娠期的患者使用本制剂的安全性尚未得到确认，故不希望对孕妇或有可能已怀孕的妇女使用本制剂。⑤本制剂不得和其他药剂混合注射。

（吕先萍　李志强）

第六章　输血传播性感染诊治与预防管理

第一节　输血传播病毒感染

一、病毒性肝炎

1. 致病特点

（1）由肝炎病毒引起的。与输血相关性病毒性肝炎主要由乙型、丙型和丁型肝炎病毒等引起。

（2）与输血传播相关性：①献血者人群中肝炎流行情况，也就是处于"窗口期"献血者明显增多。②筛选献血者的血清学检测方法的敏感性和试剂的特异性不高。③对血浆类制剂中的病毒灭活效果欠佳等。

2. 临床特点

（1）乙型肝炎的潜伏期14～18天，发病急，症状较重，包括食欲不振、厌油腻、乏力、肝大，黄疸也多见。

（2）丙型肝炎起病则较隐匿，病情较轻，主要表现为乏力、食欲缺乏，甚至无症状，仅有转氨酶增高，75%左右无黄疸，但也有明显症状体征与黄疸的患者，个别发生急性重型肝炎。丙肝的肝外表现较少见，约50%的丙肝患者可演变成为慢性肝炎，其中20%转化为肝硬化，部分患者可转化为肝癌。

（3）丁型病毒性肝炎是由丁型肝炎病毒（HDV）与乙型肝炎病毒等嗜肝DNA病毒共同引起的。国内HBsAg阳性者HDV感染率最高可达到32%。重型肝炎和慢性肝炎者HDV感染率明显高于无症状HBsAg携带者。主要通过血液输注所致，与乙型肝炎的传播方式相似。HDV与HBV重叠感染后，可促使肝损害加重，并易发展为慢性活动性肝炎、重型肝炎和肝硬化。人感染HDV后，其临床表现决定于原有HBV感染状态。潜伏期4～20周。通常分为两种类型：HDV与HBV同时感染、HDV与HBV重叠感染。

3. 实验室检查

（1）乙型肝炎病毒相关检测项目：乙肝表面抗原（HBsAg）、乙肝表面抗体（抗HBs）、乙肝e抗原（HBeAg）、乙肝e抗体（抗HBe）、乙肝核心抗体（抗HBc）以及抗乙肝核心抗体-IgM（抗HBc IgM）等。

（2）丙型肝炎病毒相关检测项目：抗HCV、HCV-RNA等。

（3）丁型肝炎病毒相关检测项目：丁型肝炎病毒抗原（HDAg）和丁型肝炎病毒抗体（抗-HD）等。

4. 治疗

（1）一般治疗：①休息是最主要的措施治疗。在症状明显减轻、肝功能好转后，可每天轻微活动1～2小时，直至症状基本消失、肝大小恢复正常或稳定不变、无压痛、肝功能正常，可观察1～3个月。②急性期饮食以清淡为主，慢性期饮食以高蛋白为主等。

（2）药物治疗：

1）一般治疗：

轻型:维生素与保肝药物治疗。

重型:上述治疗同时适量应用肾上腺皮质激素等。

2)抗病毒药物:干扰素等治疗。

3)中药:垂盆草冲剂,有黄疸者加服退黄冲剂。

5.预防

(1)大力开展无偿献血,对献血者必须进行谷丙转氨酶(ALT)、HBsAg、抗 HCV 检测。

(2)所有供应临床输注的血液均须采集后留样检测,结果合格后方可输注给患者。

(3)严格执行消毒制度,提倡应用一次性注射器和输血器。

(4)严格掌握输血指征,提倡自身输血和成分输血。

(5)对 HBV 易感者广泛接种乙肝疫苗,是最终消灭 HBsAg 携带状态的有力措施,也是预防控制 HDV 感染切实可行的方法。

二、获得性免疫缺陷综合征

1.致病特点

(1)由人类免疫缺陷病毒(human immunodeficiency virus,HIV)所致。

(2)通过性接触、静脉注射毒品者、输注 HIV 污染的血液和移植 HIV 感染者的器官组织、母婴传播等传播途径感染发病。

2.临床特点

(1)输血所致的艾滋病,其临床表现复杂,病毒可累及所有器官,症状严重,死亡率极高。一般潜伏期 7 个月～10 年。感染早期 50%～70% 无症状,可成为 HIV 携带者,危险性极大。

(2)分期:

第一期即 HIV 感染隐性期。患者可完全无症状,或仅有慢性淋巴结病综合征,也可有类传染性单核细胞增多症的症状,T_4 细胞功能正常,血清 HIV(＋)持续 1～3 年。

第二期即艾滋病相关综合征期。患者有持续淋巴结病,T 淋巴细胞功能减退,可出现发热、体重减轻、持续性腹泻、疲乏、盗汗、淋巴结肿大、皮肤黏膜疾病及过敏性反应迟缓,血清 HIV(＋),T_4/T_8 比例逐渐出现倒置。

第三期即艾滋病活动期。表现为机会性感染和少见肿瘤,以卡氏肺囊虫肺炎和卡波济肉瘤最常见。可出现消瘦、发热,全身各脏器和皮肤黏膜受到病毒侵犯而出现相关症状。血清 HIV(＋)、T_4 细胞活性极度下降,T_4/T_8 比例倒置。部分患者 Coombs' 试验可以阳性。病程数月到 2 年。

3.治疗

主要应用联合抗病毒药物治疗。

4.预防

(1)加强宣传教育,使公民认识到疾病危害性,使感染者或可疑者自觉不参加献血。对献血者必须进行抗 HIV 检测,阳性者不能献血。

(2)性病患者或有性病史者、性滥交者、吸毒者等属高危人群,不能献血。

(3)严格掌握输血指征,鼓励自身输血,禁止应用进口血液制品。

三、巨细胞病毒感染

1.致病特点

(1)由巨细胞病毒(cytomegaoviyns,CMV)引起。患者和不显性感染者可长期或间歇从唾液、泪液、宫颈分泌物、尿液、精液、粪便、血液或乳汁中排出此病毒,成为传染源。

（2）传播方式:①先天性感染:孕妇感染 CMV 后,通过胎盘将此病毒传播给胎儿,母亲在感染后可产生抗体,以后再次生育胎儿受感染的机会较少或症状较轻,甚至无症状,但不能完全阻止垂直传播的发生。②后天获得性感染:围生期新生儿经产道或母乳感染。密切接触感染,主要通过飞沫或经口感染,经输血、器官移植感染。

（3）人群易感性:①年龄愈小,易感性愈高,症状也愈重,年长儿多呈不显性感染。②CMV 为细胞内感染,虽血中有抗体,也不能避免细胞内此病毒的持续存在,故初次感染后,CMV 很难被宿主完全清除。

2. 临床特点

（1）输血患者感染 CMV 后多无症状。临床表现一般较轻,其表现可酷似传染性单核细胞增多症,但 EB 病毒衣壳抗原的噬异凝集反应和 IgM 抗体始终阴性,也可引起溶血性贫血或感染性末梢神经炎。免疫功能正常的青少年和成人感染后多为隐形感染。通常为自限性疾病。

（2）CMV 血清学检测可呈阳性反应。

3. 治疗

（1）可应用抗病毒制剂,如更昔洛韦、抗巨细胞病毒的免疫球蛋白制剂、干扰素及转移因子等。也可应用中药如:大蒜素或大蒜液等治疗。

（2）对症治疗。

4. 预防

（1）对免疫功能低下者,抗 CMV 阴性时,在条件允许的情况下可选择使用 CMV 抗体阴性的血液。

（2）静脉注射 CMV 免疫球蛋白,对易感染者有预防作用。

（3）严格掌握输血指征,可选用去白细胞血液。应积极开展自身输血。

四、EB 病毒感染

1. 致病特点

（1）EB 病毒（Epstein-Barr virus, EBV）是疱疹病毒科嗜淋巴细胞病毒属的成员,基因组为 DNA。目前所测 EB 病毒抗体,主要有针对病毒的衣壳抗原（CA）、早期抗原（EA）和核抗原（EBNA）。EB 病毒具有在体内外专一性地感染人类及某些灵长类 B 细胞的生物学特性。

（2）人是 EB 病毒感染的宿主,主要通过唾液传播。

（3）无症状感染多发生在幼儿,3～5 岁幼儿90%以上曾感染 EB 病毒,90%以上的成人可携带病毒抗体。

2. 临床特点

EB 病毒是传染性单核细胞增多症的病原体。另外,与鼻咽癌、儿童淋巴瘤的发生具有相关性。

（1）传染性单核细胞增多症:

此病是一种急性淋巴组织增生性疾病,多见于青春期初次感染 EBV 后发病,其临床表现为发热、咽炎、淋巴结炎、脾大、肝功能异常、外周血中单核细胞和异型淋巴细胞大量增多。急性期后,低热、疲劳可持续 6 个月之久,正常人预后良好,免疫缺陷患者可出现死亡。

（2）恶性淋巴瘤:

此病是非洲儿童恶性淋巴瘤,又称伯基特淋巴瘤（Burkittlymphoma）。多见于 5～12 岁儿童,发生在中非等温热带地区,呈地方性流行。好发部位为颜面、腭部。儿童在发病前已受到 EB 病毒重度感染,在伯基特淋巴瘤的活检组织中可检出 EB 病毒的 DNA 及核抗原。

(3)鼻咽癌:

是与 EB 病毒密切相关的一种常见上皮细胞恶性肿瘤。多发生于 40 岁以上中老年人,我国南方(广东、广西、福建等)及东南亚是鼻咽癌高发区。鼻咽癌的活检组织可检出 EB 病毒的 DNA 及核抗原;其血清中亦含有较高滴度的 EB 病毒特异的 VCA-IgA 或 EAIgA 抗体。

3. 治疗

目前对 EBV 感染尚缺乏疗效肯定的抗病毒药物。阿昔洛韦用药期间,能减少 EBV 从咽部排毒,但不能改善传染性单核细胞增多症的症状,对免疫缺陷患者中的 EBV 淋巴瘤治疗也无效。

4. 预防

疫苗是预防 EBV 感染最有效的方法,我国正在进行基因重组疫苗的研制。

五、人类细小病毒 B19 感染

1. 致病特点

(1)主要由细小病毒 B19(Parvovirus B19)引起。

(2)犬是本病的主要自然宿主,各年龄和不同性别的犬都易感,但幼犬的易感性最高。感染途径主要是直接接触或通过消化道感染。无症状的带毒犬也是重要的传染源。人、苍蝇和蟑螂等可成为病毒携带者。

2. 临床特点

(1)潜伏期随机体的自身免疫力和所感染病毒的毒力与数量而不同,一般为 7~14d。

(2)病毒侵入 3~5 天后出现毒血症。临床表现因个体的年龄和免疫状态不同差异较大,可表现为轻微咽喉疼痛、身体不适、肌痛、皮肤红斑等。由于细小病毒感染是全身性的。病毒通过血流而不是肠腔到达肠黏膜。病毒主要攻击肠上皮细胞和心肌细胞。重者常呈肠炎综合征,也可呈心肌炎综合征,但后者少见。通常分为肠炎型与心肌炎型。肠炎型主要表现白细胞减少。因胃肠道黏膜受损,蛋白质缺失,造成低白蛋白血症。心肌炎型表现天冬氨酸激酶(AST)、乳酸脱氢酶(LDH)和肌酸酐磷酸激酶(CPK)活性增高等。

(3)经常与其他病毒形成混合感染。

(4)对于镰状红细胞贫血患者,可导致严重的再生障碍危象。

3. 治疗

(1)对症治疗:及时、大量、快速和多途径补液,结合抗菌、止血、抗休克等对症治疗,可较快解除症状和缩短病程,降低病死率。

(2)抗病毒治疗。

4. 预防

(1)隔离消毒、严格犬类的检疫制度。

(2)使用的疫苗进行免疫接种是预防本病的有效措施。

六、人类 T 淋巴细胞病毒 Ⅰ 型感染

1. 致病特点

(1)人类 T 淋巴细胞病毒 Ⅰ 型(HTV-Ⅰ)感染可导致成人 T 细胞白血病/淋巴瘤。

(2)高发区是日本九州岛的南部,此处居民 10%~15% HTLV-Ⅰ 抗体阳性,其他地方的发病

率很低。宿主易感性和(或)共同的环境条件与 HTLV-Ⅰ 感染有关,家族成员 HTLV-Ⅰ 抗体阳性率是无关正常人群的 3~4 倍。在抗体阳性、临床正常的患者血清中可分离出 HTLV-Ⅰ 病毒。

2. 临床特点

(1) 临床表现多种多样,可表现为白血病样的急性型、淋巴细胞增生的淋巴瘤型、预后较好的慢性型和冒烟状态(隐袭型)。

(2) 几乎所有患者均有淋巴结肿大。许多患者有广泛的淋巴结病,大多数有腹膜后淋巴结肿大,但纵隔肿块很少见。骨髓常有白血病细胞浸润。其他常见受累部位有肺、肝脏、皮肤、胃肠道和中枢神经系统。

(3) 约 2/3 的患者可发生皮肤受累,大多数皮肤浸润患者可见局灶性的细胞浸润或波特利埃微脓肿(Pautrier microabscesses)。

(4) 外周血白细胞增高,可见 10% 以上淋巴细胞呈脑回花瓣样异常,属 T 细胞型。血清学检查 HTLV-I 抗体阳性。

3. 治疗

(1) 依据临床分型不同而决定治疗策略,慢性型或冒烟型患者多采用对症支持治疗,以积极控制感染和改善脏器功能为主,当出现病情进展或急性转变时,方可考虑采用积极治疗措施。急性型或淋巴瘤型虽采用化学、生物学等积极治疗措施,但疗效不佳,中位生存期 2~6 个月。

(2) 药物治疗:①联合化疗是治疗进展期患者的主要手段。②其他如异基因造血干细胞移植(Allo-HSCT)治疗等。

4. 预防

(1) 开展有关性病防治的健康教育。提倡安全的性行为,积极宣传使用安全套。

(2) 开展 HTLV-1 母婴传播的预防,避免母婴喂养,以减少婴儿感染。

(3) 严格掌握输血适应证,避免不必要血液及血液成分输注。

七、西尼罗河病毒感染

1. 致病特点

(1) 由西尼罗河病毒引起,80% 的感染者表现为隐性感染;少数人可出现类似上呼吸道感染的症状;极少数人可表现为病毒性脑炎、脑膜脑炎和脑膜炎等,病情严重者,可出现脑疝甚至呼吸衰竭而死亡。

(2) 西尼罗河病毒是一种脑炎病毒,以鸟类为主要的贮存宿主,马、蚊子和人都可以是它的传染宿主。病毒是由受感染的库列蚊叮咬而传播。蚊子若吸食受感染雀鸟的血液,会因而受感染,然后经叮咬人类及其他动物而传播疾病;亦可经输血、器官移植、人乳喂哺和在怀孕期母亲传染婴孩而传播。所有未接触过西尼罗河病毒的人都是易感者,老年人和免疫力弱者易发病、病死率高。

2. 临床特点

(1) 西尼罗河病毒感染的潜伏期一般为 3~12 天。

(2) 绝大多数(80%)为隐性感染,不出现任何症状,少数人表现发热、头疼、肌肉疼痛、恶心、呕吐、皮疹、淋巴结肿大等类似感冒症状,持续 3~6 天。极少数人(1%)感染后表现为西尼罗河病毒性脑炎、脑膜脑炎和脑膜炎,临床表现为高热,体温≥38.5℃,头晕、头痛剧烈、恶心,可有喷射样呕吐、嗜睡、昏睡、昏迷,可有抽搐,脑膜刺激征阳性,巴氏征及布氏征阳性,病情严重者,可出现脑疝导致呼吸衰竭,甚至死亡。另外,部分患者表现为急性弛缓性麻痹,患者出现急性无痛性、不对称性肌无力。通常免疫系统低下、合并有慢性疾病和年龄较大者病情可能较重。

（3）实验室检查：①外周血常规：血白细胞计数正常或稍高，中性粒细胞及淋巴细胞多在正常范围。②脑脊液检查：压力升高，蛋白升高，糖及氯化物正常，有核细胞轻度增加，以单核细胞增加为主。③用 ELISA 法检测西尼罗河病毒 IgM 抗体有助于诊断，准确率为90%～99%，但不足之处是与黄病毒属内的其他病毒有交叉反应。也可用核酸扩增技术检测病毒。

3. 治疗

（1）主要是对症治疗为主，包括：卧床休息，保持呼吸道通畅等。

（2）伴有昏迷患者注意定时翻身、拍背、吸痰、吸氧、补充水及电解质等。伴有高热患者的降温治疗尽可能使体温恢复正常；伴有颅内压增高患者应给予降低颅内压力治疗；伴有抽搐频繁患者可给予止惊镇静药物治疗。

4. 预防

（1）DNA 重组疫苗具有保护作用，正在进行西尼罗河病毒疫苗的研制。

（2）严格掌握输血适应证，避免不必要血液及血液成分输注。

八、人疱疹病毒感染

1. 致病特点

（1）主要由人疱疹病毒（human herpes virus）引起感染，通常存在于获得性免疫缺陷综合征患者卡波济肉瘤组织和淋巴瘤组织中，可导致卡波济肉瘤、血管淋巴细胞增生性疾病及一些增生性皮肤疾病的发生。

（2）病毒经呼吸道、口腔、生殖器黏膜以及破损皮肤进入体内，潜于人体正常黏膜、血液、唾液及感觉神经节细胞内。当机体抵抗力下降时，如发热、胃肠功能紊乱、月经、妊娠、病灶感染和情绪改变时，体内潜伏的病毒被激活而发病。

2. 临床特点

（1）婴幼儿感染通常无症状。多数原发感染发生在 6 个月～2 岁的小儿可出现明显症状。患儿通常一般情况较好，可伴咽部充血和颈淋巴结肿大，重者可发生高热、惊厥、恶心、呕吐、嗜睡等全身症状。

（2）成人感染可出现单核细胞增多症表现，外周血单核细胞明显增多，占白细胞总数的40%～60%，有时可见异型淋巴细胞。

（3）接受器官移植和 AIDS 等免疫缺陷患者比正常人更易感染。临床可见发热、白细胞减少、皮疹，甚至发生肺炎、肝炎及脑炎。

3. 治疗

（1）症状较轻或免疫功能正常患者，一般不需进行抗病毒治疗。只有在症状较为严重时予以抗病毒治疗。

（2）宜用清热解毒等中药治疗。

4. 预防

（1）提高人群抗病力，注意饮食均衡营养，劳逸结合，适当锻炼，增强体质。

（2）严格掌握输血适应证，避免不必要血液及血液成分输注。

九、登革热病毒感染

1. 致病特点

（1）登革热病毒（Dengue fever virus）引起登革热，是一种急性传播性疾病。

（2）患者和隐性感染者为主要传染源。蚊虫是本病的主要传播媒介，其中伊蚊是传播登革病毒的主要蚊种，包括埃及伊蚊和白纹伊蚊。在流行区各年龄组均易感，但以青壮年发病者居多。

（3）潜伏期 2～15 天，平均 6 天。

2．临床特点

（1）起病大多突然，体温可达 39℃ 以上，热型多不规则。小儿病例起病较缓、热度也较低。发病时伴有头痛、背痛和肌肉关节疼痛，眼眶痛，眼球后痛等全身症状。可有消化道症状。颜面和眼结膜充血，颈及上胸皮肤潮红。发热期可出现相对缓脉。

（2）发病后 2～5 天，出现皮疹，初见掌心、脚底或躯干及腹部，渐次延及颈和四肢，也有在发热最后 1 日或在热退后。

（3）发病后 5～8 天，约半数病例可出现不同部位、不同程度的出血。

（4）淋巴结肿大全身淋巴结可有轻度肿大，伴轻触痛。可有肝大。

（5）重型登革热于病程第 3～5 日，出现头痛、恶心、呕吐、意识障碍，呈脑膜脑炎表现或有些表现为消化道大出血和出血性休克。常因病情发展迅速，因中枢性呼吸衰竭和出血性休克而死亡。

（6）实验室检查：①外周血白细胞总数起病时即有减少，至出疹期尤为明显；中性粒细胞百分比降低，并有明显核左移现象，伴有异常淋巴细胞，退热后 1 周血象恢复正常。尿常规可有少量蛋白、红细胞、白细胞，有时有管型。②应用 ELISA 检测患者血清中特异性 IgM 抗体，阳性有助于登革热的早期明确诊断。在患者的血清中检出登革病毒抗原，亦可作为明确诊断依据。③应用反转录 RT-PCR 检测患者血清中登革病毒 RNA，其敏感性高于病毒分离，可用于早期快速诊断及血清型鉴定。④重型患者可出现凝血时间延长，血清谷草转氨酶升高，凝血酶原时间延长，电解质紊乱，血白蛋白降低，代谢性酸中毒等。

3．治疗

（1）目前对本病尚无确切有效的病原治疗措施。

（2）主要采取支持及对症治疗措施，包括降温、补液与降低颅内压等。对呼吸中枢受抑制的患者，应及时应用人工呼吸机治疗。

（3）本病通常预后良好。死亡病例多为重型患者。

4．预防

（1）加强国境卫生检疫，切断传播途径。防蚊、灭蚊是预防本病的根本措施。改善卫生环境，消灭伊蚊滋生地，清理积水。喷洒杀蚊剂消灭成蚊。

（2）提高人群抗病力，注意饮食均衡营养，劳逸结合，适当锻炼，增强体质。

（3）严格掌握输血适应证，避免不必要血液及血液成分输注。

第二节　输血传播细菌感染

通常由病原菌（致病菌和条件致病菌）侵入并生长繁殖，产生大量毒素和代谢产物从而引起毒血症（toxemia）的全身性感染综合征，称为败血症（septicemia）。主要表现为寒战、高热、皮疹、关节损害、肝大等，可出现迁徙性病灶。

1．致病特点

（1）人体因素：当机体免疫功能下降时，不能充分发挥其吞噬杀灭细菌的作用，即使入侵的细菌量较少,致病力不强也能引起感染。目前条件致病菌所引起的医源性感染逐渐增多。

(2) 细菌因素:主要与病原菌的毒力和数量有关。毒力强或数量多的致病菌进入机体,引起败血症的可能性较大。细菌侵入人体后是否引起感染,与人的防御、免疫功能,细菌的毒力及数量有关。人体免疫功能正常时,进入血中的细菌迅速被血中防御细胞如单核细胞、嗜中性粒细胞等所清除;当人体免疫功能减低,易导致菌血症甚至败血症的发生。

(3) 输血相关因素:①由于储血袋、采血器具和输血器具消毒灭菌不严格。②献血者采血部位及患者输血部位的不洁和感染病灶。③血液储存过久及血液存放冷藏柜温度上升导致血液制剂变质等。

2. 分类

(1) 革兰阳性球菌感染(Gram-positive cocci infection)常见于金黄色葡萄球菌、表皮葡萄球菌、肠球菌和链球菌等。

(2) 革兰阴性杆菌感染(Gram-negative bacillus infection)常见于大肠杆菌、肺炎克雷伯菌、铜绿假单胞菌、变形杆菌、耶尔森菌、黏质沙雷菌等。

(3) 厌氧菌感染(anaerobic infection)常见于拟杆菌、梭状芽孢杆菌、产气荚膜杆菌等。

3. 临床特点

(1) 起病多急骤。常有寒战、高热,发热多为弛张热及或间歇热,亦可呈稽留热、不规则热及双峰热,后者多系革兰阴性杆菌败血症所致。发热同时伴有头痛、恶心、呕吐、腹胀、腹痛、周身不适、肌肉及关节痛甚至并发关节腔积液、积脓等;也可见瘀点,多分布于躯干、四肢、眼结膜、口腔黏膜等处;伴有轻度肝脾肿大。部分患者可出现烦躁不安,脉搏细速,四肢厥冷,尿量减少及血压下降等,甚至可发生弥散性血管内凝血。

(2) 实验室检查:①细菌涂片与细菌培养:观察细菌形态与结构。细菌分离和鉴定是确诊细菌性感染最可靠的方法。另外,应进行药物敏感试验,对指导临床选择用药,及时控制感染有重要意义。②病原菌抗原检测:用已知特异性抗体检测未知抗原。③其他:气-液相色谱法常用于厌氧菌的检测;可从标本中直接检出病原体核酸,对不能或难分离培养的病原体可应用核酸杂交技术、PCR 或 DNA 指纹技术等。

4. 治疗

(1) 对症治疗:①卧床休息,加强营养,补充适量维生素;维持水、电解质及酸碱平衡。②必要时输注红细胞、血浆、人血白蛋白和丙种球蛋白等。③高热时可给予物理降温,烦躁者给予镇静剂等。

(2) 对因治疗:①及时根据药物敏感试验结果选用抗菌药物是治疗的关键。②应注意早期、足量并以杀菌剂为主;一般以联合应用为宜,主要采用静脉用药;首次剂量宜偏大,注意药物的半衰期,分次给药;疗程不宜过短,一般≥3 周,或热退后 7~10 天方可酌情停药。

5. 预防

(1) 采血与血液制备:①严格进行采血与输血器具的消毒。②血袋在应用前应严格检查有无破损,仔细观察抗凝液的澄明度。③应用密闭系统采血与输血器具。

(2) 血液保存:①血液制剂应存放在规定温度的血液专用冰箱内(全血、红细胞等存放在 4℃,血浆制剂存放在 -20℃以下)。血小板制剂应在 22℃保存,应特别警惕细菌污染的危险性。②对于不能确保无菌状态的血液制剂(如:洗涤红细胞、低温保存红细胞等),最好能在制备后 6 小时内输注完毕。

(3) 血液输注:①血液制剂从输血科(血库)发出前以及输注前应仔细进行肉眼观察,如颜色、气泡、澄明度、溶血和凝块等情况,发现异常应停止发出或输注,并进行细菌学鉴定;倘若血袋有破损或封口有问题,血液制剂不得从输血科(血库)发出或输注给患者。②血液制剂从贮血冰箱中取出后应立即输注,不得在室温久置。

第三节　输血传播寄生虫感染

一、疟疾

1. 致病特点

(1)疟疾(malaria)由疟原虫感染所致。

(2)主要是由疟原虫经雌性按蚊叮咬传播。

(3)疟原虫经血侵入肝细胞和红细胞内寄生繁殖,并使红细胞周期性被破坏而发病。患过疟疾的机体血液中可能仍带有疟原虫,输注相对"正常"献血者献出的血液很可能得此病。

2. 临床特点

(1)通常输血后1周至1个月内发病。绝大多数为间日疟,少数为恶性疟,最少为3日疟。

(2)周期性定时发作性寒战、高热和大汗淋漓;间隙期症状明显缓解;发作时可有贫血、肝脾肿大。也可伴有脑、心、消化道等累及的临床表现。

(3)实验室检查:①外周血白细胞正常或减低,单核细胞增高,血红蛋白和红细胞计数下降。②寒战发作时血涂片检查疟原虫可提高阳性检出率,必要时可重复多次检查。③倘若临床高度疑诊疟疾而多次血涂片检查阴性,可行骨髓穿刺涂片检查疟原虫。

(4)诊断性治疗临床上疑诊疟疾,但多次未查到疟原虫,可试用抗疟疾药物进行诊断性治疗。

3. 治疗

(1)对因治疗:首选磷酸氯喹。

(2)对症治疗:针对临床特点给予相应的治疗。

4. 预防

(1)有疟疾病史者,须在病愈后3年才能献血。

(2)在流行区暂住或作短期逗留者,离开后既未服用抗疟药,又无症状者,6个月后可以献血。

(3)在疟疾流行区,有条件时对献血者作血清学检测,筛选疟原虫抗体阳性者,也可用注射肾上腺素(0.5mg皮下注射1次)的方法,促使疟原虫出现于外周血中,以提高血涂片阳性检出率。

(4)对输入疑有疟原虫污染血液的患者,或在疟疾流行区的患者,均应服用抗疟药预防。

二、巴贝西虫病

1. 致病特点

(1)巴贝西病原虫是寄生于哺乳动物和鸟类等脊椎动物红细胞内。巴贝西虫病最常见的病原体是田鼠巴贝西虫。

(2)田鼠是主要的自然保虫宿主。硬蜱科中的鹿蜱是常见的传病媒介,幼蜱吸感染鹿的血时被感染,可将巴贝西虫传给人。成虫蜱有时也可将巴贝西虫传给人。

(3)巴贝西虫进入红细胞后发育成熟,然后进行芽殖无性繁殖。被感染的红细胞破裂,释出原虫,后者又可进入其他的红细胞。巴贝西虫病也可经输血传染。

2. 临床特点

(1) 潜伏期1~9周。根据病情轻重,可有轻型、中型、重型。慢性患者的原虫血症可持续数月以至数年。

(2) 轻型可能仅有低热或体温正常,略有疲惫和不适感、轻微头痛、虚弱乏力以及食欲不振等。中型起病急骤,高热达39~40℃,大汗不止。头痛剧烈,肌痛,甚至周身关节疼痛。有时畏光,精神抑郁或烦躁不安,神志恍惚。可能出现恶心、呕吐,但无脑膜刺激症状。脾脏有轻度至中度肿大,淋巴结无异常;无发疹现象。重症溶血性贫血发展迅速,伴发黄疸、蛋白尿、血尿及肾功能障碍等;多于起病后5~8天内死亡。

(3) 实验室检查:

1) 网织细胞计数偏高,白细胞计数偏低呈核左移,血小板减少,肝功试验异常,血沉增高,尿蛋白阳性等。

2) 血液涂片镜检发现在红细胞内有多个环形体,而无色素颗粒,在溶血性贫血患者的末梢血液涂片中,可有极少数的红细胞含有原虫。

3) 接种试验是将患者血液1.0mL接种于金黄地鼠腹腔,在12~14天内可产生原虫寄生血症,1个月后采尾血,可见病原虫。

4) 血清学诊断可应用间接荧光抗体试验,间接血凝试验,毛细管凝集试验或酶联免疫吸附实验(ELISA法),聚合酶链反应(PCR)试验可在数小时内快速做出诊断。

3. 治疗

(1) 对症治疗　有高热剧痛者予以解热、镇痛处理。有明显溶血者,予以输血。注意休息、饮食。

(2) 药物治疗克林霉素为首选药物。

4. 预防

(1) 巴贝西虫(babesia)通过蜱类媒介感染引起人兽共染性疾病,应加强宣传教育,切断传播途径。

(2) 严格掌握输血适应证,避免不必要血液及血液成分输注。

三、锥虫病

1. 致病特点

(1) 锥虫病主要是由锥虫感染引起,可分为:克氏锥虫病与布氏锥虫病。

(2) 传染源主要为患者,多为慢性,并有无症状带虫者,一些家畜如牛、猪和野生动物如羚羊、狮、猎狗、猴等野生动物也可为贮存宿主。

2. 临床特点

(1) 由克氏锥虫引起感染可出现发热、全身淋巴结肿大、心脏扩大,慢性期以心肌炎、心脏增大、食管或结肠扩张为主要特征。由布氏锥虫引起感染,以发热、淋巴结炎及脑膜脑炎为主要特征,病情严重者,甚至出现昏迷、死亡。

(2) 实验室检查:①血液涂片染色镜检做病原涂片检查,也可取淋巴液、脑脊液、骨髓穿刺液、淋巴结穿刺物等。②可应用酶联免疫吸附试验(ELISA)、间接荧光抗体试验和间接血凝试验等方法进行血清学检测以及分子生物学方法进行检测。

3. 治疗

(1) 可使用哨呋莫司、苄硝唑等药物进行治疗。

(2) 有机砷剂对已累及中枢神经系统的病例具有较好的治疗效果。

4. 预防

(1) 普查并治疗无症状感染者是控制锥虫病关键所在,同时治疗患者及加强家畜管理。

(2) 应加强个人防护,改变媒介昆虫滋生环境。

(3) 严格掌握输血适应证,避免不必要血液及血液成分输注。

四、弓形虫病

1. 致病特点

(1) 弓形虫病是由弓形虫引起的疾病,是一种细胞内寄生、人畜共患的流行性传染病。

(2) 弓形虫是一种寄生虫,广泛分布于世界各地,哺乳动物和鸟类均普遍易感,人通过食入未煮熟的肉、蛋、奶类及被污染的水果、蔬菜或者输入了感染有弓形虫的血液而感染,也可通过接触被污染的土壤而传染。

2. 临床特点

(1) 为隐性感染,能引起多系统损害。易感人群多见于有免疫缺陷或免疫力受损者,以及胎儿等。

(2) 临床表现复杂。免疫功能正常者可表现急性淋巴结炎最为多见,占90%。免疫缺损者常有严重的中枢神经系统损害和全身性播散性感染表现,如高热、斑丘疹、肌痛、关节痛、头痛、呕吐、谵妄,并发生脑炎、心肌炎、肺炎、肝炎、胃肠炎等。先天性感染常致胎儿畸形,胎儿死亡率较高。

(3) 实验室检查

1) 将可疑病畜或死亡动物的组织或体液,做涂片、压片或切片,甲醇固定后,作瑞氏或姬氏染色镜检可找到弓形虫滋养体或包囊等病原学证据。

2) 血清学检查包括间接荧光抗体试验、间接血凝试验、酶联免疫吸附试验和补体结合试验检测特异性抗体。

3) 可应用PCR方法检测。

3. 治疗

(1) 多数用于治疗本病的药物对弓形虫滋养体有较强的活性;对弓形虫包囊只有阿奇霉素和阿托伐醌可能有一定作用外,余均无效。

(2) 免疫功能正常者可应用磺胺嘧啶和乙胺嘧啶联合;乙酰螺旋霉素或阿奇霉素或克林霉素与磺胺药联合应用等。免疫功能低下者可采用上述各种用药方案,但疗程宜延长,可同时加用干扰素治疗。

4. 预防

(1) 对人群和动物特别是家畜的感染情况及其有关因素进行调查,以便制定切实可行的防治措施。

(2) 在低危人群中寻找献血者。献血前应详细询问献血者生活习性等。

(3) 做好水源与粪便等管理,特别注意防止可能带有弓形虫卵囊的动物粪污染水源,食物和饲料等。

(4) 严格掌握输血适应证,避免不必要血液及血液成分输注。

五、利什曼病

1. 致病特点

（1）利什曼病由利什曼原虫引起。

（2）病原体可分为杜氏利什曼原虫、婴儿利什曼原虫和恰氏利什曼原虫。

（3）传播过程中需要两种不同的宿主相互交替。在白蛉体内原虫的形态为前鞭毛体（promastigote），在人、犬科动物或啮齿动物内则为无鞭毛体（amastigote）。侵入人或动物宿主体内的前鞭毛体，一部分可被血清中的补体溶解或被多核白细胞吞噬消灭，一部分被毛细血管或淋巴管内的巨噬细胞吞噬。含虫的巨噬细胞可随淋巴或血液流至人体的任何部位，因此，可通过输血进行传播的感染者，除一部分可发展成为典型的利什曼病外，大多数呈隐性感染或亚临床型。

2. 临床特点

（1）利什曼病流行区居民，或具有在白蛉季节内（5~9月）进入流行区病史。

（2）长期不规则发热、贫血或有鼻衄及齿龈出血、脾脏呈进行性肿大，肝脏有轻度或中度肿大，外周血三系细胞减低；病程在2年以内。

（3）实验室检查：

1）应用间接荧光抗体试验、酶联免疫吸附试验等方法检测特异性抗体呈阳性，或用单克隆抗体斑点-ELISA或单克隆抗体-抗原斑点试验（McAb-AST法）等检测抗原呈阳性。

2）在骨髓、脾或淋巴结等穿刺物涂片镜检发现利什曼原虫无鞭毛体或将穿刺物注入培养基内培养出前鞭毛体。

3. 治疗

（1）对因治疗可应用锑剂治疗。也可用两性霉素B等药物治疗。

（2）对症治疗：①中等度贫血患者应给予铁剂；重度贫血可进行小量多次输血，待贫血有所好转后再用锑剂治疗。②鼻出血可用棉花浸以1:1000肾上腺素液、3%麻黄素置出血处，或用吸收性明胶海绵覆盖在出血部位。③在治疗期间应卧床休息，预防上呼吸道感染，给予营养丰富或高热量的食物与多种维生素等。

4. 预防

（1）流行区宜及时使用病原检查或血清学方法对狗进行筛查，对阳性狗加以捕杀。可用杀虫剂喷洒病家屋舍，以歼灭停留在室内或自野外入侵室内吸血的白蛉。

（2）提倡使用蚊帐有效保护人体免受蚊、白蛉叮咬。夜间在荒漠地带野外执勤人员，应在身体裸露部位涂擦驱避剂，以防止白蛉叮咬。

（3）严格掌握输血适应证，避免不必要血液及血液成分输注。

第四节　输血传播其他病原体感染

一、梅毒

1. 致病特点

（1）梅毒由梅毒螺旋体引起的传播性疾病。

（2）梅毒在全世界流行，隐性梅毒感染占多数，一、二期梅毒也较为常见。获得性梅毒（后天）早期梅毒患者是传染源，95%以上是通过危险的或无保护的性行为传播，少数通过接亲吻、输血、污染的衣物等传染。也可通过母－胎进行传播。

2．临床特点

（1）有不洁性接触史或孕产妇梅毒感染史或输血史等。

（2）临床病程分为三期。输血感染梅毒多为二期梅毒，有发热、头痛、骨关节酸痛、肝脾肿大、淋巴结肿大等全身症状。3～5日好转。随后出现梅毒疹，也可出现黏膜损害、脱发、骨关节损害、虹膜睫状体炎、脑脊液异常、全身浅表淋巴结肿大等。

（3）实验室检查：

1）可疑皮损在暗视野显微镜下检查见运动的梅毒螺旋体可作为梅毒的确诊依据。

2）梅毒血清学试验：①方法学较多，主要应用抗原有非螺旋体抗原（心磷脂抗原）和梅毒螺旋体特异性抗原两类。前者有快速血浆反应素环状卡片试验（RPR）、甲苯胺红不加热血清学试验（TRUST）等，可做定量试验，用于判断疗效、判断病情活动程度。后者有梅毒螺旋体颗粒凝集试验（TPPA）、梅毒螺旋体酶联免疫吸附试验（TP-ELISA）等，特异性强，用于感染的确证。②感染梅毒后出现 IgM 抗体，随着疾病发展，IgG 抗体随后才出现并逐渐上升。经有效治疗后 IgM 抗体消失，IgG 抗体则持续存在。③TP-IgM 抗体不能通过胎盘，如果婴儿 TP-IgM 阳性则表示婴儿已被感染，因此，TP-IgM 抗体检测对诊断婴儿的胎传梅毒意义很大。

3）梅毒患者出现神经症状，或者经治疗无效者，应作脑脊液的细胞计数、总蛋白测定、RPR及 TPPA 试验等检查。其对神经梅毒的诊断、治疗及预后的判断均有帮助。

3．治疗

（1）强调早诊断，早治疗，疗程规则，剂量足够；且定期进行临床和实验室随访。

（2）梅毒螺旋体对于青霉素高度敏感，故首选青霉素治疗。具体的方案是长效青霉素，240万单位每周 1 次肌肉注射，通常早期梅毒注射 2～3 次，晚期梅毒 3～4 次。如果青霉素过敏的可改用头孢曲松治疗，效果也是很好的。倘若头孢曲松也过敏，选择四环素类和红霉素类的口服抗生素治疗，对梅毒螺旋体也有较强的抑制作用，但总体来说疗效不如青霉素。

（3）梅毒治疗后第一年内应每 3 月复查血清一次，以后每 6 个月一次，共 3 年。神经梅毒和心血管梅毒应随访终身。

4．预防

（1）应加强健康教育和宣传，避免不安全的性行为。

（2）对可疑患者应进行预防检查，以便早期发现及时治疗。

（3）血液制剂使用前应进行梅毒等传染性疾病指标的检测。

（4）严格掌握输血适应证，避免不必要血液及血液成分输注。

二、克－雅病

1．致病特点

（1）由朊病毒（Prion）感染所致。朊病毒是蛋白质病毒，一种蛋白质侵染颗粒，是唯一不应用 DNA，RNA 作遗传物质的病毒。朊病毒与常规病毒一样，可导致人类和家畜患中枢神经系统退化性病变，死亡率极高。较为常见的是毒疯牛病、家族性致死性失眠症。

（2）对于人类而言朊病毒病的传染有两种方式：其一为遗传性的，即家族性朊病毒传染；其二为医源性的。传播途径包括：食用动物肉骨粉饲料、牛骨粉汤；医源性感染，如使用脑垂体生长激素、促性腺激素和硬脑膜移植、角膜移植、输血等。

（3）随着朊病毒的侵入、复制，在神经元树突和细胞本身，尤其是小脑星状细胞和树枝状细胞内发生进行性空泡化,星状细胞胶质增生,灰质中出现海绵状病变。朊病毒病属慢病毒性感染,皆以潜伏期长,病程缓慢,进行性脑功能紊乱,最终可导致死亡。

2. 临床特点

(1) 该病通常为渐进性发病,一般病程 3 ~ 12 个月,5% ~ 10% 患者的病程可达≥2 年,常并发肺炎。

(2) 通常表现为数周至数月缓慢进展的记忆丧失。20% 的病例在发病前数日内仅有少许或无前驱期症状,其首发症状主要是发作性眩晕,视物模糊或在数天内迅速恶化的复视。可伴有进行性智力缺陷,甚至痴呆等。另外,也可伴有大脑皮质功能障碍与小脑功能障碍表现。

3. 治疗

(1) 由于朊病毒病目前尚无有效的治疗方法,故只能积极预防为主。

(2) 对症治疗。

4. 预防

(1) 消灭已知感染牲畜,对患者进行适当的隔离。

(2) 禁止食用已被污染的食物。

(3) 注意职业防护,尤其是医护人员手术操作须严格规范化,手术器械应进行严格消毒等。

(4) 严格掌握输血适应证,避免不必要血液及血液成分输注。

三、真菌感染

1. 致病特点

(1) 真菌是一种真核生物。根据真菌侵犯人体的部位分为 4 类:浅表真菌病、皮肤真菌病、皮下组织真菌病和系统性真菌病;前二者合称为浅部真菌病,后二者又称为深部真菌病。输血所致的绝大多数为深部真菌病。

(2) 输注所致真菌感染以白色念珠菌占绝大多数,也可是热带念珠菌、毛霉菌等。

2. 临床特点

(1) 真菌感染常继发于严重的原发病,症状和体征常无特异性,可表现为隐匿性感染无明显的症状和体征,可自愈。也有流感样表现为发热、畏寒、头痛、流涕、关节痛、肌痛等。倘若真菌侵犯某个脏器导致感染,就会出现相应症状与体征,可出现炎症、肿瘤样、血栓栓塞样表现。

(2) 实验室检查:

1) 直接镜检法和培养法:①直接镜检法和培养检查法是形态学检查的基本方法,直接镜检是真菌学检查最经典的方法,具有快速、简便的特点。但阳性率较低,1 次取材直接涂片法的漏诊率高达45% ,而 3 次取材直接镜检的累积阳性率可达99% 。因此,阴性结果不能排除诊断,与培养检查结合才能确诊。②培养检查法可进一步提高病原体检出的阳性率,验证直接镜检的结果,同时确定致病菌的种类。某些真菌感染的组织寄生形态具有特征性,对于诊断具有重要意义。通过特殊染色可以更清楚地显示真菌细胞。

2) 组织病理学检查:①组织病理学检查对于确定致病菌在组织内寄生并了解宿主的反应十分重要,而且一旦在组织切片中发现真菌菌丝或(和)孢子,即为诊断的有力证据。其结果与直接镜检和培养相结合对诊断的意义更大。②除常用的真菌病原体染色方法外,免疫组化特异抗体染色可对临床常见条件致病菌做出特异性诊断。

(3) 真菌感染诊断标准:①分为确诊、临床诊断、拟诊。②确诊只需具备组织学或无菌体液检测确定的微生物学证据(涂片和培养),不涉及宿主因素。③临床诊断需综合考虑宿主因素、临床特征、微生物学证据3部分。④拟诊符合宿主因素、临床特征,缺乏微生物学证据者。

3. 治疗

（1）可选用氟康唑与两性霉素 B 等抗真菌治疗。

（2）对症与支持治疗。

4. 预防

（1）加强患者卫生防护,提高患者免疫力,严禁滥用抗生素。

（2）输血前,应对血液制剂以及输血器材进行严格检查。

（郝一文 李志强）

第七章　输血非感染性反应和相关性疾病诊治与预防管理

第一节　免疫相关输血反应和相关性疾病

一、过敏反应

1. 致病特点

（1）50%的患者是由血浆蛋白过敏所致,包括多次输血刺激患者产生 IgA 抗体,当再次输血可引起严重反应。输入被动获得性抗体或免疫球蛋白聚体等也可导致过敏反应。

（2）IgE 抗体特异性所致的过敏体质,低丙种球蛋白血症患者易发生过敏反应及对输注器械过敏等。

2. 临床特点

（1）由于过敏原与体内已有的抗体间相互作用所致,常发生在输血后即刻至数分钟内。

（2）局部过敏反应（又可称为:轻度）可表现为皮肤瘙痒、红斑、荨麻疹、单纯血管神经性水肿和关节痛等临床表现。外周血白细胞轻度增高,嗜酸性粒细胞绝对值可增高等。

（3）全身过敏反应（又可称为:重度）可表现为支气管痉挛、口唇发绀、呼吸困难、低血压和休克等临床表现。外周血白细胞轻度增高,嗜酸性粒细胞绝对值可增高等。

3. 治疗

（1）局部过敏反应:①一般暂缓输血,严格观察。②可应用口服抗组织胺药物。

（2）重度:①立即停止输血。②保持呼吸道畅通,有喉头水肿危及生命时,应作气管插管或气管切开。③保持静脉输液畅通,立即皮下或肌肉注射 0.1% 肾上腺素 0.5mL。④应用氢化可的松 100~200mg 或地塞米松 5~15mg,静滴或静注。⑤倘若出现休克,可用升压药间羟胺（间羟胺）20mg（可同时加用多巴胺 20~40mg）溶于 5% 葡萄糖盐水 500mL 中静滴。⑥必要时行心肺功能监护等。

4. 预防

（1）输血前须询问是否既往有过敏史。倘若既往有输血过敏史者,输血前半小时口服抗组织胺药,或应用肾上腺皮质激素药等。

（2）不输注有过敏史的献血者血液制剂。

（3）对体内伴 IgA 抗体的贫血患者需输注洗涤红细胞。

二、溶血性输血反应

1. 致病特点

（1）输血后发生红细胞破坏,以 ABO 血型不合输注最多见,且反应严重,而 Rh 等血型不合输注引起的反应则较轻。

（2）由于抗原抗体复合物触发由免疫介导的一系列病理生理过程,主要涉及三个相互关联系统,即神经内分泌系统,补体系统和血液凝固系统,导致了三个危险后果:休克、弥散性血管内凝血和急性肾功能衰竭。

2. 临床特点

（1）根据溶血发生缓急可分为急性（速发型）与慢性（迟发型）二种。

（2）起病缓急与血型及输血量有关。①ABO血型不合输注，患者输入10～50mL即可出现症状，输入200mL以上可发生严重溶血反应，甚至导致死亡。②Rh血型不合输注，引起的反应多出现在输血后24小时，随着抗体效价升高症状加重。

（3）分型：①速发型（急性）溶血性输血反应常发生在输血过程中、输血后即刻至输血后24小时内，以ABO血型不合输血后最多见，且反应严重，可出现腰背疼痛、脸色潮红、寒战发热、血红蛋白尿、甚至发生肾功能衰竭，少尿、无尿，术中原因不明的血压下降、伤口过度渗血等临床表现。②迟发型（慢性）溶血性输血反应常发生在输血结束后24小时至28天，以Rh等血型不合输血后多见，反应则较轻，可出现贫血、黄疸、肝脾肿大等临床表现。

（4）诊断步骤：①根据患者病史、症状与体征判断是急性（速发型），还是慢性（迟发型）溶血性输血反应。②立即采集患者血液分离血浆，观察血浆颜色呈粉红色，并行游离血红蛋白测定。③检测反应后第1次尿液（尿呈浓茶或酱油色可能是初次见到的体征），行尿血红蛋白测定，并检测尿常规。④核对血液交叉匹配试验的血样，患者的血样与血袋上的标签信息是否一致。⑤对患者输血前后的血样、献血者留样血样与血袋残余血再次进行红细胞ABO和RhD血型鉴定，观察有无血型错误或不相符合。⑥再次对献血者与患者输血前后血样进行血液交叉匹配试验，包括盐水介质、酶介质和抗人球蛋白介质；倘若发现患者血清中有某种不相合的抗体，应鉴定其抗体特异性与测定效价；输血后5～10天再抽取患者血清测定抗体效价。⑦取输血后患者血样中红细胞进行直接抗人球蛋白试验，倘若阳性可以表明存在血型不合输血的可能性。⑧检测患者血清间接胆红素、血浆游离血红蛋白含量、血浆结合珠蛋白、高铁血红白蛋白、尿含铁血黄素。此外，外周血中可出现血红蛋白下降、网织红细胞增多、白细胞总数及中性粒细胞增多，伴核左移。

3. 治疗

（1）立即终止输血，建立快速补液静脉通路。

（2）0.1%肾上腺素0.5～1.0mL皮下注射，或加入5%葡萄糖注射液10～20mL静注。

（3）地塞米松10～20mg或氢化可的松200～300mg稀释后静滴。

（4）由于病情需要输血，应遵循：①根据患者血红蛋白情况，可给予输注红细胞。倘若ABO溶血，应首选O型洗涤红细胞或悬浮红细胞输注；倘若RhD溶血，可选用RhD阴性ABO血型与患者同型悬浮红细胞输注。②ABO溶血患者倘若需要输注血浆制剂，应给予输注AB型血浆、AB型冷沉淀。输注血小板宜选择AB型。

（5）对症治疗：①为防止肾衰，应记录尿量。根据尿量、尿色，可快速补液，可选用生理盐水或（和）葡萄糖盐水静滴。②维持尿量100mL/h，可适当给予呋塞米（速尿）40～80mg静注。③碱化尿液可选用5%碳酸氢钠125～250mL静滴，6～12小时后可重复应用。④经上述处理仍然少尿或无尿者，可行血液透析等。⑤维持血压，如出现休克，可选用多巴胺20～40mg，静滴。⑥合并DIC的患者，应用肝素治疗，4000U/h（每毫克等于125U）静滴，以后1500U/h维持6～24小时。⑦严重病例应尽早进行血浆置换治疗。⑧防止应激性溃疡，可应用保护胃黏膜的药物等。⑨其他：四肢厥冷时要保暖，发热时行物理降温（应用冰袋，切忌用酒精擦浴），呼吸困难或肺气肿时应保持呼吸道通畅，可给氧吸入等。

4．预防

（1）加强医务人员责任性教育，对血液制剂的标签、血液鉴定与血液交叉匹配试验血样标签正确地书写仔细核对，严防任何差错。

（2）发血前仔细核对血液制剂血型、种类、剂量和患者姓名、性别、年龄与门急诊号/住院号等。

（3）认真仔细地鉴定患者和献血者的红细胞 ABO 及 RhD 血型，进行血液交叉匹配试验。

（4）尽可能对患者和献血者进行不规则抗体筛检，尤其是对经产妇和有输血史患者等。

三、迟发性血清学输血反应

1．致病特点

（1）患者输血后或育龄期妇女妊娠分娩后体内出现具有临床意义的红细胞血型的意外抗体。

（2）常可维持数月至数年。

2．临床特点

无临床症状与体征，也无外周血血红蛋白值变化。

3．治疗

（1）治疗效果通常不佳。

（2）对于伴有较高 IgG 性质的意外抗体、又有生育需求的育龄期妇女可进行血浆置换术，但其疗效有待商榷。

4．预防

（1）严格掌握输血指征，减少输血次数；提倡自身输血。

（2）特殊血型育龄期妇女应尽量减少流产次数，从而进一步减少输血反应和胎儿/新生儿溶血病的发生。

四、非溶血性发热输血反应

1．致病特点

（1）由于输血使患者产生了白细胞(尤其是 HLA)抗体或(和)血小板抗体或(和)血浆蛋白抗体，当再次输血时可发生发热反应；白细胞分泌某些细胞因子所致。

（2）采输血器具存在致热原物质或(和)细菌污染血液制剂所致。

2．临床特点

（1）常见于多次输血者或经产妇，并有反复发热史。

（2）输血中或输血后 1 小时内体温升高 1℃以上，无原发病、溶血与细菌污染所致发热证据。可伴有寒战、出汗、恶心呕吐、皮肤潮红、心悸、头痛等。

（3）外周血白细胞计数可轻度升高等。

3．治疗

（1）停止输血，保持静脉输液畅通。

（2）为寻找致病原因，须保留输血前后血样和输血器具等，随时送检。

（3）对寒战期与发热期患者，应注意：

1）寒战期：①保暖。②给予异丙嗪 25mg 肌注或氢化可的松 100mg 静滴。

2）发热期：①物理降温。②给予退热剂，也可适量给予镇静剂口服。

（4）很多情况下常伴有过敏反应,可应用肾上腺皮质激素。

（5）严密观察患者生命体征,每 15～30min 测体温、血压 1 次。

4.预防

（1）采输血器具应确保无致热原物质,采血与输血应严格无菌操作。

（2）对反复发生发热性输血反应者采取预防措施,输血前预服退热剂等。

（3）对怀疑或诊断有白细胞因素所致,可选用去白细胞红细胞或洗涤红细胞输注。

五、输血后紫癜

1.致病特点

（1）由于患者体内血小板特异性抗体与献血者血小板上相应抗原结合形成抗原抗体复合物,这种复合物附着到患者血小板上,而被吞噬破坏。

（2）是一种自限性疾病。

2.临床特点

（1）多见于具有妊娠史或有输血史患者。

（2）起病急,多见于输血后 5～10 天,出血症状可持续 2～3 天,大多在 1～2 周后停止出血。2 个月内血小板计数恢复至正常范围。

（3）全身皮肤黏膜有出血点、瘀点、瘀斑,血尿,便血和呕血,甚至可出现休克。

（4）实验室检查:①外周血血小板计数可低至 $10 \times 10^9/L$。②骨髓涂片示巨核细胞数正常或增多,无血小板生成障碍。

3.治疗

（1）血浆置换治疗效果较为满意。

（2）不能进行血浆置换治疗,可选用肾上腺皮质激素治疗。

4.预防

（1）患者需再需输血时,应尽量给予血小板特异性抗原相配合血液制剂。

（2）提倡自身输血。

六、输血相关移植物抗宿主病

1.致病特点

（1）免疫缺陷或免疫抑制的患者输注了具有免疫活性的淋巴细胞的血液制剂后,患者机体不能有效清除具有免疫活性的淋巴细胞,使其在体内植活、增殖,并将患者的组织器官识别为靶目标进行免疫攻击与破坏的一种致命性输血并发症。

（2）病死率90%以上。

2.临床特点

（1）发病率 0.01%～0.1%。一般在输血后 10～14 天起病,但最短可在输血后 2 天,最长则在输血后 30 天。

（2）临床表现缺乏特异性,极易漏诊和误诊。以发热和皮疹多见,皮疹呈向心性红斑,也可出现厌食、恶心、呕吐、腹泻或便血。常因感染而死亡。

（3）实验室及辅助检查:

1）外周血三系细胞减少;骨髓增生低下,且造血细胞减少及淋巴细胞增多。可伴或不伴有胆红素和转氨酶升高等肝功能异常的表现。

2）组织活检：①肝活检肝细胞空泡变性，小胆管坏死，肝门处有单核、淋巴细胞浸润。②骨髓活检骨髓造血细胞减少，淋巴细胞增多，骨髓纤维化。③皮疹活检基底部细胞的空泡变性，表皮与真皮层分离并有水泡形成，单核、淋巴细胞浸润至真皮上层，表皮层过度角化或角化不良等。

3）细胞 DNA 分析：输血后在患者体内存在供血者（献血者）与患者（患者）嵌合体细胞，但持续时间很短，一般在输血后 12 周内。可作为诊断输血相关移植物抗宿主病的可靠依据。

3. 治疗

（1）治疗效果极差。到目前为止任何治疗不能降低患者死亡率。

（2）可应用大剂量肾上腺皮质激素、抗淋巴细胞或抗胸腺细胞球蛋白及其他免疫抑制剂，也可应用大剂量丙种球蛋白治疗等。

4. 预防

（1）应用 γ 射线或 x 射线辐照血液及血液成分制剂是预防唯一可靠方法，可使淋巴细胞丧失复制和分化能力，从而防止在患者中植入或增殖。辐照剂量至少 25Gy，最佳剂量为 30Gy，辐照后红细胞成分制剂建议在 72 小时内使用。

（2）严格掌握输血指征，提倡自身输血。

七、输血相关急性肺损伤

1. 致病特点

（1）由于输入含有与患者白细胞抗原相对应的抗人类白细胞抗体（抗-HLA 抗体）或（和）抗粒细胞特异性抗体（抗-HNA 抗体），发生抗原抗体反应，引起大量白细胞在肺内滞留导致肺毛细血管通透性增加，出现肺间质水肿，最终表现为急性呼吸窘迫。

（2）易患人群为经产妇。发生率相对较低，一旦发生足以致命。

2. 临床特点

（1）易发生在输血后 2~4 小时。

（2）早期出现与体位无关的突发性、进行性呼吸窘迫。最常见有呼吸短促、口唇发绀、咳嗽、非泡沫样稀血水样痰、烦躁、出汗和低血压。体征可无异常或仅闻及两肺干啰音、哮鸣音或/细湿啰音；后期可闻及管状呼吸音或水泡音。

（3）实验室与辅助检查：①血气分析早期 $PaO_2 < 8kPa$，$PaCO_2 < 4.67kPa$；后期血氧分压/氧合指数（PaO_2/FiO_2）$\leqslant 300mmHg$。②血液抗粒细胞特异性抗体检测阳性。应用 PCR-SSP 法进行人类粒细胞抗原检测等。③胸部摄片早期可无异常或轻度间质改变，表现为肺纹理增多；后期出现斑片状阴影，逐渐融合成大片状浸润阴影，其中可见支气管充气征，心脏无扩大征象及无肺血管充血等输血相关性循环过重（TACO）表现。

3. 治疗

（1）一旦发生应立即停止输血及时给予对症治疗。

（2）一般均需吸入高浓度氧（>50%），但必须指出的是只要使 $SaO_2 > 90\%$ 即可。必要时可进行呼吸末正压通气（PEEP）。

（3）其他辅助性治疗措施包括利尿剂、肾上腺皮质激素和肺泡表面活性剂等，并且严格控制液体摄入量。

4. 预防

（1）输血前详细询问病史，倘若疑有输血相关急性肺损伤病史，再次输血时，易输注去白细胞红细胞或洗涤红细胞。

（2）严格掌握输血指征,提倡自身输血。

八、血小板输注无效症

1. 致病特点

（1）免疫因素:①由于反复输注血小板,使患者血清中产生了血小板同种抗体。当再输注血小板时,会产生血小板同种抗原和抗体的免疫反应。②发病频率与输注次数呈正相关。③90%是由 HLA-I 抗体所致,10% 是由 HPA 抗体所致。

（2）非免疫因素脾切除术、造血干细胞移植、弥散性血管内凝血（DIC）、发热和某些药物如两性霉素 B 都可致病。

2. 临床特点

（1）全身可有皮肤瘀点、瘀斑,也可伴有畏寒和发热等。

（2）2 次及以上输注血小板后血小板计数未增高。

3. 治疗

针对不同原因采用不同的治疗方法。①免疫因素所致以配型相合的单采血小板输注为主。适时可用肾上腺皮质激素治疗,也可进行大剂量静脉丙种球蛋白输注。②非免疫因素所致是以治疗原发病为主。③治疗效果较差可应用血浆置换。

4. 预防

（1）应用白细胞滤器可将每单位单采血小板中混杂的白细胞数目降至 5×10^6 以下,可显著减少因输注异体单采血小板 HLA 不相合所致的血小板输注无效。

（2）严格掌握输血指征。

第二节　非免疫相关输血反应和相关性疾病

一、输血相关循环超负荷

1. 致病特点

（1）大量快速输注血液制剂所致。

（2）常见于老年人伴有心肺功能不全、重度贫血或低蛋白血症患者等。

2. 临床特点

（1）输血中或输血后 1h 内突然呼吸急促、胸闷、端坐呼吸,头胀痛。亦常伴有极度恐惧、烦躁不安、面色苍白、口唇发绀、皮肤湿冷、大汗淋漓、脉搏细弱、咳嗽、咯粉红色泡沫痰等。少数患者可合并心律失常,严重者短时间内死亡。

（2）肺部听诊先有哮鸣音,后有湿锣音,颈静脉怒张,心率加快、心音减弱等。

（3）X 线显示肺水肿影像。

3. 治疗

（1）立即停止输血。

（2）取端坐位,双下肢下垂于床沿下,四肢应注意保暖,密切观察。

（3）氧气吸入,可在湿化瓶内置 50% 酒精溶液。

（4）镇静药物:可应用吗啡或哌替啶;倘若患者伴有昏迷、休克和严重肺及支气管等疾病应禁用。

（5）快速利尿：可应用呋塞米；倘若患者伴有休克应慎用。

（6）平喘药物：可应用氨茶碱或二羟丙茶碱（喘定）。

（7）强心药物：可应用毒毛花苷或毛花苷C，使用过程中应密切观察患者的心率和心律等。

（8）血管扩张药物：可应用硝酸甘油，严重病例可静滴酚妥拉明，在用药时密切观察血压情况，对发作同时伴有高血压者尤其适用。如血压下降，应立即停用。

（9）肾上腺皮质激素应用：可降低周围血管张力，减少回心血量和解除支气管痉挛。

（10）其他：若无快速利尿剂、无扩张血管药治疗的情况下，可考虑给患者四肢交替节扎的方式，以减少回心血量，但注意肢体不要节扎时间过长，引起肢体缺血坏死。

4. 预防

（1）严格掌握输血指征，首选悬浮红细胞输注。

（2）根据患者的心肺功能情况及血容量确定输血量。

（3）宜采用多次、小量、缓慢输血原则。

（4）对有心力衰竭贫血患者必须输血时，可选用小量换血法，即应用单采血浆机对患者进行一定量血浆采集，而后输入相同量的悬浮红细胞。

（5）必要时取半坐位输血。

（6）注意对患者肢体保暖，使周围血管扩张，防止心脏负荷过重。

（7）必要时可在输血前应用利尿剂和强心剂。

（8）应有专人负责患者输血观察，并记录输血输液量及尿量，注意出入量平衡。

二、输血相关呼吸困难

1. 致病特点

（1）输血结束后24h内发生呼吸窘迫，不符合输血相关急性肺损伤（TRALI）、输血相关循环超负荷（TACO）或过敏反应诊断依据，且不能用患者潜在或已有疾病解释。

（2）目前发病机制仍未明确。

2. 临床特点

（1）呼吸困难是唯一症状。通常输血后24h内出现气急、严重者了出现呼吸窘迫，无咯粉红色泡沫痰、无颈静脉怒张等。

（2）X线无肺水肿影像。

3. 治疗

（1）吸氧，严重者呼吸末正压通气。

（2）对症治疗。

4. 预防

（1）严格掌握输血指征，减少输血。

（2）输血过程中和输血后加强巡视，严密观察患者基本生命体征。

三、输血相关低血压

1. 致病特点

（1）在输血过程中或输血结束后1小时内出现。

（2）低血压是指体循环动脉压力低于正常的状态。

2. 临床特点

（1）在输血过程中或输血结束后 1 小时内出现唯一血压下降表现，其收缩压下降（＜90mmHg 或较基础血压下降≥40mmHg）或脉压差减少（＜20mmHg）。

（2）除外其他原因所致。

3. 治疗

（1）严密观察。

（2）低血压危及生命时，可应用升压药。

4. 预防

（1）输血中，患者出现低血压应及时暂停输血，积极寻找低血压病因，排除溶血、过敏等一切与输血相关因素后，再分析评估输血是否唯一治疗手段。如果输血可以用其他方式替代时，应予以停止输血治疗。

（2）输血后，应防止低血压患者，体位改变导致外伤。

四、铁超负荷

1. 致病特点

（1）长期多次输血可导致患者体内铁超负荷，且铁离子不断存积于机体实质细胞中。

（2）导致心、肝、内分泌腺、皮肤等器官组织损害。

2. 临床特点

（1）铁沉积的靶器官是心、肝、内分泌腺和皮肤等，表现为心律失常、心包炎、慢性心力衰竭、肝功能损伤，重则肝硬化和肝功能衰竭，也可发生糖尿病、性腺机能减退及皮肤色素沉着等。

（2）晚期患者外周血出现三系细胞减少；血清铁、血清铁蛋白、转铁蛋白饱和度增高；糖耐量试验异常、血糖与转氨酶常增高，血黄体生成素，促卵泡素和睾酮均减少。

（3）肝脏组织检查可观察到肝组织纤维化与肝硬化的程度，检测肝铁浓度增高是确诊的一种方法。用普鲁士蓝染色观察可染的含铁血黄素应作为肝活检的常规方法。骨髓涂片或切片示含铁血黄素颗粒增多。皮肤活检可见黑色素和含铁血黄素颗粒等。

3. 治疗

（1）确诊患者可进行去铁治疗。

（2）也加用维生素 C 治疗。

4. 预防

（1）严格掌握输血指征，减少输血。

（2）长期依赖输血患者，适时应用去铁治疗。

五、肺血管微栓塞

1. 致病特点

（1）由于血液成分在储存过程中，白细胞、血小板与纤维蛋白等形成的微聚物可通过标准孔径输血滤器，输入患者机体后引起微血管栓塞导致相应组织器官功能不全。

（2）输血时，微聚物循环到肺，可导致肺栓塞；实施心脏等体外循环手术时，微聚物不经过肺循环直接到脑导致脑栓塞。

2. 临床特点

（1）临床症状取决于肺血管栓塞的范围和发作的急缓程度。倘若小栓塞，症状可轻微或不明显,仅有心率加快,胸闷气促,时有低热。倘若稍大栓塞则可引起呼吸困难、呛咳、剧烈胸痛、咯血、烦躁,体检可出现口唇发绀、颈静脉怒张、两肺哮鸣音,心率加快呈奔马律,P2 > A2 等。

(2)胸部摄片示小的多发性栓塞仅见支气管肺炎样弥漫性浸润阴影。稍大肺动脉栓塞则有肺内楔形阴影,尖端指向肺门,底部与胸膜相连,可伴有胸腔积液。

(3)肺动脉微小栓塞心电图检查无明显改变;肺动脉主干栓塞时有肺型 P 波。

3. 治疗

(1)一般治疗:①轻者卧床休息,吸氧或辅助呼吸,镇静止痛。②伴有休克者应抗休克,维持收缩压 12 ~ 13kPa(90 ~ 100mmHg);③伴心衰者应给予毛花苷 C 或毒毛花苷。④可缓慢静注阿托品,以降低迷走神经紧张度,防止肺血管及冠状动脉反射性痉挛。

(2)抗凝血及溶血栓治疗:①轻者口服抗凝剂治疗。②重者静脉使用抗凝剂或溶栓剂等治疗。

4. 预防

(1)对肺血管微栓塞病史患者再次输血时,应选用微孔滤器(20 ~ 40μm 孔筛)。

(2)选用保存期较短的血液制剂,如:CPD - A 保存红细胞制剂 10 天以内。也可选用去白细胞红细胞与洗涤红细胞。

(3)不应在输血同时使用林格氏液葡萄糖酸钙。

六、空气栓塞

1. 致病特点

(1)在输血过程中空气通过输血管路进入患者机体静脉系统所致。

(2)可因急性呼吸衰竭、脑出血而死亡

2. 临床特点

(1)患者在胸部先有一种水气混合震荡的异样感,突然发生呼吸困难、咳嗽、胸痛、口唇发绀、血压下降、脉细快,乃至晕厥或休克。

(2)可见视网膜血管有空气分割血管或皮肤呈大理石样花纹状等。

3. 治疗

(1)立即停止输血。

(2)疑诊患者应让其头低高足位,左侧卧位,可使空气离开肺动脉口,集中在右心室尖端。

(3)吸入纯氧,应用呼吸兴奋剂,甚至可应用呼吸机治疗。

4. 预防

(1)应用密闭式输血器具,输血前须检查有无破损;可用生理盐水灌注将输血器中空气排尽后再输血,输血完毕后及时拔针处理;在加压输血前必须排尽输血管道中空气,输血过程中严密观察。

(2)加强医护人员的责任性教育,杜绝医源性疾病的发生。

第三节 大量输血相关并发症

一、凝血功能障碍

1. 致病特点

由于患者在出凝血过程中会丢失或消耗大量血小板及凝血因子,或(和)全血和红细胞制剂中血小板及不稳定凝血因子含量随着保存期延长而下降,或(和)以具有抗凝作用枸橼酸盐为主要成分血液制剂大量输注,或(和)为抗休克扩容静脉大量输注晶体液使患者机体残存的血小板与凝血因子含量更加低下等所致。

2. 临床特点

(1)患者创面(切口)处出血不止,皮肤有出血点、瘀点、瘀斑等。

(2)患者在麻醉状态下发生原因不明的创面渗血、出血。

3. 治疗

(1)通常每输注 3~5U 保存期较长的红细胞制剂,根据机体凝血因子活性或(和)血小板计数情况,给予输注新鲜冰冻血浆 10~15mL/kg,冷沉淀物 10~15IU/kg 以及血小板制剂、纤维蛋白原等。

(2)如已发生 DIC,应先使用肝素再输注血液及血液成分制剂。

(3)如因机体血液中肝素含量过多所致,则应注射鱼精蛋白中和(肝素剂量:鱼精蛋白剂量 =1:1)。

4. 预防

(1)输注保存期较长的红细胞成分制剂,应实时检测凝血因子活性或(和)血小板计数。

(2)根据检测结果,给予一定剂量新鲜冰冻血浆或(和)血小板制剂或(和)凝血酶原复合物或(和)纤维蛋白原等输注。

二、枸橼酸盐中毒

1. 致病特点

(1)全血及血液成分制剂目前均采用以枸橼酸盐为主要成分的抗凝剂。

(2)大量输血或实施血液成分置换术时,患者血浆中枸橼酸盐达到 1g/L 易引起枸橼酸盐中毒。

2. 临床特点

(1)最常见于婴儿、年老、肝功能欠佳的患者。

(2)轻度可出现不由自主的肌肉震颤、手足抽搐、低血压,婴儿换血时更易发生。重度可出现严重心律失常,心电图示 S-T 段延长,T 波或 P 波低平,严重者出现房早、室早及心室颤动等。

(3)实验室检查可出现血钙降低,血钾升高,严重者可伴有 ALT 升高,白/球比例倒置。

3. 治疗

(1)倘若当输血速度超过 50mL/min 或输注 CPD-A 抗凝血 1000mL 以上时,须使用钙剂治疗。倘若神志清楚患者应予以口服葡萄糖酸钙 10~20mL;倘若神志不清患者应在心电监护的情况下,将稀释后的葡萄糖酸钙从远离输血端的静脉缓慢推注。

(2)在用钙剂治疗时,应严密观察血浆钙离子浓度和心电图变化。

4.预防

（1）严格掌握输血指征，首选悬浮红细胞。

（2）大量输血时可预防性使用钙剂治疗，但须注意钙剂过量可致心搏骤停。

三、高钾血症

1.致病特点

（1）全血和红细胞制剂中血钾离子浓度随保存时间延长逐渐增高。

（2）大量输注保存期相对较长的全血和红细胞制剂，可使患者机体出现血钾浓度增高现象。

2.临床特点

（1）患者可出现软弱无力，重则肌肉瘫痪和呼吸肌瘫痪，心房或心室颤动，甚至心室停搏而死亡。

（2）心电图可表现为 T 波高尖、P 波低宽、ST 段下降、QRS 波异常等。

3.治疗

（1）停止输注保存期相对较长的全血或红细胞制剂。

（2）5% 碳酸氢钠静脉快速滴入。

（3）10% 葡萄糖液中加入一定比例普通胰岛素，充分混匀后静滴。

（4）10% 葡萄糖酸钙稀释后在心电图监视下缓慢静脉推注。

（5）经过上述处理后，患者血钾仍然居高不下，可考虑紧急进行血液透析。

4.预防

（1）严格掌握输血指征，首选悬浮红细胞，避免应用全血。

（2）大量输血时，应尽量选择保存期较短红细胞成分制剂输注。

四、低钙血症

1.致病特点

（1）全血及血液成分制剂大多采用以枸橼酸盐为主要成分的抗凝剂。

（2）大量输血或实施血液成分置换术时，易引起患者血钙浓度降低。

2.临床特点

（1）轻症时可出现手指、脚趾及口周的感觉异常、四肢发麻、刺痛，手足抽动；当血钙进一步降低时，可发生手足搐搦；严重时全身骨骼及平滑肌痉挛，在呼吸道，表现为喉及支气管痉挛，喘息发作，甚至出现呼吸暂停；在消化道，表现为腹痛、腹泻、胆绞痛；膀胱表现为尿意感；血管痉挛可表现为头痛、心绞痛、雷诺现象。体检可出现面部叩击征和束臂征阳性。

（2）心电图可出现 Q-T 间期及 ST 段延长，T 波低平或倒置。严重低血钙可发生心搏骤停而死亡。

3.治疗

（1）倘若总钙浓度小于 8.5mg/dL(2.2mmol/L)，或者血清游离钙离子浓度 < 4.7mg/dL(< 1.17mmol/L)，无论有无症状均应进行治疗。

（2）一般应用 10% 葡萄糖酸钙 10mL 口服或稀释后缓慢静脉推注，注射过程中应密切监测心率。倘若患者伴有低镁血症必须同时予以纠正。

4.预防

（1）严格掌握输血指征，首选悬浮红细胞。避免应用库存期过长红细胞成分制剂。

（2）大量输血时可预防性应用钙剂,但须注意钙剂过量可致心搏骤停。

五、高血氨症

1. 致病特点

（1）全血和红细胞制剂中血氨随保存时间延长逐渐增高。

（2）大量输注保存期较长的全血和红细胞制剂,可使患者机体出现血氨增高。尤其是婴儿、老年人、肝功能欠佳的患者多见。

2. 临床特点

（1）可出现精神紊乱、昏睡、昏迷等症状。

（2）可出现扑翼样震颤、肌张力增高、键反射亢进等体征。

（3）典型的脑电图改变等。

3. 治疗

（1）停止或减少输血。

（2）无蛋白饮食,保持患者大便畅通。

（3）使用降血氨药物。纠正水、电解质和酸碱平衡失调。

4. 预防

（1）严格掌握输血指征,首选悬浮红细胞,避免应用全血。

（2）婴儿、老年人、肝功能欠佳的患者,避免应用库存期过长红细胞成分制剂。

六、酸碱平衡失调

1. 致病特点

（1）血液制剂保存液中含有枸橼酸盐等随保存时间延长乳酸生成增加,血液 pH 又可逐渐下降。

（2）大量输注全血和红细胞制剂后可使患者血液 pH 值升高。

2. 临床特点

（1）大量输血患者常伴有一过性代谢性酸中毒,倘若肝功能良好及组织灌流较好,其酸中毒可迅速得到纠正。

（2）在输血后几小时,大量枸橼酸盐代谢后生成碳酸氢钠,可导致机体代谢性碱中毒,故对大量输血患者,须慎用碱性药物。

3. 治疗

（1）一过性代谢性酸中毒,一般机体均能代偿,可密切观察,切忌用碱性药物。

（2）代谢性碱中毒在轻度及中度时,也不需特殊处理,只需给予足量的生理盐水静脉滴入,即可使肾排出碳酸氢盐而得以纠正。

4. 预防

（1）严格掌握输血指征,首选悬浮红细胞,避免应用全血。

（2）大量输血时,应尽量选择保存期较短红细胞成分制剂输注。

七、低温反应

1. 致病特点

（1）由于快速大量输注温度低于患者体温的全血和血液成分。

（2）使患者机体体温降低导致血红蛋白与氧亲和力增加,从而影响氧在器官与组织中释放,最终导致器官与组织的缺氧状况。

2. 临床特点

（1）大量输血时尤其是输血速度超过 100mL/min 或更多易引起。

（2）患者体温≤36℃,轻者会引起静脉痉挛,使输血困难或使患者畏寒不适;重者可引起心室停搏。

3. 治疗

（1）如果输血量少,输血时间长,血液制剂可不必加温。

（2）对患者机体进行适当保暖,以消除静脉痉挛。

（3）倘若输血速度在 50～100mL/min 时,红细胞须在专用血液加温仪中进行加温,温度控制在 32℃,切勿加温温度＞37℃。

4. 预防

（1）大量输血时,应密切注意输注的血液温度。

（2）大量输血时,应对患者机体进行适当保暖。

第四节　输血反应严重程度分级与相关性评估

一、输血反应严重程度分级

轻度（等级1）:需要对症治疗,但未接受对因治疗,不会导致机体永久性损伤或功能损害。

重度（等级2）:与不良反应直接相关的住院治疗或住院时间延长,不良反应的后果导致患者永久性或明显残疾或丧失工作能力,或必须药物或外科治疗以避免机体永久性损伤或功能损害。

危及生命（等级3）:需要重大治疗（如血管收缩药物、气管插管、转入重症监护）以避免死亡。

死亡（等级4）:患者由于输血不良反应而死亡。

二、输血反应相关性评估依据

1 级:肯定相关,支持输血不良反应发生的证据确凿,不存在合理的质疑。

2 级:可能相关,输血不良反应证据明显有利于支持相关性。

3 级:可疑相关,输血不良反应证据无法证明与输血或其他原因相关。

4 级:可能无关,输血不良反应证据明显有利于支持与其他原因相关。

5 级:肯定无关,支持输血以外的原因导致输血不良反应发生证据确凿,不存在合理的质疑。

第五节　血液成分输注致相关不良反应实验室主要检测项目

一、与红细胞相关输血反应

1. 排除人为差错

（1）重新采集患者输血后样本和血袋血样,确认输血前、后患者和献血者样本信息一致。

（2）复查 ABO 血型鉴定（正反定型）、RhD 血型抗原鉴定;抗体筛查（可使用增强剂）;交叉配血（应用盐水、酶与抗人球蛋白介质）。

2. 急性溶血反应

（1）复检：①患者输血前、后 ABO、RhD 血型和献血者血袋中 ABO、RhD 血型。②患者输血前、后的抗体筛查。③患者输血前、后血液与血袋中血液进行交叉配血等。

（2）患者输血前、后直接抗球蛋白实验（DAT）（输血前阴性、输血后阳性，但是阴性不能排除溶血性输血反应）。

（3）患者血浆游离血红蛋白测定（增高）。

（4）患者血清总胆红素测定（增高），以间接胆红素增高为主。

（5）患者乳酸脱氢酶测定（增高）。

（6）患者结合珠蛋白测定（下降）。

（7）患者尿血红蛋白检查（阳性、阴性不排除）。

（8）网织红细胞测定（增高）。

3. 慢性溶血性反应

（1）复检：

1）患者输血前、后和献血者血袋中红细胞 ABO 血型、RhD 血型。

2）患者输血前、后的抗体筛查及患者输血前、后血液与献血者血液进行交叉配血。

（2）患者抗体筛查（阳性）。

（3）患者 DAT 测定（阳性）。

（4）患者血浆游离血红蛋白测定（增高）。

（5）患者 LDH 测定（增高）。

（6）患者结合珠蛋白测定（降低）。

（7）患者总胆红素测定（增高），以间接胆红素为主。

（8）尿含铁血黄素试验（阳性）。

（9）红细胞形态检查（破碎红细胞增多）。

（10）网织红细胞测定（增高）。

4. 发热反应

（1）复检：患者输血前、后和献血者血袋中红细胞 ABO 血型鉴定、RhD 血型抗原鉴定。

（2）患者 DAT 测定（阴性）。

（3）患者血浆游离血红蛋白测定（正常）。

（4）供者血袋内血液细菌培养（阴性）。

（5）患者白细胞抗体筛查（阳性）。

（6）外周血白细胞计数正常或轻度增高。

5. 过敏反应

（1）复检：患者输血前、后和献血者血袋中红细胞 ABO 血型鉴定、RhD 血型抗原鉴定。

（2）患者 DAT 测定（阴性）。

（3）患者血浆游离血红蛋白测定（正常）。

（4）患者抗-IgA 抗体（阳性）。

（5）患者免疫球蛋白测定，可见 IgA 极低或无或（和）IgE 增高。

6. 细菌污染反应

（1）复检：患者输血前、后和献血者血袋中红细胞 ABO 血型鉴定、RhD 血型抗原鉴定。

（2）供者血袋内血液细菌培养（阳性）。

（3）患者血细菌培养（可能阳性）。

（4）患者 DAT 测定（阴性）。

（5）外用血白细胞计数增高，以中性粒细胞为主，可出现核左移现象。

7.铁超负荷

（1）患者血清铁测定（增高）。

（2）患者血清铁蛋白（增高）。

（3）患者肝功能检查（异常）。

（4）患者内分泌试验（异常）。

二、与白细胞输注相关输血反应

1.发热反应与过敏反应

见红细胞输注相关输血反应。

2.输血相关急性肺损伤

（1）复检:患者和献血者 ABO、RhD 血型。

（2）患者 DAT 测定（阴性）。

（3）患者血浆游离血红蛋白（正常）。

（4）献血者、患者白细胞抗体筛查（阳性）。

（5）献血者、患者白细胞交叉配型（不相容）。

（6）胸部 X 线片排除心源性肺水肿。

3.输血相关移植物抗宿主病

（1）患者皮肤活检（基底细胞变性伴空泡形成，单核细胞浸润、表皮角化或角化不良等）。

（2）患者 HLA 分型（证实患者体内有供者淋巴细胞）。

（3）患者 DNA 检测（嵌合体）。

三、与血小板输注相关输血反应

1.发热反应、过敏反应与细菌污染反应等

见红细胞输注相关输血反应。

2.输血后紫癜

（1）患者输血小板后血小板计数正常或减少。

（2）患者血小板抗体筛查（HPA 抗体阳性或合并 HLA 抗体阳性）。

3.血小板输注无效

（1）复检:患者和献血者的 ABO 血型、RhD 血型。

（2）患者淋巴细胞毒试验或 HLA 群体反应抗体（阳性）。

（3）患者血小板抗体筛查（阳性或阴性）。

（4）外周血小板计数明显减少。

四、与血浆及冷沉淀输注相关输血反应

1.发热反应、过敏反应、细菌污染反应、输血相关急性肺损伤等

见红细胞输注相关输血反应。

2. 枸橼酸盐中毒

(1) 血钙测定(降低)。

(2) 心电图(Q-T 时间延长)。

五、输血反应报告

(1) 临床医生抢救输血反应后,应将抢救过程记录于病历。

(2) 填写输血反应报告单,将血袋和剩余血液一并返回输血科室。

(3) 输血科室每月向医院医务管理部门汇总上报。

(吕先萍 郝 文 李志强)

第八章　血液生物制品及代用品和相关药物管理

第一节　血液生物制品

血液生物制品主要以健康人血液为原料,采用生物学工艺或分离纯化技术制备的具有生物活性制品。包括人血白蛋白、人胎盘血白蛋白、静脉注射用人免疫球蛋白、肌注人免疫球蛋白、组织胺人免疫球蛋白、特异性免疫球蛋白、免疫球蛋白(乙型肝炎、狂犬病、破伤风免疫球蛋白)、人凝血因子Ⅷ、人凝血酶原复合物、人纤维蛋白原、抗人淋巴细胞免疫球蛋白等。下面介绍临床使用相对较广的主要几个血液生物制品。

一、人血白蛋白

本品为人血液生物制品,因原料来自人血,虽对原料血浆进行了相关病原体的筛查,并在生产工艺中加入了去除和灭活病毒的措施,但理论上仍存在传播某些已知和未知病原体的潜在风险,临床使用时应权衡利弊。

1. 适应证与禁忌证

(1) 适应证:①失血创伤、烧伤引起的休克。②脑水肿及损伤引起的颅压升高。③肝硬化及肾病引起的水肿或腹水。④低蛋白血症。⑤新生儿高胆红素血症。⑥心肺分流术、烧伤、血液透析的辅助治疗和成人呼吸窘迫综合征等。

(2) 禁忌证:①对白蛋白有严重过敏。②高血压,急性心脏病、正常血容量及高血容量的心力衰竭。③严重贫血。④肾功能不全。

2. 使用方法

(1) 本品为略黏稠、黄色或绿色至棕色澄明液体,不应出现浑浊。10g/瓶(20% 50mL)是指每瓶含蛋白质10g,蛋白浓度为20%,装量50mL。

(2) 一般因严重烧伤或失血等所致休克,可直接使用5~10g,间隔4~6小时可重复1次。在治疗肾病及肝硬化等低蛋白血症时,5~10g/d,直至水肿消失,血白蛋白含量恢复正常为止。

(3) 为防止大量注射时机体组织脱水,可采用5%葡萄糖注射液或氯化钠注射液适当稀释作静脉滴注(宜用备有滤网装置的输血器)。滴注速度应<2mL/min为宜,在开始15分钟内,应特别注意速度缓慢,逐渐加速至上述速度。

3. 不良反应与注意事项

(1) 一般不会产生不良反应,偶可出现寒战、发热、颜面潮红、皮疹、恶心呕吐等症状。

(2) 快速输注可引起循环超负荷导致肺水肿。

(3) 偶可出现过敏反应。

4. 注意事项

(1) 药液呈现混浊、沉淀、异物等情况不可使用。

(2) 开启后应一次输注完毕,不得分次使用。

(3) 输注过程中出现不良反应需立即停止使用。

（4）有明显脱水者应同时补充液体,防止症状加重。

二、人免疫球蛋白

本品是从健康人血浆中提取的免疫球蛋白,可使机体获得免疫力,增强机体对各种细菌和病毒的抵抗力。

1.适应证与禁忌证

（1）适应证:①传染性肝炎、麻疹、水痘、腮腺炎、带状疱疹等病毒性感染的防治。②哮喘、过敏性鼻炎、湿疹等内源性过敏性疾病。③提高机体的免疫功能,原发性免疫球蛋白缺乏症,如 IgG 缺乏症等;继发性免疫球蛋白缺陷病,如重症感染、新生儿败血症等;自身免疫性疾病,如原发性血小板减少症、川崎病等。

（2）禁忌证:①对免疫球蛋白过敏或其他严重过敏史者。②伴有 IgA 抗体的 IgA 缺乏者。

2.使用方法

（1）肌肉注射用法用量:①300mg（10%,3mL）/瓶。②预防麻疹:为预防发病或减轻症状,可在与麻疹患者接触7日内按每公斤体重注射0.05～0.15mL,5岁以下儿童注射1.5～3.0mL,6岁以上儿童最大注射量不超过6mL。一次注射预防效果通常为2～4周。③预防传染性肝炎:按每公斤体重注射0.05～0.1mL或成人每次注射3mL,儿童每次注射1.5～3mL,一次注射预防效果通常为一个月左右。

（2）静脉滴注用法用量:①原发性血小板减少症:每日400mg/kg,连续5日。维持剂量:每次200～400mg/kg,给药间隔视病情而定,一般每周一次。②重症感染:每日200～300mg/kg,连续2～3日。③用5%葡萄糖注射液稀释1～2倍后静脉滴注。开始时滴速为1.0mL/min,15分钟后无不良反应可加快滴速,最快不得超过3.0mL/min。

3.不良反应与注意事项

（1）一般无不良反应。

（2）极个别患者在静脉滴注时出现一过性头痛、心慌、恶心等不良反应,大多轻微且常发生在输注开始1小时内。可能与输注速度过快或个体差异有关。在输注的全过程定期观察患者的一般情况和生命特征,必要时减慢或暂停输注,一般无需特殊处理即可自行恢复。个别患者可在输注结束后发生上述反应,一般在24小时内均可自行恢复。

（3）肌内注射可有轻微的局部反应,偶有低热,可自行缓解。

4.注意事项

（1）糖尿病、肾脏疾病、严重酸碱代谢紊乱的患者慎用。妊娠期妇女慎用。

（2）不得与其他药物混合输注。开瓶后应一次用完,不得分次使用。

三、人凝血因子Ⅷ

本品对缺乏人凝血因子Ⅷ所致的凝血机能障碍具有纠正作用,主要用于防治甲型血友病和获得性凝血因子Ⅷ缺乏而致的出血症状及这类患者的手术出血治疗。尽管经过筛检及灭活病毒处理,仍不能完全排除含有病毒等未知病原体而引起血源性疾病传播的可能。

1.适应证与禁忌证

（1）适应证:用于甲型血友病和获得性凝血因子Ⅷ缺乏所致的出血治疗。

（2）禁忌证:对本品过敏者禁用。

2. 使用方法

(1) 乳白色疏松体,复溶后溶液应为无色澄清液体,可带轻微乳光。

(2) 将装有冻干人凝血因子Ⅷ用灭菌注射用水使其完全溶解。配制后的溶液不可再冷藏。本品只能用于静脉注射途径给药。

(3) 根据下列公式计算剂量:

所需因子Ⅷ单位(IU)/次 = 0.5 × 患者体重(kg) × 需提升的因子 Ⅷ 活性水平(正常的%)

例:所需因子Ⅷ单位(IU)/次 = 0.5 × 50 (kg) × 30 (%) = 750 IU

(4) 推荐剂量:①轻度至中度出血 单一剂量 10 ~ 15 IU/kg,将因子 Ⅷ 水平提高到正常人水平的 20% ~ 30%。②较严重出血或小手术 需将因子 Ⅷ 水平提高到正常人水平的 30% ~ 50%,通常首次剂量 15 ~ 25 IU/kg。可每隔 8 ~ 12 小时给予维持剂量 10 ~ 15 IU/kg。③大出血危及生命的出血如口腔、泌尿系统及中枢神经系统出血或重要器官如颈、喉、腹膜后,髂腰肌附近的出血,首次剂量40IU/kg,可每隔 8 ~ 12 小时给予维持剂量 20 ~ 25IU/kg。④大手术 只有当凝血因子Ⅷ抑制物水平无异常增高时,可考虑择期手术。手术开始时血液中因子Ⅷ浓度需达到正常人水平的 60% ~ 120%。通常在术前按 30 ~ 40IU/kg 给药。术后 4 天内因子Ⅷ最低应保持在正常人水平的 60%,之后 4 天减至 40%。⑤获得性因子 Ⅷ 抑制物增多症 应给予大剂量的凝血因子Ⅷ,一般在治疗血友病患者所需剂量 1 倍以上。

3. 不良反应

(1) 可出现寒战、恶心、头晕或头痛等症状,通常是暂时的。

(2) 有可能发生过敏反应。

4. 注意事项

(1) 大量反复输注时,应注意出现过敏反应、溶血反应及肺水肿的可能性,尤其是伴有心脏病的患者。

(2) 本品溶解后,一般为澄清略带乳光的溶液,允许微量细小蛋白颗粒存在。但如发现有大块不溶物时,则不可使用。宜在 1 小时内用完。

(3) 本品对于因缺乏因子Ⅸ所致的乙型血友病,或因缺乏因子Ⅺ所致的丙型血友病均无疗效,故在用前应确诊患者系属因子Ⅷ缺乏,方可使用本品。

四、人纤维蛋白原

本品为灰白色或淡黄色疏松体。复溶后应为澄明溶液,可带轻微乳光。主要组成成分:人纤维蛋白原;辅料:甘氨酸、盐酸精氨酸、枸橼酸钠。来源于健康人血浆,经过 TNBP 和 Tween80 混合物(SD)处理以及 100℃30 分钟加热处理两步病毒灭活。由于增加了 100℃30min 干热法病毒灭活工艺,可能会导致人纤维蛋白原在体内生物活性下降和免疫原性改变。通常仅在无其他有效治疗方法又确实需要补充纤维蛋白原的情况下经权衡利弊后使用。

1. 适应证与禁忌证

(1) 适应证:①先天性纤维蛋白原减少或缺乏症。②获得性纤维蛋白原减少症如:重症肝硬化、弥散性血管内凝血、产后大出血、因大手术和外伤出血等。

(2) 禁忌证:对人纤维蛋白原过敏者。

2. 规格与用法

(1) 规格:本品 0.5g/瓶,复溶后体积为 25mL。

(2) 用法:①使用前先将本品及灭菌注射用水预温至 30 ~ 37℃,然后按瓶签标示量(25mL)

注入预温的灭菌注射用水,置30~37℃水浴中,轻轻摇动使制品全部溶解(切忌剧烈振摇以免蛋白变性)。②用带有滤网装置的输液器进行静脉滴注。滴速每分钟60滴。③一般首次给药1~2g,如需要继续使用应遵医嘱。

3. 不良反应

(1)少数患者会出现过敏反应和发热。

(2)由于含有微量盐酸精氨酸作为稳定剂,大剂量使用时可能会导致代谢性酸中毒。

4. 注意事项

(1)本品一旦溶解应尽快使用。如发现有大量或大块不溶物时,不可使用。

(2)寒冷季节或制品刚从温度较低处取出,应先使本品和溶解液复温至30~37℃,而后进行溶解。温度过低往往会造成溶解困难并导致蛋白变性。

(3)在治疗消耗性凝血疾病时,只有在肝素的保护及抗凝血酶Ⅲ水平正常的情况下,使用本品才有效。

(4)使用本品期间,应严密监测患者凝血指标和纤维蛋白原水平,并根据结果调整本品用量。

(5)大剂量使用时可能会诱发代谢性酸中毒,因此在使用前及使用过程中进行电解质和酸碱平衡质监测。

五、凝血酶原复合物

本品为人血液生物制剂,含有第Ⅱ、Ⅶ、Ⅸ、Ⅹ四种凝血因子。尽管经过筛检及灭活病毒处理,仍不能完全排除含有病毒等未知病原体而引起血源性疾病传播的可能。

1. 适应证与禁忌证

(1)适应证:①凝血因子Ⅸ缺乏症(乙型血友病),以及Ⅱ、Ⅶ、Ⅹ凝血因子缺乏症。②抗凝剂过量、维生素K缺乏症。③肝病导致凝血功能障碍。④各种原因所致的凝血酶原时间延长的患者,但对凝血因子Ⅴ缺乏者可能无效。⑤治疗已产生因子Ⅷ抑制物的甲型血友病患者的出血。⑥逆转香豆素类抗凝剂诱导的出血等。

(2)禁忌证:有血栓形成史患者慎用本品。

2. 使用方法

(1)本品200IU/瓶,每瓶含Ⅸ因子200IU、Ⅱ因子200IU、Ⅶ因子50IU、Ⅹ因子200IU;辅料为肝素、甘氨酸、精氨酸、L-赖氨酸盐;为白色或灰绿色疏松体。复溶后,为无色或淡黄色或淡蓝色或黄绿色澄明溶液。

(2)用前应先将本品及其溶解液预温至20~25℃,按瓶签标示量注入预温的溶解液,轻轻转动直至本品完全溶解。

(3)溶解后用带有滤网装置的输血器进行静脉滴注(可用氯化钠注射液或5%葡萄糖注射液稀释成50~100mL)。滴注速度开始要缓慢,约15滴/min,15分钟后稍加快滴注速度(40~60滴/min),一般在30~60min滴注完毕。

(4)使用剂量随因子缺乏程度而异,一般10~20IU/kg,以后凝血因子Ⅸ缺乏者每隔24h,凝血因子Ⅱ和凝血因子Ⅹ缺乏者每隔24~48小时,凝血因子Ⅶ缺乏者每隔6~8h,可减少或酌情减少剂量输用,一般历时2~3天。在出血量较大或大手术时可根据病情适当增加剂量。

3. 不良反应

(1)一般无不良反应,快速滴注时可引起发热、潮红、头疼等副反应,减缓或停止滴注,症状可消失。

（2）偶有大量输注导致弥散性血管内凝血（DIC），深静脉血栓（DVT），肺栓塞（PE）等。

4. 注意事项

（1）一般应明确有凝血因子Ⅱ、Ⅶ、Ⅸ、Ⅹ缺乏才可使用。对冠心病、心肌梗死、有血栓形成等患者应慎用。

（2）倘若发现弥散性血管内凝血或血栓的临床症状和体征，应立即停止使用，并用肝素拮抗。

（3）一旦开瓶应立即使用。

六、重组人凝血因子Ⅶa

重组人凝血因子Ⅶa是通过基因工程技术，利用幼仓鼠肾细胞（BHK细胞）生产的，其分子量约为50000。本品为冻干制剂，为白色疏松体，无融化迹象。按标示量加入灭菌注射用水溶解后应为澄清无色液体，无味、无肉眼可见异物、无浑浊和沉淀。

重组人凝血因子Ⅶa含有激活的重组凝血因子Ⅶ。止血机制包含FⅦa与组织因子的结合，形成的复合物激活FIX至FIXa、FX至FXa，以触发凝血酶原向凝血酶的转化，凝血酶激活了损伤部位的血小板和凝血因子Ⅴ和Ⅷ，并通过纤维蛋白原向纤维蛋白的转换形成止血凝块。通常可不依赖于损伤部位的组织因子，直接在活化的血小板表面上激活FX。这使得在不依赖于组织因子情况下，凝血酶原转化成大量凝血酶。因此，凝血因子Ⅶa的药效学作用导致局部凝血因子Xa、凝血酶和纤维蛋白生成增多。

1. 适应证与禁忌证

（1）适应证：①凝血因子Ⅷ或Ⅸ的抑制物的先天性血友病。②对注射凝血因子Ⅷ或凝血因子Ⅸ，具有高记忆应答的先天性血友病。③获得性血友病。④先天性FⅦ缺乏症。⑤预防在外科手术过程中或有创操作中的出血。⑥伴有GPⅡb-Ⅲa和/或HLA抗体的血小板输注无效或血小板无力症。

（2）禁忌证：对本品过敏者禁用。

2. 规格与用法

（1）规格：60KIU/瓶（1.2mg）。应存放于2~8℃（冰箱中），有效期36个月。

（2）用法：①应在出血发作开始后尽早给予本品。②静脉推注给药，推荐起始剂量为90μg/kg。初次注射本品后可能需再次注射。最初用药间隔2~3小时，以达到止血效果。如需继续治疗，一旦达到有效的止血效果，只要治疗需要，可增至每隔4、6、8或12小时给药，连续6~7天，直至痊愈。

3. 不良反应

（1）可导致发热、有丙氨酸转氨酶、碱性磷酸酶、乳酸脱氢酶、D-二聚体增加和凝血酶原水平升高、皮疹。

（2）偶见伴有脑血管疾病和静脉血栓形成。

4. 注意事项

（1）在组织因子表达强度可能高于正常的病理情况下，使用本品有发生血栓事件或导致弥散性血管内凝血的潜在风险。

（2）应避免激活的或未激活的凝血酶原复合体浓缩物与本品同时使用。

第二节　血液代用品

血液代用品是指具有载氧功能、维持血液渗透压和酸碱平衡及扩充血容量的人工制剂。常用的人工血液代用品主要有扩容剂(如右旋糖酐、明胶、葡聚糖、羟乙基淀粉等)、有机化学合成的高分子三氟碳化合物类和应用生物技术制备的人工血。血液代用品应具有的特点:

(1) 应具有较高的携带氧和二氧化碳的能力,在正常生理环境的氧分压下,能有效地向组织释放氧,并从组织中携走二氧化碳。

(2) 与人体血液所有组分具有良好的生物相容性,不与其发生化学反应,不激活补体,不升高白细胞,同时能较好地维持血液渗透压、酸碱平衡、黏滞度和血容量。

(3) 无红细胞表面抗原决定簇,无须交叉配血或相容性检测。

(4) 本身无毒,不产生毒性代谢物,不含血液病原微生物,能进行灭菌处理。

(5) 体内循环半衰期大于 24 小时,室温条件下,性质稳定、保质期长、易贮存、运输方便。

(6) 来源广泛,取材方便等。

一、右旋糖酐

1. 分类

由于聚合的葡萄糖分子数目不同,而产生不同分子量的产品。

(1) 高分子右旋糖酐(平均分子量 10 万 ~ 20 万)。

(2) 中分子右旋糖酐(平均分子量 6 万 ~ 8 万),如右旋糖酐 – 70。

(3) 低分子右旋糖酐(平均分子量 2 万 ~ 4 万),如右旋糖酐 – 40。

(4) 小分子右旋糖酐(平均分子量 1 万 ~ 2 万),如右旋糖酐 – 10。

2. 作用机制

(1) 扩充血容量使血液稀释,降低血液黏滞性,改善微循环作用。

(2) 抑制血小板功能使出血时间延长,血小板黏附和聚集力的下降,也可减少血小板第 3 因子的释放。

(3) 覆盖红细胞表面,增加表面电荷,使红细胞相互排斥,避免发生聚集。

(4) 增加红细胞变形能力,易于通过狭窄的毛细血管。

(5) 在循环中停留时间短,易于排出,多作为微循环灌流的辅助治疗药物。

右旋糖酐 – 10 和右旋糖酐 – 40 具有扩容、改善微循环和渗透性利尿的作用。右旋糖酐 – 70 在血液中存留时间相对较长,排泄较慢,只有扩容作用,无改善微循环和渗透性利尿的作用。主要通过肾脏排出体外,其排泄速度与分子量大小有关。当进入人机体 1 小时后,中、低、小分子右旋糖酐分别自尿中排出为 30%、50%、70% 左右,24 小时后分别排出 60%、70%、80% 左右。

3. 适应证

(1) 扩充血浆容量:中分子右旋糖酐与低分子右旋糖酐用于低容量性休克的治疗,可扩充血浆容量,改善血流动力学参数作用。前者作用时间较为持久;后者改善微循环作用较佳。

(2) 改善微循环:低分子右旋糖酐可稀释血液以及覆盖在毛细血管内皮与血细胞表面,能防止红细胞聚集、避免血细胞沉积与降低血液黏滞性,适用于休克与血液黏滞性增高患者、围手术后深静脉血栓形成、血栓闭塞性脉管炎、脑血栓形成、心肌梗死等;中分子右旋糖酐也含有一定数量"低分子",仍具有一定的改善微循环。

(3) 其他:治疗性血浆置换术的置换液等。

4. 不良反应

过敏反应、肾功能衰竭、出血倾向等,可干扰血型血清学实验结果,应引起重视。

二、羟乙基淀粉

1. 分类

(1) 根据相对分子质量分类:①较低相对分子质量羟乙基淀粉。②中等相对分子质量羟乙基淀粉。③较高相对分子质量羟乙基淀粉。

(2) 按取代程度分类:①低取代级羟乙基淀粉(0.30～0.60)。②高取代级羟乙基淀粉(≥0.70)。

2. 作用机制

(1) 中等相对分子质量羟乙基淀粉,有较强的容量扩充效应和较长的维持时间,防止和堵塞毛细血管漏。

(2) 在毛细血管通透性增加的情况下使用,可减少白蛋白渗漏,减轻组织水肿与减少炎症介质产生。

(3) 较低相对分子质量羟乙基淀粉扩容强度小。

3. 适应证与禁忌证

(1) 适应证:

1) 扩充血浆容量,可用于各种原因所致低容量性休克。

中分子羟乙基淀粉 200/0.5(贺斯),按每天 20mL/kg(按 75kg 体重计每日约为 1500mL);最大滴注速度按每小时 20mL/kg(按 75kg 体重计每小时约为 1500mL)。

中分子羟乙基淀粉 130/0.4(万汶)作用与贺斯相似,是人血白蛋白最好的替代物,也是目前所有人工胶体溶液中最安全的药物,每天最大剂量可用至 33～50mL/kg,可根据患者情况持续使用数日。

2) 治疗性血浆置换术的置换液等。

(2) 禁忌证:①严重充血性心力衰竭。②肾功能衰竭。③严重凝血障碍。④液体负荷过重(水分过多)或液体严重缺乏(脱水)。⑤颅内水肿或(和)脑出血。⑥淀粉过敏。

4. 不良反应

对凝血机制影响表现在出血时间的延长,个别有出血并发症。也可引起过敏反应、血清淀粉酶升高等。

5. 注意事项

(1) 在治疗早期应监测血清肌酐水平。

(2) 肺水肿及慢性肝病的患者使用时,应慎重。

(3) 使用羟乙基淀粉后,血清淀粉酶浓度可能会升高,应定期检查血淀粉酶,注意血电解质水平及液体出入量平衡。

三、明胶

明胶是一种蛋白质,可从动物皮胶、骨骼、肌腱中的胶原经水解后提取,其中含有大量羟脯氨酸。其胶体渗透压与人血浆白蛋白相近。但其扩容作用较右旋糖酐和羟乙基淀粉弱。

1. 分类

临床常用的是琥珀酰明胶(血定安)。

2. 作用机制

(1)人造胶体是多分散性胶体,所含的分子大小不等。

(2)较大的分子能停留在循环中,可有效维持血浆胶体渗透压,改善静脉回流和心排出量。

(3)较小的分子迅速改善微循环,增加血液的运氧能力,还能减轻组织水肿,有利于组织对氧的利用。

(4)经肾脏排泄产生渗透性利尿,但容易被误解为血容量已补足及肾功能改善,实际上可进一步加重脱水,易导致急性肾衰竭。

3. 适应证与禁忌证

(1)适应证:①各种原因引起的低血容量性休克(如失血、急性创伤或手术、烧伤、败血症)的早期治疗。②手术前后及手术期间稳定血液循环及稀释体外循环液。③预防脊髓和硬膜外麻醉中的低血压。④作为输注胰岛素的载体(防止胰岛素被容器及管壁吸附而丢失)。

(2)禁忌证:①对明胶类药物过敏者。②肾功能衰竭。③严重凝血障碍。④肺水肿、循环超负荷和水潴留者等。

4. 不良反应

主要是类过敏反应和过敏反应等。

5. 注意事项

(1)处于过敏状态(如哮喘)者,因他们使用血定安后出现过敏反应的概率会增加,程度也会加重;哺乳期妇女慎用。

(2)应尽量避免血定安与其他药物混合使用。

(3)血定安不含防腐剂,室温下可保存5年,一旦封口开启,应在4h内使用。

(4)使用血定安不会干扰交叉配血。血定安与采供血机构提供的枸橼酸盐抗凝血液成分制剂具有良好的相容性。

(5)血定安含钙量、含钾量低,可用于洋地黄化的患者。

(6)输注血定安期间,血糖、血沉、尿液比重、尿蛋白、胆固醇等检测指标可能出现不稳定现象。

第三节 患者血液管理常用药物

一、肝素

1. 一般性状

(1)肝素为白色或类白色结晶粉末。平均分子量为15000,呈强酸性。作为一种抗凝剂,是由二种多糖交替连接而成的多聚体,在体内外都有抗凝血作用。

(2)存在于肺、血管壁、肠黏膜等组织中,是动物体内一种天然抗凝血物质。天然存在于肥大细胞,目前主要从牛肺或猪小肠黏膜提取。

2. 药理作用

(1)低分子量肝素的活性/抗凝血活性的比值为1.5~4.0,而普通的肝素为1,保持了肝素的抗血栓作用而降低了出血的危险。具有半衰期长,生物利用度高等优点,其有效性和安全性均优于普通肝素,剂量效应明确。

（2）具有明确抗凝血；增强抗凝血酶Ⅲ与凝血酶的亲和力，加速凝血酶的失活；抑制血小板的黏附聚集；增强蛋白 C 的活性，刺激血管内皮细胞释放抗凝物质和纤溶物质；可增加血管壁的通透性，调控血管新生；调节血脂的作用；可作用于补体系统的多个环节，以抑制补体系统过度激活。另外，肝素还具有抗炎、抗过敏的作用。

3．药代动力学

（1）肝素口服不吸收，皮下、肌内或静脉注射均吸收良好，吸收后分布于血细胞和血浆中，部分可弥散到血管外组织间隙。其静脉注射后能与血浆低密度脂蛋白高度结合成复合物，也可与球蛋白及纤维蛋白原结合，由单核 - 吞噬细胞系统摄取到肝内代谢，经肝内肝素酶作用，部分分解为尿肝素。

（2）肝素静脉注射后半衰期 1～6 小时，平均 1.5 小时。由于分子较大，肝素不能通过胸膜和腹膜，也不能通过胎盘。肝素起效时间与给药方式有关。直接静脉注射可立即发挥最大抗凝效应，以后作用逐渐下降，3～4 小时后凝血时间恢复正常。

4．适应证

（1）羊水栓塞、死胎综合征、异型输血反应、脓毒血症等所致 DIC；但对蛇毒所致 DIC 无效。

（2）作为体外循环、血液透析、腹膜透析及检测用血标本等的抗凝剂。

（3）肝素能促进脂蛋白脂酶从组织释放，经催化和水解，最终使机体血脂降低。

（4）可增强抗凝血酶Ⅲ对血管舒缓素的抑制作用，控制遗传性血管神经性水肿的急性发作。

5．禁忌证

（1）不能控制的活动性出血、外伤或术后渗血。

（2）出血性疾病及凝血机制障碍。

（3）先兆流产。

（4）亚急性感染性心内膜炎、重症高血压。

（5）胃、十二指肠溃疡。

（6）严重肝、肾功能不全等。

6．不良反应

（1）易引起自发性出血，而肝素诱导的血小板减少症是一种药物诱导的血小板减少症，是肝素治疗中的一种严重并发症。

（2）偶见过敏反应。长期应用可致脱发、骨质疏松和自发骨折。

7．注意事项

（1）临床应用药物为肝素注射液，规格有每支 2mL（100U）、2mL（500U）、2mL（1000U）、2mL（5000U）、2mL（12500U）。

（2）肝素不宜用于溶血尿毒综合征。另外，有过敏性疾病及哮喘病史、口腔手术等易致出血的操作、已口服足量的抗凝药者、月经量过多者、妊娠及产后妇女等慎用。肝素与溶栓药物（如尿激酶等）不同，对已形成的血栓无溶解作用。

（3）肝素诱导的血小板减少症治疗关键是立即停用相关药物，严重病例可使用激素、丙种球蛋白或血浆置换。慎用血小板输注。

（4）肝素轻度过量时，停药即可；重度过量时，除停药外，还需注射肝素特效解毒剂——鱼精蛋白，通常与肝素剂量之比为 1:1。

（5）肝素可延长凝血酶原时原时间，使磺溴酞钠（BSP）试验潴留时间增长而呈假阳性反应，导致 T3、T4 浓度增加，从而抑制垂体促甲状腺激素的释放。肝素用量达 15000～20000U 时，血清胆固醇浓度下降。

（6）临床上均按部分凝血活酶时间（APTT）调整肝素用量。凝血时间要求保持在治疗前的 2~3 倍，APTT 为治疗前的 1.5~2.5 倍。对于老年人、高血压及肝肾功能不全者，因其对肝素反应敏感，更需注意监测。

（7）一般不主张肌内注射，可采用静脉滴注。最好用微量输液泵泵入，按 100U/kg 泵入，随时测 APTT 以调整用量。

（8）血浆中 AT-Ⅲ 降低，肝素疗效较差，需输注新鲜冰冻血浆或使用 AT-Ⅲ 等。

二、维生素 K

1. *一般性状*

（1）维生素 K 具有叶绿醌生物活性，包括 K_1、K_2、K_3、K_4 等几种形式。

（2）K_1、K_2 是天然存在的，属于脂溶性维生素；而 K_3、K_4 是通过人工合成的，是水溶性的维生素，可用于口服或注射。其化学性质都较稳定，能耐酸、耐热，但对光敏感，也易被碱和紫外线分解。

2. *药理作用*

（1）维生素 K 是凝血蛋白在肝脏内合成必不可少的物质，对 γ-羧基谷氨酸的合成具有辅助作用。如果缺乏维生素 K，则肝脏合成的 Ⅱ、Ⅶ、Ⅸ、Ⅹ 四种凝血因子均为异常蛋白质分子，催化凝血作用的能力将大大下降。

（2）维生素 K 也有助于骨骼的代谢。参与合成维生素 K 依赖蛋白质，后者能调节骨骼中磷酸钙的合成。经常摄入含维生素 K 的绿色蔬菜，能有效降低骨折的风险。

3. *药代动力学*

（1）维生素 K 可从食物中获取，也可依靠肠道细菌合成和人工合成。

（2）维生素 K1 和维生素 K_2 属于脂溶性维生素，其吸收需要胆汁、胰液，并与乳糜微粒相结合，由小肠吸收入淋巴系统，经淋巴系统运输。其吸收取决于胰腺和胆囊的功能，在正常情况下为摄取量的 40%–70% 可被吸收。其在人体内的半衰期比较短，约为 17 小时。肝为维生素 K_1 的主要靶组织，注射维生素 K_1 小时后，50% 剂量在肝内。口服维生素 K_2 小时后，20% 剂量在肝内，24 小时降至最低值，而肾、心脏、皮肤及肌肉的量在 24 小时内增加到最高值而后下降。这些代谢物与葡糖苷酸相结合，存在于肠肝循环中，或从尿中排出。

（3）维生素 K_3 在动物肝微粒体内转变，仅为摄取量的 0.05%~1.0%，其主要代谢产物为双氢维生素 K_3 葡糖苷酸的硫酸酯。

4. *适应证*

（1）维生素 K 缺乏所致的表现是继发性出血。

（2）有严重灼伤或外伤者。

（3）早产婴儿。

（4）胆汁减少或慢性胆囊炎。

（5）长期应用抗生素者。

5. *禁忌证*

用药过敏者。

6. *不良反应*

偶尔出现恶心、呕吐等。

7. 注意事项

(1) 肝病患者慎用。

(2) 孕妇及哺乳期妇女避免大量服用维生素 K。

(3) 紫外光、放射线、冷冻加工、阿司匹林及空气污染对维生素 K 吸收有抑制作用。

(4) 使用抗生素导致肠内菌群失调可减少维生素 K 吸收。

(5) 过量维生素 K_2 可导致新生儿溶血性贫血、高胆红素血症和肝中毒等。

三、鱼精蛋白

1. 一般性状

(1) 从鱼类新鲜成熟精子中提取的一种低分子量碱性蛋白质的硫酸盐。由于只能从鱼的精子中提取,不能化学合成,所以限制了产量。目前供临床使用的是鱼精蛋白。

(2) 在中性和碱性介质中显示出很强的抑菌能力,并有较高的热稳定性,在210℃条件下加热 1 小时仍具有活性,同时抑菌范围和食品防腐范围均较广,它对枯草杆菌、芽孢杆菌、干酪乳杆菌、胚芽乳杆菌、乳酸菌、霉菌、芽孢耐热菌和革兰氏阳性菌等均有较强的抑制作用,但对革兰阴性菌抑制效果不明显。

2. 药理作用

(1) 鱼精蛋白具有强碱性质,能与强酸性肝素或肝素钙形成稳定的盐而使肝素失去抗凝作用。

(2) 鱼精蛋白也是一种弱抗凝剂,过量可引起短暂凝血时间轻度延长。

3. 药代动力学

(1) 作用迅速,静脉给药 5 分钟内即发生中和肝素的作用。

(2) 部分肝素可从复合物中再次解离。鱼精蛋白 – 肝素复合物在体内代谢转化过程到目前为止尚未被完全阐明。

4. 适应证

用于肝素使用过量而引起的出血、自发性出血如咯血等。

5. 禁忌证

对本品过敏者,对鱼、曾接受过含鱼精蛋白的胰岛素(如中性鱼精蛋白胰岛素)过敏者。

6. 不良反应

(1) 快速静脉注射可引起低血压、心动过缓、肺动脉高压、呼吸困难、短暂面部潮红等。因此,鱼精蛋白 50mg 缓慢静脉注入应 >10min。

(2) 男性不育症或输精管切除者中某些人易发生对鱼精蛋白高敏反应。在输注本品前给这类患者应用皮质激素或抗组胺药,可防止过敏。

(3) 足量鱼精蛋白中和肝素后 8 ~ 9h 后,部分患者可发生肝素反跳和出血。

7. 注意事项

(1) 抗肝素过量:

1) 静注,用量与最后一次肝素的用量及间隔时间有关。每 1mg 鱼精蛋白可拮抗 100 单位肝素。由于肝素在体内降解迅速,在注射肝素后 30min,每 100 单位肝素,只需用鱼精蛋白 0.5mg。静注应缓慢,给药后即需作凝血功能检查。

2) 每次用量不超过 50mg,需要时可重复给予。

(2) 抗自发性出血:静滴,5 ~ 8mg/(kg·d),分 2 次,间隔 6 小时,每次以 300 ~ 500mL 生理盐

水稀释后使用,3 日后改为半量。

（3）是否有致畸、致癌作用等问题,有待进一步研究。

（4）宜单独给药,与某些抗生素(如青霉素、头孢菌素等)理化性质不相容。

四、静脉铁剂

1. 一般性状

（1）现有多种静脉铁剂可供使用,包括低分子右旋糖酐铁(iron dextran,ID)、羧基麦芽糖铁(ferric carboxymaltose,FCM)、蔗糖铁(iron sucrose,IS)和异麦芽糖酐铁(iron isomaltosid)。

（2）所有这些铁剂在治疗缺铁方面都同等有效。

2. 药理作用

（1）铁为血红蛋白及肌红蛋白的主要组成成分。血红蛋白为红细胞中主要携氧者。肌红蛋白系肌肉细胞贮存氧的部位,以助肌肉运动时供氧需要。与三羧循环有关的大多数酶均含铁,或仅在铁存在时才能发挥作用。

（2）对缺铁患者积极补充铁剂后,除血红蛋白合成加速外,与组织缺铁和含铁酶活性降低的有关症状如生长迟缓、行动异常、体力不足、黏膜组织变化以及皮肤指甲病变也均能逐渐得以纠正。

3. 药代动力学

（1）静脉铁剂应用后很快达到血峰值。铁吸收后与转铁蛋白结合,在血中循环,供合成红细胞。也可以铁蛋白或含铁血黄素形式累积在肝、脾、骨髓及其他网状内皮组织。

（2）铁在人体中每天的排泄极微,成人每日 1mg,主要是肠道、皮肤,少量亦可由胆汁、尿、汗中排出。

4. 适应证

（1）在围手术期应用:围手术期补铁能够减轻贫血的程度,且某些情况下还可减少其他多种类型手术中对输血的需求。

（2）缺铁性贫血:多见于生育期、妊娠期妇女。

（3）慢性炎症性贫血。

（4）肾性贫血:血液透析患者应常规采用静脉补铁。

（5）炎症性肠病可能存在持续性炎症和/或吸收不良,这可能会干扰铁的吸收。

（6）萎缩性胃炎、消化性溃疡以及肠道疾病影响口服铁剂吸收等。

5. 禁忌证

对静脉铁剂过敏者。

6. 不良反应

（1）可能引起过敏反应,包括可能危及生命的全身性过敏反应。

（2）也可能引起一些非过敏性输注反应,包括自限性荨麻疹、心悸、头晕及颈背痉挛。

（3）铁过载的患者发生某些严重细菌感染的风险增加。

7. 注意事项

（1）铁剂的使用剂量取决于治疗的目标是纠正贫血还是完全补足贮存铁。一般是根据患者的体重、当前血红蛋白浓度,以及每毫升铁剂中元素铁的含量来计算剂量的。

① 缺铁性贫血补铁剂量计算:体重(kg)×(需达到的 Hb − 实际 Hb)(g/L)×0.24 + 体内储备铁量(mg)。

② 失血的补铁量计算:

如果失血量未知:静脉给予 200 mg 铁(4mL 右旋糖酐铁)可使血红蛋白增加相当于 2 单位悬浮红细胞[400mL 血,Hb 为 150g/L 或 9.3mmol/L-含铁量 = 204mg(0.34% ×0.4 ×150)]

需补充的铁(mg) = 失血单位数 ×200

所需的右旋糖酐铁毫升数 = 失血单位数 ×4

如果血红蛋白水平降低,可使用前述公式,但要注意此时不需要恢复铁储备。

需补充铁的毫克数 = 体重(kg) ×0.24 ×(需达到的 HGB - 实际 HGB)(g/L)

③ 低分子量右旋糖酐铁(LMW ID)是可以单次大剂量(总剂量)输注的静脉铁剂。

低分子量右旋糖酐铁可以分多次给予,一次 2mL(相当于 100 mg 元素铁)。LMW ID 也可以按单次总剂量输注的方式给予。LMW ID 是目前唯一可以单次大剂量输注的静脉铁剂。

④ 蔗糖铁(IS)也称之为蔗糖酸铁,通常分多次输注,根据血红蛋白水平每周用药 2 ~3 次,每次 5 ~10mL(100 ~200mg 铁),给药频率应不超过每周 3 次。

(2) 铁剂渗漏至输液处局部组织可引起疼痛、炎症反应、局部褐色变,严重时会发生坏死。

(3) 有时会出现低血压。

(4) 产生的羟基自由基也能损伤肝脏,对肝功能不全的患者补充铁剂时要充分评估,避免出现铁过载,铁过载是持续加重肝脏损伤的因素。

(5) 孕妇应在孕期避免使用,因为静脉铁剂能产生羟基自由基,对组织有损害作用。另外,若治疗过程中出现高敏反应也会影响妊娠安全。

(6) 重度贫血(如伴心肌缺血症状)或危及生命的贫血患者,均应输注红细胞。

(7) 无并发症的 IDA 患者,一般采用口服铁剂来治疗。

五、氨甲环酸

1. 一般性状

(1) 氨甲环酸化学名称为:(E) -4 - 氨甲基环己烷甲酸。白色结晶性粉末,无臭,味微。在水中易溶,在乙醇、丙酮、三氯甲烷或乙醚中几乎不溶。

(2) 分子量 157.21。

2. 药理作用

(1) 抗纤维蛋白溶酶和止血作用:氨甲环酸能与纤溶酶和纤溶酶原上的纤维蛋白亲和部位的赖氨酸结合部位(LBS)强烈吸附,阻止纤溶酶、纤溶酶原与纤维蛋白结合,从而抑制由纤溶酶所致纤维蛋白分解,起到止血作用。另外,在血清中 $α_2$ 巨球蛋白等抗纤溶酶的存在下,氨甲环酸抗纤溶作用更加明显,止血作用更加显著。

(2) 抗变态反应和消炎作用:氨甲环酸可减少血管渗透性,抑制变态反应及炎症性病变的激肽及其他活性肽的产生。

3. 药代动力学

(1) 分布:大鼠单剂经口给 C - 氨甲环酸时,大部分器官内的与总血药浓度相同,给药 2h 后显示最高浓度;肾、肝的血药浓度高于血液,其他器官的血药浓度低于血液。

(2) 代谢和排泄:健康成年人单剂口服氨甲环酸片 500mg 或 250mg 后,吸收迅速。给药后 24h,其给药量的 40% ~70% 以原型经尿排出。

4. 适应证

(1) 前列腺、尿道、肺、脑、子宫、肾上腺、甲状腺、肝等富有纤溶酶原激活物脏器的外伤或手术出血。尤其是人工流产、胎盘早期剥落、死胎和羊水栓塞引起的纤溶性出血。另外,蛛网膜下腔出血和颅内动脉瘤出血,应用本品止血优于其他抗纤溶药。

（2）可作为组织型纤溶酶原激活物（t-PA）和链激酶及尿激酶的拮抗物。

（3）血友病患者发生活动性出血;预防或减少因子Ⅷ或因子Ⅸ缺乏的血友病患者拔牙或口腔手术后的出血。也用于遗传性血管性水肿治疗,可减少其发作次数和严重度。

（4）其他:局部纤溶性增高的月经过多、眼前房出血及严重鼻出血。对黄褐斑有确切疗效。

5. 禁忌证

（1）对本品中任何成分过敏者。

（2）正在使用凝血酶的患者。

6. 不良反应

食欲不振、恶心、呕吐、瘙痒、皮疹等。

7. 注意事项

（1）成人一次 0.25～0.5g,必要时可每日 1～2g,分 1～2 次静脉滴注给药。根据年龄和症状可适当增减剂量,或遵医嘱。

（2）联合用药禁忌:与凝血酶合用,可诱发血栓形成。

（3）联合用药的注意事项:①同时大剂量使用蛇毒凝血酶时可引起血栓形成倾向。②与巴曲酶合用有可能有血栓形成的倾向。③与凝血因子制剂依他凝血素α合用可在口腔等纤溶系统比较强的部位,易导致凝血系统进一步亢进。

（4）下列患者应慎重给药:①伴有血栓的患者,如脑血栓、心肌梗死、血栓静脉炎等。②有消耗性凝血障碍的患者。③术后处于卧床状态的患者以及正在接受压迫止血的患者。④伴有肾功能不全的患者。⑤在怀孕期间使用氨甲环酸对胎儿没有危害。由于母乳中氨甲环酸的浓度很低,婴儿每日从母乳中吸收的药量很少。⑥高龄患者因生理机能的减退,应减少用药量。⑦弥散性血管内凝血所致的继发性纤溶亢进在未肝素化前慎用本品。

六、皮质激素

肾上腺皮质激素（简称皮质激素）,是肾上腺皮质受脑垂体前叶分泌的促肾上腺皮质激素刺激所产生的一类激素。肾上腺皮质由外到内分三带:球状带、束状带、网状带,分别分泌盐皮质激素、糖皮质激素、性激素。按其生理作用特点可分为盐皮质激素和糖皮质激素,前者主要调节机体水、盐代谢和维持电解质平衡;后者主要与糖、脂肪、蛋白质代谢和生长发育等有关。糖皮质激素在临床常用药物有泼尼松、氢化可的松、醋酸地塞米松、地塞米松磷酸钠和甲泼尼龙等。下面以泼尼松为例。

1. 一般性状

（1）泼尼松为白色或几乎白色结晶性粉末;无臭,味苦。在氯仿中易溶,在丙酮中略溶,在乙醇或醋酸乙酯中微溶,在水中不溶。

（2）分子量358.43。

2. 药理作用

（1）具有抗炎及抗过敏作用,能抑制结缔组织的增生,降低毛细血管壁和细胞膜的通透性,减少炎性渗出,并能抑制组胺及其他毒性物质的形成与释放。

（2）促进蛋白质分解转变为糖,减少葡萄糖的利用。因而使血糖及肝糖原都增加,可出现糖尿,同时增加胃液分泌,增进食欲。

（3）当严重中毒性感染时，与大量抗菌药物配合使用，可有良好的降温、抗毒、抗炎、抗休克及促进症状缓解作用。

3．药代动力学

（1）口服后吸收迅速而完全，生物半衰期约 60min，在体内可与皮质激素转运蛋白结合转运至全身。

（2）泼尼松本身无生物学活性，需在肝脏内转化成泼尼松龙而发挥作用。体内分布以肝脏含量最高，血浆次之，脑脊液、胸腹水中也有一定含量，而肾和脾中较少。代谢后由尿中排出。泼尼松在肝内将 11 - 酮基还原为 11 - 羟基从而显示出药理作用。

4．适应证

（1）替代疗法急、慢性肾上腺皮质功能减退症等。

（2）自身免疫性疾病风湿热、风湿性心肌炎及支气管哮喘等。

（3）抗休克治疗感染性休克、过敏性休克、心源性休克等。

（4）某些血液病白血病、恶性淋巴瘤、多发性骨髓瘤、ITP 等。

（5）局部外用接触性皮炎、湿疹等。

（6）其他能很快缓解支气管痉挛，消除呼吸道的炎症反应，对哮喘的急性发作、持续状态和顽固性发作有较好的效果。与免疫相关输血反应的治疗，包括溶血性输血反应、输血相关性急性肺损伤、输血后紫癜等。

5．禁忌证

（1）全身性感染尤其是真菌感染。

（2）对药物有过敏反应。

6．不良反应

（1）促进蛋白质分解和抑制蛋白质的合成，产生负氮平衡；可增加钙磷代谢，同时有抗维生素 D 的作用，以至影响钙的吸收；长期使用可抑制骨细胞的活力，使骨质形成发生障碍，可致骨质疏松，甚至发生骨折。

（2）对抗生长激素的作用，能抑制骨骼生长及蛋白质合成。长期较多量应用肾上腺皮质激素会发生库欣综合征，会影响小儿的生长发育，造成矮小症。

（3）伴发继发性感染、水肿、高血压、消化道溃疡等。

7．注意事项

（1）肾上腺皮质功能萎缩或功能不全者、儿童（可影响发育）、糖尿病患者（可影响血糖控制）、高血压（可导致血压上升）等患者慎用。另外，怀孕及哺乳期妇女也应慎用。

（2）疗程用药时，应逐步减量。

七、去氨加压素

1．一般性状

（1）去氨加压素为白色蓬松的粉末，在水、冰醋酸或乙醇中溶解。

（2）常用其醋酸盐。注射液和鼻吸液的 pH 为 3.5～5.0。分子量 1069。

2．药理作用

（1）本品作用与人体加压素类似，显著增强抗利尿作用，而对平滑肌的作用却很弱。因此，避免了引起升压的不良作用。其抗利尿作用/加压作用比加压素的 1200～3000 倍，抗利尿作用时间也较加压素长，其催产素活性也明显减弱。

（2）高剂量可增加血浆内促凝血因子Ⅷ的活性2～4倍,也可增加血中血管性血友病抗原因子(vWF:Ag)与此同时释出组织型纤溶酶原激活剂(t-PA)。因此,可用于控制或预防某些疾病在小型手术时的出血或药物诱发的出血。

3. 药代动力学

（1）经鼻、舌下、口腔或口服给药均能迅速吸收,皮下或肌内注射吸收迅速而完全。本药经鼻给药1h,或口腔给药1～2h产生抗利尿作用,口服4～7小时达最大效应。达血药浓度峰值时间(t_{max})分别为:口服54～90min,经鼻给药30～240min,皮下给药约87min。

（2）不能透过血－脑脊液屏障。

（3）不经肝脏代谢。

（4）经鼻给药后血浆半衰期变化较大,为24～240min,平均90min;静脉注射本品2～20μg后,血浆半衰期为50～158min(呈剂量依赖性)。静脉注射后24小时内,尿液中监测到药物原形为给药量的45%。

4. 适应证

（1）中枢性尿崩症及颅外伤或手术所致的暂时性尿崩症。

（2）治疗5岁以上夜间遗尿症患者。

（3）肾尿液浓缩功能试验:有助于对肾功能的鉴别,对于诊断不同部位的尿道感染尤其有效。

（4）对于轻度血友病及Ⅰ型血管性血友病患者,在进行小型外科手术时可控制出血或预防出血。

（5）可用于因尿毒症、肝硬化和先天的或药物诱发的血小板功能障碍而引起的出血时间过长和不明原因的出血。

5. 禁忌证

（1）对本药物过敏。

（2）习惯性或精神性烦渴症、心功能不全、不稳定性心绞痛、中重度肾功能不全和ⅡB型血管性血友病。

6. 不良反应

可见头痛、恶心、胃痛、过敏反应、水潴留及低钠血症。

偶见血压升高、口唇发绀、心肌缺血。高剂量时可见疲劳、短暂的血压降低、反射性心率增加及面红、眩晕。

极少数有脑血管血栓形成和血小板减少。

7. 注意事项

（1）控制大出血或侵入性手术前预防大出血:0.3μg/k体重,皮下给药或用生理盐水稀释至50～100mL,在15～30分钟内静脉滴注。若出现疗效,可按起始剂量间隔6～12小时重复给药1～2次,进一步重复给药可能会使疗效降低。

（2）超量给药会增加水潴留和低钠血症的危险。

（3）在治疗遗尿症时,需限制饮水量。

（4）用药期间需要监测患者的尿量、渗透压和体重。

（5）婴儿及老年患者,体液或电解质平衡紊乱及易产生颅内压增高的患者。

（6）尿失禁、糖尿病及器官病变导致的尿频或多尿者不宜使用。

八、质子泵抑制剂

质子泵抑制药(PPI)是继 H_2 受体阻断药后的一类重要的抑制胃酸分泌药,也是目前抑制胃酸分泌作用最强的一类药物。临床常见的本类药物有奥美拉唑、兰索拉唑、泮托拉唑、雷贝拉唑和艾司奥美拉唑等。下面以奥美拉唑为例。

1. 一般性状

(1) 外观与性状:为白色或类白色结晶性粉末,无臭,遇光易变色。

(2) 在二氯甲烷中易溶,在甲醇或乙醇中略溶,在丙酮中微溶,在水中不溶;在一定浓度的氢氧化钠溶液中溶解。

2. 药理作用

(1) 为质子泵抑制剂,是一种脂溶性弱碱性药物。

(2) 特异性地作用于胃黏膜壁细胞顶端膜构成的分泌性微管和胞质内的管状泡上,即胃壁细胞质子泵($H^+ - K^+ - ATP$ 酶)所在部位,并转化为亚磺酰胺的活性形式,通过二硫键与质子泵的疏基发生不可逆行的结合,从而抑制 $H^+ - K^+ - ATP$ 酶的活性,使壁细胞内的 H^+ 不能转运到胃腔中,使胃液中的酸含量大为减少。

(3) 对基础胃酸和刺激引起的胃酸分泌都有很强的抑制作用。

(4) 对组胺、五肽胃泌素及刺激迷走神经引起的胃酸分泌有明显的抑制作用,对 H_2 受体拮抗剂不能抑制的由二丁基环腺苷酸引起的胃酸分泌也有强而持久的抑制作用。

3. 药代动力学

(1) 口服经小肠迅速吸收,1 小时内起效。

(2) 不同的给药方法、剂型及用药次数均可影响体内药物的血药浓度及生物利用度。

(3) 口服后 $0.5 \sim 7$ 小时血药浓度达峰值,达峰浓度为 $0.22 \sim 1.16 \text{mg/L}$。

(4) 吸收入血后主要和血浆蛋白结合,其血浆蛋白结合率为 $95\% \sim 96\%$。

(5) 可分布到肝、肾、胃、十二指肠,甲状腺等组织,不易透过血脑脊液屏障,但易透过胎盘。

(6) 在体内几乎完全以代谢方式进行消除,血浆消除半衰期为 $0.5 \sim 1\text{h}$;血药浓度在给药后 $4 \sim 6$ 小时基本消失,其中有 $72\% \sim 80\%$ 的代谢物经肾脏排泄,另有 $18\% \sim 23\%$ 的代谢物由胆汁分泌,随粪便排出。

4. 适应证

(1) 胃溃疡、十二指肠溃疡。奥美拉唑与抗生素联合使用的二联和三联用药方案,可用于治疗幽门螺杆菌(HP)相关的消化性溃疡。

(2) 反流性食管炎、胃泌素瘤(卓 - 艾综合征)。

(3) 静脉注射可用于消化性溃疡急性出血等。

5. 禁忌证

(1) 对药物过敏。

(2) 严重肾功能不全。

(3) 婴幼儿、孕妇、哺乳妇女禁用。

6. 不良反应

(1) 可出现口干、轻度恶心、呕吐、腹胀、便秘、腹泻、腹痛等;丙氨酸氨基转移酶(ALT)、天门冬氨酸氨基转移酶(AST)和胆红素升高;也可出现感觉异常、头晕、头痛、嗜睡、失眠、外周神经炎、皮疹、男性乳腺发育、溶血性贫血等。

（2）长期应用可导致维生素 B_{12} 缺乏。另外，动物实验表明可引起胃底部和胃体部的嗜铬细胞增生，可诱发胃部的类癌。

7. 注意事项

（1）胃、十二指肠溃疡：每次 20mg，清晨一次口服。十二指肠溃疡疗程通常为 2~4 周，胃溃疡的疗程为 4~8 周。治疗消化性溃疡出血时，静脉注射，每次 40~80mg，每 12 小时 1 次，连用 3 天。首次剂量可加倍。严重肝功能不全时慎用，必要时剂量减半。

（2）长期使用可出现萎缩性胃炎的表现，也可导致高胃泌素血症。

九、艾曲泊帕乙醇胺片

1. 一般性状

白色薄膜衣片，除去包衣后显红色至棕色。

2. 药理作用

（1）本品是一种口服生物可利用的、小分子血小板生成素（TPO）受体激动剂，可与人 TPO 受体的跨膜结构域相互作用，启动信号级联反应，诱导骨髓祖细胞增殖和分化。

（2）因 TPO 受体独特的特异性，艾曲泊帕乙醇胺不刺激大鼠、小鼠或犬的血小板生成。因此，动物数据无法完全模拟本品在人体毒理研究中的作用。

（3）遗传毒性在大鼠体内 DNA 合成试验结果为阴性；体外小鼠淋巴瘤试验结果呈边缘阳性（突变率升高小于 3 倍）。

（4）在动物实验表明未影响雌性和雄性生育力。未见胎仔毒性、胚胎致死性和致畸性。

（5）在小鼠和大鼠动物实验表明未见致癌性。

3. 药代动力学

东亚裔（即中国、日本和韩国）患者的艾曲泊帕乙醇胺暴露量较高。

4. 适应证

（1）既往对肾上腺糖皮质激素、免疫球蛋白等治疗反应不佳的成人（≥18 周岁）慢性免疫性（特发性）血小板减少症（ITP）患者，使血小板数升高并减少或防止出血。

（2）因血小板减少和临床条件导致出血风险增加的 ITP 患者。

5. 禁忌证

对艾曲泊帕乙醇胺或任何辅料过敏者禁用。

6. 不良反应

头痛、贫血、食欲减退、失眠、咳嗽、恶心、腹泻、脱发、瘙痒、肌痛、发热、乏力、流感样疾病、无力、寒战和外周水肿等。

7. 注意事项

（1）本品应空腹服用（餐前间隔 1 小时或餐后间隔 2 小时），应在以下产品使用前间隔至少 2 小时或使用后间隔至少 4 小时服用，包括抗酸药、乳制品或含有多价阳离子（如铝、钙、铁、镁、硒和锌）的矿物质补充剂。不得将本品碾碎后混入食物或液体服用。成人患者起始剂量为 25mg（按 $C_{25}H_{22}N_4O_4$ 计算，以下涉及艾曲泊帕乙醇胺片剂量的部分均为按 $C_2sH_2N_4O_4$ 计算）每日一次。肝功能损害患者应减量用药。

（2）肝毒性可引起肝胆实验室检查异常、严重肝毒性和潜在致命性肝损伤。

1）开始本品治疗前，测定血清 ALT、AST 和胆红素水平，剂量调整期间每 2 周测定 1 次，达到稳定剂量后，每月测定 1 次。

2）如果胆红素水平升高,应进行胆红素分类检测。应在 3～5 天内复查并评价血清肝功能检查异常。如果证实肝功能异常,则监测血清肝功能检查指标,直至肝功能指标恢复正常、稳定或者恢复至基线水平。

3）如果肝功能正常患者中的 ALT 水平升高 ≥3×ULN,或治疗前氨基转移酶升高患者中的 ALT 水平升高 ≥3×基线值(或 >5×ULN,以较低者为准),并发生以下 ALT 改变情况,则应终止治疗。①进展性,或持续 ≥4 周,或伴直接胆红素升高,或伴肝功能损害的临床症状或肝功能失代偿证据肝病患者应慎用本品。有肝功能损害的 ITP 患者应采用较低剂量开始本品治疗。②血栓形成/血栓栓塞并发症:血小板计数高于正常范围时,理论上存在血栓形成血栓栓塞并发症风险。

（3）已知有血栓栓塞风险因素的患者,包括但不限于遗传性(如因子 V Leiden 突变)或获得性因素(如 ATⅢ 缺乏、抗磷脂综合征)、高龄、长期制动、恶性肿瘤、避孕和激素替代治疗、手术/外伤、肥胖及吸烟,应慎用。

十、卡前列素氨丁三醇注射液(又名:欣母沛)

1. 一般性状

（1）卡前列素氨丁三醇为白色至类白色的结晶性粉末,分子量 489.64。

（2）根据加热速度通常于 95～105℃ 之间熔化。室温下,卡前列素氨丁三醇极易溶于水,溶解度大于 75 mg/mL。

（3）卡前列素氨丁三醇注射液为无色的澄明液体,是含有天然前列腺素 F2α 的(15S)－15甲基衍生物的氨丁三醇盐溶液。

2. 药理作用

（1）卡前列素氨丁三醇可刺激妊娠子宫肌层收缩,类似足月妊娠末的分娩收缩,也可刺激胃肠道的平滑肌、血压升高和气管收缩。

（2）在微核试验分析中均未显示致突变性。动物试验未显示本品具有致畸性,但大鼠和家兔的试验表明其具有胚胎毒性。

3. 药代动力学

应用放射性免疫方法测定药物血浆浓度,给患者每隔 2 小时肌肉注射 250μg 的卡前列素。每次注射后药物的平均峰浓度都略微升高,但注射 2 小时后的浓度总是降至比前次峰浓度低。

4. 适应证

（1）妊娠期为 13～20 周的流产,此妊娠期从正常末次月经的第 1 天算起。

（2）中期流产:①其他方法不能将胎儿排出。②采用宫内方法时,由于胎膜早破导致药物流失,子宫收缩乏力。③需要进行子宫内药物重复滴注的流产。④尚无生存活力的胎儿出现意外的或自发性胎膜早破,但无力将胎儿排出。

（3）常规处理方法无效的子宫收缩弛缓引起的产后出血现象。

5. 禁忌证

（1）对卡前列素氨丁三醇注射液过敏。

（2）急性盆腔炎。

（3）有活动性心肺肾肝疾病。

6. 不良反应

一般为暂时性的,治疗结束后可恢复。最常见与平滑肌的收缩作用有关。可出现呕吐、腹泻、恶心、面部潮红或红热、寒战或颤抖、咳嗽、头痛、子宫内膜炎、子宫破裂等。

7．注意事项

（1）流产时，起始剂量 250μg，深部肌肉注射。此后依子宫反应，间隔 1.5～3.5 小时再次注射 250μg 的剂量。且不建议连续使用超过 2 天以上。难治性产后子宫出血时，起始剂量 250μg，深部肌肉注射。间隔 15～90min 多次注射，总剂量不得超过 2mg（8 次剂量）。

（2）有瘢痕子宫、哮喘、低血压、高血压、心血管病、肝肾病变、贫血、黄疸、糖尿病或癫痫病史的患者应慎用。

（3）在大多数病例中使用本品可终止致命性的出血，且可避免进行紧急手术。

十一、低氧诱导因子脯氨酰羟化酶抑制剂

低氧诱导因子（HIF）的生理作用不仅使红细胞生成素表达增加，也能使红细胞生成素受体以及促进铁吸收和循环的蛋白表达增加。

罗沙司他（roxadustat）是全球首个开发的小分子低氧诱导因子脯氨酰羟化酶抑制剂（HIF-PHI），它通过模拟脯氨酰羟化酶（PH）的底物之一酮戊二酸来抑制 PH 酶，影响 PH 酶在维持 HIF 生成和降解速率平衡方面的作用，从而达到纠正贫血的目的。

1．一般性状

罗沙司他。化学名称为 N－[（4－羟基－1－甲基－7－苯氧基－3－异喹啉基）羰基]甘氨酸，分子式 $C_{19}H_{16}N_2O_5$，相对分子质量 352.34。

2．药理作用

低氧诱导因子（HIF）在组织氧浓度不足时表达，通过激活红细胞生成素，刺激红细胞生成使机体适应低氧环境。罗沙司他抑制低氧诱导因子降解，使其在不缺氧的条件下继续表达，升高红细胞生成素、刺激红细胞生成同时下调铁调素水平，进而发挥疗效。罗沙司他的作用机制类似于机体对高原缺氧环境的自然反应，并未显著提升红细胞生成素水平，故能避免过高促红细胞生成素水平而引发的不良心血管反应。

3．药代动力学

（1）研究表明进食不会显著影响罗沙司他的暴露量。因此，可空腹服用或与食物同服。

（2）对于正在接受血液透析或腹膜透析的患者，可在透析治疗前后的任何时间服用罗沙司他。

4．适应证

肾性贫血。

5．禁忌证

（1）药物过敏者。

（2）妊娠期和哺乳期女性。

6．不良反应

发生率低于 5%，多见于 1～2 级。通常与慢性肾功能不全患者的并发症一致。

7．注意事项

（1）规格 25mg/粒、50mg/粒。根据体重选择起始剂量：透析患者为每次 100mg（45～60kg）或 120mg（≥60kg），非透析患者为每次 70mg（40～60kg）或 100mg（≥60kg），口服给药，每周三次。

（2）罗沙司他的安全耐受性良好，能够避免促红细胞生成素（EPO）等药物使用的不良反应，并能有效降低终末期肾病患者总胆固醇和低密度胆固醇水平。

（乐嘉宜　李志强）

第九章　自　身　输　血

第一节　概　述

一、定义与分类

1. 定义

自身输血是指采集患者自身血液或(和)血液成分,或回收手术野或创伤区无污染的血液,经保存或(和)处理后,当自身手术或紧急情况需要时再回输给患者的一种输血疗法。

2. 分类

自身输血主要有三种方法:贮存式自身输血、稀释式自身输血、回收式自身输血。

(1)贮存式:在手术前数周乃至数月前采集自身血液(全血或血液成分)保存,以备手术时使用。

(2)稀释式:在麻醉成功后手术开始前,采集患者一定数量的血液,同时输注一定数量的晶体和胶体溶液以补充有效循环容量且维持其正常稳定,使血液稀释,并在患者失血后回输其先前采集的血液。一般又分为:①急性等容性稀释式:在麻醉成功后手术开始前采集患者一定数量的血液,同时输注一定数量的晶体和胶体溶液以补充有效循环容量且维持其正常稳定,使血液稀释,并在患者失血后回输其先前采集的血液。②急性非等容性稀释式:适用于为避免前负荷过大造成急性左心衰,在麻醉前采集患者全血,采集量为循环血容量的10%～15%,随后快速补充采血量约2倍的晶体和胶体(1∶2)液,以达到血液稀释的目的,采集的血液在需要时实施回输。③急性高容性稀释式:术前快速输注一定的晶体液和胶体液(扩充血容量达20%～25%),但不采集血液;术中的出血时应用等量的胶体液补充,尿液、呼吸损失水分、皮肤与手术野蒸发的水分则应用等量的晶体液补充,手术过程中使血容量始终维持在相对高容的状态。

(3)回收式:在患者手术过程中将术前已出血液(外伤出血)或(和)手术野出血液(术后引流血液)经回收、抗凝、过滤、洗涤、浓缩等处理后再回输给患者的一种输血方法。一般又可分:①术中回收式:在患者手术过程中将术前已出血液(外伤出血)或(和)手术野出血液经回收、抗凝、过滤、洗涤、浓缩等处理后再回输给患者本人的一种输血方法。②术后回收式:在患者手术后将引流出的血液经回收、抗凝、过滤、洗涤、浓缩等处理后再回输给患者本人的一种输血方法。目前已很少应用。

二、临床意义

(1)可以避免因输注同种异体血液与血液成分导致感染性疾病的危险性,主要包括:病毒性肝炎、艾滋病、梅毒、巨细胞病毒、疟疾等。

(2)可以避免因输注同种异体血液与血液成分导致的免疫性输血反应,包括:溶血反应、发热反应、过敏反应、输血后紫癜、移植物抗宿主病、急性肺损伤等。

(3)可以避免因输注同种异体血液与血液成分导致的差错与事故。

（4）为特殊群体（如含有高频抗体患者、稀有血型患者、有血液交叉匹配试验不合患者、因宗教信仰而拒绝使用他人血液与血液成分患者等）提供了血液与血液成分。

（5）反复贮存式自身输血可刺激骨髓造血干细胞分化，增加红细胞生成；稀释式自身输血可减低患者血液黏稠度，改善微循环。

（6）由于自身输血提供了大量血液的来源，减少了同种异体血液的需求量，也可缓解血液供应紧张状况，在一定程度上减少患者就医成本。

三、基本要求

（1）患者自愿接受自身输血意愿，并签署自身输血同意书。

（2）除需手术治疗脏器外，患者一般无心、肺、肝、肾等其他重要脏功能损害。

（3）患者外周血血红蛋白、红细胞计数、红细胞压积符合各自身输血方法采集标准，并无感染征象。

第二节　储存式自身输血

一、适应证和禁忌证

1. 适应证

（1）一般适用于 16～65 岁。

（2）患者身体一般情况良好，血红蛋白 >110g/L 或红细胞压积 >0.33，行择期手术。

（3）心、胸、血管外科、整形外科、骨科（尤其是全髋关节置换术、全髋关节失败修正术、股骨头无菌坏死带血管游离骨板移植术及脊柱侧弯矫形术）等择期手术患者。

（4）体内含有多种红细胞不规则抗体所致血液交叉配合试验不合的患者。

（5）伴有严重输血不良反应需再次输血患者。

（6）稀有血型患者等。

2. 禁忌证

（1）有疾病发作史而未被完全控制的患者因采血可诱发疾病发作。

（2）有献血反应史及曾发生过迟发性昏厥患者。

（3）伴有冠心病、充血性心力衰竭、严重主动脉瓣狭窄、室性心律不齐、严重高血压等心脑血管疾病及重症患者。

（4）血红蛋白 <100g/L 的患者及有细菌性感染的患者。

（5）服用抑制代偿性心血管反应药物患者。

二、采血剂量与频次

（1）采血剂量：一般 1 次采血量不超过 500mL 或自身总血容量的 10%，最多不能超过 12%。［总血容量（mL）＝体重×7%］，对于体重 <50kg 的患者按每少 1.0kg 少采血 8mL 计算，儿童每次最大量 8mL/kg。

（2）采集频次：采血频次间隔至少 3 天，宜在手术前 3 天停止。

（3）常用采集方式：分为蛙跳式采血、转换式采血法、步积式采血。

三、采血完毕后血液处理及保存

（1）留取血样本送输血科室进行红细胞 ABO 血型及 RhD 血型鉴定。

（2）鉴定后血样本至少在 4℃标本冰箱中保存 7 天。

（3）建立自身血库或设置专项专用冰箱，采集血液送至血液贮存室专用自身输血 4℃贮血冰箱储存。自身血液必须与库存异体血液严格分开，保存时四种自身血液的血型需有明确标记。

四、不良反应及处理

1. 局部反应

（1）血肿：采血部位出现血肿应立即停止采血。用消毒棉球或无菌纱布覆盖穿刺针孔并压迫，嘱患者抬高手臂达心脏水平以上持续 10 分钟左右。

（2）局部感染：采血部位出现红、肿、热、痛等症状，提示有感染倾向，严重者可出现疖肿、蜂窝织炎、静脉炎等，应按相应的治疗方法分别予以处理。

2. 全身反应

（1）血压过低：最常见不良反应。对出现低血压、甚至心动过速和昏厥者，倘若恢复时间超过 15 分钟，可能出现潜在危险，应引起重视。故对情绪紧张者，应进行科学宣传，消除顾虑；出现症状时，可让患者平卧，抬高下肢，肌注地西泮 5～10mg（神志不清及呼吸困难者禁用），密切观察呼吸、心率、血压。

（2）其他：局部感染后导致全身性感染，也可出现晕厥、肌肉痉挛或抽搐、恶心或呕吐、心功能紊乱或呼吸困难、空气栓塞或微血栓、失血性贫血等。应按相应的治疗方法分别予以处理。

五、注意事项

（1）自身输血实施前须周密地计划，估计手术用血量与储血量，制定采血方案，决定是否需要使用促进红细胞生成的药物等。

（2）输血科室医师对每位自身输血者必须有病史详细记录，包括现病史和过去病史、传染病史及重要脏器：心、肺、肝、肾的体检、实验室及辅助检查结果。

（3）每次采血前必须认真核对各种记录，采血前常规检验血红蛋白和红细胞压积、血清铁、总铁结合力、血清铁蛋白，不符合采血标准者应暂缓采血。还应鉴定患者的 ABO 和 RhD 血型，以及不规则抗体检查，以防患者必要时使用同种异体血。

（4）自身血液必须做好各种登记和标签，血袋标签应与异体血液标签应有醒目的区分，标有"自身输血"字样，并填写上患者姓名、性别、年龄、住院号、病区、床号、采血日期和失效日期，以及采血医护人员姓名签名；神志清楚的患者须在自身血液采血袋上签字确认。做好采血登记，自身血液不能转让给他人使用。

（5）采血前一周可补充铁剂如：琥珀酸亚铁或硫酸亚铁。在条件允许的情况下可同时应用重组人促红细胞生成素（rh-Epo）。

（6）严格遵守采血操作规程，严防污染。

（7）知情同意，经治医师须与患者及家属说明情况，包括：①自身输血目的、过程，涉及的危险性和可能出现的并发症等。②可能出现的不可避免的意外原因（冰箱、污染、有异物凝块、过期等）而需放弃自身血液。③可能出现输注异体血液等。④患者或（和）家属需填写自身输血申请单，并签署自身输血同意书，随病历一同长期保存。

第三节 稀释式自身输血

一、适应证与禁忌证

1. 适应证

（1）年龄在 16～65 岁。心、肺、肝、肾功能正常的患者年龄可适当放宽。

（2）血红蛋白≥110g/L,红细胞压积≥0.34。

（3）血小板功能正常,血小板计数≥100×10⁹/L。

（4）术前估计失血量≥400mL。

（5）符合上述标准的各类手术疾病。

（6）稀有血型、因宗教信仰而拒绝异体输血、产生不规则抗体或可能产生不规则抗体且须手术的各类疾病。

2. 禁忌证

（1）有严重内脏疾病或功能不全,如心肌梗死、肺动脉高压、肺水肿、呼吸功能不全、肾功能不全、颅内高压等,但除外需要手术治疗的脏器。另外,冠状动脉搭桥术不是稀释式自身输血的绝对禁忌证,除非患者有不稳定型心绞痛或射血分数＜30%,左室舒张末压＞20mmHg 及左冠状动脉主干病变等。

（2）伴有造血系统疾病。严重贫血,红细胞压积＜0.3;血小板功能异常,血小板计数≤50×10⁹/L;凝血系统功能异常。

（3）伴有感染性发热或菌血症。

（4）休克未纠正。

（5）低蛋白血症,白蛋白≤25g/L。

值得注意的是老年人或小儿患者须慎重。70 岁以上的老年人的重要器官存在退行性改变与功能减退、机体代偿能力下降,如实施中度以上的血液稀释可能会使重要器官发生缺血性损害,但这一禁忌是相对的,应根据患者全身情况和医疗监护条件等而定;小儿患者主要是因为体重小、血容量少等因素,一般不考虑行稀释式自身输血,当然此禁忌亦是相对的。

二、血液采集剂量计算（以急性等容性稀释式自身输血为例）

（1）血液采集量理论计算公式:$BL = 2BV(H0 - Hf)/(H0 + Hf)$,注:BL 为血液采集量;BV 为血液采集前患者血容量;H0 为血液采集前患者红细胞压积值;Hf 为血液采集后期望红细胞压积值。

（2）体外循环心血管手术患者血液采集量理论计算公式:$BL = [0.7BW(H0 - Hi)BVHi]/H0$,注:BL 为血液采集量;BW 为患者体重;BL 为血液采集前患者血容量;H0 为血液采集前患者红细胞压积值;Hi 为体外循环时的最佳红细胞压积值。BV 与 BW 的关系:BV 为成年男性 BW 的 7%(L/kg):BV 为成年女性 BW 的 6.5%(L/kg):儿童 BV 按其 BW 的 7%(L/kg)(参照值)计算。

（3）实际血液采集量除依据上述的理论值外,还应参照患者年龄、主要内脏功能(心、肺、肝、肾)情况以及手术类型确定。

（4）血液采集量的简易确定方法为 7.5～20mL/kg。

（5）最大稀释限度为稀释后红细胞压积为 0.20,血红蛋白为 65g/L。

（6）采集时机:①急性等容性血液稀释:在进行麻醉诱导及维持平衡后,在有效的循环监测条件下,于手术失血前经患者动脉、中心静脉或周围大静脉抽取血液。在应用体外循环(CPB)时,血液采集时间于 CPB 开始后更为安全。②急性非等容性血液稀释:在麻醉后,在有效的循环监测条件下,于手术失血前经患者动脉、中心静脉或周围大静脉抽取血液。

三、血液保存与回输

1. 血液保存

血液采集后置于4℃贮血专用冰箱保存。

2. 血液回输

(1)血液回输按同种异体血液输注常规执行。回输前应详细核对患者信息(患者姓名、医院名称、病区、床号、住院号、ABO 和 RhD 血型等基本信息)与采血信息(至少应包括采血编号、日期、采血者姓名)。

(2)血液回输的顺序:先应用后采集的血液,后应用先采集的血液。

(3)注意监测患者回输过程中循环容量的变化,必要时可使用利尿剂。

(4)常规监测患者血压、脉搏、呼吸频率、血氧饱和度、中心静脉压、HCT、尿量等生命体征,以及浅表静脉的充盈、皮肤温度与色泽等,应保持正常。①监测尿量,应在≥50mL/h。②有条件的应监测患者心电图、动脉压力、血氧饱和度、动脉氧化分压、中心静脉压、肺动脉压等。③患者在麻醉后应常规吸氧,流量≥3L/min,氧浓度(FiO_2)≥40%,直至手术结束。

(5)严密监测血液回输过程,并将回输情况记录于病历。

四、注意事项

(1)监测过程中发生异常时,应采取相应措施使其恢复正常。除其他措施外,减慢采血速度、加快或减慢稀释液(替补液)输注速度、调整稀释液(替补液)胶晶液/晶体液比例,也可停止采血等。

(2)稀释液(替补液,血浆代用品)为晶体溶液和胶体溶液。胶体溶液原则上不使用血浆。胶体溶液和晶体溶液的比例为1:2。采血总量与稀释液(替补液)总量的比例为1:2,同时应根据患者全身情况以及重要脏器功能,作适度调整。

五、不良反应与处理

(1)为了避免术毕后的液体负荷过重,在患者血压稳定时,自身血液输注前可先应用利尿剂。

(2)为了加速血液稀释后红细胞的恢复,促进血红蛋白的形成可给铁剂,右旋糖酐铁 50~100mg/d,深部肌内注射。有条件者可选用重组人红细胞生成素每天 100~150U/kg,连续 7~10 天。

第四节 回收式自身输血

一、适应证与禁忌证

1. 适应证

(1)外科手术主要是指心血管疾病、骨科、泌尿外科疾病、器官移植、胸腹部与脑部疾病、创伤外科等。

(2)预计术中及术后出血在 400mL 以上的手术疾病,儿童或身体弱小者可依据体重实施。

2. 禁忌证

恶性肿瘤、胃肠道疾病、管腔内脏穿孔、超过 6 小时的开放性创伤、伤口感染、菌血症或败血症、剖宫产术(羊水污染)等。

二、血液保存与回输

(1)血液回收:应用血液回收机进行回收,操作按生产厂家操作手册进行操作。

(2)血液保存:术中(后)回收处理的血液一般不作保存,处理后立即回输。

(3)血液回输:术中(后)回收处理的血液作回输时应按同种异体血液输注常规进行操作。回输前应详细核对采血编号、患者姓名、科别(病区)、门急诊(住院)号、床号、ABO 和 RhD 血型、采血人。应监测血液回输过程,并记录回输情况。

三、注意事项

(1)回收处理的血液不得转让给其他患者使用。

(2)常规回收处理的血液因经洗涤操作,其血小板、凝血因子、血浆蛋白等基本丢失,故应根据回收血量(或出血量)予以补充。

(3)回收处理的血液可含有一定量的游离血红蛋白(特别是快速回收处理的血液),应给予相应治疗。

(4)回收操作应严格执行无菌操作规范。

(5)行回收式自身输血的患者术后应常规使用抗生素。

(6)回收处理的血液回输时必须使用输血器。

四、不良反应

(1)出血倾向:可能是由于血小板减少或(和)凝血因子减少所致。

(2)溶血倾向:可能是由于红细胞损伤导致游离血红蛋白血症。

(3)细菌感染:可能是由于操作不慎导致败血症。

(4)其他:肾功能不全、微栓塞及空气栓塞等。

(李丽玮　李志强)

第十章　血液成分单采和置换术管理

第一节　血液成分单采术(去除术)

一、分类

(1)红细胞单采术和去除术。

(2)白细胞去除术。

(3)血小板单采术和去除术。

二、适应证

1. 红细胞单采术和去除术

(1)红细胞单采术:适用于符合自身输血条件且备血量较大的择期手术患者,可防止输血传播性感染,节约血液资源。其采集红细胞成分不能给他人使用。

(2)红细胞去除术:适用于红细胞增多症伴高黏滞血症,$Hb > 180g/L$,$RBC > 6.1 \times 10^{12}/L$。

2. 白细胞去除术

适用于高白细胞的急性白血病或慢性白血病,白细胞计数 $> 100 \times 10^9/L$,并发白细胞导致脏器组织栓塞现象。

3. 血小板单采术和去除术

(1)血小板单采术:适用于符合献血条件的自愿无偿献血者。也适用于符合自身输血部分条件的肿瘤放化疗前患者,可防止输血传播性感染,节约血液资源。其采集血小板成分不能给他人使用。

(2)血小板去除术:适用于原发性血小板增多症,血小板计数 $> 1000 \times 10^9/L$,伴有出血和血栓形成。

第二节　血液成分置换术

一、分类

(1)血浆置换术:去除血浆量较大,需要用置换液(血浆)补充。

(2)淋巴血浆置换术:根据不同疾病,选择性去除与疾病密切相关的免疫活性细胞,将免疫活性细胞去除术和血浆置换术两种治疗方法结合在一起,具有操作简单,治疗精准,治疗效果叠加和费用相对较低等特点。

(3)红细胞置换术:去除病理型红细胞,需要用置换液(红细胞)补充。

(4)全血置换术:将血浆置换术、红细胞置换术和白细胞去除术等多种技术结合在一起,不仅去除了血浆中的抗体和被抗体致敏的红细胞,还能去除产生抗体的淋巴细胞及其他免疫活性细胞,可迅速缓解患者的严重溶血和贫血,为进一步的治疗创造条件。

(5)半全血置换术:结合淋巴血浆置换术和全血置换术的优点,具有治疗时间更短,所用血浆量更少,血红蛋白大于110g/L的患者不需要使用红细胞成分。

二、适应证

(1)血浆置换术:适用于外源性中毒(如麻醉药、农药等)和内源性中毒(如高胆素血症、代谢性酸中毒、细菌内毒素血症、败血症等);华氏巨球蛋白血症、多发性骨髓瘤;格林－巴利综合征、重症肌无力;系统性红斑狼疮常规药物治疗无效或严重不良反应者;急性进行性肾小球肾炎、Rh血型抗原致敏孕妇、新生儿溶血病、自身免疫性溶血性贫血、ABO血型不合引起的溶血性输血反应、重症肌无力、原发性血小板减少症、类风湿关节炎、多发性硬化症、血栓性血小板减少症、溶血性尿毒症、家族性胆固醇血症、急性或慢性重症肝炎等。

(2)淋巴血浆置换术:适用于难治性原发性血小板减少症、紫癜性肾炎、急进性肾炎、溶血性尿毒症、难治性红斑狼疮、嗜血细胞综合征、皮肌炎、红皮病、银屑病、移植物抗宿主病、免疫性脑炎、免疫性肝病、灾难性抗磷脂综合征、横纹肌溶解症等。

(3)红细胞置换术:适用于镰状红细胞病等。

(4)全血置换术:适用于自身免疫性溶血性贫血、药源性溶血性贫血、毒物性溶血性贫血、微血管病性溶血、物理损伤性溶血、错型输血性溶血、先天性血红蛋白病、寄生虫性溶血、感染性溶血、嗜血细胞综合征等,治疗效果更佳。

(5)半全血置换术:适用于同时具有淋巴血浆置换术适应证和溶血的疑难复杂危重症患者,也适用于抑郁症、精神分裂症、胰岛素抵抗糖尿病、甲亢危象等与免疫和免疫应急有关的疾病。

第三节　注意事项与并发症

一、注意事项

(1)对于合成速度快且在血管均有分布的病理性成分需要较频繁地进行置换。①倘若患者血液中的IgG抗体,其合成速度快,有55%在血管外,分子量较小(只有IgM的1/5),体内半存活期较长(平均21天),随着置换术的进行,血管内的IgG有所下降,血管外的IgG又扩散至血浆中,故对IgG型抗体宜施行较频繁、小量的血浆置换术才有疗效。②倘若患者血液中的IgM型抗体,其合成速度慢,有75%在血管内,体内半衰期短(平均5天),一次较大量的血浆置换能获得显著而持久的疗效。

(2)通常大多数情况下,反复小量置换比一次大量置换效果好。

(3)对于身材高大、体重较重的患者自身血浆容量大,可耐受一次大量血浆置。对于身材偏矮,体重较轻的患者每次置换血浆量相对较少,但可增加每周置换频次,也可达到同等效果。

(4)对于某些疾病的急性期采用每日或隔日1次,对于慢性疾病可适当延长间隔期。

二、并发症

1. 静脉穿刺部位血肿和感染

(1)病因:穿刺技术不熟练,穿刺部位消毒不彻底。

(2)防治。

1）血肿：①应立即松开止血带，拔出针头。用无菌棉球或无菌纱布覆盖好穿刺孔，并用手指压迫10min。②让患者高举手臂至心脏水平以上持续5~10分钟；最好立即给予冷敷，24h后给予热敷。

2）感染：①采血前嘱患者清洗手臂，避免在有皮肤感染的部位穿刺。②严格无菌操作，留置导管周围应每天消毒一次，及时更换敷料。③必要时局部或全身应用抗生素。

2. 枸橼酸盐中毒与低钙血症

（1）病因：①血液成分单采（去除）术和置换术中使用的抗凝剂多为枸橼酸钠，抗凝剂滴速过快或进入体内的量过多。②在血液成分置换术中，输注大量含有枸橼酸盐的血液成分。

（2）防治：①术前口服适量钙片或饮一杯牛奶，则可预防低钙血症发生。②出现上述症状立即减慢抗凝剂滴速或血浆置换速度。③心脏监护下，立即缓慢静脉注射5%葡萄糖酸钙10mL，可立即缓解症状。若症状不缓解，可追加5mL，直至总量20mL。

3. 心血管反应

（1）病因：在血浆置换中，去除量和回输量的不平衡，则会出现血容量过低或血容量过高反应。

（2）防治：①对于年老体弱、原有贫血、水肿、血浆蛋白减低及心脏功能障碍的患者应加强监护，时刻保持换出的血浆量与补充的置换液之间平衡，保持胶体渗透压稳定。②补充的晶体液和胶体液比例最好3:1，不应小于2:1。③低血容量反应应减慢去除血浆的速度，适当补充胶体液；高血容量反应则应减慢置换液的速度，适当加快去除血浆的速度，使用速效利尿剂，以减低血容量，减轻心脏前负荷。

4. 反跳现象

（1）病因：①术后血液中病理性成分大量减少，因反馈抑制的解除，未及时应用药物控制，引起病理性成分的急剧增加。②术前血液中常规治疗药物的浓度，尤其是与血浆蛋白结合的血药浓度，随着血浆去除而显著下降，引起反跳现象。

（2）防治：在血浆置换术后要及时补充常规治疗药物，尤其是免疫抑制剂，维持必要的血药浓度，以防反跳现象发生。

5. 出凝血异常

（1）病因：①血浆置换中，随着血浆去除，凝血因子和血小板也有不同程度的减少。另外，置换液输注晶体液和白蛋白，未输注新鲜冰冻血浆。②患者因肝功能障碍或原有血小板减少。

（2）防治：①对原有凝血因子减少的患者或者血栓性血小板减少症的患者，应适当补充新鲜冰冻血浆，对原有血小板减少的患者（血小板低于$50 \times 10^9/L$），术前给予输注手工分离浓缩血小板悬液或单采血小板，或将血小板作为部分置换液。②纤维蛋白原低于$1.0g/L$的患者术前可给予输注冷沉淀。③原有严重血小板减少、凝血功能障碍及肝肾功能不良患者，不宜用右旋糖酐和羟乙基淀粉作为置换液。④无明显出血的患者，不必做特殊处理。因绝大多数凝血因子在术后24小时之内恢复正常，血小板在2~4日恢复到术前水平。有出血倾向，则应根据病情及实验室检查结果，适当补充新鲜冰冻血浆或血小板制剂。

6. 血浆过敏反应

（1）病因：①过敏体质。②被动获得性抗体。③IgA、IgG抗体和同种异型抗体等。

（2）防治：①有输血或输血浆有过敏史者应尽可能避免使用血浆置换。②轻度过敏反应口服和注射抗组织胺药物，症状很快缓解或消失。③发生过敏性休克，立即停止血浆置换术。先皮下注射1:1000肾上腺素0.5~1mg，再给予间羟胺，肾上腺皮质激素等抗休克抢救措施处理。

7. 病毒性疾病的传播

（1）病因：大量血液成分置换，需多个献血者的血液成分，具有感染病毒性传染疾病的风险。

（2）防治：①加强对献血者的筛查和加强对血液成分的病毒灭活，应使用一次性耗材。②按相应的病毒性传染疾病治疗。

（李丽玮　乐嘉宜　李志强）

第十一章 临床输血血型血清学检测技术管理

第一节 概 述

临床输血作为治疗疾病中的一种手段已有一百多年历史,人们从临床输血实践中逐渐认识到其有利有弊,而临床输血非感染性风险的发生主要与血型抗原与抗体密切相关。通常既应保证输注的血液细胞成分有效性,又应避免输注的血液成分不会引起患者机体细胞发生破坏,尤其是防止发生溶血性输血反应,是临床输血追求的目标。随着血型研究方法的不断进步,分子生物学技术的应用,逐步拓展了血型研究领域,不仅已知红细胞血型有40多种,而且也明确了白细胞和血小板血型。与红细胞血型系统一样,白细胞和血小板血型抗原与抗体和红细胞也可导致输血不良反应和同种免疫性疾病。

临床输血血型血清学检测的基础是血型抗原 – 抗体反应。通常此类反应本身不易察觉,须使用一些特殊技术使反应出现凝集、沉淀或溶血等。本节重点介绍临床输血血型抗原 – 抗体血清学检测基本操作方法和质量控制等。值得一提的是不同实验室使用不同试剂和仪器需同时参阅相关说明要求。

第二节 血清学检测准备要求

一、血标本要求

1. 患者血标本要求

(1)采集要求:①由经培训的医护人员采集,严格执行核对制度及静脉采集标准操作步骤。②严格遵守一次只为一位患者抽取血标本。③直接从静脉中抽取,不宜在静脉输液同侧或输液通道处采集。

(2)运送要求:①由医护人员或经培训的专职人员运送,也可由经性能评估的气动物流系统传输完成。②血标本采集后立即送检。③运送过程中防止血标本溢出或破碎。

(3)接收要求:①接收血标本仔细核对申请单信息与标本码信息,两者应具有一致性。②申请单和标本码应清晰可辨或能电子识别。③送检及接收人员信息有记录,具有可溯源性。

(4)质量要求:①红细胞抗原检测使用 EDTA 抗凝血,血标本量≥1mL;抗体检测可使用不抗凝血,血标本量≥3mL;血小板、白细胞抗原抗体检测宜使用不抗凝血,血标本量≥3mL。②血标本外观检查无溶血;凝集,无非疾病所致溶血和严重乳糜;无特殊情况下血标本量不足。③血标本需密闭无破损、无渗漏。

(5)前处理要求:①仔细检查血标本有无破损、渗漏及脱帽现象。②根据检测项目按要求离心。

2．献血员标本要求

（1）前处理要求：①将血袋预留样血皮条内献血员血液转移至试管内，贴上信息码等标识。②按血液成分血型和有效期等进行分类排序。③排序位置与库存血位置对应，使用前按要求离心。④库存血量较少时，可对献血员预留检测血皮条多分段热合，保证检测次数够用，每次检测前均应将其转移至试管后再离心。

（2）质量要求：①血标本应为全血成分。②血标本外观检查无溶血、凝集、无非疾病所致溶血和严重乳糜；无特殊情况下血标本量不足。

3．标本保存要求

（1）全血标本：①检测前室温（22～24℃）保存。②检测后按时间、分类放置在2～8℃保存。③保存期≥7天。

（2）血浆/血样标本：①特殊标本分离血浆/血清置于－30℃保存。②保存期≤180天。③对标本信息严格确认。

4．废弃标本处理要求

（1）按类别进行数量记录。

（2）与医疗废物收置人员进行交接登记。

（3）有条件的实验室可进行高压蒸汽灭菌后再与医疗废物收置人员进行交接。

二、检测试剂要求

商业化试剂须符合国家标准；自制试剂须进行评估和论证，制定标准自制流程，进行相应记录。

1．外观质量要求

（1）外包装整洁，文字标识清晰。

（2）无污染、渗漏和不见异物；无细菌污染和自身凝集等现象。

（3）试剂容量不低于血标本检测所需量。

2．使用要求

（1）新开封试剂须标注开封使用日期。

（2）冰箱保存试剂使用前在室温下平衡至室温。

（3）使用过程中避免交叉污染。

（4）所有试剂必须在有效期内使用，禁止使用过期试剂。

三、关键检测仪器与设备要求

规范管理实验室常用仪器和设备，应正确操作和使用，保证检测结果质量，延长使用寿命。从购买前的选择、安装、使用和维护等，应建立全程管理体系。对每一台仪器建立档案、保管技术资料，进行使用记录，定期进行性能校准。

1．离心机

（1）种类：①低速离心机：主要用于血细胞和血浆/清的分离。②血型专用离心机：是一种带有标准化操作规程和限制性设定的离心机。③微孔板离心机：主要用于血小板抗原－抗体检测的离心机。

（2）校准：离心机在长期使用过程中，由于电动机和调速装置等老化、破损等因素，易导致离心力和转速等参数改变，影响检测结果，故应定期校准。应6个月至少1次，由厂商专业工程师负责进行。

（3）日常维护和使用登记：试验过程中应根据实验目的和检测项目正确使用离心机和离心方法，并及时做好日常维护和使用登记。

2. 微柱凝集卡孵育器

（1）微柱凝集卡孵育器是一种专用孵育器，适用于微柱凝集卡在37℃下进行孵育。

（2）性能要求：①温度均匀性 $\leqslant$ ±0.5℃。②温度稳定性 $\leqslant$ ±0.2℃。

（3）维护、校准：①保持孵育器内、外清洁。②定期校准，每年1次，由厂商专业工程师负责进行。

3. 移液器

（1）移液器是一种在一定容量范围内可随意调节的精密液体计量器具。

（2）规格：血清学检测常用有 5～50μL，10～100μL，20～200μL，100～1000μL 等。

（3）校准：移液器准确吸样，是获得正确结果的前提，必须定期进行校准，周期为每年1次，应由有资质的国家计量部门校准。

4. 电热恒温水浴箱

（1）通电使用前加水液面必须高于电热管 >15cm。

（2）确保箱内、外壁清洁。

（3）日常维护如：加水和清洁等；季度维护如：消毒液消毒，更换清水；按需维护。

（4）进行使用登记。

5. 全自动血型分析仪

（1）模块构造：①全自动加样系统②全自动检测系统③全自动分析系统。

（2）配套设备：①信息化管理系统：满足全自动血型分析仪直接双向传输工作。②UPS电源：在停电状况下保证仪器正常运行。③微柱凝集卡专用离心机：特用于微柱凝集卡，保证胶质均匀，避免出现液面断裂，气泡或液面不平影响检测结果。

（3）维护和保养：

1）硬件：①仪器内、外清洁，无试剂和血标本污染。②日常保养：加样针、抓卡器、液路系统。③专业保养：加温系统、离心系统、成像系统。

2）软件：①仪器不能处理的血标本信息应及时清空。②定期对储存信息备份和卸载等。

第三节 红细胞抗原抗体检测

一、质控品制备

室内质控是指实施输血质量控制内容包括但不限于监控检验人员的操作流程和实验室试剂、耗材、仪器等的质量，识别实验中出现的问题，并制定相应的改进措施，保证结果的准确性与可靠性。质控品可选用实验室资源自制，也可选择商品化质控品。

1. 红细胞质控品

（1）试剂与材料：①抗A、B标准血清。②A型RhD阳性（质控品1）。③B型RhD阳性（质控品2）。④O型RhD阳性（质控品3）。⑤O型RhD阴性（质控品4）。⑥AB型RhD阴性（质控品5）。（注：质控品1～质控品5均为献血员抗凝全血各5份）⑦人源抗血清5份。⑧试管、生理盐水。⑨专用离心机。

（2）制备步骤：①将全血 1000g 离心 5 分钟，去掉上清液。②取洁净试管 5 支，各管做好标记，分别吸取相应压积红细胞 5 份充分混合均匀。③每管加入红细胞保存液至试管上端 2/3 处，充分混合均匀，1000g 离心 2 分钟，去掉上清液（重复 3 次）。④用红细胞保存液配制成 5% 的红细胞悬液，加入适量的 0.1% W/V 叠氮钠作为防腐剂。⑤稳定性试验：37℃放置 24 小时，外观检查无变色，上清液无浑浊，无溶血。⑥性能指标检查：特异性、抗原性均符合检定规程要求。

1）特异性检查：将其加入人源抗血清抗 A、B 血清中反应，须达到以下标准（见表 11 − 3 − 1）。

表 11 − 3 − 1　红细胞质控品特异性标准

抗血清	$A_1 +$	B +	O +	O −	$A_1B −$
抗 A	≥3 +	−	−	−	≥3 +
抗 B	−	≥3 +	−	−	≥3 +

2）抗原性检查：将其加入经 2^n 倍量稀释的抗 A、B 标准血清中反应，应达到以下标准，见表 11 − 3 − 2。

表 11 − 3 − 2　红细胞质控品抗原性标准

抗血清	待检细胞	凝集 3 + 抗血清最高稀释度	凝集 1 + 抗血清最高稀释度
抗 A	$A_1 +$、$A_1B −$	≥1:8	≥1:128
抗 B	B +、$A_1B −$	≥1:8	≥1:128
抗 H	O +、O −	≥1:2	≥1:8

（3）注意事项：①质控红细胞的 1 次制备量应该足够为实验室使用 1 个月。②质控红细胞标定后应等量分装，每个对照应该有足够的量供 1 周使用。③质控红细胞分类做好标记，宜使用不同颜色标签。④质控红细胞存放在 2~8℃试剂冰箱。

2. 抗 A、B 血清质控品

（1）试剂与材料：①抗 A 血型定型试剂（质控品 6）。②抗 B 血型定型试剂（质控品 7）。（有条件实验室用人源血清抗体最佳）③5% A、B、O 型红细胞悬液。④A、B 压积红细胞各 5 份。⑤玻片、试管、生理盐水。⑥专用离心机。

（2）制备步骤：①效价测定：取洁净试管 10 支，标记 1~10 号，在每管中加生理盐水 0.2mL，在第一管中加抗 A（B）0.2mL，作倍量稀释，在各管中加相应 5% 红细胞悬液（测抗 A 加 A 型红细胞，测抗 B 加 B 型红细胞）0.2mL，以红细胞凝集 1 + 的最高稀释度的倒数即为抗 A 或抗 B 效价。要求：抗 A、B 效价≥1:128。②冷凝素效价测定：取洁净试管 5 支，标记 1~5 号，在每管中加生理盐水 0.2mL，在第一管中加抗 A（B）0.2mL，作倍量稀释，在各管中加 O 型标准红细胞 0.2mL，放入 4℃冰箱中过夜、离心，以红细胞凝集 1 + 的最高稀释度的倒数即为冷凝素效价。要求：冷凝素效价 <1:2。③特异性测定：取 3 组洁净试管各 5 支，每组各管分别加不同 5% A、B、O 红细胞悬液各 1 滴，在各管中加抗 A（B）2 滴，离心观察，相应抗原、抗体管出现≥3 + 凝集，其余各管不凝集。要求：特异性合格。④亲和力测定：在玻片上滴加 A（B）压积红细胞各 1 滴，加入抗 A（B）2 滴，轻轻摇动，观察。15 秒内出现凝集，1 分钟内凝块不小于 $1cm^2$。要求：亲和力合格。

（3）注意事项：①质控血清 1 次制备量至少保证实验室使用 1 个月。②质控血清应具有均一性和无菌。③质控血清标定后等量分装,每个对照应有足够量供 1 周使用。④质控分类做好标记,使用不同颜色标签。⑤质控血清存放在 -20℃冰箱。⑥质控血清一旦融解应存放在 2 ~ 8℃试剂冰箱,一周后必须弃去,不能重新冻存。

3. IgG 抗 D 血型质控品(微柱凝集抗人球蛋白法)

(1)试剂与材料:①IgG 抗 D 血清。②5% O 型 RhD 阳性、RhD 阴性红细胞悬液。③谱红细胞(三组细胞)。④抗 A、B 型血清。⑤微柱凝集抗人球蛋白卡。⑥人源 AB 型血清。⑦试管、生理盐水。⑧专用孵育器、离心机。

(2)制备步骤:①取洁净试管 10 支,标记 1 ~ 10 号。②在每管中加生理盐水 0.2mL,在第一管中加 IgG 抗 D 血清 0.2mL,作 2^n 倍量稀释。③实验前将未开的微柱凝集卡放置于专用离心机离心 5 分钟左右,取出待用。④在微柱凝集抗人球蛋白卡上标明 1 ~ 10 编号,撕掉卡上的封条。⑤各孔加入相应编号试管中的倍量稀释 IgG 抗 D 血清 50μL,再加入 5% O 型 RhD 阳性红细胞悬液 50μL。⑥将微柱凝集抗人球蛋白卡放入 37℃孵育器孵育,移出放入离心机离心(严格按试剂说明书操作),取出观察结果。⑦以出现 2 + 凝集最高稀释度作为强阳性质控血清(质控品 8)。以出现 ± 凝集最高稀释度作为弱阳性质控血清(质控品 9)。以出现无凝集为阴性质控血清(质控品 10)。⑧对强、弱阳性质控血清进行外观、特异性、冷凝素效价测定。

要求:外观检测合格、特异性检测合格,冷凝素效价 <1:2。

(3)质控血清的保存:①质控血清 1 次制备量至少保证实验室使用 1 个月。②质控血清具有均一性和无菌。③质控血清标定后等量分装,每个对照有足够量供 1 周使用。④质控分类做好标记,使用不同颜色标签。⑤质控血清存放在 -20℃冰箱。⑥质控血清一旦融解应存放在 2 ~ 8℃试剂冰箱,一周后必须弃去,不能重新冻存。

二、主要检测试剂及质量控制

1. 抗 A、抗 B 血型定型试剂

(1)性能要求:①效价≥1:128。②亲和力、特异性和稳定性等符合国家标准。③无不规则抗体和无冷凝集素。

(2)质量控制:

1)试剂与材料:①质控品 1、质控品 2、质控品 3。②抗 A、抗 B 血型定型试剂。

2)操作步骤:①标记:取试管 6 支,两支一组,分别标明质控品 1、质控品 2、质控品 3。②加样:各组试管中加入抗 A、抗 B 血清各 2 滴,再取质控品 1 和质控品 2 压积红细胞各 50μl,配成 5% 红细胞悬液,分别加入标明的试管中,混合均匀。③离心:将试管放入专用离心机以 200g 离心 1 分钟或 1000g 离心 15 秒。④先观察有无溶血现象,再轻轻摇动试管,使沉于管底的红细胞浮起,观察有无凝集现象。

3)结果判定:结果判定标准见表 11 - 3 - 3、表 11 - 3 - 4:

表 11 - 3 - 3 抗 A、抗 B 血型定型试剂质控强度标准

	检测试剂	抗 A	抗 B
IQC 强度	质控品 1	≥3 +	—
	质控品 2	—	≥3 +
	质控品 3	—	—

表 11 - 3 - 4 试管法凝集强度描述

凝集强度	描 述
阴性	镜下未见凝集,红细胞均匀分布
±	镜下可见数个红细胞凝集在一起,周围有很多游离红细胞
1 +	肉眼可见大颗粒,周围有较多游离红细胞
2 +	红细胞凝块分散成许多小块,周围可见到游离红细胞
3 +	红细胞凝集成数小块,血清尚清晰
4 +	红细胞凝集成一大块,血清清晰透明
DP(双群)	镜下可见少数红细胞凝集而大多数红细胞仍成分散分布
H(溶血)	上清液中出现透明红色,有游离血红蛋白

4）注意事项:①试剂质控应在每天实验开始前进行,实验中更换试剂批号后重做质控实验,特殊实验每次实验前进行。②质控前将质控品于室温放置 30 分钟后再使用,仪器设备及室内温度、湿度、环境均应相对固定。③试管、滴管和玻片清洁干燥,防止溶血。④离心时间不宜过长过短,速度不宜过快过慢,以防止假阳性或假阴性结果。⑤实验结果及时、认真填写,并与预期结果进行比较,如结果不一致,分析查找原因,填写室内质控失控处理记录,必要时重复实验。⑥每次试验结束后将质控品及试剂放置 2~8℃试剂冰箱内保存,避免污染。试剂在有效期内使用,出现浑浊或变色不能使用。

2. ABO 血型定型红细胞试剂

利用实验室资源自制 ABO 血型定型红细胞试剂,也可选择商品化试剂。

（1）制备步骤:

1）试剂与材料:①A、B、O 压积红细胞各 5 份。②质控品 6、质控品 7。

2）操作步骤:①取试管 3 支,分别标明 A、B、O 各管吸取相应压积红细胞 0.5mL 充分混合均匀。②每管加入生理盐水至试管上端 2/3 处,充分混合均匀,1000g 离心 2 分钟,去掉上清液,重复 3 次。③配制成 5% 的红细胞悬液备用。④对试剂、材料、配制时间、制备量及质控结果进行记录。

3）注意事项:①制备量应足够保证实验室当日使用。②ABO 细胞应分类做好标记。③较长时间不使用放在 2~8℃试剂冰箱保存。

（2）性能要求:①稳定性试验。②性能指标检查。参考红细胞质控品制备。

（3）质量控制:

1）试剂:①质控品 6、质控品 7。②10% ABO 血型定型红细胞(自制)。③试管、生理盐水。④专用离心机。

2）操作步骤:①标记:取试管 6 支,3 支一组,分别标明质控品 6、质控品 7。②加样:在各组标明试管中加入质控品 6、质控品 7 血浆各 2 滴,再在相应试管中分别加入充分混合均匀的 15% ABO 标准红细胞各 1 滴。③离心:将试管放入专用离心机中以 200g 离心 1 分钟。④先观察有无溶血现象,再轻轻摇动试管,使沉于管底的红细胞浮起,观察有无凝集现象。

（4）结果判定:结果判定标准见表 11 - 3 - 5。

表 11 - 3 - 5　ABO 血型定型红细胞试剂质控强度标准

检测试剂	A1	B	O
IQC 强度　质控品 6	≥3 +	—	—
质控品 7	—	≥3 +	—

（5）注意事项：参照抗 A、抗 B 血型定型试剂质量控制。

3. RhD（IgM 或 IgM + IgG 混合型）血型鉴定试剂

（1）性能要求：①效价≥1:64。②亲和力、特异性和稳定性等符合国家标准。③无不规则抗体和无冷凝集素。

（2）质量控制：

1）试剂与材料：①质控品 1、质控品 2、质控品 4、质控品 5。②RhD 血型鉴定试剂。③试管、生理盐水。④专用离心机。

2）操作步骤：①标记：取试管 4 支，分别标明质控品 1、质控品 2、质控品 4、质控品 5。②加样：取质控品 1、质控品 2、质控品 4 和质控品 5 压积红细胞各 50μL，配成 5% 红细胞悬液，分别加入已经已标明的试管中，再在各组试管中加入 RhD（IgM 或 IgM + IgG 混合型）血型鉴定试剂 1 滴，混合均匀。③离心：将试管放入专用离心机中以 200g 离心 1 分钟。④先观察有无溶血现象，再轻轻摇动试管，使沉于管底的红细胞浮起，观察有无凝集现象。

3）结果判定：见表 11 - 3 - 6。

表 11 - 3 - 6　RhD 血型鉴定试剂质控强度标准

检测试剂	IgM 抗 D
IQC 强度　质控品 1	≥2 +
质控品 2	≥2 +
质控品 4	–
质控品 5	–

（3）注意事项：参照抗 A、抗 B 血型定型试剂质量控制。

4. RhD（IgG）血型鉴定试剂

（1）性能要求：①效价：IgG 抗 D≥1:64。②亲和力、特异性和稳定性等符合国家标准。③无不规则抗体和无冷凝集素。

（2）质量控制

1）试剂与材料：①质控品 1、质控品 2、质控品 4、质控品 5。②RhD（IgG）血型鉴定试剂。③抗人球蛋白试剂（抗 IgG）。④水浴箱、专用孵育箱、专用离心机。

2）操作步骤：①取洁净试管 4 支，分别标明质控品 1、2、4、5，在每管中加入 IgG 抗 D 试剂 1 滴，再分别在相应管中加入 5% 质控品 1、2、4、5 红细胞悬液 1 滴，混合均匀后至水浴箱 37℃孵育 1 小时。②生理盐水洗涤 3 次后，吸干试管中残留的生理盐水。③各管加入抗人球蛋白试剂 1 滴，置入离心机 200g 离心 1 分钟，轻轻摇动试管，目测红细胞有无凝集，并记录结果。

3）结果判定：参照 RhD（IgM 或 IgM + IgG 混合型）血型定型试剂质量控制。

（3）注意事项：①红细胞洗涤必须充分。②配制红细胞悬液用生理盐水孵育 30 分钟，使用 LISS 液可缩短至 15 分钟。③加抗人球蛋白试剂前，一定吸干试管中残留生理盐水，否则影响抗人球蛋白试剂浓度，造成假阴性。

5. ABO、RhD 血型鉴定微柱凝集卡

（1）性能要求：①效价：抗 A、抗 B≥128；抗 D≥164。②微孔管无颜色变化，无异物。③微柱凝集卡无破损，液面无气泡、干涸及容量减少现象。④特异性、灵敏度和精密度等符合国家标准。

（2）质量控制：

1）试剂与材料：①ABO、RhD 血型鉴定微柱凝集卡。②质控品 1、质控品 2、质控品 3、质控品 4、质控品 5。③试管、生理盐水。④专用离心机。

2）操作步骤：①实验前将未开的血型卡放置于专用离心机离心 5 分钟，取出待用。②标记：在血型鉴定微柱凝集卡上标明质控品 1、质控品 2、质控品 3、质控品 4、质控品 5。③加样：取质控品 1、质控品 2、质控品 3、质控品 4、质控品 5 压积红细胞各 50μL，配成 1% 红细胞悬液，分别取 50μL 加入相应孔中。④将卡放入专用离心机中离心（严格按试剂说明书操作），取出观察结果。

（3）结果判定：见表 11 - 3 - 7。

表 11 - 3 - 7　ABO、RhD 血型鉴定微柱凝集卡质控强度标准

	检测试剂	抗 A	抗 B	抗 D
IQC 强度	质控品 1	≥3 +	−	≥2 +
	质控品 2	−	≥3 +	≥2 +
	质控品 3	−	−	≥2 +
	质控品 4	−	−	−
	质控品 5	≥3 +	≥3 +	−

（4）注意事项：参考抗 A、抗 B 血型定型试剂。

6. 微柱凝集抗人球蛋白卡

（1）性能要求：①微孔管无颜色变化，无异物。②微柱凝集卡无破损，液面无气泡、干涸及容量减少现象。③特异性、灵敏度和精密度等符合国家标准。

（2）质量控制：

1）试剂：①抗体筛选谱红细胞（三组）。②O 型 RhD 阳性压积红细胞 5 份。③质控品 8、质控品 9、质控品 10。④微柱凝集抗人球蛋白卡。⑤试管、生理盐水。⑥水浴箱、专用孵育器、专用离心机。

2）操作步骤：①实验前将未开的微柱凝集抗人球蛋白卡放置于专用离心机离心 5 分钟，取出待用。②洗涤：取 1 只洁净试管，将 5 份 O 型 RhD 阳性压积红细胞各吸 0.2mL 混合均匀，洗涤 3 次，倾掉上清液，配制成 5% 红细胞悬液。③致敏：取洁净试管一只，加入 IgG 抗 D 试剂 2 滴，再加入配制好的 5% 红细胞悬液 1 滴混合均匀，至 37℃ 水浴 1 小时。④标记：在抗人球卡上标明质控品 8、质控品 9、质控品 10、致敏红细胞。⑤加样：分别加入质控品 8、9、10 和致敏红细胞 50μL 在相应孔中，再在相应孔中加入 50μL 用低离子溶液稀释至 1% Ⅰ、Ⅱ、Ⅲ抗体筛选谱红细胞。⑥将卡放入专用孵育器中孵育 30 分钟，后取出卡放入专用离心机中离心（严格按试剂说明书操作），取出观察结果。

3）结果判定：

不同厂家的谱细胞组含有抗原成分不一样，但须满足以下要求：

① 质控品 8 要求至少 1 组细胞出现≥2 + 凝集。

② 质控品 9 要求至少 1 组细胞出现 0.5 + 凝集。

③ 质控品 10 要求 3 组细胞均无凝集。

④ 致敏红细胞孔出现≥2＋凝集。

微柱卡式法凝集强度描述见表 11 − 3 − 8。

表 11 − 3 − 8　微柱卡式法凝集强度描述

凝集强度	描述
阴性	100%（全部）红细胞沉在微管的底部
±	100%（全部）红细胞沉在微管的下端 1/3 之内
1 +	80%（大部分）红细胞沉在微管的下端 2/3 之内
2 +	80%（大部分）红细胞沉在微管的上端 2/3 之内
3 +	80%（大部分）红细胞沉在微管的上端 1/3 之内
4 +	凝集细胞处于微管顶部
DP（双群）	红细胞同时位于微管上部和微管底部
H（溶血）	微管中液体出现透明红色

4）注意事项：①致敏红细胞每天配制，不宜保存。②抗筛红细胞稀释及所用稀释液按厂家说明要求进行。③操作过程中防止孔间污染，影响结果判断。④若存在 IgM 类抗体亦会表现为阳性结果，需加做盐水试管法加以区分。

7. 不规则抗体筛选红细胞试剂

（1）性能要求：①浓度 2% ～5%，宜为 3%。②外观检查无明显溶血、无凝集和无渗漏现象。③不含 A、B 抗原。④应含有 Rh 血型 C、c、D、E、e 抗原及 MNSs、Diego、Kell、Duffy、Kidd 和 Lewis 等血型系统有临床意义的抗原。

（2）质量控制：参照微柱凝胶抗人球蛋白卡质量控制。

（3）结果判定：参照微柱凝胶抗人球蛋白卡质量控制。

三、红细胞抗原检测

红细胞抗原是红细胞膜上的化学构型，细胞膜上的抗原决定簇或表位，决定抗原特异性，截至 2022 年 6 月，已经确认 378 多个特异性抗原，其中 345 个抗原构成 43 个血型系统，其中 ABO 和 Rh 血型系统最重要的两个血型系统，其他具有临床意义的血型系统包括但不限于 Kell、MNSs、Lewis、Duffy、P 和 Kidd。由于红细胞抗原抗体结合具有高度特异性。因此，临床上采用已知抗体检测红细胞血型抗原。

1. ABO 血型抗原检测

ABO 血型抗原主要为 A、B、H 抗原，除表达于红细胞外在大部分组织细胞都有表达，另还以可溶性形式存在于体液及分泌液中，由于不同人种（群）含有 A、B 抗原的量、H 抗原种类的不同，基因突变、遗传方式及疾病等因素表现为不同的亚型和特殊 ABO 血型。

根据红细胞上含有抗原种类不同，分为 A、B、O、AB 四种表型。血清学检测是利用抗原抗体反应原理，用抗 A、抗 B 血型定型试剂检测患者红细胞上 A、B 抗原，以确认患者 ABO 血型，选择适合的献血员血液成分。常用检测方法有：玻片法、试管法、微柱凝集法等。

（1）玻片法（不能单独使用）：

1）试剂与材料：①抗 A、抗 B 血型定型试剂。②患者红细胞。③玻片、试管、生理盐水。

2）操作步骤：①制备 10% 红细胞悬液：试管中加盐水 1mL，压积红细胞 100μL，混合均匀。②标记：在玻片上编号，分别标明抗 A、抗 B。③加样：在标明孔中加入抗 A、抗 B 血型定型试剂各 2 滴，再依次在相应孔中加入待检 10% 红细胞悬液 1 滴，轻轻摇动混合均匀。④观察：连续缓慢转动玻片，使血清与红细胞充分混合，在 2 分钟内观察结果。

3）结果判定见表 11 - 3 - 9。

表 11 - 3 - 9　玻片法 ABO 血型抗原检测结果判定标准

血型	抗 - A	抗 - B
A	≥3 +	-
B	-	≥3 +
O	-	-
AB	≥3 +	≥3 +

4）注意事项：①试管、滴管和玻片必须清洁干燥，防止溶血。②可疑凝集应采用其他方法复查。③为防止冷凝集现象的干扰，一般在室温（20~24℃）内进行试验，37℃可使反应减弱。对含有较多自身冷凝集素的患者，需用 37℃生理盐水洗涤患者红细胞 2~3 次，以去除吸附在红细胞上的冷凝集素。

（2）试管法：

1）试剂与材料：参照玻片法。

2）操作步骤：①制备 5% 红细胞悬液：试管中加盐水 1mL，压积红细胞 50μL，混合均匀。②标记：取试管 2 支，分别标明抗 A、抗 B。③加样：依次在试管中加入抗 A、抗 B 血型定型试剂各 2 滴，再在各管中加待检 5% 红细胞悬液 1 滴，混合均匀。④离心：将试管置入专用离心机，1000g 离心 15 秒。⑤先观察有无溶血现象，再轻轻摇动试管，使沉于管底的红细胞浮起，观察有无凝集现象。

3）结果判定：参照玻片法。

4）室内质控：参照抗 A、抗 B 血型试剂质量控制。

5）注意事项：①离心时间与速度须精确，以防止假阳性或假阴性结果。②其他参照玻片法。

（3）微柱凝集法（通常为 ABO + RhD 血型鉴定微柱凝集卡，ABO 和 RhD 抗原同时检测）：

1）试剂与材料：①血型微柱凝集卡。②患者红细胞。③试管、生理盐水。④专用离心机。

2）操作步骤：①实验前将未开启的血型微柱凝集卡放置于专用离心机离心 5 分钟左右，取出待用。②取待检红细胞 10μL，加于盛有 1mL 生理盐水的试管中，混合均匀，配成浓度为 1% 的红细胞悬液，待用。③将血型微柱凝集卡上的封条撕掉，用记号笔在卡上标记患者信息。④分别在卡的 A，B，D，对照孔中加入 1% 的红细胞悬液 50μL，将卡置入专用离心机中离心（严格按照试剂说明书操作），取出观察结果。

3）结果判断：见表 11 - 3 - 10。

表 11 - 3 - 10　　血型微柱凝集卡检测血型反应结果判读标准

血型	A 孔	B 孔	D 孔	对照孔
O,RhD(+)	-	-	≥3 +	-
A,RhD(+)	≥3 +	-	≥3 +	-
B,RhD(+)	-	≥3 +	≥3 +	-
AB,RhD(+)	≥3 +	≥3 +	≥3 +	-

4）室内质控：参照 ABO、RhD 血型鉴定微柱凝集卡质量控制。

5）注意事项：试剂卡如无质控（对照）孔，应将红细胞洗涤后试验。

2. Rh 血型 D 抗原检测

目前发现并确认的 Rh 血型抗原有 50 多种，最具临床意义的有 C、c、D、E、e 五种抗原，因 D 的抗原性最强，通常所称 Rh 阳性，实际为 RhD 阳性，Rh 阴性实际则为 RhD 阴性。由于不同个体红细胞膜上 D 抗原表达因发生质的改变（D 抗原表位数目的减少和结构的改变）或量的改变（D 抗原数量减少或抗原性减弱），RhD 抗原分为 D 抗原、弱 D 抗原、部分 D 抗原、不完全弱 D 和增强 D 抗原等，现有观点统称为变异 D。

血清学检测是利用抗原抗体反应原理，用 RhD 血型抗体定型试剂检测患者红细胞上有无 RhD 抗原，以确认患者 RhD 血型，但不能确定 D 阳性者是 D/D 纯合子，还是 D/ - 杂合子。现临床使用的 RhD 血型抗体定型试剂有 IgM（或 IgM + IgG）和 IgG 两种。下面以 IgM 型 RhD 血型鉴定试剂常用检测方法：玻片法、试管法、微柱凝集法为例。

（1）IgM（IgM + IgG）定型试剂

1）玻片法（不能单独使用）：

① 试剂与材料：a. RhD（IgM 或 IgM + IgG）血型定型试剂。b. 患者红细胞。c. 玻片、试管、生理盐水。

② 操作步骤：a. 制备 10% 红细胞悬液：试管中加生理盐水 1mL，压积红细胞 100μL，混合均匀。b. 在一次性玻片孔中加入 RhD（IgM）试剂 1 滴，再加入 10% 红细胞悬液 1 滴，摇匀。③观察：连续缓慢转动玻片，使血清与红细胞充分混合，在 2 分钟内观察结果。

③ 结果判定

阳性反应：出现红细胞凝集为 RhD 阳性。凝集强度明显减弱，则应加做其他方法复查。

阴性反应：红细胞不出现凝集为 RhD 阴性，应再进行确认试验。

④ 注意事项：参照 ABO 血型抗原检测玻片法。

2）试管法：

① 试剂与材料：参照玻片法。

② 操作步骤：a. 制备 5% 红细胞悬液：试管中加生理盐水 1mL，压积红细胞 50μl，混合均匀。b. 取试管 1 支，加 RhD（IgM）试剂 1 滴。加入 5% 红细胞悬液 1 滴，混合均匀。c. 离心：将试管置入专用离心机，1000g 离心 15 秒。d. 判读结果，先观察有无溶血现象，再轻轻摇动试管，使沉于管底的红细胞浮起，眼观察有无凝集现象。

③ 结果判定：

阳性反应：出现红细胞凝集为 RhD 阳性。

阴性反应：红细胞不出现凝集为 RhD 阴性，应加做确认试验。

④ 室内质控:参照 RhD(IgM 或 IgM + IgG 混合型)血型鉴定试剂质量控制。

⑤ 注意事项:参照 ABO 血型抗原检测试管法。

3)微柱法:

(2)IgG 定型试剂

IgG 型 RhD 血型鉴定试剂常用检测方法有:凝聚胺、抗人球蛋白法(试管法)和微柱凝集抗人球蛋白法为例。后两种方法,常用于 RhD 阴性确认试验。

1)凝聚胺法:

① 试剂与材料:a. 凝聚胺试剂盒:低离子溶液浓缩液(LIM 浓缩液);聚凝胺溶液(polybrene);重悬液;阳性对照液。b. 患者红细胞。c. 试管、吸管、生理盐水等。d. 专用离心机。

② 操作步骤:a. 取洁净试管 1 支加入 1mL 生理盐水和患者压积红细胞 50μL,配制成 5% 红细胞悬液。b. 取洁净试管 1 支,加入 IgG 抗 D 试剂 1 滴,再加入 5% 红细胞悬液 1 滴,混合均匀,放离心机 1000g 离心 15 秒,轻轻摇动试管,目测红细胞有无凝集。c. 加 LIM0.7mL,混合均匀后各加聚凝胺溶液 2 滴混合均匀,放离心机 1000g 离心 15 秒,倒掉上清液,不要沥干,让管底残留约 0.1mL 液体。d. 轻轻摇动试管,目测红细胞有无凝集,如无凝集,则须重做。e. 最后加入重悬液 2 滴,轻轻转动试管混合,并同时观察结果,必要时在显微镜下观察结果。

③ 结果判定:a. RhD 阴性:1 分钟内凝块散开,代表由 polybrene 引起的非特异性凝集,检测结果阴性。b. RhD 阳性:凝集不散开,则为抗原抗体结合的特异性反应,检测结果阳性。

④ 注意事项:a. 若患者血浆(血清)含肝素,须多加 4～6 滴 polybrene 溶液以中和肝素。b. 加入血清量应严格按照操作方法,多加血清会提高离子强度,降低致敏效果。c. 凝聚胺法对 Kell 血型系统敏感性较低,易漏检。

2)抗人球蛋白法(试管法):

① 试剂及材料:a. 患者红细胞、O 型 RhD 阳性压积红细胞。b. 抗人球蛋白试剂。c. IgG 抗 D 试剂。d. AB 型血清。e. 水浴箱、专用离心机。

② 操作步骤:a. 取洁净试管 2 支分别加入患者和 O 型 RhD 阳性压积红细胞 50μL 洗涤 1 次,配制成 5% 红细胞悬液。b. 取洁净试管 3 支,1 支加入 IgG 抗 D 试剂 1 滴,再加入患者 5% 红细胞悬液 1 滴;1 支加入 IgG 抗 D 试剂 1 滴,再加入 O 型 RhD 阳性 5% 红细胞悬液 1 滴;1 支加入 AB 型血清 1 滴,再加入 5% O 型 RhD 阳性红细胞悬液 1 滴混合均匀后至水浴箱 37℃ 孵育 1 小时。c. 生理盐水洗涤 3 次后,吸干试管中残留的生理盐水。d. 各管加入抗人球蛋白试剂 1 滴,置入离心机 1000g 离心 15 秒,轻轻摇动试管,目测红细胞有无凝集,并记录结果。

③ 结果判定:a. RhD 阴性:无凝集。b. RhD 阳性:出现凝集。c. 阳性对照管凝集。d. 阴性对照管无凝集。

④ 室内质控:参照微柱凝集抗人球蛋白卡质量控制。

⑤ 注意事项:参考 RhD(IgG)血型鉴定试剂质量控制。

3)微柱凝集抗人球蛋白法:

① 试剂及材料:a. 微柱凝集抗人球蛋白卡。b. 参照盐水抗人球蛋白法。

② 操作步骤:a. 实验前将未开的微柱凝集抗人球蛋白卡放置于专用离心机离心 5 分钟左右,取出待用。b. 在微柱凝集抗人球蛋白卡上标明待测孔、阴性和阳性对照,撕掉卡上的封条。c. 取洁净试管 2 支分别加入患者和 O 型 RhD 阳性压积红细胞 10μL 洗涤 1 次,配制成 1% 红细胞悬液。d. 待测孔加入 IgG 抗 D 试剂 50μL 和 1% 患者红细胞悬液 50μL。e. 阳性对照孔加入 IgG 抗 D 试剂和 1% O 型 RhD 阳性红细胞悬液。f. 阴性对照孔加入 AB 型血清和 1% O 型 RhD 阳性

红细胞悬液。⑦放入专用孵育器孵育、后置离心机离心。（严格按试剂说明书要求操作）

　　3）结果判定：参照盐水抗人球蛋白法。

　　4）室内控制：参照微柱凝集抗人球蛋白卡质量控制。

　　5）注意事项：参照微柱凝集抗人球蛋白卡质量控制。

　　3. Rh血型其他抗原检测

　　Rh血型具有临床意义的5个抗原,按照免疫原性强弱的次序为：D > E > c > C > e。因RhD抗原的常规检测,经输血产生抗D的情况越来越少。现其余4个抗原是不规则抗体产生的主要来源。为确保输血安全,有必要对患者和献血员开展C、c、E、e抗原检测。检测方法参照RhD血型抗原检测。Rh血型分型结果判断见表11-3-11。

表11-3-11　微柱凝集卡Rh血型分型结果判读标准

微管标号 微管内凝胶	柱1 −C	柱2 −c	柱3 −D	柱4 −E	柱5 −e	柱6 对照	Rh血型分型结果
反应结果	+	+	+	+	+	0	CcDEe
	+	0	+	+	+	0	CCDEe
	+	0	+	0	+	0	CCDee
	+	0	+	+	0	0	CCDEE
	+	+	+	+	0	0	CcDEE
	+	+	+	0	+	0	CcDee
	0	+	+	+	+	0	ccDEe
	0	+	+	+	0	0	ccDEE
	0	+	+	0	+	0	ccDee
	+	+	0	+	+	0	CcdEe
	+	0	0	+	+	0	CCdEe
	+	0	0	0	+	0	CCdee
	+	0	0	+	0	0	CCdEE
	+	+	0	+	0	0	CcdEE
	+	+	0	0	+	0	Ccdee
	0	+	0	+	+	0	ccdEe
	0	+	0	+	0	0	ccdEE
	0	+	0	0	+	0	ccdee

4．其他血型抗原检测

根据检测试剂为 IgM 或 IgG 类进行相应检测,参照上述检测方法。

四、红细胞抗体检测

红细胞血型抗体是机体受到抗原刺激后,B 淋巴细胞被激活,增殖分化为浆细胞,产生能与相应抗原发生特异性结合,引起免疫反应的免疫球蛋白。红细胞血型抗体通常有以下几种分类:完全抗体和不完全抗体;天然抗体和免疫抗体;规则抗体和不规则抗体(意外抗体);同种抗体和自身抗体。对红细胞抗体血清学检测采用已知抗原检测未知抗体。

1．ABO 血型抗体检测

利用抗原抗体反应原理,用已知 A_1、B、O 型试剂红细胞检测患者血清中有无相应的抗 A、抗 B,结合 ABO 抗原检测结果,判定患者 ABO 血型,选择合适的献血员血液成分。常用检测方法有试管法、微柱凝集法。

(1)试管法:

1)试剂与材料:①A_1、B、O 血型鉴定试剂红细胞。②患者血浆(清)。③试管、生理盐水。④专用离心机。

2)操作步骤:①取试管 3 支,标明 A_1、B 和 O。②分别在试管中加入患者血清或血浆各 2 滴,再于各管中加入 5% A_1、B、O 试剂红细胞各 1 滴。③摇匀,将试管置入专用离心机中离心,1000g 离心 15 秒。④先观察有无溶血现象,再轻轻摇动试管,使沉于管底的红细胞浮起,观察有无凝集(溶血)现象。

3)结果判定:ABO 血型结果报告见表 11 - 3 - 12。

表 11 - 3 - 12 试管法 ABO 血型抗体检测结果判读标准

血型	A_1红细胞	B 红细胞	O 红细胞
A	－	≥3 +	－
B	≥3 +	－	－
O	≥3 +	≥3 +	－
AB	－	－	－

4)室内质控:参照 ABO 血型定型红细胞试剂质量控制。

5)注意事项:参照 ABO 血型抗原检测试管法。

(2)微柱凝集法:

1)试剂与材料:①微柱凝集卡。②参照试管法。

2)操作步骤:①将 A_1、B、O 血型试剂红细胞配制成 1% 红细胞悬液,待用。②实验前将未开的微柱凝集卡放置于专用离心机离心 5 分钟左右,取出待用。③在微柱凝集卡上标明 A_1、B、O 患者信息。④在各孔加患者血浆(清)50μL,再分别加入相应 1% A_1、B、O 红细胞试剂 50μL。⑤将卡放入专用离心机离心(严格按试剂说明书操作)。

3)结果判定:参照试管法。

4)室内质控:参照 ABO 血型定型红细胞试剂。

5)注意事项:参照抗 A、抗 B 血型定型试剂和微柱凝集抗人球蛋白卡。

2. 意外抗体筛查

意外抗体是指抗 A、抗 B 以外的抗体,通常可因输血、妊娠和注射免疫物质后引起。此类患者在输血前应常规进行意外抗体筛查。抗体筛查阳性者,有条件的实验室应进一步做抗体特异性鉴定。抗体筛查常用盐水试管法筛查 IgM 类抗体;微柱凝集抗人球蛋白法等筛查 IgG 类抗体。

(1) 盐水试管法:

1) 试剂与材料:①抗体筛查细胞(三组)。②患者全血。③试管、生理盐水。④专用离心机。

2) 操作步骤:①取试管 4 支,标明Ⅰ、Ⅱ、Ⅲ和自身对照。②分别在试管中加入患者血浆(清)各 2 滴,再在相应孔中分别加入 5% Ⅰ、Ⅱ、Ⅲ抗体筛查细胞和患者 5% 红细胞悬液。③摇匀,将试管放入专用离心机中离心,1000g 离心 15 秒。④先观察有无溶血现象,再轻轻摇动试管,让沉于管底的红细胞浮起,观察有无凝集现象。

3) 结果判定:①先观察有无溶血,再观察有无凝集。②3 管均未出现细胞凝集、自身对照孔都无凝集,抗体筛选阴性。③Ⅰ、Ⅱ、Ⅲ管只要 1 管出现凝集,自身对照无凝集,检测阳性。④Ⅰ、Ⅱ、Ⅲ管都不凝集、自身对照凝集,患者红细胞有自身凝集。⑤4 管都凝集,患者有意外抗体和红细胞有自身凝集。⑥抗体一经检出,应进一步作抗体鉴定试验,以确定其特异性。

4) 室内质控:参照微柱凝集抗人球蛋白卡质量控制。

5) 注意事项:参照 ABO 血型鉴定试剂质量控制。

(2) 微柱凝集抗人球蛋白法:

1) 试剂与材料:①微柱凝集抗人球蛋白卡。②参照盐水试管法。

2) 操作步骤:①实验前将未开的微柱凝集抗人球蛋白卡置于专用离心机离心 5 分钟,取出待用。②在微柱凝集卡上标明Ⅰ、Ⅱ、Ⅲ、自身对照和患者信息,撕掉卡上的封条。③在各孔中加入患者血浆(清)50μL,再在相应孔中加入 1% Ⅰ、Ⅱ、Ⅲ各 50μL 抗体筛查细胞和 1% 患者红细胞悬液 50μL。④将卡放入专用孵育器孵育、专用离心机离心(严格按试剂说明书进行),取出观察结果。

3) 结果观察:①先观察有无溶血,再观察有无凝集。②三组细胞孔、自身对照孔都无凝集,抗体筛选阴性。③三组细胞任一组或一组以上出现凝集,自身对照无凝集,抗体筛选阳性。④四孔都出现凝集,可能有意外抗体和红细胞自身抗体。⑤三组细胞无凝集,自身对照孔凝集,可能有红细胞自身抗体。⑥抗体一经检出,应进一步作抗体鉴定试验,以确定其特异性。

4) 室内质控:参照微柱凝集抗人球蛋白卡质量控制。

5) 注意事项:①抗体筛查阴性,不能完全排除血清中一定没有抗体。②参照微柱凝集抗人球蛋白卡质量控制。

3. 红细胞意外抗体鉴定

意外抗体筛查结果为阳性,应进行抗体鉴定试验。针对不同的意外抗体,应采用各种不同技术方法,确定抗体的特异性。抗体鉴定所用谱细胞与抗体筛查不同,须至少 8 组以上已知血型表型的 O 型红细胞配套组成,应包含 D、C、c、E、e、M、N、S、s、Mia、Mur、JKa、JKb、Dia、K、k、P1、Fya、Fyb、Lea 和 Leb 等抗原。经抗原抗体反应,将检测结果与抗原谱表进行对照,通过分析从而对患者血清中意外抗体进行确认,选择该抗体对应抗原阴性的红细胞成分进行输注,确保输血安全。

常用检测方法:盐水试管法、盐水抗人球蛋白试管法、凝聚胺和微柱凝集抗人球蛋白等。具体操作参照意外抗体筛查。

4. 交叉配血试验

由于血型系统的复杂性,无论采用何种检测技术和方法,对患者和献血员的抗原抗体检测都存在漏检可能。在输血前将患者与献血员血液进行交叉配合,检测两者之间是否存在不配合的抗原和抗体,选择合适的血液成分。一般进行交叉配血试验时,应尽可能采用多种方法和技术相结合,尽可能确认相互无对应的抗原抗体。

常用检测方法:盐水介质法、凝聚胺法、抗人球蛋白法(试管法)、微柱凝集抗人球蛋白法。

(1)盐水介质法:

1)试剂与材料:①患者、献血员抗凝全血。②试管、生理盐水。③专用离心机。

2)操作步骤:①将患者、献血员血标本离心分离,用生理盐水配制成5%红细胞悬液,同时鉴定ABO、RhD血型。②取洁净小试管2支,1支标明主侧(患者血浆(清)+献血员红细胞);另1支标明次侧(献血员血浆(清)+患者红细胞)。③主侧管加患者血浆(清)2滴,加献血员5%红细胞悬液1滴。次侧管加献血员血浆(清)2滴,加患者5%红细胞悬液1滴。混合均匀,以1000g离心15秒,轻轻转动试管,观察结果。

3)结果判断:①配血相合:主、次侧管均无凝集、无溶血。②配血不相合:主、次侧管只要有1管出现凝集或溶血。

4)室内质控:①质控品1+质控品6(或质控品2+质控品7),结果不相合。②质控品3(或4)+质控品6(或7),结果相合。

5)注意事项:①该法能检测IgM类血型抗体,一般不能检测出IgG类血型抗体。②试验过程中应严格掌握红细胞浓度,抗原抗体比例,结果观察方式等。③存在冷凝集素应严格控制实验室温度;出现缗线状凝集等干扰时,应加做自身对照试验。

(2)凝聚胺法:

1)试剂与材料:①凝聚胺试剂盒。②同盐水介质法。

2)操作程序:①执行盐水介质法操作步骤①~③。②各管加LIM0.7mL,混合均匀后各管加聚凝胺溶液试剂2滴。③混合均匀后,放离心机1000g离心15秒,倒掉上清液,不要沥干,让管底残留约0.1mL液体。④轻轻摇动试管,目测红细胞有无凝集,如无凝集,则必须重做。⑤最后加入重悬液试剂2滴,轻轻转动试管混合,同时观察结果,必要时在显微镜下观察结果。

3)结果判定:①配血相合:1分钟内凝块散开。②配血不相合:1分钟内凝集不散开。③如反应可疑,可进一步在玻片上用显微镜观察。

4)室内质控:①质控品1+质控品7(或质控品2+质控品6),结果相合。②质控品1+质控品6(或质控品2+质控品7),结果不相合。③质控品5+质控品8,结果不相合,凝集程度≥3+。④质控品5+质控品9,结果不相合,凝集强度0.5+。

5)注意事项:参照RhD抗原检测IgG抗D凝聚胺法。

(3)抗人球蛋白法(试管):

1)试剂与材料:①抗人球蛋白试剂。②IgG型RhD血型鉴定试剂、AB型血清。③参照盐水介质法。

2)操作步骤:①盐水介质法步骤1~3。②混合均匀,置37℃水浴致敏30分钟,取出后用盐水洗涤红细胞3次,倾去上清液。③加最适稀释度抗人球蛋白试剂1滴,混合均匀,1000g离心15秒,观察结果。④试验同时加阳性对照管:IgG型RhD阳性鉴定试剂2滴加5%O型RhD阳性红细胞悬液1滴;阴性对照管:AB血清2滴加5%O型RhD阳性红细胞悬液1滴。将阴、阳对照重复2~3步骤。

3)结果判定:①配血相合:阳性对照管凝集,阴性对照管不凝集,主、次侧配血管都不凝集。②配血不相合:阳性对照管凝集,阴性对照管不凝集,主、次侧配血管只要有一管出现凝集。③阴性对照管凝集或阳性对照管不凝集,需重做试验。

　　4)室内质控:参照凝聚胺法。

　　5)注意事项:参照 RhD 抗原检测盐水抗人球蛋白试管法。

　　(4)抗人球蛋白法(微柱凝集卡):

　　1)试剂与材料:①微柱凝集抗人球蛋白卡。②参照盐水介质法。

　　2)操作步骤:①将患者、献血员全血标本离心分离,将红细胞配成1%红细胞悬液,同时鉴定 ABO、RhD 血型。②实验前将未开的微柱凝集抗人球蛋白卡放置于专用离心机离心5分钟,取出待用。③在微柱凝集抗人球蛋白卡上标明主侧、次侧和患者信息,撕掉卡上封条。④取试管2支,将患者和献血员红细胞配成浓度为1%的红细胞悬液,待用。⑤主侧:用移液器加入患者血清或血浆 50μL,献血员1%红细胞悬液 50μL;次侧:用移液器加入献血员血浆 50μL,患者1%红细胞悬液 50μL。⑥将卡置入孵育器孵育30分钟,后移出置入专用离心机离心,取出观察结果。步骤5、6严格按照试剂说明书进行。

　　3)结果判定:①配血相合:主测、次侧孔都不凝集。②配血不相合:主测、次侧孔任一孔出现凝集。

　　4)室内质控:参照凝聚胺法。

　　5)注意事项:参照微柱凝集抗人球蛋白卡质量控制。

五、抗原抗体特殊检测项目

　　1. IgM（抗 A 或抗 B）效价测定

　　用于检测患者体内 IgM 抗 A 或抗 B 效价,辅助诊断血型不合的异体干细胞移植及相容性输血等其其他特殊情况鉴定

　　(1)试剂及材料:①患者血清。②生理盐水。③5% A 或 B 型红细胞悬液。

　　(2)操作步骤:①取小试管10支,用蜡笔编1~10号。②每管中加生理盐水 0.2mL,在第一管中加患者血清 0.2mL,作倍量稀释。③在各管中加 5% 相应红细胞(即测 IgM 抗 A 加 A 红细胞,测 IgM 抗 B 加 B 型红细胞)0.2mL。④摇匀,1000g 离心15秒,轻轻转动试管观察结果。

　　(3)结果判定:以红细胞凝集 1+ 的最高稀释度的倒数即为 IgM 抗 A 或抗 B 效价。

　　(4)注意事项:标本无溶血,经1000g 离心5分钟才能吸取血清使用。

　　2. IgG(抗 A 或抗 B)效价测定

　　(1)抗人球蛋白法(试管):

　　1)试剂及材料:① 二硫基乙醇或唾液:主要是用于破坏或中和血清。常用且最易得到的是唾液,留取分泌性(A、B 或 AB 型)唾液,沸水煮沸10分钟,冷却离心取上清液备用。②患者血清。③5% A 或 B 型红细胞悬液。④抗人球蛋白试剂(最适稀释度)。⑤水浴箱、专用离心机。

　　2)操作步骤:①吸取患者血清 0.2mL,加二硫基乙醇 0.2mL 或经处理的唾液 0.2mL(欲测 IgG 抗 A 采用 A 型分泌型唾液中和,测 IgG 抗 B 采用 B 型分泌型唾液中和或两者可均采用 AB 型分泌型唾液中和),将试管口塞紧,置37℃水浴2小时(加唾沫则混合置室温30分钟),以破坏完全抗体。②取小试管10支,编号1~10。③在每管中加生理盐水 0.2mL,在第1管中加中和血清 0.2mL,作倍量稀释。④在各管中加 5% 相应红细胞(即测 IgG 抗 A 加 A 红细胞,测 IgG 抗 B 加 B 型红细胞)0.2mL。⑤将试管放入37℃水浴中1小时,取出后用生理盐水洗涤3次,最后1次将残留盐水吸干,各加抗人球蛋白试剂1滴,1000g 离心15秒,轻轻摇动试管观察结果。

3）结果判定：以红细胞凝集 1＋的最高稀释度的倒数即为 IgG 抗 A 或抗 B 效价。

4）注意事项：①均需设阳性、阴性对照管，方法同抗人球蛋白法鉴定 Rh 血型抗原。②若检测 O 型孕妇血清中的抗体，其配偶为 AB 型，则需同时检测 IgG 抗 A 和 IgG 抗 B，中和（破坏）时血清和二巯基乙醇（唾液）各 0.3mL 进行中和。

（2）抗人球蛋白法（微柱凝集卡）

1）试剂与材料：①微柱凝集抗人球蛋白卡。②孵育箱、专用离心机。③参考盐水抗人球蛋白发。

2）操作步骤：①参照执行盐水抗人球蛋白法 1～3 步。②实验前将未开的微柱凝集抗人球蛋白卡置于专用离心机离心 5 分钟，取出待用。③微柱凝集抗人球蛋白卡上标明患者信息、编号，撕掉卡上封条。④加入相应编号试管中的倍量稀释中和血清 50μL，再在各待测孔加入再加入 1％ A 或 B 型红细胞悬液 50μL。⑤将卡放入专用孵育器孵育 30 分钟，移出后置入专用离心机离心（严格按试剂说明书操作），取出观察结果。

3）结果判定：以红细胞凝集 1＋的最高稀释度的倒数即为 IgG 抗 A 或抗 B 效价。

4）注意事项：此方法灵敏度较抗人球蛋白介质的试管法高，同一患者不同时期检测应采用同一方法检测为妥。

3. 羊水血型物质测定

（1）试剂与材料：①标本：送检羊水标本离心取上清液备用。②5％ A、B、O 型红细胞悬液。③最适稀释度的抗血清：试验前需选择最适稀释度的抗血清，用以中和羊水血型物质，如果抗体过剩，不被血型物质中和，易发生假阴性结果。反之，抗体过少，则凝集块太小，不易判定结果。取小试管 15 支，分为 3 排，每排 5 支。每管中各加生理盐水 0.2mL，在 1～3 排第 1 管分别加抗 A、抗 B 和抗 H 血清 0.2mL，然后分别作倍量稀释。于第一排各管中加 5％ A 型红细胞悬液 0.2mL；第二排各管加 5％ B 型红细胞悬液 0.2mL，第三排各管加 5％ O 型红细胞悬液 0.2mL，混合均匀，1000g 离心 15 秒，观察结果，每排以出现 4＋凝集块的最高稀释度为最适稀释度。

（2）操作步骤：

1）排列试管 3 支，分别标明抗 A、抗 B 及抗 H。

2）按表 11－3－13，加反应物进行试验。

表 11－3－13　羊水血型物质测定操作步骤

反应物	抗 A 管	抗 B 管	抗 H 管
患者羊水（滴）	1	1	1
最适稀释度抗 A 血清（滴）	1		
最适稀释度抗 B 血清（滴）		1	
最适稀释度抗 H 血清（滴）			1
混合均匀，置室温中和 5 分钟			
5％ A 型红细胞（滴）	2		
5％ B 型红细胞（滴）		2	
5％ O 型红细胞（滴）			2

3）混合均匀,1000g 离心 15 秒,观察结果。

（3）结果判定:见表 11 - 3 - 14。

表 11 - 3 - 14　羊水血型物质测定结果判读表

类型	抗 A 管	抗 B 管	抗 H 管
非分泌型	4 +	4 +	4 +
A 型分泌型	–	4 +	1 ~ 4 +
B 型分泌型	4 +	–	1 ~ 3 +
O 型分泌型	4 +	4 +	–
AB 型分泌型	–	–	1 ~ 3 +

（4）注意事项:用分泌型和非分泌型唾液(已知型物质)作阴、阳性对照。

4. 放散试验

（1）56℃热放散法(含吸收试验):

1）试剂与材料:①抗 A、抗 B。②5% A 型和 B 型试剂红细胞悬液。③患者红细胞。

2）操作步骤:①将患者红细胞以大量生理盐水洗涤 3 次,末次洗涤后,将盐水除尽,取压积红细胞 1 份,分别与 2 份抗 A 或(和)抗 B 分型血清混合。置4℃1 小时,每隔 10 分钟将试管混合 1 次,使充分混合。②离心去除上清液,用4℃冷盐水洗涤红细胞 3 ~ 4 次,倾去洗涤液,留取压积红细胞。加 1/2 容积的生理盐水(如放散液不立刻进行检查,应以 AB 型血清代替生理盐水),置56℃水浴中 10 分钟,每隔 15 秒钟振摇 1 次,使吸附在红细胞上的抗体充分放散。③以 1000g 离心 5 分钟,离心时套管内放温水,使温度尽量保持在 56℃,分离得的上清液即为放散液。④将放散液用5% A 型或(和)B 型试剂红细胞鉴定抗体,即可检出患者红细胞的 ABO 血型。

3）注意事项:①为使放散液内含有最多抗体,吸收血清量应加大。②放散时应严格注意温度和时间。温度过高红细胞易溶解,温度过低,抗体从红细胞上放散不完全。③直接抗球蛋白试验阳性的红细胞,如新生儿溶血病患儿或自身免疫性溶血性贫血患者,经洗涤后即可作抗体放散试验。④放散液中抗体易变性,故应立刻进行鉴定。

（2）乙醚放散法(含吸收试验):

1）试剂与材料:①抗 A 和抗 B 分型血清。②相应抗原的红细胞。③患者血清。④乙醚(分析试剂)。

2）操作步骤:①取具有相应抗原的抗凝血,离心后吸去血浆,加大量生理盐水洗涤 1 次,离心,取压积红细胞备用。②取患者血清5mL,加压积红细胞1mL,混合均匀后放在适当的温度中 1 小时,在此期间要摇匀 1 ~ 2 次。③取出后离心,将上清液吸出另放 1 管,鉴定上清液中的抗体。④将红细胞用盐水洗涤 3 次,离心,去掉上清液。⑤取 1 体积压积红细胞,加 1 体积 AB 型血清或生理盐水和 2 体积乙醚,颠倒混合均匀 10 分钟,以 1000g 离心 5 分钟。⑥离心后即分成 3 层,最上层是乙醚,中层是红细胞基质,下层是具有抗体的放散液,其色深红。⑦用清洁的吸管吸出放散液。若有混浊可再离心。⑧将放散液放置37℃水浴中 30 分钟,除尽乙醚,然后鉴定抗体。

3）注意事项:本试验适用于鉴定 Rh 抗体。如果是新生儿溶血病(Rh 血型不合)患儿,其红细胞经洗涤后即可作放散试验,即从第 4 步开始操作。

5. 温自身抗体吸收试验

（1）试剂与材料:①ZZAP 试剂盒。②患者抗凝全血。③试管、生理盐水。④低速离心机、专用离心机、水浴箱。

（2）操作步骤：①将患者抗凝血经 1000g 离心 5 分钟，分离血浆和压积红细胞备用。②取洁净试管 1 支加入 1mL 压积红细胞和 2mL ZZAP 试剂，混合均匀 37℃。水浴箱孵育 30 分钟，每隔 5 分钟混合均匀 1 次。③取出用生理盐水洗涤 3 次，1000g 离心 5 分钟，除去上清液。④取经处理后的红细胞作 DAT 试验：阴性，红细胞备用；阳性，重复步骤②~③直到 DAT 试验阳性。⑤在处理后的红细胞中加等量患者血浆，充分混合均匀，置 37℃ 孵育 30 分钟。⑥取出后 1000g 离心 5 分钟，将血清吸入另一只洁净试管中。⑦再取洁净试管 1 支，加入 2 滴吸收后患者血清和 1 滴，5% 经处理红细胞悬液，用抗人球蛋白法检测，结果阴性，可用于不规则抗体检测；结果阳性，重复步骤⑤~⑥，直至阴性为止。

第四节　血小板抗原抗体检测

一、血小板抗原抗体检测原理及意义

人类血小板抗原系统有多种，通常分为两类：血小板相关抗原和血小板特异性抗原（human platelet antigen，HPA）。血小板相关抗原为其他组织或细胞共有，如红细胞抗原（存在 ABO、P 系统抗原等，但不包括 Rh、Duff、Kell、Kidd 系统抗原）、人类白细胞抗原（存在 HLA-Ⅰ类抗原，其中 HLA-A 和 HLA-B 类抗原强度是 HLA-C 类抗原的 10 倍）。血小板特异性抗原是血小板特有的膜糖蛋白成分，目前经免疫血清学确认的有三十多个抗原。

血小板 HLA 和 HPA 抗原可通过妊娠、输血、器官移植等方式刺激机体产生同种免疫抗体，导致血小板输注无效、新生儿同种免疫血小板减少症、输血后紫癜、被动免疫血小板减少症、移植相关的同种免疫血小板减少症等多种疾病，因而检测血小板抗原及其抗体对诊断和预防疾病十分必要。

血小板抗原与抗体的血清学检测具有多种方法，其基本原理是由于抗原抗体结合反应。可用已知或未知血小板抗原（抗体）通过补体介导的细胞毒作用、凝集反应、酶联免疫反应或免疫荧光反应等方式对相应抗体（抗原）进行检测。随着研究深入，分子生物学技术逐渐成为血小板抗原分型的主要手段。然而，血小板抗体检测和血小板交叉配型仍以血清学方法作为常用方法。

二、血小板抗原抗体检测方法

（1）血小板相关抗原与抗体：主要是检测 HLA 抗原与抗体。常用检测方法有淋巴细胞毒试验（CDC）、ELISA、Luminex 免疫磁珠法（Luminex bead arrays）、流式细胞术（FCM）等。

（2）血小板特异性抗原与抗体：主要进行筛查或鉴定，以及血小板配型试验。常用检测方法有固相凝集法（SPRCA）、单克隆抗体特异性血小板抗原捕获法（MAIPA）、抗原捕获酶联免疫吸附试验（MACE）、Luminex 免疫磁珠法（Luminex bead arrays）、免疫印迹法（IBT）、放射性同位素标记法（RILT）、流式细胞术（FCM）、微柱凝胶法（MGI）等。

三、常用检测方法

1. 淋巴细胞毒试验

（1）检测原理和应用范围：该试验又称为补体依赖的细胞毒试验（complement-dependent cytotoxicity，CDC），血清中的 HLA 抗体可与淋巴细胞膜上相应抗原特异性结合，免疫复合物再与补

体结合并活化补体发生细胞毒作用,导致淋巴细胞膜穿孔,靶细胞死亡。加入染料(如台盼蓝、伊红等),染料可进入死细胞使其着色,并表现为体积增大、折光性减弱或消失的特点;活细胞不被染色,且折光性不发生改变。在光学显微镜下观察并记录着色细胞(死细胞)占总细胞数的百分比来判断抗原抗体反应强度,从而明确 HLA 抗原种类或待检血清是否存在 HLA 抗体或供患者双方血小板 HLA 配型是否相合。

该方法可应用于血小板 HLA-I 类抗体筛选与鉴定;但其检测的为 IgM、IgG1 和 IgG3 性质的 HLA-I 类抗体,可能漏检其他血小板抗体。该方法操作复杂,影响因素较多,现逐渐被其他方法取代。

(2) 主要试剂器材:①试剂:淋巴细胞分离液、细胞培养液、新鲜兔血清(或补体)、伊红染料、甲醛等。②仪器器材:倒置相差显微镜、密度梯度离心机、72 孔细胞微孔板、离心管等。

(3) 操作步骤:

1) 淋巴细胞提取:淋巴细胞提取可采用手工分离或流式细胞仪分选,也可选用已知 HLA 抗原谱的淋巴细胞,现简要介绍手工密度梯度离心分离法,具体操作步骤如下:①采集若干份肝素抗凝全血 2~3mL,混合均匀,用细胞稀释液按 1:1 比例稀释血液。②取 10mL 离心管,先加入一定量淋巴细胞分离液,再将稀释后血液小心加到分离液上层,分离液与稀释血液比例为 1:1。③室温以 1000g 离心 20 分钟,小心吸出淋巴细胞层(分离液与血浆交界处的白膜层)置于另一洁净离心管中,加入细胞稀释液,混合均匀,洗涤 2 次,每次 1000g 离心 10 分钟,弃去上清液,以尽量洗去血小板,避免淋巴细胞在保存或试验过程中发生细胞凝集。④最后用细胞培养液重悬至细胞浓度(2~4)×10⁹/L,可直接进行后续试验或 4℃ 保存 24 小时内使用。

2) 淋巴细胞毒试验:①取洁净的 72 孔微孔板,设置检测孔和阴性对照孔,每孔加无菌液状石蜡 5μL,再分别加入 1μL 患者血清、阳性对照或阴性对照血清,然后每孔加淋巴细胞悬液 1μL,充分混合均匀,置湿盒中室温孵育 45 分钟(或 37℃ 孵育 30 分钟)。②每孔加入兔补体或新鲜兔血清 5μL,置室温反应 45 分钟(或 37℃ 孵育 30 分钟)。③每孔加入 5% 伊红 3μL,室温染色 5 分钟。④每孔加入 12% 甲醛 8μL 固定,盖上玻片,置室温 4 小时以上(也可静置过夜),在倒置相差显微镜下(放大倍数 10×10)观察结果。死细胞被染色,颜色呈灰红色,体积肿胀增大,无折光性;活细胞不被染色,颜色透亮、体积正常、有强折光性。高倍镜下计数 200 个细胞并计算其中死细胞的百分数,死细胞比例 21%~40%,为弱阳性,大于 40% 为阳性。

(4) 结果判定:高倍镜下计数 200 个细胞并计算其中死细胞的百分数。①阴性:0~10%,计 1 分。②可疑阴性:11%~20%,计 2 分。③弱阳性:21%~40%,计 4 分。④阳性:41%~80%,计 6 分。⑤强阳性:81%~100%,计 8 分。⑥无法判定:0 分。⑦阴性对照应为 1~2 分,阳性对照应为 6~8 分。

(5) 质量控制:每次试验需设置阴阳性对照血清孔,另可选用商品化质控血清进行室内质控,每批次均应进行室内质控,操作步骤要求与待测样本一同进行。

(6) 注意事项:①淋巴细胞分离过程中,受多种因素影响,选择肝素抗凝血,分离操作尽量去除红细胞和血小板,否则可能会导致假阴性结果。②检测用的淋巴细胞可采集已知 HLA 抗原献血员,可做相应 HLA 抗体鉴定,或多人份 O 型献血员,进行相应 HLA 抗体筛查;检测 HLA-Ⅰ 类抗体可用 T 淋巴细胞或 T/B 混合淋巴细胞,检测 HLA-Ⅱ 类抗体用 B 淋巴细胞。③淋巴细胞活性、反应温度和时间、补体效价均可对试验结果造成影响。④若选用补体冻干品,溶解后应 1 次使用,不可重复使用。若采用新鲜兔血清,应选择未注射过任何药品的兔子,采血后尽快分离出血清。

2．固相凝集法

（1）检测原理和适用范围：基于抗原抗体反应的固相凝集技术。血小板悬液通过离心固定在包被有血小板特异性单克隆抗体的微孔内，形成血小板单细胞层。加入待检血清（或血浆）和低离子溶液（LISS 液）在 37℃孵育后，血清中的抗体与血小板细胞层结合，洗涤去除未结合的血清成分，再加入鼠抗人 IgG 单克隆抗体和人 IgG 致敏红细胞（指示红细胞），离心后抗人 IgG 和指示红细胞结合到血小板单细胞层上的 IgG 上，形成均匀红细胞层，而呈阳性反应；若血清中无抗体，离心后红细胞沉积在微孔底部，呈阴性反应。

固相凝集法使用的是完整血小板，可用于患者血小板抗体筛查检测，但不能进行抗体鉴定，且其筛查抗体是血小板抗体和/或 HLA 抗体或其他血小板抗体。该方法也可应用于患者血小板配型试验，即用献血员血小板悬液进行离心包被结合，结果为阳性反应的为交叉配型不合，阴性反应为配型相合。固相凝集法操作简便，耗时较短，所需仪器设备较简单，目前有较多成熟的商品试剂盒。

（2）主要试剂器材：微孔板离心机、振荡器、指示红细胞、血小板浓缩液或富血小板血浆、鼠抗人 IgG 试剂等。

（3）操作步骤：不同厂家试剂盒操作要求略微不同，参照说明书严格操作，简要步骤如下：①所有试剂置于室温（18～25℃）平衡不少于 30 分钟。根据待测样本数量取出微孔板，并设置阴性、阳性和空白对照孔。②每孔加入 1 滴（50μL）血小板悬液，使用微孔板离心机以 50g 离心 5 分钟，使血小板固定到微孔板表面。③小心倾倒液体，每孔加入 150μL 含 0.005% Tween 20 的 PBS 洗液，洗涤 6 次。每次洗涤后，慢慢倾倒并轻轻拍打去除多余洗液。④每孔加入 2 滴（100μL）LISS 液，再分别加入 1 滴（50μL）阴性对照血清、阳性对照血清和待测血清（或血浆），孔中溶液变色。使用振荡器震荡微孔板 10 秒。密封微孔板，放置 37℃水浴 30 分钟或 37℃空气浴 35 分钟。⑤按照步骤③，洗涤 5 次。⑥每孔依次加入 1 滴（50μL）IgG 试剂、1 滴指示红细胞，轻轻震荡。⑦以200g 离心 5 分钟，目视判读结果。

（4）结果判定：①阳性：微孔内形成一层红细胞，表明待测样本中含有血小板抗体和/或 HLA 抗体。②阴性：微孔底部形成纽扣状红细胞，表明待测样本中不含有血小板抗体和/或 HLA 抗体。

（5）质量控制：每次试验均需设置阴阳性对照孔，室内质控可选用商品化质控品，操作步骤要求与待测样本一同进行。

（6）注意事项：①血小板悬液可选择血小板浓缩液（PC）或富血小板血浆（PRP）或商品化冻干血小板，不同试剂盒对血小板悬液的浓度要求不同，需参照说明书进行配制。②血小板浓缩液可采用三人份 O 型机采血小板等量混合，新鲜配制使用；富血小板血浆可采用 O 型 EDTA 抗凝血200g 离心 10 分钟，吸取上 2/3 血浆，三人份等量混合，新鲜配制使用。若做抗体鉴定，可选择已知抗原的血小板悬液。③指示红细胞有效期较短，应在有效期内使用，使用前应充分混合均匀，若有溶血、细菌污染等可能影响实验结果。④样本可使用血清或血浆（EDTA/枸橼酸盐抗凝）样本，200g 离心 10 分钟，若不能及时检测，建议分离 -18℃保存。⑤样本中存在纤维蛋白原或 IgG 自身抗体、ABO 血型不相容、血小板浓度太低、离心力过小等因素可能造成假阳性；洗板力度过大、末次洗涤后洗液残留过多、离心力过高等因素可能造成假阴性。

3．单克隆抗体特异性血小板抗原捕获法（MAIPA）

（1）检测原理和适用范围：先将血小板（或已知糖蛋白抗原的谱细胞）与待测标本孵育，再同鼠抗人血小板糖蛋白单克隆抗体孵育，经洗涤和裂解血小板后，将裂解物加入羊抗鼠 IgG 包被的微孔板中孵育洗涤,最后加入酶标羊抗人抗体和反应底物,显色定量测定,以进行抗体鉴定或筛选。该方法具有较高的灵敏度和特异性。根据检测目的不同,检测用血小板可为 O 型混合血小板(抗体筛选用)或已知糖蛋白基因型(如 HPA、HLA、CD36 等基因型)的血小板谱细胞(抗体鉴定用),该法适用于血小板抗原抗体特异性鉴定,也可用于血小板抗体筛选和血小板配型。

(2) 主要试剂器材:①试剂:包被稀释液、TBS/BSA 缓冲液、鼠抗人血小板糖蛋白单克隆 IgG、酶标羊抗人抗体、阴阳性对照血清、血小板裂解液、底物溶液等。②仪器器材:微孔板、酶标仪、高速离心机、EP 管等。

(3) 操作步骤:①包被微孔板:根据检测数量计算所需包被的微孔数;用包被稀释液稀释羊抗鼠 IgG 至浓度 3μg/mL,每孔加 100μl 稀释后抗体,密封,置于 4℃ 过夜。②洗板:弃掉包被液,每孔加 200μl 洗液,洗涤 3 次,若不立即进行后续试验,应加 200μl TBS 密封置 4℃ 冰箱,可保存 1 周。③制备血小板悬液:取适量富血小板血浆或机采血小板浓缩液,用 TBS/BSA 缓冲液洗涤 1 遍,重悬后调整血小板浓度约为 10^{12}/L。④按照待测血清数量、单克隆抗体种类、检测用血小板数量、阴阳性对照孔计算 EP 管数量,每管加入 30μL 检测用血小板,按照反应布局加入 40μL 待检血清样本,37℃ 温育 30 分钟。⑤各管加入 100μL TBS/BSA 缓冲液,洗涤血小板 1 遍(1400g 离心 1 分钟,弃上清),以 30μL TBS/BSA 缓冲液重悬血小板,按照反应格局加入 10μL 糖蛋白单克隆抗体,37℃ 温育 30 分钟。⑥按步骤 5) 洗涤 3 遍后加 100μL 血小板裂解液,混合均匀后置 4℃ 30 分钟。4℃ 条件下 1400g 离心 30 分钟。⑦取空白 EP 管,各管加洗液 200μL,并加入离心后上清液 50μL,混合均匀。⑧除空白孔外,每孔加入上述稀释后的血小板裂解液 100μL 至微孔板中(双孔),2 个空白对照孔中各加入 100μL TBS 缓冲液,置 4℃ 反应 90 分钟。⑨弃微孔内液体,用 200μL TBS 缓冲液洗涤微孔板 4 次,每次弃上清后都用吸水纸拍干。⑩每孔中加稀释后的酶标羊抗人抗体 100μL,置 4℃ 孵育 120 分钟。⑪按步骤 9) 洗板 3 次。⑫每孔加入 100μL 底物溶液,室温避光显色 15 分钟;再加入 100μL 终止液终止反应。⑬测量吸光度值。若不能及时检测,应将微孔板避光保存并在 30 分钟内完成检测。⑭结果计算:以空白对照孔调零,测量 OD 值。OD 空白 = 空白双孔平均值,当 1 次试验同时检测不同血小板糖蛋白抗体时,每种糖蛋白抗体均应计算相应的 Cut-off 值,Cut-off 值 = 每种糖蛋白阴性对照 OD 值×2。待检样本 OD 值≥Cut-off 值,判为阳性;待检样本 OD 值 < Cut-off 值,判为阴性。

(4) 质量控制:试验中需设置阴阳性对照孔及空白对照孔,室内质控可选用商品化质控品,每批次样本均应进行室内质控,操作步骤要求与待检样本一同进行。

(5) 注意事项:①血小板糖蛋白单克隆抗体是 MAIPA 技术的核心试剂,商品化的供临床诊断用抗体谱有限,各实验室可以使用研究时应用的或实验室自有抗体谱。②当酶标二抗选用抗-IgG(而非抗体混合物)时,本方法可漏检 IgM 和 IgA 类血小板抗体;此外也可漏检某些低效价、低亲和力的血小板抗体。③为避免单克隆抗体和待测抗体间发生竞争性抑制,选用抗体时应使二者识别不同的糖蛋白抗原表位,且其表位间距也不会影响各自的结合能力。因此,在实际检测中,对于同一个血小板糖蛋白,最佳选择是使用多个远距离表位抗体,以避免竞争性抑制导致的假阴性结果。

4. 抗原捕获酶联免疫吸附试验(MACE)

抗原捕获酶联免疫分析(ACE)是将血小板裂解后加入已包被鼠抗人血小板糖蛋白单克隆抗体的微孔中,经孵育可捕获相应血小板糖蛋白抗原,洗涤去除未结合抗原,再加入待测样本,酶标抗人 IgG 抗体,经孵育洗涤后,与底物显色测量 OD 值,从而确定血清(或血浆)中是否存在血小板抗体。ACE 方法缺点是血小板经过裂解,抗原构象发生改变,可能使部分 HPA 抗原性丢失,一定程度上会影响相应抗体的结合,从而影响试验结果的有效性和可靠性。为克服了这一缺点,改良抗原捕获 ELISA 技术(modified antigen capture ELISA,MACE)将血小板谱细胞(或筛选细胞)和待检血清(血浆)37℃孵育反应后,洗涤去除未结合抗体,再进行裂解,保留了抗原的完整性,取得了较好的效果。

该法同样适用于血小板抗体特异性鉴定,也可用于血小板抗体筛选和血小板配型。目前商品化试剂盒发展较成熟,可根据需要选择相应抗体筛选或鉴定试剂盒,具体操作步骤同一般 ELISA 方法类似,不同厂家操作要求略有不同,可按照说明书严格操作,其质量控制参照 MAIPA 技术。

此外与 MAIPA 技术相比较,MACE 技术已预先包被了单克隆糖蛋白抗体或捕获了糖蛋白谱,免去了包被的步骤,后续操作简便,可批量检测,节约时间,适用于大多数实验室检测。但同样因预先包被,自主选择抗原和细胞谱的范围缩小。

5. 其他检测技术

随着技术的进步,单克隆抗体成熟制备,其他技术如流式细胞术、微柱凝胶血小板定型试验等也较好的应用于血小板抗原、抗体检测及血小板配型,但目前因设备试剂要求等问题使用范围受到一定限制。

第五节　白细胞抗原抗体检测

一、人类白细胞抗原抗体检测原理及意义

白细胞膜上抗原有三类:红细胞系统抗原、白细胞特有抗原以及人类白细胞抗原。其中人类白细胞抗原是人的主要组织相容性复合物,分为 HLA-Ⅰ、HLA-Ⅱ、HLA-Ⅲ类抗原,HLA-Ⅰ、HLA-Ⅱ抗原与器官移植、输血反应等密切相关。

白细胞抗原可通过输血、妊娠、器官移植等方式产生同种免疫抗体,即 HLA 抗体、中性粒细胞抗体等,可导致输血后发热反应、输血相关急性肺损伤、移植物抗宿主病、移植排斥反应、某些特殊疾病(强直性脊柱炎)、同种免疫新生儿中性粒细胞减少症等发生,特别与器官移植受体的移植物存活率密切相关,因而对白细胞抗原及抗体检测极为重要。由于获得特异性 HLA 抗血清或分型血清较为困难,因而目前对 HLA 抗原检测多采用分子生物学方法,而对其抗体检测和配型试验,有较为成熟的血清学技术和商品化试剂可选用。

二、人类白细胞抗原及抗体检测项目

(1) HLA-Ⅰ、Ⅱ类抗原及相应抗体:常用方法有淋巴细胞毒试验、ELISA、流式细胞术等方法进行检测。其中淋巴毒试验、流式细胞术也可用了进行献血员和患者的 HLA 配型。

(2) 粒细胞抗原及抗体:目前粒细胞抗体检测多采用 ELISA、流式细胞术的方法。

三、检测方法

1. 淋巴细胞毒试验

(1) 检测原理和应用范围:原理同血小板相关抗体检测中血小板 HLA 抗体检测。

根据检测目的不同,可分为 HLA 抗体筛查和 HLA 抗体鉴定,用混合淋巴细胞、T 细胞筛选

HLA-Ⅰ抗体,用 B 淋巴细胞筛选Ⅱ类抗体。进行抗体鉴定时,HLA-Ⅰ类谱细胞选用 HLA 表型已知的特异性淋巴细胞。HLA-Ⅱ类抗体筛选时先用混合 O 型血小板吸收去除Ⅰ类抗体,再与已知 HLA 表型的 B 淋巴细胞反应。该方法可用于 HLA 抗体检测鉴定及献血员与患者的 HLA 交叉配合试验。

(2)操作步骤:参照血小板抗原抗体检测中淋巴细胞毒试验。

(3)质量控制:参照血小板相关抗体检测中淋巴细胞毒试验。

2.酶联免疫吸附试验

(1)检测原理和应用范围:将 HLA 抗原/粒细胞抗原包被在微孔板内,另将待测血清加入孔中与孔内已包被的 HLA 抗原反应,通过酶和底物作用显色,用酶标仪测定吸光度来判读结果。微孔板可包被混合的 HLA 抗原或已知的 HLA-Ⅰ类抗原、HLA-Ⅱ类或特殊 HLA 抗原,以此检测待测血清中是否含有相应抗体。

(2)操作步骤:目前已有较成熟的 ELISA 试剂盒,操作简单,不同厂家具体要求不同,严格按说明书操作,简要步骤如下:①按照试剂配制说明将各溶液配制好。将稀释后的待测样品或质控品加入微孔中,密封,20~25℃ 孵育(最好在低速旋转的旋转平台上孵育)。②弃掉孔中液体,在纸巾吸去多余液体,孔底残留少许液体。在加入下一种试剂前将微板反扣在纸巾上或者盖上板盖,不要让微板干透。③加入洗涤缓冲液,洗涤 2 次。④每孔加入稀释后的酶标抗人 IgG,密封,20~25℃ 孵育 40 分钟(宜在低速旋转的旋转平台上孵育)。⑤重复步骤 2)~3),最后每孔残留少量液体。⑥每孔加入配制好底物液,密封,37℃避光孵育 10~15 分钟(最好在低速旋转的旋转平台上孵育)。注意不要使孵育时间超过 15 分钟。⑦每孔加入终止液终止反应。密封放置 15 分钟使各种试剂混合均匀。在 1 小时内,取开板盖用酶标仪读取吸光度值。⑧计算 Cut-off 值,判断结果。

(3)质量控制:试验需设置阴阳性及空白对照孔,室内质控可选用商品化质控品或自制质控品,每批次样本均应进行室内质控,操作步骤要求与待检样本一同进行。

(4)注意事项:①微量 ELISA 板的抗原孔宜受潮,会使包被的 HLA 抗原降解。②样本可使用血清样本,1500g 离心 10 分钟,若不能及时检测,建议分离 −18℃保存。③不同试剂盒其操作要求不同,应严格按照说明书进行操作。

3.流式细胞术

(1)基本原理和应用范围:将 HLA 单价抗原/粒细胞抗原包被在不同的磁珠表面,将待测血清与磁珠反应,血清中特异性抗- HLA 或中性粒细胞抗体与包被在磁珠上的抗原结合,然后再与荧光标记的二抗孵育,根据荧光强度应用流式细胞仪检测出与这些磁珠对应的抗体。在此基础上,逐渐发展出流式细胞术,大大提高了检测灵敏度、特异性以及实现了高通量检测的可能。该法适用范围广泛,可用于抗原、抗体检测,也可进行 HLA 配型检测,但其成本较高,需要特殊仪器试剂,限制了大多数实验室使用。

(2)操作步骤:该法需要特殊仪器设备和试剂,不同设备其操作可能不同,一般大型实验室均有专职人员操作,可按照仪器、试剂要求进行样本准备。

(3)质量控制:室内质控可选用商品化质控品或自制质控品,每批次样本均应进行室内质控,操作步骤要求与待检样本同步进行。

(余泽波　李志强)

第十二章 临床输血相关基因检测技术管理

第一节 概　　述

1900 年人类 ABO 血型系统被发现,开启了免疫学的一门新学科—免疫血液学,使用经典的抗原抗体反应的血清学方法检测血型,进而又发展至白细胞和血小板的检测。免疫学检测具有操作相对简单、检测试剂价格低、直观地显示抗原抗体反应、可解决目前几乎所有的红细胞成分输注过程中的血型血清学问题等优势。然而,人们在临床实践中发现,免疫学检测仍然存在着不可避免的缺陷:①缺乏达到试剂标准的抗体;②存在单抗与多抗反应的变异性;③试剂保存时间短;④存在血凝试验的固有缺陷(包括临床有意义抗体的弱反应性、抗原的弱表达和操作、分析、解释的主观性)。

随着分子生物学的进展,主要血型基因逐渐被克隆,其基因组成和序列也相继被阐明。以红细胞血型为例,目前被国际输血协会(International Society of Blood Transfusion,ISBT)认可的红细胞血型抗原总数为 378 个,其中 345 个分属于 43 个血型系统。这 378 个血型抗原的鉴别无法完全以抗原抗体反应的免疫学方法进行检测,只能依靠分子生物学方法予以鉴别。因此,依靠现代的分子生物学检测手段,从 DNA 分子水平鉴别并阐述相应的抗原物质,不仅能解决传统免疫学检测方法的局限性,还能为输血领域提供更广阔的研究思路。

第二节 临床输血相关基因检测基本原理

一、基因与核酸的关系

(1) 细胞是构成人类生命体的基本单位。细胞中含有细胞核和细胞器,细胞核内的 DNA 与组蛋白结合形成染色体。每条染色体都携带有大量基因,每一段基因都是由特定序列的 DNA 组成,携带有特定的遗传信息。

(2) DNA 简称为脱氧核糖核酸,呈双螺旋结构,由磷酸、脱氧核糖和碱基构成。脱氧核苷酸是构建 DNA 分子的基本单位,由脱氧核苷及磷酸组成,脱氧核苷又可以进一步分解为脱氧核糖和碱基。

(3) 脱氧核糖的 5 端连接一个磷酸,3 端为一个羟基,其 1 端连接一个碱基,可以和对应链的碱基形成氢键。碱基包含嘌呤和嘧啶,分别是:腺嘌呤(adenine,A)、鸟嘌呤(guanine,G)、胞嘧啶(cytosine,C)和胸腺嘧啶(thymine,T)。当一个脱氧核苷酸 5 端的磷酸基与另一个脱氧核苷酸 3 端的羟基共价结合形成磷酸二酯键,并按照一定的顺序排列,这便形成了 DNA 的一条链,另一条链上的脱氧核苷酸按照碱基互补配对原则依次排列,形成磷酸二酯键双螺旋的外侧,氢键在内侧的 DNA 双链。

二、核酸的碱基互补配对原则

(1) 在 DNA 分子结构中,由于碱基之间的氢键具有固定的数目和 DNA 两条链之间的距离保持不变,使得碱基配对必须遵循一定的规律,也就是腺嘌呤(A)一定与胸腺嘧啶(T)配对,鸟嘌呤(G)一定与胞嘧啶(C)配对,反之亦然。

(2) 四种碱基间的这种——对应的关系叫作碱基互补配对原则。两条 DNA 链中的对应碱基 A 与 T 以双氢键形式连接,C 与 G 以三氢键形式连接。

(3) 根据碱基互补配对的原则,一条链上的 A 一定等于互补链上的 T;一条链上的 G 一定等于互补链上的 C,反之亦如此。

(4) 目前所有的基因检测技术,包括多聚酶链式反应(polymerase chain reaction,PCR)、杂交技术、分子测序等,都是依赖于 DNA 双螺旋内侧的碱基配对原则。

三、PCR 反应原理

PCR 是指在 DNA 聚合酶的催化下,以加入的 DNA 链为模板,以一对分别与模板上下游互补的寡核苷酸片段为引物,通过变性、退火、延伸等步骤,以半保留复制的方式沿着模板链延伸并复制出与模板 DNA 链互补的子链 DNA 过程。PCR 技术可以在体外大量合成 DNA,快速并特异地实现 DNA 的体外扩增。PCR 技术是分子生物学中最常用的技术,在此基础之上,人们又衍生出许多新的分子检测技术,如限制性酶切 PCR (PCR-RFLP)、序列特异性单链构象 PCR (PCR-SSCP)、序列特异性引物 PCR(PCR-SSP)、序列特异性寡核苷酸 PCR(PCR-SSO)、PCR + 测序(PCR-SBT)和实时荧光定量 PCR 等。

1. PCR 反应程序

PCR 反应程序依据不同的仪器及不同的厂家试剂,除去样本混合阶段,其具体反应程序基本相同,PCR 反应程序的基本步骤如下:

(1) 变性(denaturation):DNA 样本与反应试剂混合后被加热到 94 ～ 96℃时,DNA 解链形成单链 DNA,此步骤持续时间 20 秒至 1 分钟。

(2) 退火(annealing):当反应温度达到变性温度后,逐渐下降至适合特异引物与模板结合的温度时,引物与 DNA 单链以碱基互补配对原则进行结合,此步骤持续时间约 20 秒。一般情况,退火温度可以根据引物的 Tm 值来估算,即退火温度一般可以设定为比引物的 Tm 低 5℃,一般设置为 55℃。

(3) 延伸(extension):耐热的 Taq 聚合酶催化四种 dNTP,按照模板 DNA 的核苷酸序列,以碱基互补配对原则依次被添加至引物的 3 端,形成新的 DNA 双链。延伸温度一般设置在 72℃,持续时间由合成的目的 DNA 长度及 Taq 聚合酶的合成速度(1kb/min)决定。

(4) 扩增(amplification):循环重复以上 3 步,目标 DNA 片段可呈现指数增长,依模板 DNA 的丰度和检测手段的灵敏度的不同,一般来说,20 ～ 40 个循环后即可满足检测要求。

2. PCR 反应所需原料

(1) 耐热的 DNA 聚合酶,在高温变性时不能被破坏。目前最为常用的是 Taq 聚合酶。

(2) 纯化的 DNA 样板。

(3) 4 种三磷酸脱氧核糖核苷酸(dNTP)。

(4) 人工设计合成的寡核苷酸 PCR 引物。

第三节　临床输血相关基因检测准备要求

一、仪器设备

(1) 低温高速台式离心机。

（2）超净台。

（3）旋涡式混合振荡器。

（4）－20℃冰箱。

（5）制冰机。

（6）全血 DNA 提取仪。

（7）加样枪（10μL、100μL、1000μL 各 1 把）。

（8）核酸检测仪。

（9）普通 PCR 仪。

（10）荧光定量 PCR 仪。

（11）电子分析天平。

（12）电泳仪和水平电泳槽。

（13）紫外凝胶成像仪等。

二、血标本及 DNA 样本要求及注意事项

（1）进行分子生物学检测的前提是提取有核细胞中的 DNA。全血中只有单核细胞、粒细胞、巨噬细胞和淋巴细胞为有核细胞，可以基因检测分析；而成熟红细胞和血小板因无细胞核，无法提取 DNA。因此，在选择 DNA 提取试剂时首先应考虑。

（2）对于血液样本的采集，一般用 EDTA 抗凝（因肝素不溶于醇、氯仿等有机溶剂，其残留物有可能影响到 PCR 扩增，故不主张用肝素作为抗凝剂），特殊情况下也可用唾液拭子提取 DNA。

（3）对于已提纯的 DNA 标本，若不能及时检测，应置于－20℃以下保存，4℃冰箱存放易发生 DNA 的降解。

（4）需要注意检测 DNA 的纯度，DNA 纯度比含量更为重要，如血红蛋白、乳铁蛋白都可以抑制 PCR 的扩增。DNA/RNA 在 260nm 处有最大的吸收峰，蛋白质在 280nm 处有最大的吸收峰，盐和小分子则集中在 230nm 处。因此，可分别检测 DNA 样本在 230nm、260nm 和 280nm 的 OD（optical density，光密度）值，并分别计算 OD260/OD280 以及 OD230/OD260。对于 DNA 样本，OD260/OD280 为 1.8～2.0，若比值 >2.0 表明有 RNA 污染，<1.6 说明有蛋白质、酚等污染。OD230/OD260 的比值应在 0.4～0.5，若比值较高说明有残余的盐存在。

三、实验室相关要求

（1）实验区域原则上分四个区：准备区、样品处理区、核酸扩增区和产物分析区。各区隔离防止交叉污染，相互间可设传递窗。

（2）各工作区域必须有明确的标记，避免不同工作区域内的设备、物品混用。

（3）每个独立实验区与走廊间应设置有缓冲区，同时各区通过气压调节，使整个 PCR 实验过程中试剂和标本免受气溶胶的污染并降低扩增产物对人员和实验环境的污染。

（4）具体细节可以参照《临床检验扩增检验实验室管理暂行办法》。

四、检测人员相关要求

（1）实验室工作人员均取得国家要求上岗资质。

（2）实验过程涉及标本提取→加样→扩增→电泳检测或荧光分析，这是一个单向流程，实验室人员操作不能逆向。

（3）在加样区域,应使用分子生物学专用的加样枪和枪头,避免气相污染导致假阳性。

（4）进入各工作区域必须严格按照单一方向进行,即准备区→样品处理区→核酸扩增区→产物分析区。物品传递需通过传递窗进行,严禁人和物品反向流动。

（5）进入实验室必须更换有该室特殊标识的工作服和鞋套,工作服及拖鞋均有专门的衣柜存放,每个区须有专用的1次性手套、口罩、帽子并有固定存放处。工作人员离开各工作区域时,不得将工作服带出。

（6）实验前后应用70%乙醇清洁实验室和实验台面,并打开紫外灯消毒30分钟,试验中使用过的吸头、离心管等应置于1mol/L盐酸溶液中浸泡,消毒后集中处理,废弃物置于有生物危害标志的待处理区。

（7）每天下班前处理好废弃物品,关好水、电、门窗。

（8）定期校准和维护好PCR仪、离心机、水浴箱、冰箱等仪器设备。核心仪器设备应做好使用登记工作。

第四节　临床输血相关基因检测方法

目前常用于输血相关分子生物学基因检测的方法有两种,PCR序列特异性引物（PCR-sequence specific primer,PCR-SSP）技术和基因测序技术,二者均需首先提取血标本中DNA。

一、样本DNA提取步骤

（1）血液样品的处理:在1mL全血中加入红细胞裂解液（具体用量请参考试剂使用说明书）,充分颠倒混匀,9100g离心1分钟,小心吸去上清,再加入红细胞裂解液（具体用量请参考试剂使用说明书）,用移液器轻轻吹打沉淀,充分混匀,离心,弃上清,沉淀为白细胞。

（2）向沉淀中加入白细胞裂解液（具体用量请参考厂家所给的试剂使用说明）,振荡或用移液器吹打至彻底混匀。65℃水浴10~20分钟,期间可颠倒离心管混匀数次,直至溶液较为清澈看不见明显细胞为止。

（3）加入蛋白沉淀液（具体用量请参考厂家所给的试剂使用说明）,充分颠倒混匀,此时会出现白色沉淀,65℃水浴5分钟,9100g离心5分钟,小心吸取上清（不要吸到下层沉淀或漂浮不溶物）,转移至干净离心管中,如还有沉淀物,可再次离心。

（4）在上清中加入1mL异丙醇,混匀。9100g离心5分钟,可看到管底有少量白色DNA沉淀,弃掉上清。

（5）向离心管中加入1mL75%乙醇,9100g离心5分钟,弃去上清液。可再次短暂离心用移液器去除残余上清。

（6）将离心管敞口置于室温或50℃温箱放置数分钟,否则乙醇可能影响后续的实验如酶切、PCR等。

（7）向离心管中加入100~300μL DNA溶解液,室温放置让DNA自然溶解。如果DNA难于溶解,可室温放置过夜或将离心管置于50~60℃水浴中水浴加热5分钟。

若使用全自动全血DNA提取仪,严格按厂家要求操作即可自动完成。

二、PCR-SSP技术及其质控

PCR-SSP分析法是使用与特定等位基因特异结合的引物,通过PCR扩增检测序列多态性的方法,也称作等位基因特异性引物 PCR 法。SSP 是根据等位基因某些特有的差异碱基而设计的特异性引物,其 3'端具有独一无二的序列,在退火时两引物 3 端的第一个碱基均与等位基因特异碱基互补,从而仅扩增与其相应的等位基因,而不扩增其他的等位基因。因此,PCR 扩增产物有无是鉴定特异性等位基因的基础。PCR-SSP 方法在红细胞血型、HLA 和血小板基因分型中得到广泛应用。检测 PCR 扩增产物的方法包括:荧光染料法、荧光探针法和凝胶电泳法。

1. 试剂与材料

(1) 患者血标本。

(2) 全血 DNA 提取试剂盒。

(3) PCR 反应试剂。

(4) 序列特异性引物。

(5) 0.2mL PCR 管。

(6) 液状石蜡。

(7) 无酶水。

(8) 核酸荧光染料(EB)。

(9) DNA Marker。

(10) TBE 电泳缓冲液。

2. 操作步骤

(1) 样本 DNA 的提取(参照前面所述全血基因组 DNA 的提取部分),加入一定量的液状石蜡密封。

(2) 在 PCR 管中加入一定量的 DNA 样本和 PCR 反应液及相应的引物(具体用量请参考相应的试剂使用说明书)。

(3) 按照厂家所给的试剂反应条件运行相应的 PCR 仪。

3. 结果判定

(1) 荧光染料法或荧光探针法:严格按照厂家所给的 PCR 程序即可完成检测。荧光染料法及荧光探针法均是中高通量的检测方法,适用于大量样本的检测。

(2) 凝胶电泳法:①将称量后的一定量的琼脂糖凝胶粉融入一定量的电泳缓冲液中,加热至完全溶解,待冷却至 50~60℃时加入一定量的荧光染料,如溴乙啶、Goldview 等(具体用量请参考相应的试剂使用说明书)。②根据样本量制备琼脂糖凝胶,待其冷却后置于水平电泳槽中,并加入足量的 TBE 电泳缓冲液。③取适量的 PCR 产物与上样缓冲液(loading buffer)混匀,使用微量移液器加入上样孔槽中,同时根据目的 DNA 片段的大小选用相应的 DNA marker 并上样。④设定一定的电压和时间并进行电泳(具体电压及时间按照目的 DNA 片段的大小、电泳仪器设备的不同而定)。⑤电泳结束后将琼脂糖凝胶置于紫外光下照射,参照 DNA marker 所对应条带,判断目的 DNA 的有无及其含量。琼脂糖糖电泳方法快速、简便,但分辨率不如聚丙烯酰胺凝胶电泳,适用于样本量较少的情况。

4. 优点

(1) 实验过程简单,对仪器设备要求不高。

(2) 较短时间内获得分型结果。

(3) 灵敏度高。

(4) 特异性高。

5．缺点

（1）只能检测已知的多态性位点，对于新的突变位点是无法检测的。

（2）此方法工作量大，不适合高通量的基因分型。

（3）敏感性高，易出现假阳性结果影响分型的准确性。

6．质控

利用试剂盒内质控品，每批次测定时设置阴阳性对照，操作步骤要求与待检样本同步进行。

三、基因测序技术

基因测序（gene sequencing）是基因检测的金标准。PCR及其衍生技术的基础往往是已知的基因序列或基因已有的多态性位点，通过PCR扩增放大至可检测到的水平。对于未知的新的基因变异需进行基因测序。

1．基本原理

将DNA合成分为4组体系，每一组体系中除了4种普通的脱氧核糖核苷酸dNTP外，还分别加入少量某一种双脱氧核糖核苷酸（ddNTP）。ddNTP的特性在于其5端磷酸基正常连接，3端少了一个羟基，只要掺入到正常合成链中便能终止DNA的合成。测序时，DNA链不断合成和偶然终止，产生了一系列的4种长短不一的核苷酸链。由于在4组合成体系中都有不同的一种dNTP被同位素标记过，4组体系同时做聚丙烯酰胺电泳，放射自显影技术就能分辨出合成的DNA序列中可能仅一个碱基的变异。现在已经摒弃放射性核素，用4种不同颜色的荧光标记，一个体系中就可以完成系列反应，最后以四种不同颜色的波峰表现出来。

2．试剂与材料

（1）患者血标本。

（2）全血DNA提取试剂盒。

（3）文库构建试剂盒。

（4）测序试剂盒。

（5）无酶水。

3．操作步骤

（1）样本DNA的提取（参照前面所述全血基因组DNA的提取部分）。

（2）测序文库的构建（library construction）：严格按照试剂使用说明书操作即可完成样本DNA得到文库构建。

（3）锚定桥接（surface attachment and bridge amplification）：严格按照仪器使用说明，使得上述步骤得到的带接头的DNA片段变性成单链后与测序通道上的接头引物结合形成桥状结构，以供后续的预扩增使用。

（4）预扩增（denaturation and complete amplification）：按照仪器使用说明，添加未标记的dNTP和普通Taq酶进行固相桥式PCR扩增，单链桥型待测片段被扩增成为双链桥型片段。通过变性，释放出互补的单链，锚定到附近的固相表面。

（5）单碱基延伸测序（single base extension and sequencing）：按照仪器使用说明，在测序的flow cell中加入四种荧光标记的dNTP、DNA聚合酶以及接头引物进行扩增，在每一个测序簇延伸互补链时，每加入一个被荧光标记的dNTP就能释放出相对应的荧光，测序仪通过捕获荧光信号，并通过计算机软件将光信号转化为测序峰，从而获得待测片段的序列信息。

（6）数据分析（data analyzing）：测序得到的原始数据是长度只有几十个碱基的序列，使用仪器对应的分析软件,通过生物信息学工具将这些短的序列组装成长的 Contigs 甚至是整个基因组的框架,或者把这些序列比对到已有的基因组或者相近物种基因组序列上,并进一步分析得到有生物学意义的结果。

4. 优点

(1)基因测序一般采用纯化的 PCR 产物直接测序,可直接准确获得目标序列全长。

(2)可发现新的突变位点。

(3)鉴定新的等位基因。

5. 缺点

不能区分同源染色体中哪一条发生了变异。如果须进一步确定,还需要进行克隆测序,即将DNA 片段直接克隆到 DNA 测序载体中,再分别测定同一克隆中 DNA 片段两条链的序列。

第五节 临床输血相关基因检测项目

一、人类红细胞血型基因检测

临床常规检测 ABO 及 Rh 这两个血型,对于剩余的 41 个血型系统的检测相对薄弱,对于干细胞移植患者、疑难血型、无效输注、罕见血型、胎儿血型等的鉴别就显得捉襟见肘,此时就需要采用分子生物学的方法辅助判断,以帮助临床合理用血。

1. 人类红细胞 ABO 血型基因

(1)具体基因:ABO 血型是临床输血中最重要的血型系统,目前序列特异性引物针对的ABO 血型有:A_1、A 亚型(A_2、A_3、A_{end}、A_x、A_m、A_y、A_{el} 等)、B、B 亚型(B_3、B_x、B_m、B_{el} 等)、B(A)、A(B)和 cis-AB 等。

(2)操作步骤:①样本 DNA 的提取(参照前面所述全血基因组 DNA 的提取部分)。②目前主要采用 PCR-SSP 法进行检测(参照前面所述 PCR-SSP 法部分)。③对于疑似为新的突变位点或经 PCR-SSP 检测无法确定的标本,可使用基因测序的方法予以分析验证(参照前面所述基因测序部分)。

(3)结果判读:①对于采用 PCR-SSP 检测的样本,根据序列特异性引物对应的目的 DNA 片段的有无从而判断是否存在相应的基因。②对于采用基因测序检测的样本,根据其碱基排列顺序与 pubmed 数据库进行比对,依此判断基因型。

2. 人类红细胞其他血型基因

(1)具体基因:目前序列特异性引物针对的其他血型有:MNS、P1PK、Lewis、Lutheran、Kell、Kx、Duffy、Kidd、Diego、Yt、Xg、Scianna、Dombrock、Colton、Landsteiner-Wiener、Chido/Rodgers、H、Gerbich、Cromer、Knops、Indian、OK、RAPH、JMH、I、Globoside、GIL、RHAG、FORS、JR、LAN、VEL、CD59、Augustine 等。

(2)操作步骤:①样本 DNA 的提取(参照前面所述全血基因组 DNA 的提取部分)。②目前主要采用 PCR-SSP 法进行检测(参照前面所述 PCR-SSP 法部分)。③对于疑似为新的突变位点或经 PCR-SSP 检测无法确定的标本,可使用基因测序的方法予以分析验证(参照前面所述基因测序部分)。

(3)结果判读:①对于采用 PCR-SSP 检测的样本,根据序列特异性引物对应的目的 DNA 片段的有无从而判断是否存在相应的基因。②对于采用基因测序检测的样本,根据其碱基排列顺序与 pubmed 数据库进行比对,依此判断基因型。

二、人类血小板抗原基因检测

血小板表面携带的抗原可以分为 2 大类型:一类是与其他细胞或组织共有的抗原,包括 ABH、Ii、Lewis 和 P 等红细胞抗原,HLA-I 类抗原等;另一类是血小板特异性抗原,是指用同种免疫抗体检测出的血小板表面抗原,即人类血小板抗原(human platelet antigen,HPA) 系统。自 1959 年第 1 个 HPA 被鉴定以来,至今使用血清学方法已检出 30 多个 HPA。

1. 血小板相关抗原

血小板的相关抗原包括上述的 ABH、Ii、Lewis 和 P 等红细胞抗原,HLA-I 类抗原等。这些抗原不能作为血小板分类的相关依据,因此,这些抗原也就缺乏了相应的临床检测意义。

2. 血小板特异性抗原

(1)具体基因:HPA 系统是血小板特有的抗原系统,对于血小板的分类具有绝对意义。目前序列特异性引物针对的 HPA 系统等位基因有:ITGB3、GP1BA、ITGA2B、ITGA2、GP1BB 和 CD109 等。

(2)操作步骤:①样本 DNA 的提取(参照前面所述全血基因组 DNA 的提取部分)。②目前主要采用 PCR-SSP 法进行检测(参照前面所述 PCR-SSP 法部分)。③对于疑似为新的突变位点或经 PCR-SSP 检测无法确定的标本,可使用基因测序的方法予以分析验证(参照前面所述基因测序部分)。

(3)结果判读:①对于采用 PCR-SSP 检测的样本,根据序列特异性引物对应的目的 DNA 片段的有无从而判断是否存在相应的基因。②对于采用基因测序检测的样本,根据其碱基排列顺序与 pubmed 数据库进行比对,依此判断基因型。

三、人类白细胞抗原基因检测

白细胞表面有 3 类抗原

(1)红细胞血型抗原,如 ABH、Le^a、Le^b、Jk^a 和 Jk^b 等。

(2)白细胞自身特有的抗原,如人类中性粒细胞抗原(human neutrophil antigen,HNA)。

(3)与其他组织细胞共有的,也是免疫原性最强的人类白细胞抗原(human leukocyte antigen,HLA)同种抗原。

1. 白细胞相关抗原

白细胞相关抗原主要为红细胞血型相关抗原,这些抗原决定了具体的血型,但是与白细胞的基因型没有相关性。

2. 白细胞特异性抗原

(1)具体基因:HNA 是白细胞所特有的抗原。1960 年首例 HNA 被发现后,至今已检测出 8 个 HNA。这 8 个 HNA 抗原属于 HNA-1、HNA-2、HNA-3、HNA-4 和 HNA-5 共 5 个系统。目前序列特异性引物针对的 HNA 系统等位基因有:FCGR3B、CD177、SLC44A2、ITGAM、ITGAL。

(2)操作步骤:①样本 DNA 的提取(参照前面所述全血基因组 DNA 的提取部分)。②目前主要采用 PCR-SSP 法进行检测(参照前面所述 PCR-SSP 法部分)。③对于疑似为新的突变位点或经 PCR-SSP 检测无法确定的标本,可使用基因测序的方法予以分析验证(参照前面所述基因测序部分)。

(3)结果判读:①对于采用 PCR-SSP 检测的样本,根据序列特异性引物对应的目的 DNA 片段的有无从而判断是否存在相应的基因。②对于采用基因测序检测的样本,根据其碱基排列顺序与 pubmed 数据库进行比对,依此判断基因型。

3. HLA 同种抗原

(1) 具体基因:目前序列特异性引物针对的 HLA 系统等位基因有:HLA-Ⅰ类基因(HLA-A、HLA-B、HLA-C),HLA-Ⅱ类基因(HLA-DRB1、HLA-DQB1、HLA-DPB1),HLA-27,HLA-B * 58:01 等。

(2) 操作步骤:①样本 DNA 的提取(参照前面所述全血基因组 DNA 的提取部分)。②目前主要采用 PCR-SSP 法进行检测(参照前面所述 PCR-SSP 法部分)。③对于疑似为新的突变位点或经 PCR-SSP 检测无法确定的标本,可使用基因测序的方法予以分析验证(参照前面所述基因测序部分)。

(3) 结果判读:①对于采用 PCR-SSP 检测的样本,根据序列特异性引物对应的目的 DNA 片段的有无从而判断是否存在相应的基因。②对于采用基因测序检测的样本,根据其碱基排列顺序与 pubmed 数据库进行比对,依此判断基因型。

(余泽波 李志强)

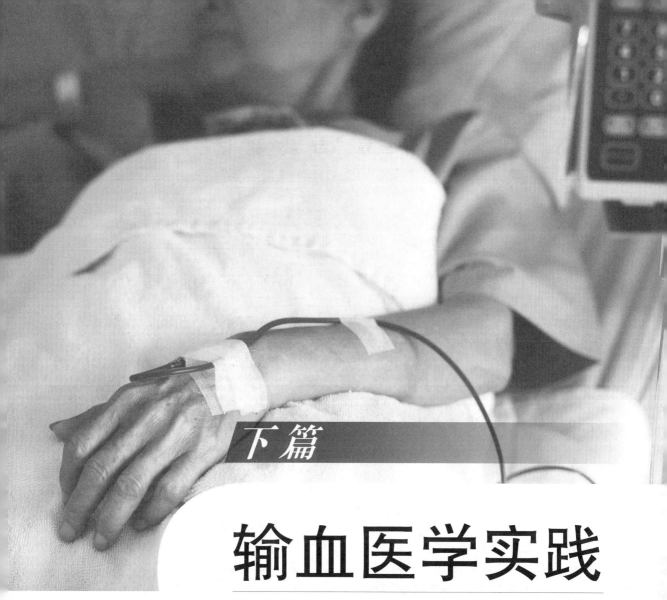

下篇

输血医学实践
IMPLEMENT

输 血 医 学 精 编

第十三章　自　我　测　试

第一节　基础输血学测试

1. 下列关于抗原的描述哪项是正确的
   - A. 能刺激机体免疫系统引起非特异性免疫应答
   - B. 只能在体内与其相应抗体结合导致免疫反应
   - C. 输注血液属于外来抗原刺激可诱发免疫反应
   - D. 抗原是一种大分子物质,只有免疫原性
   - E. 抗原可由糖蛋白、脂多糖或白蛋白等构成

   答案：C

2. 关于抗原的抗原性下列说法哪项是正确的
   - A. 抗原性包含反应原性或免疫原性
   - B. 反应原性是指与抗体反应的能力
   - C. 免疫原性指诱发细胞免疫反应特性
   - D. ABH 物质具有反应原性或免疫原性
   - E. 异体细胞不具有反应原性和免疫性

   答案：B

3. 抗体按抗原与抗体反应的最适应温度可分为
   - A. 冷抗体型
   - B. 热抗体型
   - C. 冷抗体型与温抗体型
   - D. 冷抗体型与热抗体型
   - E. 热抗体型与自身抗体型

   答案：C

4. 抗体根据免疫球蛋白生物化学特性可分为几类
   - A. 3 类
   - B. 4 类
   - C. 5 类
   - D. 6 类
   - E. 7 类

   答案：C

5. 下列关于 IgG 生物化学特性的描述哪项是正确的
   - A. IgG 是体内唯一不能通过胎盘的免疫球蛋白
   - B. 根据重链恒定区氨基酸序列的差异可分为五个亚类
   - C. IgG3 结合补体的能力最强
   - D. IgG4、IgG5 很难结合补体
   - E. IgG2 在新生儿溶血病具有意义

   答案：C

6. 下列关于 IgM 生物化学特性的描述哪项是正确的
   - A. IgM 是由 4 个 Ig 基本单位组成的四聚体结构
   - B. IgM 特性由 r 重链决定
   - C. 用乙醇可将 IgM 分解,同时释放 J 链
   - D. A 型或 B 型人血型抗体主要是 IgM
   - E. IgM 是能通过胎盘导致新生儿溶血病

   答案：D

7. 补体在何种温度下,30min 完全灭活
   - A. 4℃
   - B. 22℃
   - C. 37℃
   - D. 56℃
   - E. 65℃

   答案：D

8. 参与免疫应答的有哪些细胞
   - A. 巨噬细胞、单核细胞、中性粒细胞
   - B. T 淋巴细胞、B 淋巴细胞、浆细胞
   - C. B 淋巴细胞、浆细胞、单核细胞
   - D. T 淋巴细胞、B 淋巴细胞、巨噬细胞
   - E. T 淋巴细胞、B 淋巴细胞、中性粒细胞

   答案：D

9. 下列关于淋巴细胞描述哪项是正确的
   A. T 细胞参与体液免疫应答
   B. B 细胞参与细胞免疫应答
   C. B 细胞产生抗体均需 T 细胞辅助
   D. T 细胞和 B 细胞均不是记忆细胞
   E. T 细胞按其功能可分为 T_H 及 T_S
   答案：E

10. 免疫球蛋白的基本单位是四条肽链的对称性结构，即
    A. 一条重链和一条轻链
    B. 二条重链和二条轻链
    C. 三条重链和三条轻链
    D. 四条重链和四条轻链
    E. 五条重链和五条轻链
    答案：B

11. IgM 为
    A. 单体   B. 二聚体
    C. 四聚体   D. 五聚体
    E. 六聚体
    答案：D

12. 唯一能通过胎盘的免疫球蛋白是
    A. IgA   B. IgD
    C. IgE   D. IgG
    E. IgM
    答案：D

13. 正常人血清 IgG 有几个亚类
    A. 一个   B. 二个
    C. 三个   D. 四个
    E. 五个
    答案：D

14. 下列哪种免疫球蛋白应用二巯基乙醇(2-ME)处理后可失去凝集活性
    A. IgG   B. IgA
    C. IgM   D. IgD
    E. IgE
    答案：C

15. 截至 2022 年 6 月,已发现的红细胞血型系统有几个
    A. 13   B. 23
    C. 36   D. 43

E. 53
答案：D

16. 下列关于红细胞 ABH 血型物质描述哪项是正确的
    A. H 抗原的生物合成先于 A 和 B 抗原
    B. A 抗原的生物合成先于 H 和 B 抗原
    C. B 抗原的生物合成先于 A 和 H 抗原
    D. A 和 B 抗原的生物合成先于 H 抗原
    E. A 和 O 抗原的生物合成先于 H 抗原
    答案：A

17. 新生儿血清中主要是何种类型免疫球蛋白
    A. IgA   B. IgG
    C. IgM   D. IgE
    E. IgD
    答案：B

18. 血型血清学试验中应用下列何种试剂可区分 IgM 与 IgG 抗体
    A. 甲醇   B. 乙醇
    C. 醋酸   D. 丙酮
    E. 二巯基乙醇
    答案：E

19. 大多数红细胞天然抗体属于下列哪种免疫球蛋白
    A. IgA   B. IgG
    C. IgM   D. IgE
    E. IgD
    答案：C

20. 我国汉族红细胞 D 抗原阴性率为
    A. 0.0004   B. 0.004
    C. 0.04   D. 0.4
    E. 4
    答案：B

21. 下列是哪位科学家最早发现 ABO 血型
    A. Daridsohn   B. Landsteiner
    C. Dauset   D. Weil
    E. Landster
    答案：B

22. 人类首先发现的红细胞血型是
    A. Rh 血型系统   B. Kell 血型系统

C. ABO 血型系统　　　D. Lewis 血型系统

E. MN 血型系统

答案：C

23. 下列哪位科学家最先叙述红细胞 ABO 血型遗传理论

A. Berntein　　　　　　B. Landsteiner

C. Levine　　　　　　　D. Payne

E. Landster

答案：A

24. 红细胞含 H 抗原最多的是

A. O 型　　　　　　　　B. A 型

C. B 型　　　　　　　　D. AB 型

E. RhD 型

答案：A

25. 下列关于红细胞 ABH 抗原分泌型描述哪项是正确的

A. 血型物质存在于体液（包括脑脊液）中

B. 唾液中血型物质含量最低

C. 决定分泌型是 CE 和 ce 所控制

D. 中国人非分泌型占 95%

E. 体液中 ABH 抗原是可溶性糖蛋白

答案：E

26. 下列关于红细胞 ABO 抗体描述哪项是正确的

A. 红细胞 ABO 抗体可分为天然抗体、免疫抗体和自身抗体

B. O 型的血清中多数为 IgM 抗 - A 和抗 - B

C. 人在出生前已产生红细胞 ABO 血型抗体

D. 至 5 - 6 岁时，红细胞 ABO 抗体具有较高的效价

E. 老年人的抗 - A 或抗 - B 水平一般高于年轻人

答案：D

27. 下列关于血型天然抗体的描述哪项是正确的

A. 多数天然产生的抗体是 IgG 抗体

B. IgM 不可被相应抗原中和

C. IgM 为六聚体

D. IgM 不能通过胎盘

E. 天然抗体最佳反应温度为 37℃

答案：D

28. 下列关于红细胞血型的描述哪项不正确

A. A 型红细胞含 A 抗原

B. B 型血清中有抗 A

C. AB 型血清中没有抗 - A、抗 - B

D. O 型红细胞上无任何抗原

E. AB 型红细胞含 A 抗原与 B 抗原

答案：D

29. 可溶性 ABH 抗原在人体分泌液中显示出来的分泌型，其受控于下列哪一对基因

A. Se 和 se　　　　　　　B. Le 和 le

C. M 和 N　　　　　　　　D. A、B 和 H

E. ACHE

答案：A

30. A1 分泌型的唾液含哪种血型物质

A. A 物质　　　　　　　B. A1 物质

C. A1 及 H 物质　　　　D. A 及 H 物质

E. H 物质

答案：D

31. 父母红细胞 ABO 血型分别为 A 与 B，根据血型遗传法则，子代可能出现的血型为

A. A　　　　　　　　　B. AB

C. A、B、O　　　　　　D. A、B、O、AB

E. A、B、AB

答案：D

32. 红细胞血型系统中最为复杂的血型系统是

A. ABO 血型系统　　　B. Rh 血型系统

C. MN 血型系统　　　　D. Kell 血型系统

E. P 血型系统

答案：B

33. 大多数红细胞 Rh 血型系统的抗体属于

A. IgA　　　　　　　　B. IgE

C. IgG　　　　　　　　D. IgM

E. IgD

答案：C

34. 控制红细胞 Rh 基因是第几号染色体

A. 1　　　　　　　　　B. 6

C. 9 D. 11

E. 21

答案：A

35. 红细胞抗 - I 抗体一般属于

A. IgA B. IgG

C. IgE D. IgM

E. IgD

答案：D

36. 可在盐水介质中与红细胞出现凝集的抗体是

A. IgM B. IgG

C. IgD D. IgA

E. IgE

答案：A

37. 非输血产生的抗体是

A. 红细胞抗体 B. 粒细胞抗体

C. 血小板抗体 D. dsDNA 抗体

E. HLA 抗体

答案：D

38. 不属于红细胞血型系统的抗体是

A. 抗 D B. 抗 A

C. 抗 B D. 抗 H

E. 抗 AB

答案：E

39. 正常人红细胞的寿命是

A. 35 天 B. 60 天

C. 80 天 D. 100 天

E. 120 天

答案：E

40. 具有细胞免疫功能的是

A. 浆细胞 B. 淋巴细胞

C. 中性粒细胞 D. 嗜酸性粒细胞

E. 嗜碱性粒细胞

答案：B

41. O 型红细胞上存在的抗原是

A. A 抗原 B. H 抗原

C. B 抗原 D. A 和 B 抗原

E. 无 A 和 B 抗原

答案：B

42. 属于 ABO 血型系统的抗体是

A. 抗 - D B. 抗 - E

C. 抗 - C D. 抗 - M

E. 抗 - A

答案：E

43. 非 ABO 血型表型的是

A. A 型 B. B 型

C. O 型 D. AB 型

E. D 型

答案：E

44. 红细胞内主要成分是

A. 糖蛋白 B. 脂蛋白

C. 黏蛋白 D. 血红蛋白

E. 白蛋白

答案：D

45. 参与体液免疫功能的是

A. T 淋巴细胞 B. B 淋巴细胞

C. 中性粒细胞 D. 嗜酸性粒细胞

E. 单核细胞

答案：B

46. 促红细胞生成素的最主要生理功能是

A. 促进红细胞增生

B. 促神经再生作用

C. 抗氧化作用

D. 增强红细胞免疫功能

E. 抗炎症作用

答案：A

47. 正常男性成年人每天需要铁是

A. 1mg B. 2mg

C. 3mg D. 4mg

E. 5mg

答案：A

48. 下面不是抗原 - 抗体反应检测方法的是

A. 凝集反应 B. 聚合酶反应

C. 溶血细胞毒试验 D. 沉淀反应

E. 补体结合试验

答案：B

49. Ig 抗体属于

A. 脂蛋白 B. 脂类

C. 血清球蛋白 D. 白蛋白

E. 糖蛋白

答案：C

50. 子代携带的遗传基因
    A. 与父相同，与母不相同
    B. 与母相同，与父不相同
    C. 一半与母相同，一半与父相同
    D. 与母，父都不相同
    E. 与母，父完全相同
    答案：C

51. 基因分为显性基因和隐性基因两种，关于ABO血型基因的描述下列哪项是正确的
    A. A、B、O三种基因都是显性基因
    B. A、B、O三种基因都是隐性基因
    C. A、B是显性基因，O是隐性基因
    D. A、B是隐性基因，O是显性基因
    E. A、O是显性基因，B是隐性基因
    答案：C

52. DNA的化学成分是
    A. 蛋白质和碱基
    B. 脂蛋白和碱基
    C. 糖蛋白和碱基
    D. 核糖核酸和碱基
    E. 脱氧核糖核酸和碱基
    答案：E

53. 构成DNA分子的单核苷酸的碱基有
    A. 腺嘌呤（A）与鸟嘌呤（G）
    B. 胞嘧啶（C）与胸腺嘧啶（T）
    C. 腺嘌呤（A）与胞嘧啶（C）
    D. 鸟嘌呤（G）与胸腺嘧啶（T）
    E. 腺嘌呤（A）、鸟嘌呤（G）、胞嘧啶（C）和胸腺嘧啶（T）
    答案：E

54. 构成RNA分子的碱基有
    A. 腺嘌呤（A）和鸟嘌呤（G）
    B. 胞嘧啶（C）和胸腺嘧啶（T）
    C. 胞嘧啶（C）和尿嘧啶（U）
    D. 腺嘌呤（A）、胞嘧啶（C）、胸腺嘧啶（T）和尿腺嘧啶（U）
    E. 腺嘌呤（A）、鸟嘌呤（G）、胞嘧啶（C）和胸腺嘧啶（T）
    答案：D

55. Rh弱D表型红细胞表面的D抗原
    A. D抗原数量减少，质量有变化
    B. D抗原数量未变，质量有变化
    C. D抗原数量减少，质量无变化
    D. D抗原数量增加，质量无变化
    E. D抗原数量增多，质量有变化
    答案：C

56. 根据IgG重链氨基酸序列和二硫键数目和位置，IgG可以分为几个亚类
    A. 2个   B. 4个
    C. 6个   D. 8个
    E. 10个
    答案：B

57. 下列哪项关于单克隆抗体的描述是不正确的
    A. 可在体外大量制备
    B. 能识别多个抗原决定簇
    C. 对PH改变较为敏感
    D. 具有均一性和单一性
    E. 具有较高特异性
    答案：B

58. 下列哪项关于外源凝集素的描述是不正确的
    A. 不是抗体但具有抗体的重要性质
    B. 具有免疫性糖结合蛋白或糖蛋白
    C. 江西蜗牛的蛋白腺中可提取抗A1凝集素
    D. 国产荆豆中可提取抗H外源凝集素
    E. 能凝集红细胞或沉淀糖结合物
    答案：B

59. 需中和B型人血清中的天然抗体，应用下列哪项唾液
    A. A型分泌型唾液
    B. B型分泌型唾液
    C. O型分泌型唾液
    D. AB型分泌型唾液
    E. 任何人的唾液均可
    答案：A

60. 温抗体型自身免疫性溶血性贫血患者通常下列何种试验可出现阳性

A. 糖水试验

B. 酸溶血试验

C. 毛细血管脆性试验

D. 直接抗人球蛋白试验

E. 间接抗人球蛋白试验

答案：D

61. Rh 血型系统中抗原性最强的是

A. C   B. D

C. E   D. c

E. e

答案：B

62. A 型人的抗 – B 抗体性质是

A. IgG   B. IgM

C. IgA   D. IgE

E. IgD

答案：B

63. 下列哪项不是导致红细胞表面抗原减弱或缺少的原因

A. 新生儿

B. ABO 亚型

C. 急性白血病

D. 红细胞悬液浓度过低

E. 红细胞悬液贮存过久

答案：D

64. 人体的白细胞上有几类抗原

A. 两类   B. 三类

C. 四类   D. 五类

E. 六类

答案：B

65. 冷凝集素主要是指何种抗体

A. IgG   B. IgM

C. IgA   D. IgE

E. IgD

答案：B

66. 粒细胞在骨髓分化成熟,进入到血液循环中停留的时间是

A. 2 小时   B. 4 小时

C. 8 小时   D. 12 小时

E. 16 小时

答案：C

67. 下列哪项关于艾滋病主要传播途径描述是不正确的

A. 握手   B. 性接触

C. 母婴传播   D. 静脉注射毒品者

E. 输注 HIV 污染的血液制剂

答案：A

68. 下列哪种 Rh 抗原是不存在的

A. D 抗原   B. E 抗原

C. d 抗原   D. e 抗原

E. C 抗原

答案：C

69. 表达 CD_{34}^+ 的是

A. 树突状细胞   B. 造血干细胞

C. 间充质干细胞   D. 自然杀伤细胞

E. 细胞因子诱导杀伤细胞

答案：B

70. 体内最强的抗原提呈细胞是

A. 树突状细胞   B. 造血干细胞

C. 间充质干细胞   D. 自然杀伤细胞

E. 细胞因子诱导杀伤细胞

答案：A

71. 可直接杀伤靶细胞的是

A. 树突状细胞   B. 造血干细胞

C. 间充质干细胞   D. 自然杀伤细胞

E. 细胞因子诱导杀伤细胞

答案：D

72. 维生素 K 依赖因子是

A. II 、VII 、IX 、X   B. I 、II 、V 、VII

C. IX 、X 、XI 、XII   D. II 、V 、X 、XII

E. II 、V 、VII 、XI

答案：A

73. 人凝血酶原复合物含有因子

A. II 、VII 、IX 、X   B. I 、II 、V 、VII

C. IX 、X 、XI 、XII   D. II 、V 、X 、XII

E. II 、V 、VII 、XI

答案：A

74. 华法林抑制因子

A. II 、VII 、IX 、X   B. I 、II 、V 、VII

C. IX 、X 、XI 、XII   D. II 、V 、X 、XII

E. II 、V 、VII 、XI

答案：A

75. 具有生理性止血功能的是

    A. 红细胞   B. 粒细胞

    C. 血小板   D. 淋巴细胞

    E. 单核细胞

    答案：C

76. 具有杀菌功能的是

    A. 红细胞   B. 中性粒细胞

    C. 血小板   D. 淋巴细胞

    E. 单核细胞

    答案：B

77. 具有携氧功能的是

    A. 红细胞   B. 粒细胞

    C. 血小板   D. 淋巴细胞

    E. 单核细胞

    答案：A

78. 红细胞膜上的 ABH 抗原主要构成物质是

    A. 白蛋白   B. 脂蛋白

    C. 糖脂   D. 磷脂

    E. 葡聚糖

    答案：C

79. 下列哪项关于影响抗原性的描述是不正确的

    A. 种属间的抗原性有差异

    B. 同种间抗原性无差异

    C. 个体间的抗原性有差异

    D. 抗原进入机体的途径有差异

    E. 抗原分子及量的大小有差异

    答案：B

80. 抗体按产生的原因和条件可分为

    A. 天然抗体、温抗体、冷抗体

    B. 免疫抗体、温抗体、冷抗体

    C. 自身抗体、温抗体、冷抗体

    D. 温抗体、冷抗体

    E. 天然抗体、免疫抗体、自身抗体

    答案：E

81. 下列哪项关于补体的描述是不正确的

    A. 补体至少由 30 余种电泳移动度不同的糖蛋白组成

    B. 补体分子量为 0 ~ 50000

C. 补体的性质极稳定

D. 体内补体量占血清总蛋白的 3% ~ 5%

E. 紫外线、化学药物均可导致其破坏

    答案：C

82. 下列关于补体激活途径的描述哪项是不正确的

    A. 补体的激活有三条途径

    B. 各条激活路径间不存在交叉

    C. 经典途径继特异性抗原抗体反应之后出现

    D. 补体的活化具有连续性，并不是永无止境的

    E. 在体内它同时受到多种抑制因子和灭活因子的调控

    答案：B

83. 红细胞膜是由下列哪几种成分组成

    A. 由脂质和蛋白分子组合而成

    B. 由脂质和单糖分子组合而成

    C. 由蛋白和单糖分子组合而成

    D. 由磷脂和多糖分子组合而成

    E. 由脂质和葡聚糖分子组合而成

    答案：A

84. 红细胞 ABO 血型由几个等位基因控制遗传

    A. 1 个   B. 2 个

    C. 3 个   D. 4 个

    E. 5 个

    答案：C

85. 在酶作用下，下列哪项物质连接在 H 物质的半乳糖末端（α1,3 链）产生 A 特异性

    A. N - 乙酰氨基半乳糖胺

    B. D - 半乳糖

    C. L - 岩藻糖

    D. N - 乙酰氨基葡萄糖胺

    E. L - 乙酰氨基半乳糖胺

    答案：A

86. 红细胞 RhD 抗原存在于红细胞表面的蛋白质分子上，其分子量为

    A. 10000   B. 30000

    C. 50000   D. 70000

E. 90000

答案：B

87. 红细胞 ABO 位点在第几对染色体上

A. 第 1 对染色体　　B. 第 9 对染色体

C. 第 19 对染色体　　D. 第 21 对染色体

E. 第 23 对染色体

答案：B

88. 下列哪项不符合孟买型（Bombay）特征

A. 血清有抗 – H

B. 血清中有抗 – A、抗 – B

C. 红细胞与抗 I 不产生凝集

D. 红细胞不与抗 – H 血清凝集

E. 红细胞不与抗 – A、抗 – B 血清凝集

答案：C

89. 下列哪项关于红细胞 ABH 抗原的描述不正确

A. 约20%的人群为分泌型

B. 分泌型受一对 Se 和 se 基因控制

C. 红细胞 ABH 抗原具有相同的型特异性

D. 红细胞 ABH 抗原有糖蛋白和糖脂两种形式

E. 分泌型人群的分泌液可显示可溶性 ABH 抗原

答案：A

90. 构成红细胞 A 型主要是哪两种亚型

A. A1 和 A3　　B. A1 和 A2

C. Ax 和 Am　　D. Aint 和 A2

E. A1 和 Ax

答案：B

91. 下列哪项关于红细胞 A2 亚型的描述是不正确的

A. A2 红细胞与抗 – A 凝集明显

B. A2 红细胞与抗 – A1 发生凝集

C. A2 红细胞与抗 – A、B 凝集明显

D. A2 红细胞与抗 – H 发生凝集

E. A2 红细胞与抗 – B 不发生凝集

答案：B

92. 中国台湾人 B 亚型中下列哪种发生频率最高

A. B_3　　B. B_m

C. B_x　　D. B_{el}

E. B_{end}

答案：A

93. 下列哪项关于 Lewis 血型系统特点的描述是不正确的

A. 红细胞吸附血浆中的 Lewis 物质而获得 Lewis 表型

B. 红细胞的 Lewis 表型受分泌状态的影响

C. 非分泌型红细胞表型为 Le（a – b + ）

D. ABH 和 Le 均是同一前身物的产物

E. Lewis 表型可受 ABO 表型的修饰

答案：C

94. 除红细胞 ABO 和 Rh 血型系统外,在欧美等国的白种人群中最常见的免疫性红细胞抗体是

A. 抗 – K　　B. 抗 – S

C. 抗 – N　　D. 抗 – M

E. 抗 – k

答案：A

95. 红细胞 Duffy 血型系中 Duffy 抗原位点位于第几号染色体上

A. 1 号　　B. 6 号

C. 9 号　　D. 11 号

E. 21 号

答案：A

96. 下列哪项关于红细胞 Kidd（JK）血型系描述是不正确的

A. Jka、Jkb 抗原属于低频率抗原

B. 抗 – Jka 可引起迟发性溶血性输血反应

C. 抗体均必须应用间接抗球蛋白试验测定

D. JK（a – b – ）个体血清中存在抗 – Jka 和抗 Jkb

E. 抗原 Jka、Jkb 两个抗原受控于同一位点的显性基因

答案：A

97. 下列哪项关于红细胞 I 和 i 抗原描述是不正确的

A. 脐血红细胞同抗 I 反应强而同抗 i 反应很弱

B. 在白血病患者,I抗原可被抑制,缓解时又可转为I阳性

C. 几乎所有健康成人的红细胞都是I决定簇和少量的i决定簇

D. 重型珠蛋白生成障碍性贫血患者的红细胞对抗-i的凝集力增加

E. 少数成人红细胞上I抗原强度处于成人与脐血红细胞间,称为Iint

答案:A

98. 脐血红细胞在何种情况下称为icord

A. 同抗-I反应弱,而同抗-i反应强

B. 同抗-I反应强,而同抗-i反应弱

C. 同抗-I抗i反应一样强

D. 同抗-I抗i反应都不强

E. 抗-I反应减弱

答案:A

99. 应用微量淋巴细胞试验不能检出HLA

A. A、B点上的抗原

B. DR位点上的抗原

C. DQ位点上的抗原

D. D和DP位点上抗原

E. C位点上的抗原

答案:D

100. 下列哪项关于HLA的描述是正确的

A. HLA是一个共显性遗传系统

B. 每一位点上最多检出三个抗原

C. 每个人有三条分别来自父母的单倍型

D. 不同位点上的等位基因间不连续不平衡

E. HLA在亲子鉴定中B点上抗原不具有重要意义

答案:A

101. HLA根据同种表位可以把同种抗体分为

A. 两类   B. 三类

C. 四类   D. 五类

E. 六类

答案:A

102. 下列哪项不是HLA检测适应证

A. 疾病诊断及预防   B. 器官移植

C. 亲子鉴定   D. 输血

E. 妊娠

答案:D

103. 下列哪项关于白细胞自身特有抗原的描述是不正确的

A. 中性粒细胞特异性同种抗原可导致输血后发热反应

B. 在中性粒细胞上存在着特异性同种抗原,具有遗传的多态性

C. 中性粒细胞特异性同种抗原可导致输血相关性移植物抗宿主病

D. 用凝集试验和粒细胞毒试验可检出中性粒细胞特有的同种抗原

E. 检出中粒细胞抗原的血清主要是来源于新生儿中性粒细胞减少症患儿的母亲

答案:C

104. 血清蛋白抗原主要是免疫球蛋白,根据免疫球蛋白的表位可分为

A. 两种   B. 三种

C. 四种   D. 五种

E. 六种

答案:C

105. 新生儿出生后,逐渐消失的抗原是

A. ABO   B. Rh

C. i   D. MN

E. P

答案:C

106. 血型抗原的化学本质不包括

A. 糖蛋白   B. 脂蛋白

C. 氨基酸   D. 糖脂

E. 蛋白质

答案:C

107. 正常人的血容量约占体重的

A. 1%~2%   B. 3%~4%

C. 5%~6%   D. 7%~8%

E. 10%~11%

答案:D

108. 正常人全血的比重是

A. 1.010   B. 1.030

C. 1.050   D. 1.070

E. 1.090

答案：C

109. 正常人血浆的 pH 值是

    A. 7.05 ~ 7.15   B. 7.20 ~ 7.25

    C. 7.35 ~ 7.45

    D. 7.50 ~ 7.55   E. 7.60 ~ 7.65

答案：C

110. 内源性凝血系统的始动凝血因子是

    A. FⅢ   B. FⅧ

    C. FⅫ   D. FⅩⅢ

    E. FⅪ

答案：C

111. 红细胞生成素产生的主要器官是

    A. 肝脏   B. 脾脏

    C. 肾脏   D. 心脏

    E. 骨髓

答案：C

112. 父亲为 A 型纯合子，母亲为 B 型纯合子，其子代的血型是

    A. A 型   B. B 型

    C. O 型   D. AB 型

    E. cisAB 型

答案：D

113. 血小板血型系统不包括

    A. HPA – 1   B. HPA – 2

    C. HPA – 3   D. HPA – 4

    E. HNA – 2

答案：E

114. 补体活化经典途径的始动分子是

    A. C1   B. C2

    C. C3   D. C4

    E. C5

    答案：A

115. 能刺激巨核细胞增殖和分化的造血生长因子是

    A. EPO   B. SCF

    C. M-CSF   D. G-CSF

    E. TPO

    答案：E

116. 下列哪项在血小板生成过程中不能起到

调控作用

    A. TPO   B. GM-CSF

    C. IL – 3   D. PF4

    E. EPO

    答案：E

117. 血浆比重为

    A. 1.005 ~ 1.010   B. 1.015 ~ 1.020

    C. 1.025 ~ 1.030   D. 1.035 ~ 1.040

    E. 1.045 ~ 1.050

    答案：C

118. 具有刺激巨核细胞增殖、分化、成熟和产生血小板作用的细胞因子是

    A. M-GCF   B. EPO

    C. TPO   D. INF

    E. IL – 3

    答案：C

119. 可作用于造血干细胞的细胞因子是

    A. M-GCF   B. EPO

    C. TPO   D. INF

    E. IL – 3

    答案：A

120. 在下列哪个过程中血小板生长因子不发挥作用

    A. 促进伤口愈合   B. 动脉粥样硬化

    C. 骨髓纤维化   D. 恶性肿瘤

    E. 干细胞动员

    答案：E

121. 参与纤维蛋白形成的凝血因子是

    A. FⅤ   B. FⅩ

    C. FⅨ   D. FⅩⅢ

    E. FⅫ

    答案：D

122. 非维生素 K 依赖因子是

    A. FⅡ   B. FⅤ

    C. FⅦ   D. FⅨ

    E. FⅩ

    答案：B

123. 下列哪项关于小儿造血系统的描述不正确

    A. 小儿造血功能不稳定

B. 易出现髓外造血

C. 小儿淋巴组织发育不完全。

D. 不同年龄组的血细胞成分也不尽相同

E. 易出现淋巴结和扁桃体肿大

答案：C

124. 子代 DNA 两条链

A. 都来自亲代

B. 都是随机合成

C. 都是新合成

D. 一条来自亲代,一条随机合成

E. 一条来自亲代,一条新合成

答案：E

125. 下列哪项关于红细胞 P 血型系描述是不正确的

A. P 抗原缺如十分罕见

B. 几乎所有人的红细胞上均是 P2 抗原

C. 抗原由两个独立的遗传系统所决定

D. 抗 – P1 是天然抗体,属 IgG 类抗体

E. P 缺如的人或有 Pk 抗原,或有 P1 和 Pk,或两者都没有

答案：B

126. 下列哪项关于 ABO 主侧不合的造血干细胞移植的描述不正确

A. 供者为 0,受者为 B

B. 供者为 A,受者为 O

C. 供者为 B,受者为 O

D. 供者为 AB,受者为 O

E. 供者为 AB,受者为 A

答案：A

127. 下列哪项关于输血所致疟疾临床特点描述是不正确的

A. 疾病间隙期症状明显缓解

B. 周期性定时发作性寒战高热和大汗淋漓

C. 实验室检查外周血白细胞增高,以淋巴细胞增高为主

D. 疑诊疟疾,但多次未查到疟原虫可试用氯喹做治疗性诊断

E. 疑诊疟疾患者血涂片检查阴性可行骨髓穿刺涂片检查疟原虫

答案：C

128. 下列哪项关于血小板抗原的描述是正确的

A. 血小板膜上无 HLA 抗原

B. 血小板上 HLA 抗原是吸附于血小板表面

C. 血小板上 HLA 抗原是血小板膜的组成部分

D. 血小板上不能检出红细胞 A 抗原和 B 抗原

E. 血小板特异性同种抗原不是膜结构的一部分

答案：B

129. 下列哪项关于血小板特异性同种抗原的描述是正确的

A. 血小板特异性同种抗原不是通过相应抗体的检出而发现的

B. 血小板特异性同种抗原构成血小板膜结构中的一部分

C. P1A (Zw)由常染色体双等位基因以共显性模式控制

D. 血小板特异性同种抗原不具有独特的型特异性

E. 抗原刺激产生抗体不引起血小板无效输注

答案：B

130. 移植物抗肿瘤效应与下列哪种细胞有关

A. 浆细胞   B. 单核细胞

C. T 淋巴细胞   D. B 淋巴细胞

E. 中性粒细胞

答案：C

131. 输血所致的艾滋病潜伏期

A. 1 个月 ~5 个月   B. 7 个月 ~10 年

C. 15 ~18 年   D. 20 ~25 年

E. 30 ~35 年

答案：B

132. 典型艾滋病根据临床特点可分几期

A. 二期   B. 三期

C. 四期   D. 五期

E. 六期

答案：B

133. 血型为 B 型的人，其基因型有

A. 1 种　　　　　　B. 2 种

C. 3 种　　　　　　D. 4 种

E. 5 种

答案：B

134. 父亲为杂合子 A 型、母亲为 AB 型、其子女不可能表现

A. A 型　　　　　　B. B 型

C. O 型　　　　　　D. AB 型

E. A 型、B 型、AB 型

答案：C

135. 在新生儿红细胞上，下列哪一种抗原表达最弱

A. A 抗原　　　　　B. B 抗原

C. P1 抗原　　　　D. I 抗原

E. D 抗原

答案：D

136. 绝大多数的 A、B、H 抗原位点是位于

A. 带 3 糖蛋白　　　B. 水通道蛋白

C. 多糖基神经胺　　D. 糖脂

E. 葡聚糖

答案：A

137. 红细胞上 Rh 抗原的血清学活性是由下列何种物质决定的

A. 磷脂　　　　　　B. 糖基化蛋白

C. 重糖基化蛋白　　D. 脂蛋白

E. 葡聚糖

答案：A

138. ABO 血型的抗原决定簇其肽链由同样的几种氨基酸组成

A. 5 种　　　　　　B. 10 种

C. 15 种　　　　　D. 25 种

E. 35 种

答案：C

139. 红细胞 RhD 抗原存在于红细胞表面的蛋白质分子上，其分子量为

A. 10000　　　　　B. 30000

C. 50000　　　　　D. 70000

E. 90000

答案：B

140. 原始红细胞上 D 抗原的量是成熟红细胞的

A. 1/2　　　　　　B. 1/3

C. 1/4　　　　　　D. 1/5

E. 1/6

答案：C

141. 下列哪项红细胞血型抗体与临床输血安全相关性最高

A. 抗 – A 和抗 – B　B. 抗 – D

C. 抗 – M 和抗 – N

D. 抗 – Lea 和抗 – Leb

E. 抗 – E

答案：A

142. 红细胞 ABO 血型系统至少需几组基因控制

A. 1 组　　　　　　B. 2 组

C. 3 组　　　　　　D. 4 组

E. 5 组

答案：C

143. 下列哪项不是导致红细胞表面 A、B 抗原减弱或缺少的原因

A. 新生儿　　　　　B. 白血病

C. 红细胞亚型

D. 再生障碍性贫血

E. 过量的血型特异性可溶性物质

答案：D

144. 红细胞 Rh 系统各抗原的强度是

A. c > C > D > E > e

B. E > D > C > c > e

C. C > D > E > c > e

D. D > c > E > C > e

E. E > C > D > c > e

答案：D

145. Fisher-Race 提出的 CDE 命令法认为红细胞 Rh 基因是几个基因的复合物

A. 1　　　　　　　B. 2

C. 3　　　　　　　D. 4

E. 5

答案：C

146. 我国汉族人红细胞 Kell 血型系统基因型几乎均为

A. KK 基因型　　　　B. Kk 基因型

C. kk 基因型　　　　D. K 基因型

E. k 基因型

答案：C

147. 在美国和我国红细胞 Duffy(FY) 血型系统最常见表现型有几种

A. 一种　　　　B. 二种

C. 三种　　　　D. 四种

E. 五种

答案：D

148. 与疟疾感染具有相关性的血型系统是

A. ABO 血型系统

B. Duffy 血型系统

C. Kell 血型系统

D. Rh 血型系统

E. P 血型系统

答案：B

149. 在红细胞 Duffy(FY) 血型系统中,哪一个表现型的人不易感染疟疾

A. Fy(a+b−)　　　　B. Fy(a−b+)

C. Fy(a+b+)　　　　D. Fy(a−b−)

E. Fy(a−a−)

答案：D

150. LW 基因定于第几号染色体

A. 1　　　　B. 6

C. 9　　　　D. 19

E. 21

答案：D

151. 红细胞 Lutheran(Lu) 血型系统中罕见表现型是

A. Lu(a+b−)　　　　B. Lu(a+b+)

C. Lu(a−b+)　　　　D. Lu(a−b−)

E. Lu(a−a−)

答案：D

152. 在 IgA 缺乏的患者中,可测得特异性的抗 IgA 抗体可分为

A. 类特异性、亚类特异性抗 IgA

B. 亚类特异性、限定特异性抗 IgA

C. 类特异性、限定特异性抗 IgA

D. 类特异性、非限定特异性抗 IgA

E. 类特异性、亚类特异性、限定特异性抗 IgA

答案：E

153. 新生儿出生后,逐渐消失的红细胞血型抗原是

A. ABO　　　　B. Rh

C. i　　　　D. MN

E. P

答案：C

154. 血型抗原的化学本质不包括

A. 糖蛋白　　　　B. 脂蛋白

C. 氨基酸　　　　D. 糖脂

E. 蛋白质

答案：C

155. 正常情况下造血干细胞自我更新率是

A. 40%　　　　B. 30%

C. 50%　　　　D. 20%

E. 10%

答案：C

156. Rh 血型抗体初次免疫应答一般在何时出现

A. 3 天内　　　　B. 1 周内

C. 2~6 个月内　　　　D. 1 年以上

E. 2 年以上

答案：C

157. PCR-DNA 分型技术的特点不包括

A. 取材容易　　　　B. 操作简便

C. 成本较低　　　　D. 反应快速

E. 灵敏度高

答案：C

158. HLA 基因位于

A. 第 1 对染色体上

B. 第 2 对染色体上

C. 第 6 对染色体上

D. 第 9 对染色体上

E. 第 4 对染色体上

答案：C

159. 红细胞主要是通过下列哪项来释放能量

A. 有氧糖酵解　　　B. 无氧糖酵解

C. 有氧糖分解　　　D. 无氧糖分解

E. 有氧酶酵解

答案：B

160. 红细胞输入人体后,24 小时存活率应是

　　A. 50%　　　　　　B. 60%

　　C. 70%　　　　　　D. 80%

　　E. 90%

　　答案：C

161. 血浆容量计算是按

　　A. 20mL/kg　　　　B. 25mL/kg

　　C. 30mL/kg　　　　D. 40mL/kg

　　E. 50mL/kg

　　答案：D

162. 正常人体储备血量占总血容量

　　A. 1/2　　　　　　B. 1/3

　　C. 1/4　　　　　　D. 1/5

　　E. 1/6

　　答案：D

163. 人血白蛋白分子量为

　　A. 6000 ~ 9000　　　B. 16000 ~ 19000

　　C. 66000 ~ 69000　　D. 76000 ~ 79000

　　E. 86000 ~ 89000

　　答案：C

164. 在细胞信号传导中可涉及

　　A. Rh 抗原　　　　B. ABO 抗原

　　C. HPA 抗原　　　　D. HLA 类抗原

　　E. 中性粒细胞抗原

　　答案：D

165. 免疫球蛋白 Ig 分子含

　　A. 一条重链和一条轻链

　　B. 一条重链和二条轻链

　　C. 二条重链和一条轻链

　　D. 二条重链和二条轻链

　　E. 一条重链和三条轻链

　　答案：D

166. 基因分为显性和隐性两种,下列关于 MN 血型基因的描述哪项是正确的

　　A. M 是显性基因,N 是隐性基因

　　B. M 是隐性基因,N 是显性基因

C. M 和 N 基因受环境控制而变化

D. M 和 N 都是显性基因

E. M 和 N 都是隐性基因

答案：D

167. 哈代 – 温伯格平衡定律 (Hardy-wein- bergequilibrium) 的内容是指足够大的随机婚配群体中无基因突变时

　　A. 各等位基因的基因频率是不稳定的

　　B. 各等位基因的基因频率世代稳定不变

　　C. 一个等位基因基因频率是不稳定的

　　D. 一个等位基因基因频率世代稳定不变

　　E. 一个等位基因的基因频率世代稳定不变

　　答案：B

168. 人类基因结构分区域为

　　A. 编码区、调控区、前导区

　　B. 前导区和尾部区、编码区

　　C. 功能区、非功能区、中间区

　　D. 编码区、前导区、尾部区和调控区

　　E. 功能区、非功能区、编码区和调控区

　　答案：D

169. 基因中的编码片段称

　　A. 编码区　　　　　B. 功能区

　　C. 内含子　　　　　D. 外显子

　　E. 前导区

　　答案：D

170. 基因突变是指

　　A. DNA 分子发生碱基对改变、增添或缺失

　　B. RNA 分子发生碱基对改变、增添或缺失

　　C. ANA 分子发生碱基对改变、增添或缺失

　　D. 外显子发生突变与外含子发生突变

　　E. 内含子发生突变与内显子发生突变

　　答案：A

171. 假基因是指基因

　　A. 功能突变,不能产生对应蛋白质

　　B. 序列突变,不能产生对应蛋白质

　　C. 碱基丢失,不能产生对应蛋白质

D. 功能增强,产生新不对应蛋白质

E. 功能减弱,不能产生对应蛋白质

答案:B

172. 等位基因是指

A. 两个相邻遗传位点

B. 两个功能相同的基因

C. 两个功能不同,但紧密连锁的基因

D. 同一遗传位点上基因突变产生变异体

E. 相邻遗传位点上基因突变产生变异体

答案:D

173. 红细胞血型的无效等位基因是指在红细胞表面

A. 表达相应抗原减弱

B. 抗原发生特异性改变

C. 不表达相应抗原

D. 表达抗原特异性不改变

E. 表达相应抗原增强

答案:C

174. 下列哪个血型系统的抗体在37℃不反应且无临床意义

A. ABO   B. Rh

C. MN   D. Kidd

E. Duffy

答案:C

175. ABO 血型基因的产物是

A. H 物质   B. 糖蛋白

C. 脂蛋白   D. ABH 抗原

E. 糖基转移酶

答案:E

176. 一般情况下,红细胞血型系统的意外抗体有几种免疫类型

A. 2 种   B. 3 种

C. 4 种   D. 5 种

E. 6 种

答案:A

177. 下列关于血型抗体在抗人球蛋白试验中的描述哪项是正确的

A. IgM 和 IgG 的凝集都不增强

B. IgM 和 IgA 的凝集都不增强

C. IgG 和 IgA 的凝集都不增强

D. IgM 的凝集不增强

E. IgM 的凝集减弱

答案:D

178. 应用五种 Rh 抗血清(抗 - D, - C, - c, - E, - e)可检测出几种 Rh 表型

A. 8 种   B. 18 种

C. 28 种   D. 38 种

E. 48 种

答案:B

179. Rh 血型的 D 变异体分为

A. 1 类   B. 3 类

C. 5 类   D. 7 类

E. 9 类

答案:B

180. RhDel 型

A. 红细胞表面 D 抗原数量增多,质量有变化

B. 红细胞表面 D 抗原数量减少,质量有变化

C. 红细胞表面 D 抗原数量不变,质量有变化

D. 红细胞表面 D 抗原数量增多,质量无变化

E. 红细胞表面 D 抗原数量减少,质量几乎无变化

答案:E

181. Duffy(a -, b -)个体

A. 易患疟疾感染

B. 不易患疟疾感染

C. 易患再生障碍性贫血

D. 不易患急性白血病

E. 易患急性白血病

答案:B

182. 筛选 Jk(a -, b -)血型的简易办法是

A. 抗人球蛋白试验

B. 聚凝胺试验

C. 微柱凝胶卡试验

D. 吸收放散试验

E. 2M 尿素溶血实验

答案:E

183. 根据血型遗传基本法则,在 A 型杂合子与 B 型杂合子夫妇,下一代血型有几种
    A. 1　　　　　　　　B. 2
    C. 3　　　　　　　　D. 4
    E. 5
    答案: D

184. 孕妇和经产妇中检查出 HLA-Ⅰ抗体的比例是
    A. 5% ~20%　　　　B. 30% ~40%
    C. 50% ~60%　　　 D. 70% ~80%
    E. 90% ~100%
    答案: A

185. 根据下列哪项将免疫球蛋白分为五类
    A. 二硫键位置　　　B. 氢键位置
    C. 重链　　　　　　D. 分子量大小
    E. 2 – ME 处理结果
    答案: C

186. 血小板自身抗体在体内存在的形式有几种
    A. 2　　　　　　　　B. 3
    C. 4　　　　　　　　D. 5
    E. 6
    答案: A

187. 胚胎期造血的第一阶段为
    A. 肝脏造血　　　　B. 卵黄囊造血
    C. 红骨髓造血　　　D. 黄骨髓造血
    E. 淋巴器官造血
    答案: B

188. 下列哪项描述是不正确的
    A. 黄骨髓没有潜在造血功能
    B. 儿童出生后 5 年均由红骨髓造血
    C. 成人一次失血后 4 ~6 天内网织红细胞可增高
    D. 婴儿期肝脾、淋巴结可随时适应需要恢复造血
    E. 新生儿一次失血后 2 ~3 周网织红细胞增高不明显
    答案: A

189. 下列哪项描述是不正确的
    A. 足月新生儿红细胞存活时间和成人一样
    B. 新生儿红细胞中 2,3 – DPG 含量低于成人
    C. 新生儿红细胞氧解离曲线向左侧偏移
    D. 新生儿红细胞葡萄糖消耗低于成人
    E. 新生儿红细胞内 ATP 和 ADP 水平高于成人
    答案: A

190. 儿童在何时出现淋巴细胞与中性粒细胞曲线的第二次交叉
    A. 2 岁　　　　　　B. 3 岁
    C. 4 岁　　　　　　D. 5 岁
    E. 6 岁
    答案: E

191. 婴幼儿期外周血白细胞分类中哪种细胞占优势
    A. 淋巴细胞　　　　B. 单核细胞
    C. 中性粒细胞　　　D. 嗜酸性粒细胞
    E. 嗜碱性粒细胞
    答案: A

192. 儿童 ABH 抗原在何时强度接近成人
    A. 2 岁　　　　　　B. 3 岁
    C. 4 岁　　　　　　D. 5 岁
    E. 6 岁
    答案: B

193. 人 G-CSF 基因位于几号染色体上
    A. 9 号　　　　　　B. 10 号
    C. 16 号　　　　　 D. 17 号
    E. 22 号
    答案: D

194. 下列哪项关于 G-CSF 的描述是不正确的
    A. 对骨髓粒细胞系早幼粒细胞具有促进增殖分化及成熟
    B. G-CSF 可延长多能造血干细胞的静止期(Go 期)
    C. G-CSF 增强对成熟红细胞补体(C3b)受体膜表达
    D. 可诱导单核细胞的游走而不影响其机能
    E. 可诱导血管内皮细胞的游走及增殖

答案：B

195. Lawrence Souza 首次成功地克隆了人类 G-CSF 基因是在
    A. 1965 年　　　　　　B. 1975 年
    C. 1985 年　　　　　　D. 1995 年
    E. 2005 年
    答案：C

196. 下列哪种细胞受抗原诱导后不能产生粒细胞 - 巨噬细胞集落激因子（GM-CSF）
    A. 单核 - 巨噬细胞　　B. 成纤维细胞
    C. T 淋巴细胞　　　　D. 内皮细胞
    E. 浆细胞
    答案：E

197. 下列哪项关于 GM-CSF 的描述是不正确的
    A. 以较未成熟前驱细胞为靶细胞的造血因子
    B. 对前成红细胞系的前驱细胞的抑制作用
    C. 对中性粒细胞系的作用较 G-CSF 缓慢
    D. 对巨核细胞系前驱细胞的刺激作用
    E. 可抑制中性粒细胞的游走能力
    答案：B

198. 1957 年 Issacs 和 Lindenmann 用流感病毒干扰了哪种动物的胚绒毛尿囊膜细胞，使其产生了干扰素
    A. 牛　　　　　　　　B. 羊
    C. 猪　　　　　　　　D. 鸡
    E. 狗
    答案：D

199. 根据抗原特异性和分子结构可将干扰素分为几大类
    A. 2　　　　　　　　B. 3
    C. 4　　　　　　　　D. 5
    E. 6
    答案：B

200. 下列哪项关于干扰素作用的描述是不正确的
    A. 抑制了淋巴细胞非特异性细胞毒作用

从而抑制自然杀伤细胞
    B. 由于干扰素的 mRNA 从而影响病毒在细胞内复制增殖
    C. 抗病毒作用是激活了几种阻止病毒蛋白合成的酶
    D. 调节主要组织相容复合物（MHC）的抗原表达
    E. 调节 T 淋巴细胞对外来抗原的识别
    答案：A

201. 干扰素基因位于几号染色体
    A. 6 号　　　　　　　B. 9 号
    C. 17 号　　　　　　D. 21 号
    E. 22 号
    答案：B

202. 下列哪项干扰素对造血的影响描述是不正确的
    A. 能激活巨噬细胞、淋巴细胞和自然杀伤细胞
    B. 抑制淋巴细胞的增殖以及髓系细胞的分化
    C. 能抑制髓系细胞系细胞集落形成
    D. 促进骨髓网硬蛋白纤维化
    E. 刺激产生白细胞介素
    答案：D

203. 白细胞介素 - 1 的分子量为
    A. 22000　　　　　　B. 12200
    C. 22200　　　　　　D. 32200
    E. 52200
    答案：A

204. 白细胞介素 - 2 主要是依靠何种细胞在抗原或丝裂原刺激下诱导产生
    A. T 辅助淋巴细胞
    B. T 抑制淋巴细胞
    C. 单核细胞
    D. 巨噬细胞
    E. 浆细胞
    答案：A

205. IL - 3 基因位于几号染色体
    A. 1 号　　　　　　　B. 5 号
    C. 6 号　　　　　　　D. 9 号

E. 17 号

答案：B

206. 下列哪项关于 IL-4 描述是不正确的

A. IL-4 基因位于 5 号染色体

B. 具有刺激 T 细胞生长和分化

C. 抑制 B 细胞的活化、生长和分化

D. 调节骨髓造血干细胞生长和分化

E. IL-4 是由活化 T 细胞和肥大细胞产生

答案：C

207. 促红细胞生成素（EPO）基因位于几号染色体

A. 1 号　　　　　B. 5 号

C. 6 号　　　　　D. 7 号

E. 17 号

答案：D

208. 血小板生成素（简称 TPO）生物性状是

A. 脂蛋白　　　　B. 糖蛋白

C. 糖脂　　　　　D. 磷脂

E. 肌蛋白

答案：B

209. 肿瘤坏死因子是由哪种细胞产生

A. 巨噬细胞　　　B. 淋巴细胞

C. 单核细胞　　　D. 肥大细胞

E. 浆细胞

答案：A

210. 下列哪项关于肿瘤坏死因子描述是不正确的

A. 肿瘤坏死因子是由巨噬细胞产生

B. 抗肿瘤作用可随机体体温升高而降低

C. 血栓的形成可造成瘤细胞局部血流阻断而发生坏死

D. 对 TNF 不敏感的肿瘤细胞合并使用 IFN 可产生细胞毒作用

E. 较低剂量 TNF 和 IFN 的联合应用即可加强肿瘤细胞的细胞毒作用

答案：B

211. 下列哪项关于粒细胞集落刺激因子生物学特性描述是不正确的

A. 有细胞特异性

B. 有种族特异性

C. 有种属特异性

D. 促进粒系祖细胞增殖分化和成熟

E. 促进骨髓粒细胞释放于外周血

答案：B

212. 下列哪项不是粒细胞集落刺激因子的促造血作用

A. 促进粒系祖细胞增殖分化和成熟

B. 促进红系祖细胞增殖分化和成熟

C. 促进骨髓粒细胞释放于外周血

D. 可使单核细胞成倍增加

E. 增强血小板活性

答案：B

213. 成人 T 细胞白血病可分为几型

A. 2　　　　　　B. 3

C. 4　　　　　　D. 5

E. 6

答案：C

214. 下列哪项抗原不可能存在于血小板上

A. 红细胞 A、B 抗原

B. HLA-A 位点抗原

C. HLA-B 位点抗原

D. 血清蛋白 Gm、Am 抗原

E. 血小板特异性抗原（HPA）

答案：D

215. 下列哪种血液成分密度相对最大

A. 淋巴细胞　　　B. 红细胞

C. 血小板　　　　D. 粒细胞

E. 血浆

答案：B

216. Rh 血型系统抗原在何时已充完全发育

A. 胎儿早期　　　B. 新生儿期

C. 幼儿期　　　　D. 学龄期

E. 青春期

答案：A

217. 下列哪项 RhD 血型描述是不正确的

A. RhD 血型不合的输血可产生溶血反应

B. 母胎 RhD 血型不合可致新生儿溶血病

C. 相对于其他 Rh 表型，D 血型抗原性最弱

D. RhE 血型不合输血发生率比 RhD 血型高

E. 中国汉族人群中大多数是 RhD 阳性。

答案：C

218. 母亲是 AB 型,父亲是 A 型,其子女可能的血型是

A. A 型、B 型、O 型

B. A 型、B 型、AB 型

C. AB 型、O 型、B 型

D. A 型、B 型、Oh 型

E. B 型、AB 型、O 型

答案：B

219. 下列哪项不是造血因子特征

A. 脂蛋白

B. 不同过程中发挥正和负调控作用

C. 造血干细胞和造血祖细胞生存及更新

D. 造血干细胞和造血祖细胞增殖及分化

E. 造血干细胞和造血祖细胞成熟及程序化死亡

答案：A

220. 第一个被鉴定确证的造血因子是

A. TPO   B. EPO

C. TNF   D. G-CSF

E. GM-CSF

答案：B

221. 下列哪项造血干细胞特性描述是不正确的

A. 在体内以非增殖状态的方式存在

B. 具有多向分化、重建造血潜能

C. 具有广泛迁移、特异性归巢

D. 具有自我更新或自我维持

E. 进行对称性的有丝分裂

答案：E

222. 下列哪种细胞进行对称性的有丝分裂,自我更新能力减弱而增殖能力增强

A. HSC   B. TSC

C. HPC   D. TPC

E. HPD

答案：C

223. 下列哪种分子可作为造血干细胞活化状态的标志物

A. CD13   B. CD14

C. CD34   D. CD55

E. CD59

答案：C

224. CD34 分子是一类高度糖基化的

A. I 型跨膜糖蛋白

B. Ⅱ 型跨膜糖蛋白

C. Ⅲ 型跨膜糖蛋白

D. Ⅳ 型跨膜糖蛋白

E. Ⅴ 型跨膜糖蛋白

答案：A

225. 造血干细胞的自我更新能力

A. 与染色体端粒的数量有关

B. 与染色体端粒的长度有关

C. 与染色体微粒的数量有关

D. 与染色体微粒的长度有关

E. 与染色体微孔的数量有关

答案：B

226. 当机体的血细胞处于正常范围时,造血抑制因子就会抑制 HSC/HPC 的活化,使其处于

A. G4 期   B. G3 期

C. G2 期   D. G1 期

E. G0 期

答案：E

227. 下列哪项与红细胞变形性能力有关

A. 红细胞膜黏弹性、红细胞几何形状和红细胞外液黏度

B. 红细胞膜黏弹性、红细胞几何形状和红细胞内液黏度

C. 红细胞膜黏弹性、红细胞体积和红细胞内液黏度

D. 红细胞膜通透性、红细胞体积和红细胞内液黏度

E. 红细胞膜黏弹性、红细胞体积和红细胞外液黏度

答案：B

228. 老化红细胞的消亡是由何结构发生改变所引发

A. 细胞膜　　　　B. 细胞质

C. 细胞核　　　　D. 细胞器

E. 细胞壁

答案：A

229. 中性粒细胞到达坏死组织或细菌入侵部位是通过何种方式完成的

A. 吞噬运动　　　B. 纤毛摆动

C. 趋化运动　　　D. 鞭毛摆动

E. 阿米巴样运动

答案：C

230. 成熟 B 细胞随血液循环系统定居于外周免疫器官的

A. 非胸腺独立区　　B. 非胸腺依赖区

C. 胸腺发生区　　　D. 胸腺依赖区

E. 胸腺独立区

答案：B

231. 下列哪项是 B 细胞特异性识别抗原的受体,也是 B 细胞的重要标志

A. 膜表面脂蛋白　　B. 膜表面糖蛋白

C. 膜表面白蛋白　　D. 膜表面乳蛋白

E. 膜表面免疫球蛋白

答案：E

232. 下列哪项是血小板特殊的膜系统

A. 非开放管道系统、稀疏管道系统及膜复合物

B. 非开放管道系统、稀疏管道系统及壁复合物

C. 开放管道系统、稀疏管道系统及膜复合物

D. 开放管道系统、致密管道系统及膜复合物

E. 开放管道系统、稀疏管道系统及壁复合物

答案：D

233. 血小板在受到刺激后,会将贮存于下列哪项中的生物化学物质排出细胞外

A. 微粒体、α 颗粒或溶酶体

B. 微粒体、β 颗粒或溶酶体

C. 致密体、α 颗粒或溶酶体

D. 致密体、β 颗粒或溶酶体

E. 致密体、β 颗粒或聚酶体

答案：C

234. 人类免疫球蛋白的重链根据其恒定区抗原特异性的差异,可分为哪五种肽链

A. γ、β、μ、δ、ε　　　B. γ、α、λ、δ、ε

C. γ、α、μ、κ、ε　　　D. γ、α、μ、δ、ε

E. γ、φ、μ、δ、ε

答案：D

235. IgG1 半衰期是几天

A. 7　　　　　　　B. 14

C. 21　　　　　　D. 28

E. 35

答案：C

236. IgG2 半衰期是几天

A. 7　　　　　　　B. 14

C. 21　　　　　　D. 28

E. 35

答案：C

237. IgG3 半衰期是几天

A. 7　　　　　　　B. 14

C. 21　　　　　　D. 28

E. 35

答案：A

238. IgG4 半衰期是几天

A. 7　　　　　　　B. 14

C. 21　　　　　　D. 28

E. 35

答案：C

239. 初次免疫应答的细胞是

A. 棘细胞　　　　B. 浆细胞

C. 单核细胞　　　D. 淋巴细胞

E. 树突状细胞

答案：E

240. 下列哪项细胞只能识别和结合由 APC 表面 MHC 分子所表现的血型抗原肽

A. T 细胞　　　　B. B 细胞

C. 浆细胞　　　　D. 单核细胞

E. 树突状细胞

答案：A

241. IgM 型血型抗体主要通过激活下列何种

物质导致溶血反应

A. 乳酸脱氢酶　　　　B. 过氧化物酶

C. 磷酸激酶　　　　　D. 溶酶体

E. 补体

答案：E

242. 补体由几种成分组成

A. 3　　　　　　　　B. 6

C. 9　　　　　　　　D. 12

E. 15

答案：C

243. 下列哪项是 C1 的 3 个亚单位

A. C1p、C1r 和 C1s

B. C1q、C1m 和 C1s

C. C1q、C1r 和 C1s

D. C1q、C1r 和 C1t

E. C1q、C1r 和 C1x

答案：C

244. 免疫活性细胞接触抗原性物质时所表现的一种特异性的无应答状态称为

A. 细胞免疫　　　　　B. 体液免疫

C. 免疫逃逸　　　　　D. 免疫耐受

E. 免疫接种

答案：D

245. 下列哪项参与红细胞免疫调节作用

A. CR0　　　　　　　B. CR1

C. CR2　　　　　　　D. CR3

E. CR4

答案：B

246. 下列哪项个体对间日疟有着天然的免疫力

A. Jk(a+b−)　　　　B. Jk(a−b+)

C. Fy(a−b+)　　　　D. Fy(a+b−)

E. Fy(a−b−)

答案：E

247. 下列哪项是孟德尔定律在医学应用的第一个例证

A. ABO 血型系统　　B. Rh 血型系统

C. MN 血型系统　　　D. Kell 血型系统

E. Duffy 血型系统

答案：A

248. 低频抗原组是血型抗原在人群中发生频率低于

A. 1%　　　　　　　B. 5%

C. 10%　　　　　　　D. 15%

E. 20%

答案：A

249. 高频抗原组是血型抗原在人群中发生频率高于

A. 50%　　　　　　　B. 60%

C. 70%　　　　　　　D. 80%

E. 90%

答案：B

250. 血型抗原的共显性(codominant)是指

A. 纯合子的两个等位基因的特性都能表现出来

B. 纯合子的三个等位基因的特性都能表现出来

C. 杂合子的两个等位基因的特性都能表现出来

D. 杂合子的三个等位基因的特性都能表现出来

E. 混合子的三个等位基因的特性都能表现出来

答案：C

251. 下列哪项可作为细胞分化成熟的标志

A. 组织　　　　　　　B. 器官

C. 免疫功能　　　　　D. 组织抗原

E. 组织血型抗原

答案：B

252. 人类血型的遗传方式有几种

A. 1　　　　　　　　B. 2

C. 3　　　　　　　　D. 4

E. 5

答案：C

253. 下列哪项关于人类血型的遗传方式是正确的

A. 常染色体伴性遗传、常染色体隐性遗传和 X 连锁显性遗传

B. 常染色体显性遗传、常染色体伴性遗传和 X 连锁显性遗传

C. 常染色体伴性遗传、常染色体隐性遗
传和 Y 连锁显性遗传

D. 常染色体显性遗传、常染色体伴性遗
传和 Y 连锁显性遗传

E. 常染色体显性遗传、常染色体隐性遗
传和 X 连锁显性遗传

答案：E

254. 新生儿红细胞上的 ABO 抗原数量大概只
有成人的

A. 10% ~15%　　　　B. 20% ~25%

C. 30% ~35%　　　　D. 40% ~45%

E. 50% ~55%

答案：B

255. 新生儿 ABO 血型抗原比较弱,直到几岁
时,ABO 抗原才发育完全

A. 0.5 ~1　　　　B. 2 ~4

C. 5 ~6　　　　D. 7 ~8

E. 9 ~10

答案：B

256. 下列哪项不属于天然抗体范畴

A. 抗 A　　　　B. 抗 B

C. 抗 M　　　　D. 抗 I

E. 抗 D

答案：E

257. 下列哪项关于抗 A 和抗 B 的抗体强度不
同的描述是不正确的

A. 基因的转录、修饰和翻译决定了抗体
的水平

B. 不同的调控机制都可导致产生的抗体
强度不同

C. 单卵双生子的抗 A 或抗 B 抗体水平
基本无明显差异

D. 不同个体受到不同的免疫刺激都会导
致抗体的强度不同

E. 免疫原的强弱、剂量、免疫方式与频率
决定抗体水平

答案：C

258. FUT2 和 FUT1 基因存在于人类第几号染
色体上

A. 1　　　　B. 6

C. 9　　　　D. 19

E. 21

答案：D

259. FUT2 和 FUT1 基因均存在于人类染色
体的

A. 19p3　　　　B. 19q3

C. 9p3　　　　D. 9q3

E. 6q3

答案：B

260. 孟买型(Bombay phenotype)血型最早于
何年在印度孟买市发现

A. 1922 年　　　　B. 1932 年

C. 1942 年　　　　D. 1952 年

E. 1962 年

答案：D

261. 孟买型等位基因是

A. Hh 和 sese　　　　B. hh 和 Sese

C. HH 和 sese　　　　D. hh 和 SeSe

E. hh 和 sese

答案：E

262. 孟买型红细胞上

A. 无 A、B、H 抗原

B. 无 A、B 抗原,有 H 抗原

C. 有 A、B 抗原,无 H 抗原

D. 有 D 抗原,无 A、B 抗原,有 H 抗原

E. 无 D 抗原,无 A、B 抗原,无 H 抗原

答案：A

263. 孟买型血清中

A. 有抗 A、抗 B 和抗 H 抗体

B. 无抗 A、抗 B 和抗 H 抗体

C. 有抗 D,无抗 A、抗 B 和抗 H 抗体

D. 有抗 D,无抗 A、抗 B,有抗 H 抗体

E. 有抗 D,有抗 A、抗 B,无抗 H 抗体

答案：A

264. Rh 血型基因连锁遗传理论表明为单倍体
遗传,每条染色体上可有几种不同组合
的单倍型

A. 2　　　　B. 4

C. 6　　　　D. 8

E. 10

答案：D

265. 每个个体的 Rh 血型基因型是由分别来自父母的两条单倍体构成,可形成几种基因型

    A. 8　　　　　　　B. 18

    C. 24　　　　　　　D. 36

    E. 72

    答案：D

266. *RHD* 和 *RHCE* 基因 CD 编号是

    A. CD21OD 和 CD210CE

    B. CD22OD 和 CD220CE

    C. CD23OD 和 CD230CE

    D. CD24OD 和 CD240CE

    E. CD25OD 和 CD250CE

    答案：D

267. *RHD* 和 *RHCE* 基因所编码的 RHD 蛋白和 RhCcEe 蛋白是一种具有强疏水性的蛋白,在红细胞膜上穿膜

    A. 2 次　　　　　　B. 4 次

    C. 8 次　　　　　　D. 10 次

    E. 12 次

    答案：E

268. 下列哪项关于 RhD 血型抗原的描述是不正确的

    A. 弱 D 型的基因变异常在编码跨膜区段的区域

    B. 不完全 D 型的基因变异常在编码膜外肽段的区域

    C. Del 表型个体接受 RhD 阳性红细胞不会产生抗 D 抗体

    D. 不完全 D 型个体接受 RhD 阳性红细胞不会产生抗 D 抗体

    E. RHD 蛋白和 RhCcEe 蛋白是一种具有强疏水性的非糖基化蛋白

    答案：D

269. 红细胞血型 M、N 抗原存在于

    A. 血型糖蛋白 A　　B. 血型糖蛋白 B

    C. 血型糖蛋白 C　　D. 血型糖蛋白 D

    E. 血型糖蛋白 E

    答案：A

270. 红细胞血型 S、s 抗原存在于

    A. 血型糖蛋白 A　　B. 血型糖蛋白 B

    C. 血型糖蛋白 C　　D. 血型糖蛋白 D

    E. 血型糖蛋白 E

    答案：B

271. 抗 – Jka 和抗 – Jkb 主要是哪类 IgG 亚型

    A. IgG1　　　　　　B. IgG2

    C. IgG3　　　　　　D. IgG4

    E. IgG1 + IgG4

    答案：C

272. 下列哪项不是 HLA 复合体的遗传特点

    A. 多态性现象　　　B. 单体型遗传

    C. 连锁不平衡　　　D. 共显性遗传

    E. 单个等位基因

    答案：E

273. Jean Dausset 于哪一年首次报道 HLA-A2 抗原,并获得 1980 年的诺贝尔奖

    A. 1932 年　　　　　B. 1942 年

    C. 1952 年　　　　　D. 1962 年

    E. 1972 年

    答案：C

274. HLA 的基因位点被证实在第几号染色体短臂上

    A. 3　　　　　　　B. 6

    C. 9　　　　　　　D. 12

    E. 15

    答案：B

275. HLA 抗原间的交叉反应是由于 HLA 分子变异中存在基因内

    A. 连锁平衡　　　　B. 连锁不平衡

    C. 共价平衡　　　　D. 共价不平衡

    E. 连续平衡

    答案：B

276. 已发现的 HNA 有 10 个抗原,归属于几个粒细胞抗原系统

    A. 2　　　　　　　B. 3

    C. 4　　　　　　　D. 5

    E. 6

    答案：D

277. 人类血小板抗原(HPA)等位基因除了下

ᅟ

列哪项染色体外,均位于所列染色体上的 6 个遗传位点

A. 第 5 号染色体　　B. 第 6 号染色体

C. 第 9 号染色体　　D. 第 17 号染色体

E. 第 21 号染色体

答案:C

278. 人类血小板抗原(HPA)等位基因有几个遗传位点

A. 1　　B. 3

C. 6　　D. 9

E. 12

答案:C

279. 人类血小板抗原(HPA)由常染色体双等位基因以何形式控制

A. 共显性模式　　B. 异显性模式

C. 共隐性模式　　D. 异隐性模式

E. 共同性模式

答案:A

280. 下列哪项不是由于血小板膜糖蛋白结构基因中的单核苷酸多态性(SNP)引起,导致相应位置的单个氨基酸变异所致

A. HPA-1aw　　B. HPA-4aw

C. HPA-4bw　　D. HPA-14aw

E. HPA-14bw

答案:E

281. 中国人群的 HPA 血型在下列哪项中存在明显的杂合分布

A. HPA-1 和 HPA-15

B. HPA-2 和 HPA-14

C. HPA-3 和 HPA-15

D. HPA-4 和 HPA-14

E. HPA-5 和 HPA-15

答案:C

282. 根据免疫球蛋白生物化学特性可将其分为几种

A. 2　　B. 3

C. 4　　D. 5

E. 6

答案:D

283. 根据免疫球蛋白的抗原存在部位及其诱

导产生的免疫应答反应的差异,可将其分子的免疫原性分为

A. 同种型、同种同型和独特型

B. 同种型、同种异型和独特型

C. 异种型、同种同型和独特型

D. 同种型、同种异型和独特型

E. 同种型、同种异型和独立型

答案:B

284. 血清 IgA 属于

A. 单体结构　　B. 双体结构

C. 聚合体结构　　D. 共价体结构

E. 三聚体结构

答案:A

285. 血清 IgA 为可分为几个亚类

A. 2　　B. 3

C. 4　　D. 5

E. 6

答案:A

286. 下列哪项可通过胎盘屏障

A. IgG1、IgG2、IgG3

B. IgG2、IgG3、IgG4

C. IgG1、IgG2、IgG4

D. IgG1、IgG3、IgG4

E. IgG1、IgG3

答案:D

287. ABO 血型不合引起的输血反应属于

A. Ⅰ型超敏反应　　B. Ⅱ型超敏反应

C. Ⅲ型超敏反应　　D. Ⅳ型超敏反应

E. Ⅴ型超敏反应

答案:B

288. 新生儿溶血病属于

A. Ⅰ型超敏反应　　B. Ⅱ型超敏反应

C. Ⅲ型超敏反应　　D. Ⅳ型超敏反应

E. Ⅴ型超敏反应

答案:B

289. 在亚洲人群中,下列哪项引起是新生儿同种免疫血小板症(NATP)主要原因

A. HPA-1b　　B. HPA-2b

C. HPA-3b　　D. HPA-4b

E. HPA-5b

答案：D

290. 血小板抗体通过哪一段与血小板膜糖蛋白结合
    A. Fab   B. Fbc
    C. Fa   D. Fb
    E. Fc
    答案：A

291. 血小板抗体与血小板膜糖蛋白，通过哪一段激活单核 – 巨噬细胞或补体系统
    A. Fab   B. Fbc
    C. Fa   D. Fb
    E. Fc
    答案：E

292. 下列哪项不是蛋白质结构非共价作用
    A. 氢键   B. 离子键
    C. 范德华力   D. 亲和作用
    E. 疏水作用
    答案：D

293. 在20世纪哪一年，佩鲁茨和肯德鲁对血红蛋白和肌血蛋白进行结构分析，而获得诺贝尔化学奖
    A. 1932 年   B. 1942 年
    C. 1952 年   D. 1962 年
    E. 1972 年
    答案：D

294. 佩鲁茨和肯德鲁对血红蛋白和肌血蛋白进行结构分析，解决了几维空间结构，获1962年诺贝尔化学奖
    A. 初维空间结构   B. 一维空间结构
    C. 二维空间结构   D. 三维空间结构
    E. 四维空间结构
    答案：D

295. 佩鲁茨和肯德鲁对血红蛋白和肌血蛋白进行结构分析，获哪一年的诺贝尔化学奖
    A. 1942 年   B. 1952 年
    C. 1962 年   D. 1972 年
    E. 1982 年
    答案：C

296. 豪普特曼和卡尔勒建立了应用 X 射线分析的以直接法测定晶体结构的纯数学理论，在晶体研究中具有划时代的意义，获哪一年诺贝尔化学奖
    A. 1955 年   B. 1965 年
    C. 1975 年   D. 1985 年
    E. 1995 年
    答案：D

297. 蛋白质分子是由氨基酸首尾相连缩合而成的
    A. 共价单肽链   B. 共价双肽链
    C. 共价多肽链   D. 单价双肽链
    E. 单价多肽链
    答案：C

298. 蛋白质的分子结构可划分为
    A. 一级   B. 二级
    C. 三级   D. 四级
    E. 五级
    答案：D

299. 组成蛋白质多肽链的线性氨基酸序列，属于蛋白质几级分子结构
    A. 一级   B. 二级
    C. 三级   D. 四级
    E. 五级
    答案：A

300. 依靠不同氨基酸之间的 C＝O 和 N－H 基团间的氢键形成的稳定结构，主要为 α 螺旋和 β 折叠，属于蛋白质几级分子结构
    A. 一级   B. 二级
    C. 三级   D. 四级
    E. 五级
    答案：B

301. 通过多个二级结构元素在三维空间的排列所形成的一个蛋白质分子的三维结构，属于蛋白质几级分子结构
    A. 一级   B. 二级
    C. 三级   D. 四级
    E. 五级
    答案：C

302. 用于描述由不同多肽链（亚基）间相互作

用形成具有功能的蛋白质复合物分子,
属于蛋白质几级分子结构

A. 一级 　　　　 B. 二级

C. 三级 　　　　 D. 四级

E. 五级

答案: D

303. 蛋白质的空间结构就是指蛋白质的

A. 一级和二级结构

B. 二级和三级结构

C. 三级和四级结构

D. 一级、二级和三级结构

E. 二级、三级和四级结构

答案: E

304. 蛋白质分子中,肽链经常会出现180°的
回折,其构象称为

A. α - 转角 　　　 B. β - 转角

C. γ - 转角 　　　 D. δ - 转角

E. κ - 转角

答案: B

305. 在蛋白质结构中,每个具有独立三级结
构的多肽链单位称为

A. 亚基 　　　　 B. 甲基

C. 乙基 　　　　 D. 丙基

E. 丁基

答案: A

306. 下列哪项不属于蛋白质所具有的理化
性质

A. 胶体性质

B. 催化性质

C. 两性电离性质

D. 在紫外光谱区有特征性吸收峰

E. 应用蛋白质呈色反应可测定其含量

答案: B

307. 核酸由核苷酸组成,核苷酸单体是由哪
些组成

A. 三碳糖、磷酸基和含氮碱基

B. 四碳糖、磷酸基和含硫碱基

C. 五碳糖、磷酸基和含氮碱基

D. 六碳糖、磷酸基和含硫碱基

E. 六碳糖、硫酸基和含氮碱基

答案: C

308. 核酸由核苷酸组成,核苷酸单体中如果
五碳糖是核糖,则形成的聚合物是

A. ANA 　　　　 B. NAA

C. DNA 　　　　 D. RNA

E. RAN

答案: D

309. 核酸由核苷酸组成,核苷酸单体中如果
五碳糖是脱氧核糖,则形成的聚合物是

A. ANA 　　　　 B. NAA

C. DNA 　　　　 D. RNA

E. RAN

答案: C

310. 下列哪项不是脱氧核糖核酸(DNA)含氮
碱基

A. A(腺嘌呤) 　　 B. G(鸟嘌呤)

C. C(胞嘧啶) 　　 D. U(尿嘧啶)

E. T(胸腺嘧啶)

答案: D

311. 下列哪项不是核糖核酸(RNA)含氮碱基

A. A(腺嘌呤) 　　 B. G(鸟嘌呤)

C. C(胞嘧啶) 　　 D. U(尿嘧啶)

E. T(胸腺嘧啶)

答案: E

312. 下列哪项关于脱氧核糖核酸(DNA)的描
述是不正确的

A. 携带遗传信息

B. 规则的双螺旋结构

C. 主要存在于细胞核

D. 蛋白质合成的直接模板

E. 少量存在于线粒体和叶绿体

答案: D

313. 下列哪项关于核糖核酸(RNA)的描述是
不正确的

A. 通常呈单链结构

B. 主要存在于细胞质

C. 蛋白质合成的直接模板

D. 在 RNA 病毒中作为遗传物质

E. 大量存在于线粒体和叶绿体

答案: E

314. 美国分子生物学家詹姆斯·沃森和英国分子生物学家弗朗西斯·克里克在 20 世纪哪一年确定了 DNA 的结构

A. 1923 年　　　　　B. 1933 年

C. 1943 年　　　　　D. 1953 年

E. 1963 年

答案：D

315. 在一定理化因素作用下,核酸双螺旋等空间结构中碱基之间的氢键断裂,变成单链的现象称为

A. 变性　　　　　　B. 复性

C. 杂交　　　　　　D. 催化

E. 酶解

答案：A

316. 变性 DNA 在适当条件下,可使两条分开的单链重新形成双螺旋 DNA 的过程称为

A. 变性　　　　　　B. 复性

C. 杂交　　　　　　D. 催化

E. 酶解

答案：B

317. 具有互补序列的不同来源的单链核酸分子,按碱基配对原则结合在一起的过程称为

A. 变性　　　　　　B. 复性

C. 杂交　　　　　　D. 催化

E. 酶解

答案：C

318. 酶是由哪种细胞产生的、对其底物具有高度特异性和高度催化效能的蛋白质

A. 中性粒细胞　　　B. 淋巴细胞

C. 单核细胞　　　　D. 浆细胞

E. 活细胞

答案：E

319. 酶的化学本质是蛋白质,下列哪项不是酶应具有的结构

A. 一级　　　　　　B. 二级

C. 三级　　　　　　D. 四级

E. 五级

答案：E

320. 具有下列哪种结构的酶称为单体酶

A. 一级　　　　　　B. 二级

C. 三级　　　　　　D. 四级

E. 五级

答案：C

321. 按照酶的化学组成,可将酶分为

A. 单价酶和结合酶

B. 单价酶和合成酶

C. 单纯酶和结合酶

D. 单纯酶和合成酶

E. 自身酶和合成酶

答案：C

322. 通过多肽链的盘曲折叠,组成一个在酶分子表面、具有三维空间结构的孔穴或裂隙,以容纳进入的底物与之结合并催化底物转变为产物,这个区域称为

A. 活动中心　　　　B. 活性中心

C. 催化中心　　　　D. 酶化中心

E. 合成中心

答案：B

323. 根据酶所催化的反应性质的不同,将酶分成几大类

A. 三　　　　　　　B. 四

C. 五　　　　　　　D. 六

E. 七

答案：D

324. 下列哪种病毒不能通过血液传播

A. 巨细胞病毒

B. 单纯疱疹病毒

C. 乙型肝炎病毒

D. 丙型肝炎病毒

E. 人类免疫缺陷病毒

答案：B

325. 产生一条多肽链或功能 RNA 所需的全部核苷酸序列称为

A. 基因　　　　　　B. 扩增

C. 电泳　　　　　　D. 分化

E. 融合

答案：A

326. 真核生物结构基因由何部分组成

A. 内显子(编码序列)和外含子(非编码序列)

B. 内显子(编码序列)和内含子(非编码序列)

C. 外显子(编码序列)和内含子(非编码序列)

D. 外显子(编码序列)和外含子(非编码序列)

E. 外显子(编码序列)、内显子(非编码序列)和内含子(非编码序列)

答案：C

327. 由不同 DNA 链的断裂和连接而产生 DNA 片段的交换和重新组合,形成新 DNA 分子的过程称为

A. 基因重复　　　　B. 基因突变

C. 基因复制　　　　D. 基因重组

E. 基因变异

答案：D

328. 一个基因内部遗传结构的改变称为

A. 基因重复　　　　B. 基因突变

C. 基因复制　　　　D. 基因重组

E. 基因变异

答案：B

329. 下列哪项不是调控实现基因表达的主要步骤

A. 复制　　　　　　B. 转录

C. RNA 剪接　　　　D. 翻译

E. 翻译后修饰

答案：A

330. RNA 的加工包括

A. 3 端加帽、3 端多腺苷酸化和 RNA 剪接

B. 4 端加帽、3 端多腺苷酸化和 RNA 剪接

C. 5 端加帽、3 端多腺苷酸化和 RNA 剪接

D. 5 端加帽、4 端多腺苷酸化和 RNA 剪接

E. 5 端加帽、5 端多腺苷酸化和 RNA 剪接

答案：C

331. 巨细胞病毒感染与下列哪种细胞有关

A. 红细胞　　　　　B. 白细胞

C. 血小板　　　　　D. 浆细胞

E. 巨噬细胞

答案：B

332. 巨细胞病毒(CMV)感染易患人群

A. 正常人　　　　　B. PNH 患者

C. 贫血患者　　　　D. 甲亢患者

E. 免疫缺陷者

答案：E

333. 疟疾是由何种蚊叮咬传播的传染病

A. 雄性按蚊　　　　B. 雌性按蚊

C. 雄性库蚊　　　　D. 雌性库蚊

E. 雌性玛蚊

答案：B

334. 下列哪项关于弓形体病临床特点的描述是不正确的

A. 是由弓形体原虫引起的一种细胞内寄生虫病

B. 通常是隐性感染,但能引起多系统损害

C. 经皮肤黏膜、胃肠道、母婴与输血传播

D. 是人类严重的流行性传染病中的一种

E. 易感人群为多为免疫缺陷或降低者

答案：D

335. 煤气中毒患者血液中的血红蛋白与一氧化碳结合,血液呈

A. 鲜红色　　　　　B. 淡红色

C. 紫黑色　　　　　D. 乳白色

E. 樱桃红色

答案：E

336. 亚硝酸盐中毒患者体内低铁血红蛋白变成高铁血红蛋白,血液呈现

A. 鲜红色　　　　　B. 淡红色

C. 紫黑色　　　　　D. 乳白色

E. 樱桃红色

答案：C

337. 血液内的脂肪含量过高时,血液呈

A. 鲜红色　　　　　B. 淡红色

C. 紫黑色　　　　　D. 乳白色

E. 樱桃红色

答案：D

338. 母亲血浆内的胎儿 DNA 来源于何种细胞的凋亡

A. 核胞体营养层细胞

B. 合胞体营养层细胞

C. 核胞体滋养层细胞

D. 合胞体滋养层细胞

E. 聚胞体滋养层细胞

答案：D

339. 细菌是哪种细胞生物体

 A. 单细胞   B. 双细胞

 C. 多细胞   D. 聚细胞

 E. 多核细胞

 答案：A

340. 细菌的营养方式有

 A. 自养和异养 B. 自养和共养

 C. 自养和寄养 D. 供养和异养

 E. 培养和异养

 答案：A

341. 尿素小球菌属于

 A. 单球菌   B. 链球菌

 C. 四联球菌   D. 八叠球菌

 E. 葡萄球菌

 答案：A

342. 细菌的基本结构组成是

 A. 细胞膜、细胞质

 B. 细胞膜、细胞质、核质

 C. 细胞壁、细胞质、核质

 D. 细胞壁、细胞膜、细胞质

 E. 细胞壁、细胞膜、细胞质、核质

 答案：E

343. 细菌细胞壁的主要成分是

 A. 多聚糖   B. 聚合糖

 C. 多肽糖   D. 聚肽糖

 E. 肽聚糖

 答案：E

344. 下列哪项不是细菌细胞壁的功能

 A. 赋予细菌特定的抗原性以对抗生素和噬菌体的敏感性

 B. 协助细胞运动和生长、分裂和鞭毛运动

 C. 抑制机械和渗透损伤，防止小分子入侵

 D. 保持细胞外形，提高机械强度

 E. 介导细胞间相互作用

 答案：C

345. 下列哪项病原体没有细胞壁

 A. 乳酸链球菌 B. 葡萄球菌

 C. 双歧杆菌   D. 大肠杆菌

 E. 支原体

 答案：E

346. 下列哪项关于细菌荚膜的描述是不正确的

 A. 荚膜保护细菌不被白细胞吞噬

 B. 细菌不能利用荚膜抵御不良环境

 C. 荚膜能有选择地粘附到特定细胞的表面上，具有对靶细胞攻击能力

 D. 细菌荚膜的纤丝能把细菌分泌的消化酶贮存起来，以备攻击靶细胞之用

 E. 在细菌入侵免疫系统时，荚膜可以防止免疫系统识别细菌，从而存活下来

 答案：B

347. 细菌主要以何方式繁殖

 A. 有性分裂   B. 有性二分裂

 C. 有性三分裂 D. 无性二分裂

 E. 无性三分裂

 答案：D

348. 真菌细胞核中的DNA与蛋白质结合在一起形成

 A. 高尔基体   B. 内质网

 C. 中心体   D. 线粒体

 E. 染色质

 答案：E

349. 真菌为真核生物，细胞的增殖主要通过

 A. 无丝分裂   B. 有丝分裂

 C. 无性分裂   D. 有性分裂

 E. 无形分裂

 答案：B

350. 下列哪项不是灭菌方法

 A. 高温   B. 低温

 C. 干燥   D. 紫外线

 E. 放射线

 答案：B

351. 拟病毒和类病毒仅是1条简单的

 A. ssDNA链   B. scDNA链

 C. ssRNA链   D. scRNA链

E. ccRNA 链

答案：C

352. 病毒的蛋白质外壳称为

A. 有壳　　　　　B. 无壳

C. 衣膜　　　　　D. 衣质

E. 衣壳

答案：E

353. 下列从病毒结构上进行分类的描述哪项
表述是不正确的

A. 单链 DNA 病毒

B. 双链 DNA 病毒

C. 单链 RNA 病毒

D. 双链 RNA 病毒

E. 双链 RNA 反转录病毒

答案：E

354. 有些病毒感染细胞后，病毒可直接或由病
毒编码蛋白间接作为诱导因子，使细胞
出现鼓泡、核浓缩、染色体降解的过程
称为

A. 细胞死亡　　　B. 细胞凋亡

C. 细胞降解　　　D. 细胞溶解

E. 细胞融化

答案：B

355. 下列哪项不是新型冠状病毒主要的传播
途径

A. 直接传播　　　B. 母婴传播

C. 接触传播　　　D. 口－粪传播

E. 气溶胶传播

答案：D

356. HLA 受控于主要组织相容性基因，该组
基因位于 6 号染色体短臂

A. 12.3 区域　　　B. 21.3 区域

C. 12.5 区域　　　D. 21.5 区域

E. 22.3 区域

答案：B

357. 下列哪项不是造血干细胞移植需要关注
的重要抗原

A. HLA-A　　　　B. HLA-B

C. HLA-C　　　　D. HLA-DR

E. HLA-DE

答案：E

358. 造血干细胞采用何种分裂方式

A. 不对称　　　　B. 对称

C. 不增裂　　　　D. 增裂

E. 矩阵

答案：A

359. 干扰素是属于

A. 果糖　　　　　B. 脂蛋白

C. 糖蛋白　　　　D. 氨基酸

E. 电解质

答案：C

360. 下列哪项不属于细胞中的细胞器

A. 线粒体　　　　B. 内质网

C. 中心体　　　　D. 叶绿体

E. 核粒体

答案：E

第二节　献血服务学测试

1.《中华人民共和国献血法》在哪一年颁布
施行

A. 1987 年 10 月 1 日

B. 1987 年 12 月 29 日

C. 1997 年 10 月 1 日

D. 1997 年 12 月 29 日

E. 2007 年 10 月 1 日

答案：D

2. 目前国家实行何种献血制度

A. 有偿献血制度　　B. 义务献血制度

C. 计划献血制度　　D. 无偿献血制度

E. 多种献血制度

答案：D

3. 无偿献血由谁负责采血

A. 输血科（血库）护士　B. 血站护士

C. 麻醉科医师　　　D. 血液科护士

E. 手术室护士

答案：B

4. 献血前应进行一般检查,但不包括

A. 年龄　　　　　　B. 身高

C. 体重　　　　　　D. 血压

E. 体温

答案：B

5. 关于献血者招募,下列表述哪项是不正确的

A. 建立和实施献血者招募指南

B. 自愿无偿的低危人群作为招募对象

C. 以医护人员招募为主要工作重点

D. 张贴海报让人知晓采血时间和地点

E. 鼓励自愿定期无偿献血

答案：C

6. 世界献血日是

A. 4 月 14 日　　　B. 4 月 24 日

C. 5 月 14 日　　　D. 5 月 24 日

E. 6 月 14 日

答案：E

7. 对献血者的隐私应保护,不包括

A. 姓名　　　　　　B. 健康征询

C. 血液筛查报告　　D. 体检检测结果

E. 血袋编码

答案：E

8. 下列哪种方法不能应用于献血动员

A. 报刊　　　　　　B. 广播

C. 奖励　　　　　　D. 网络

E. 电视

答案：C

9. 有疟疾病史者,须在病愈后几年才能献血

A. 一年　　　　　　B. 二年

C. 三年　　　　　　D. 四年

E. 五年

答案：C

10. 在疟疾流行区暂住或作短期逗留者,离开后既未服用抗疟药又无症状,需要多长时间才能献血

A. 半年　　　　　　B. 一年

C. 二年　　　　　　D. 三年

E. 四年

答案：A

11. 下列哪种来源的血液来源是最安全

A. 职业献血者

B. 固定无偿献血者

C. 家庭成员献血

D. 街头无偿献血者

E. 亲友献血者

答案：B

12. 献血者体检结果应以血站检查结果为准,有效期为

A. 一周　　　　　　B. 两周

C. 四周　　　　　　D. 六周

E. 八周

答案：B

13. 自愿无偿献血多少次以上的献血者可申报无偿献血奉献金奖

A. 30 次　　　　　　B. 40 次

C. 50 次　　　　　　D. 60 次

E. 100 次

答案：B

14. 捐赠人民币多少万元以上或等值采血设备设施的个人,可申报无偿献血促进奖个人奖

A. 10 万　　　　　　B. 15 万

C. 20 万　　　　　　D. 25 万

E. 30 万

答案：E

15. "四星级"无偿献血志愿服务者应达到累计服务时间

A. 120 小时　　　　B. 240 小时

C. 360 小时　　　　D. 480 小时

E. 600 小时

答案：D

16. 无偿献血先进省(市)奖申报,当地献血人群中固定无偿献血者比例应达到多少以上

A. 45%　　　　　　B. 50%

C. 55%　　　　　　D. 60%

E. 70%

答案：B

17. 成功捐献造血干细胞几次的捐献者可申
报无偿捐献造血干细胞奖奉献奖
A. 1 次　　　　　　B. 2 次
C. 3 次　　　　　　D. 4 次
E. 5 次
答案：A

18. 实施献血者满意度调查程序、献血者投
诉、反馈处理程序是献血服务的
A. 持续改进　　　　B. 投诉服务
C. 便民服务　　　　D. 反馈处理
E. 回访服务
答案：A

19. 口腔护理（包括洗牙等）后未满几天者暂
不能献血
A. 1 天　　　　　　B. 3 天
C. 7 天　　　　　　D. 14 天
E. 21 天
答案：B

20. 曾与易感经血传播疾病高危风险者发生
性行为未满几年者暂不能献血
A. 1 年　　　　　　B. 2 年
C. 3 年　　　　　　D. 4 年
E. 5 年
答案：A

21. 阑尾切除术、疝修补术及扁桃体手术痊愈
后多长时间内不能献血
A. 1 个月　　　　　B. 3 个月
C. 5 个月　　　　　D. 7 个月
E. 9 个月
答案：B

22. 下列哪种疾病永久不能献血
A. 阑尾炎　　　　　B. 急性胃炎
C. 泌尿系统结石　　D. 妇科良性肿瘤
E. 类风湿性关节炎
答案：E

23. 下列哪种药物长期服用后不能献血
A. 钙片　　　　　　B. 维生素 C
C. 泼尼松　　　　　D. 甲氧氯普胺
E. 酵母片

答案：C

24. 《献血者健康检查要求》（GB18467 –
2011）中对献血者血红蛋白的要求
A. 男≥115g/L，女≥110g/L
B. 男≥120g/L，女≥110g/L
C. 男≥120g/L，女≥115g/L
D. 男≥125g/L，女≥115g/L
E. 男≥120g/L，女≥125g/L
答案：C

25. 接受乙型肝炎人免疫球蛋白注射者后满
多长时间可献血
A. 1 个月　　　　　B. 3 个月
C. 6 个月　　　　　D. 12 个月
E. 18 个月
答案：D

26. 在硫酸铜溶液允许的使用温度范围内，男
性献血者血液的比重应为
A. 1.0520±0.005　　B. 1.0520±0.002
C. 1.0510±0.005　　D. 1.0510±0.002
E. 1.0500±0.005
答案：A

27. 在硫酸铜溶液允许的使用温度范围内，女
性献血者血液的比重应为
A. 1.0520±0.005　　B. 1.0520±0.002
C. 1.0510±0.005　　D. 1.0510±0.002
E. 1.0500±0.005
答案：C

28. 血液采集时消毒面积应不小于
A. 8cm×8cm　　　　B. 6cm×6cm
C. 6cm×10cm　　　 D. 6cm×8cm
E. 8cm×10cm
答案：D

29. 下列哪项不是建立和实施献血者招募指
南的要求
A. 以自愿低危人群作为征募对象
B. 确保献血者动员招募的时效性
C. 向医疗机构宣传合理用血知识
D. 鼓励献血者自愿定期无偿献血
E. 利用各种媒体开展的招募活动
答案：C

30. 对有易感染经血传播疾病危险行为的献血者献血后的报告工作程序中,应制订
    A. 宣传教育制度
    B. 信息反馈制度
    C. 屏蔽和淘汰制度
    D. 献血者召回制度
    E. 单位通报制度
    答案:C

31. 下列哪项是贴献血条形码标签时,需要同时核对的内容
    A. 采血袋、转移袋和献血证
    B. 标本管、采血袋及转移袋
    C. 献血记录、标本管及转移袋
    D. 献血记录、标本管和献血者身份证
    E. 献血记录、采血袋、转移袋和标本管
    答案:E

32. 下列哪项不是献血者身份确认的目的
    A. 防止冒名顶替
    B. 防止频繁采血
    C. 防止超量采血
    D. 防止亲友互助献血
    E. 屏蔽献血高危人群
    答案:D

33. 下列哪项情况可以献血
    A. 拔牙及其他小手术者1周
    B. 分娩及哺乳期满6个月
    C. 接受免疫血清注射3周
    D. 阑尾切除满3个月
    E. 慢性皮肤病者
    答案:D

34. 下列哪种情况不能判定为延期献血
    A. 妇女月经期
    B. 曾有轻度献血反应者
    C. 高度近视超过800度
    D. 皮肤广泛性炎症愈合后未满2周者
    E. 献血前大量饮酒或睡眠严重不足者
    答案:B

35. 下列哪种情况属于延期献血范畴
    A. 影响健康的良性肿瘤患者
    B. 乙肝表面抗原阳性者

    C. 中枢神经系统疾病
    D. 实施胃切除术者
    E. 有疫区旅行史者
    答案:E

36. 常见的献血招募方式不包括
    A. 针对稀有血型的招募
    B. 针对大专院校的招募
    C. 电话招募
    D. 网络招募
    E. 传真招募
    答案:E

37. 献血后血小板的恢复需要多长时间
    A. 1~2天   B. 3~5天
    C. 7~10天   D. 12~15天
    E. 18~20天
    答案:B

38. 人体每天有多少血液被更新
    A. 5~10mL   B. 10~15mL
    C. 20~25mL   D. 30~50mL
    E. 60~70mL
    答案:D

39. 注射乙肝疫苗多久后可以献血
    A. 无须延长时间   B. 14天
    C. 28天   D. 56天
    E. 112天
    答案:A

40. 下列哪项关于单采血小板献血者的献血前血液检测描述是不正确的
    A. 红细胞压积≥0.36
    B. 采前血小板≥50×10^9/L
    C. 预测采后血小板数≥100×10^9/L
    D. 血红蛋白男≥120g/L,女≥115g/L
    E. 硫酸铜法血液比重:男≥1.0520,女≥1.0510
    答案:B

41. 下列哪项关于保密性弃血的描述是不正确的
    A. 献血者不能与其他献血者享受同样的用血权利
    B. 在献血者要求下将献血者所献血液

处理

C. 血样检测后按照阳性血样报废处理

D. 当献血者要求时须替他们严格保密

E. 血液不得用于临床的患者输注

答案：A

42. 发达国家献血量至少达到多少时,才能满足临床需求

A. 0.5%　　　　　　　　B. 1%

C. 2%　　　　　　　　　D. 3%

E. 5%

答案：E

43. 下列哪项是采供血机构不断招募新献血者的目的

A. 补充流失的献血者

B. 宣传临床合理用血

C. 替换老的献血者

D. 淘汰重复献血者

E. 增加单采血浆者

答案：A

44. 根据国卫医发〔2014〕30号《全国无偿献血表彰奖励办法》无偿献血表彰奖励以

A. 物质奖励为主

B. 精神奖励为主

C. 全部物质奖励

D. 全部精神奖励

E. 物质奖励精和神奖励

答案：B

45. 根据国卫医发〔2014〕30号《全国无偿献血表彰奖励办法》国家级无偿献血表彰奖励每几年1次

A. 1年　　　　　　　　B. 2年

C. 3年　　　　　　　　D. 4年

E. 5年

答案：B

46. 根据国卫医发《全国无偿献血表彰奖励办法》下列哪项不是无偿献血表彰奖项

A. 无偿献血奉献奖

B. 无偿献血促进奖

C. 无偿献血志愿服务奖

D. 无偿献血小板成分奖

E. 无偿献血先进省(市)奖

答案：D

47. 根据国卫医发《全国无偿献血表彰奖励办法》无偿献血奉献奖,用以奖励多次自愿无偿献血者。其奖项和获奖标准为:铜奖,自愿无偿献血达几次以上的献血者

A. 10　　　　　　　　　B. 20

C. 30　　　　　　　　　D. 40

E. 50

答案：B

48. 根据国卫医发《全国无偿献血表彰奖励办法》无偿献血奉献奖,用以奖励多次自愿无偿献血者。其奖项和获奖标准为:银奖,自愿无偿献血达几次以上的献血者

A. 10　　　　　　　　　B. 20

C. 30　　　　　　　　　D. 40

E. 50

答案：C

49. 根据国卫医发《全国无偿献血表彰奖励办法》无偿献血奉献奖,用以奖励多次自愿无偿献血者。其奖项和获奖标准为:金奖,自愿无偿献血达几次以上的献血者

A. 10　　　　　　　　　B. 20

C. 30　　　　　　　　　D. 40

E. 50

答案：D

50. 根据国卫医发《全国无偿献血表彰奖励办法》无偿献血促进奖,单位奖标准:两年内参加自愿无偿献血累计达到200人次以上,且该累计献血人次数不小于本单位在职员工总数多少的单位

A. 20%　　　　　　　　B. 30%

C. 40%　　　　　　　　D. 50%

E. 60%

答案：D

51. 根据国卫医发《全国无偿献血表彰奖励办法》无偿献血促进奖,单位奖标准:两年内参加自愿无偿献血累计达到多少人次以上的单位

A. 100　　　　　　　　B. 1000

C. 10000   D. 100000

E. 1000000

答案：B

52. 根据国卫医发《全国无偿献血表彰奖励办法》关于特别奖的描述下列哪项是不正确的

A. 长年为普及无偿献血知识

B. 弘扬无偿献血人道主义精神

C. 营造无偿献血良好社会氛围

D. 推动我国无偿献血事业做出突出贡献

E. 捐赠人民币、采供血设备、设施及其他物品达到 100 万元以上

答案：E

53. 根据国卫医发《全国无偿献血表彰奖励办法》无偿献血志愿服务奖中"五星级"是指无偿献血志愿服务累计时间达到多少小时的志愿者

A. 120   B. 240

C. 360   D. 480

E. 600

答案：E

54. 根据国卫医发《全国无偿献血表彰奖励办法》无偿献血志愿服务奖中"终身荣誉奖"是指无偿献血志愿服务时间超过多少年且累计时间超过 1500 小时，或累计时间超过 3000 小时的志愿者

A. 5   B. 10

C. 20   D. 30

E. 40

答案：B

55. 根据国卫医发《全国无偿献血表彰奖励办法》关于无偿献血先进省(市)奖的描述下列哪项是不正确的

A. 当地献血人群中固定无偿献血者比例达到 90% 以上

B. 无偿献血能够满足临床用血需求，临床用血 100% 来自自愿无偿献血

C. 15~55 周岁人口中，城市居民对无偿献血知晓率应达到 85% 以上，农村居民应达到 75% 以上；在校青少年应达

到 95% 以上

D. 当地新闻媒体积极播放宣传无偿献血知识的公益广告，其中每日早 7 时至晚 10 时广播、电视等媒体确保播出 2 次以上

E. 辖区内 70% 以上的公共场所，如主要路段、街头、广场、公园、商业区和旅游景区等，免费设置无偿献血知识的公益广告牌或宣传栏

答案：A

56. 根据国卫医发《全国无偿献血表彰奖励办法》无偿捐献造血干细胞奖，特别奖是指成功捐献造血干细胞 2 次以上的捐献者，或者成功捐献造血干细胞 1 次且自愿无偿献血多少次以上的捐献者。

A. 5   B. 10

C. 20   D. 30

E. 40

答案：C

57. 下列哪项不属于焦虑性障碍

A. 强迫症   B. 惊恐障碍

C. 神经官能症   D. 急性应激反应

E. 创伤后应激障碍

答案：C

58. 焦虑性障碍基本特征是

A. 强化且持续   B. 自由且持续

C. 泛化且持续   D. 泛化且间隙

E. 泛化且自由

答案：C

59. 抑郁症患者最有效心理治疗方法是

A. 人际心理治疗

B. 认知行为治疗

C. 支持性心理治疗

D. 精神动力性心理治疗

E. 神经动力性心理治疗

答案：B

60. 下列哪位提出"人的生命是有限的，可是，为人民服务是无限的，我要把有限的生命，投入到无限的为人民服务之中去"

A. 白求恩   B. 毛泽东

C. 周恩来　　　　　　D. 鲁迅

E. 雷锋

答案：E

61. 下列哪位提出"科学绝不是一种自私自利的享乐。有幸能够致力于科学研究的人，首先应该拿自己的学识为人类服务"

A. 白求恩　　　　　　B. 毛泽东

C. 周恩来　　　　　　D. 马克思

E. 恩格斯

答案：D

62. 2020 年 11 月 26 日民政部部务会议通过《志愿服务记录与证明出具办法（试行）》，自何日起施行

A. 2020 年 12 月 1 日

B. 2020 年 12 月 30 日

C. 2021 年 1 月 1 日

D. 2021 年 2 月 1 日

E. 2021 年 3 月 1 日

答案：D

63. 下列关于服务技能的描述哪项是不正确的

A. 在服兵役期间需要用到的技能

B. 构成服务素质的最重要的组成部分

C. 服务技能最关键在于是否让人接受

D. 从事本岗位工作所需的专业技能

E. 服务技能分为业务技能和沟通技能

答案：A

64. 下列哪项关于公民的描述是不正确的

A. 公民政治权利是指公民依法享有参与国家政治生活的权利，有公民有选举权及被选举权

B. 公民意识与臣民意识等相对，指一个国家的民众对社会和国家治理的参与意识

C. 具有某一国国籍，并根据该国法律规定享有权利和承担义务的人

D. 具有中华人民共和国国籍和外籍华人均是中华人民共和国的公民

E. 中华人民共和国公民在法律面前一律平等

答案：D

65. 根据民政部颁布《志愿服务记录与证明出具办法（试行）》志愿服务情况和评价情况，应当在志愿服务活动结束后几个工作日内完成记录

A. 10　　　　　　　　B. 20

C. 30　　　　　　　　D. 40

E. 50

答案：A

66. 根据民政部颁布《志愿服务记录与证明出具办法（试行）》志愿者参与志愿服务实际付出的时间，以下列哪项为计量单位

A. 分钟　　　　　　　B. 小时

C. 天数　　　　　　　D. 月数

E. 年数

答案：B

67. 国务院于 2017 年 8 月 22 日发布《志愿服务条例》，自何日起施行

A. 2017 年 10 月 1 日

B. 2017 年 11 月 1 日

C. 2017 年 12 月 1 日

D. 2018 年 1 月 1 日

E. 2018 年 2 月 1 日

答案：C

68. 下列哪项不是《志愿服务条例》开展志愿服务应当遵循的原则

A. 自愿　　　　　　　B. 无偿

C. 平等　　　　　　　D. 诚信

E. 自由

答案：E

69. 下列哪项不是《志愿服务条例》志愿者从事志愿服务的方式

A. 时间　　　　　　　B. 知识

C. 技能　　　　　　　D. 体力

E. 信仰

答案：E

70. 根据《志愿服务条例》，志愿服务组织安排志愿者参与志愿服务活动，下列哪项不应考虑

A. 年龄　　　　　　　B. 知识

C. 技能　　　　　D. 身体状况

E. 宗教信仰

答案：E

71. 《中华人民共和国慈善法》自何日起施行

A. 2014 年 9 月 1 日

B. 2015 年 9 月 1 日

C. 2016 年 9 月 1 日

D. 2017 年 9 月 1 日

E. 2018 年 9 月 1 日

答案：C

72. 下列哪项不是《中华人民共和国慈善法》规定的公益活动

A. 扶贫、济困、救穷

B. 扶老、救孤、恤病、助残、优抚

C. 防治污染和其他公害，保护和改善生态环境

D. 促进教育、科学、文化、卫生、体育等事业的发展

E. 救助自然灾害、事故灾难和公共卫生事件等突发事件造成的损害

答案：A

73. 根据《中华人民共和国慈善法》，每年几月几日为"中华慈善日"

A. 2 月 5 日　　　　B. 5 月 5 日

C. 7 月 5 日　　　　D. 9 月 5 日

E. 11 月 5 日

答案：D

74. 一般心理问题（心理失调或心理失衡）是轻微的心理异常，是正常心理活动中的局部异常状态，具有

A. 偶发性和暂时性

B. 间歇性和持久性

C. 持续性和暂时性

D. 偶发性和特异性

E. 偶发性和不确定性

答案：A

75. 心理障碍（心理异常）是心理状态的病理性变化，具有

A. 持久性和特异性

B. 间歇性和持久性

C. 持续性和暂时性

D. 偶发性和特异性

E. 偶发性和不确定性

答案：A

76. 心理疾病是比较严重的或严重的心理异常，是心理状态病理性变化的突出表现，具有

A. 持久性和特异性

B. 间歇性和持久性

C. 持续性和暂时性

D. 偶发性和特异性

E. 稳固性和变态性

答案：E

77. 忧郁（melancholy）是指郁闷忧愁的消极心境，具有

A. 持久性和特异性

B. 间歇性和持久性

C. 持续性和暂时性

D. 偶发性和特异性

E. 情景性和弥漫性

答案：E

78. 有时无偿献血志愿者出现期待性焦虑，下列哪项不是矫正措施

A. 增强自信心

B. 正确对待荣誉

C. 避免自尊心过强

D. 期望值不要太高

E. 提高物质奖励水平

答案：E

79. 下列哪项关于无偿献血冷漠的描述是不正确的

A. 冷漠属于一般心理问题

B. 是情感反应的自我抑制

C. 热爱生活是矫正方法之一

D. 感情交流也是一种矫正方法

E. 情感反应和内心体验的缺乏

答案：E

80. 下列哪项关于无偿献血热情的描述是不正确的

A. 热情比较稳定持久、广泛、深厚，合乎情

理

B. 热情通常具有巨大的社会价值

C. 热情是正确行动的巨大推动力

D. 热情是一种正常的情绪状态

E. 热情很少有理智而违背情理

答案：E

81. 在进行无偿献血宣传过程中,有些人会出现社交恐惧症。下列哪项关于社交恐惧症的描述是不正确的

A. 是对人际交往的恐惧

B. 患者极力避免与恐惧对象交往

C. 明知恐惧反应是不合理但难以摆脱

D. 对引起恐惧反应极力采取回避态度

E. 帮助患者进行相应的药物治疗获得缓解

答案：E

82. 《献血和输血的伦理规范》是国际输血协会哪个委员会起草的

A. 伦理委员会　　　B. 道德委员会

C. 教育委员会　　　D. 法律委员会

E. 精神文明委员会

答案：B

83. 《献血和输血的伦理规范》最初版本于1980 年在加拿大蒙特利尔的国际输血协会第几届大会上通过

A. 15　　　　　　　B. 16

C. 17　　　　　　　D. 18

E. 19

答案：B

84. 为适应输血领域先进技术的突飞猛进和由此引发的一系列伦理道德问题,道德委员会对《献血和输血的伦理规范》进行了修改,并于 2000 年 7 月在奥斯陆举行的国际输血协会第几届大会上通过

A. 24　　　　　　　B. 25

C. 26　　　　　　　D. 27

E. 28

答案：C

85. 根据国际输血协会道德委员会颁布《献血和输血的伦理规范》,下列哪项是不正

确的

A. 献血者必须给予知情同意

B. 同意捐献血液或血液成分

C. 不应让捐献者承担任何形式的压力

D. 同意输血服务机构合法使用其血液

E. 献血除捐献用于移植的造血组织,必须完全是自愿和无偿的

答案：E

86. 根据国际输血协会道德委员会颁布《献血和输血的伦理规范》,下列哪项是不正确的

A. 必须让患者了解输血存在的已知危险和好处

B. 必须让患者了解输血有哪些替代性治疗

C. 任何事先的指导都必须得到尊重

D. 以符合患者的最大利益为基础

E. 患者应服从医疗机构接受输血

答案：E

87. 根据国际输血协会道德委员会颁布《献血和输血的伦理规范》,下列哪项是正确的

A. 血站的建立和运行不应该以营利为基础

B. 血站的建立和运行不应该以独立为基础

C. 血站的建立和运行不应该以双赢为基础

D. 血站的建立和运行应该以营利为基础

E. 血站的建立和运行应该以双赢为基础

答案：A

88. 根据国际输血协会道德委员会颁布《献血和输血的伦理规范》,下列哪项是不正确的

A. 对献血者施用任何物质都必须符合国际公认的标准

B. 必须向献血者说明献血过程中存在的危险性

C. 受血者和献血者的姓名应互相保密

D. 献血者必须是本国国家永久公民

E. 必须保护献血者的健康和安全

答案：D

89. 根据国际输血协会道德委员会颁布《献血和输血的伦理规范》，下列哪项是正确的
    A. 必须保证献血者信息的隐秘性
    B. 必须保证受血者信息的隐秘性
    C. 受血者和献血者的姓名不应互相保密
    D. 献血者姓名等相关信息采供血机构不应保存
    E. 受血者姓名等相关信息医疗机构不应保存
    答案：A

90. 根据国际输血协会道德委员会颁布《献血和输血的伦理规范》，下列哪项是正确的
    A. 献血者必须明白，如果捐献具有传染性的血液，将给受血者带来危险并对受血者负有道义上的责任
    B. 受血者必须明白，如果接受具有传染性的血液，将给献血者带来危险并对献血者负有道义上的责任
    C. 献血者必须明白，如果捐献具有传染性的血液，将不给受血者带来危险并对受血者不负有道义上的责任
    D. 受血者必须明白，如果接受具有传染性的血液，将不给献血者带来危险并对献血者负有道义上的责任
    E. 献血者与受血者均明白，如果捐献具有传染性的血液，将给受血者带来危险并对受血者负有道义上的责任
    答案：A

91. 根据国际输血协会道德委员会颁布《献血和输血的伦理规范》，下列哪项是不正确的
    A. 任何潜在的受血者没有权力要求实行任何一种献血
    B. 任何献血者没有权力要求实行任何一种献血
    C. 必须以道德与医学选择为标准
    D. 不应带有任何形式的歧视
    E. 必须以医学选择为标准
    答案：C

92. 根据国际输血协会道德委员会颁布《献血和输血的伦理规范》，下列哪项是不正确的
    A. 所有与全血捐献和红细胞单采有关的事宜必须与国际公认的标准相符合
    B. 血液采集必须由一名具有适当资质的执业医师总负责
    C. 如果献血者和受血者受到了伤害，应予以保密
    D. 输血治疗必须在执业医师的全面负责下进行
    E. 真正的临床需要是输血治疗的唯一基础
    答案：C

93. 根据国际输血协会道德委员会颁布《献血和输血的伦理规范》，下列哪项是不正确的
    A. 开具输血处方不应受经济利益的驱动
    B. 血液是公共资源，用血应受到限制
    C. 为了保护献血者和潜在受血者的利益，应该避免浪费血液
    D. 患者应该尽可能只接受临床上有效且能够提供最大安全性的某一种血液成分
    E. 由国家或国际卫生组织和其他具有相应资质的合法机构建立的输血服务机构必须符合此伦理规范
    答案：B

94. 《中华人民共和国民法典》自 2021 年几月几日起施行
    A. 1 月 1 日   B. 2 月 1 日
    C. 3 月 1 日   D. 4 月 1 日
    E. 5 月 1 日
    答案：A

95. 根据《中华人民共和国民法典》，下列哪项描述是不正确的
    A. 非营利法人包括企业、事业单位、社会团体、基金会、社会服务机构等
    B. 为公益目的或者其他非营利目的成立，不向出资人、设立人或者会员分配所

取得利润的法人,为非营利法人

C. 具备法人条件,为适应经济社会发展需要,提供公益服务设立的事业单位,经依法登记成立,取得事业单位法人资格;依法不需要办理法人登记的,从成立之日起,具有事业单位法人资格

D. 事业单位法人设理事会的,除法律另有规定外,理事会为其决策机构。事业单位法人的法定代表人依照法律、行政法规或者法人章程的规定产生

E. 具备法人条件,基于会员共同意愿,为公益目的或者会员共同利益等非营利目的设立的社会团体,经依法登记成立,取得社会团体法人资格;依法不需要办理法人登记的,从成立之日起,具有社会团体法人资格

答案:A

96. 根据《中华人民共和国民法典》,下列哪项描述是不正确的

A. 设立社会团体法人应当依法制定法人章程

B. 社会团体法人应当设会员大会或者会员代表大会等权力机构

C. 社会团体法人应当设理事会等执行机构

D. 理事长或者会长等负责人按照单位章程的规定担任单位代表人

E. 具备法人条件,为公益目的以捐助财产设立的基金会、社会服务机构等,经依法登记成立,取得捐助法人资格

答案:D

97. 根据《中华人民共和国民法典》,下列哪项描述是不正确的

A. 设立捐助法人应当依法制定法人章程

B. 捐助法人应当设理事会、民主管理组织等决策机构,并设执行机构。理事长等负责人按照法人章程的规定担任法定代表人

C. 捐助法人应当设监事会等监督机构

D. 捐助人有权向捐助法人查询捐助财产

的使用、管理情况,并提出意见和建议,捐助法人应当及时、如实答复

E. 为公益目的成立的非营利法人终止时,可向出资人、设立人或者会员分配剩余财产

答案:E

98. 下列哪项不是心理异常的病因模式

A. 生物学模式(疾病模式)

B. 心理动力学模式

C. 行为主义模式

D. 认知理论模式

E. 脑科学模式

答案:E

99. 一般是指非精神病性的精神障碍,通常具有自知力或自知力稍有不足,能应付日常生活要求或保持对现实的恰当接触,称为

A. 轻型心理疾病　　B. 重型心理疾病

C. 心身障碍　　　　D. 心身疾病

E. 心理障碍

答案:A

100. 心理活动能够有选择性地指向一定事物,却难以稳定地集中于该事物的注意失调,称为

A. 分神　　　　　　B. 注意涣散

C. 注意衰退　　　　D. 注意分散

E. 注意失调

答案:A

101. 下列哪项健康管理按健康状态划分是正确的

A. 健康、亚健康、疾病、特殊生理状态

B. 亚健康、亚临床、疾病、特殊生理状态

C. 健康、亚健康、亚临床、特殊生理状态

D. 健康、亚健康、亚临床、疾病

E. 健康、亚健康、亚临床、疾病、特殊生理状态

答案:E

102. 下列哪项不是健康危险因素

A. 潜伏期长　　　　B. 特异性弱

C. 联合作用　　　　D. 广泛存在

E. 治疗效果佳

答案：E

103. 下列哪项不是女性青春期保健重点
   A. 自我保健
   B. 营养指导
   C. 心理卫生指导
   D. 性教育与卫生指导
   E. 人生价值观教育
   答案：E

104. 下列哪项不是儿童保健系统管理
   A. 在医院儿童保健科建立保健卡（手册）
   B. 开展新生儿访视与定期健康体检
   C. 生长发育监测与体弱儿的管理
   D. 健康教育应采取多种形式
   E. 注意健康人格形成
   答案：E

105. 下列哪项不是老年人患病特点
   A. 临床症状较为典型
   B. 发病隐匿，病情发展迅速
   C. 易出现多脏器衰竭
   D. 治愈率低
   E. 多种疾病共存
   答案：A

106. 下列哪项不是常见健康问题的临床特点
   A. 处于疾病发作中晚期且急性多见
   B. 伴有心理与社会问题
   C. 具有很大的变异性和隐蔽性
   D. 健康问题多于疾病、常见病发生率高
   E. 健康问题的成因和影响常是多纬度和

复杂的
   答案：A

107. 下列哪项不是影响沟通的因素
   A. 沟通的方式与渠道
   B. 沟通地点与环境
   C. 沟通双方的表达与理解力
   D. 沟通者的修养
   E. 沟通者学历
   答案：E

108. 按功能属性划分，下列哪项不是健康管理内容
   A. 睡眠   B. 压力
   C. 戒酒   D. 控烟
   E. 体重
   答案：C

109. 男性，47岁，教师，身高175cm，体重88kg，BMI 28.7kg/m²，其进行饮食干预时，每日所需的总能量为：
   A. 15千卡/千克   B. 25千卡/千克
   C. 30千卡/千克   D. 35千卡/千克
   E. 40千卡/千克
   答案：B

110. 下列哪项是糖尿病最重要的危险因素
   A. 年龄
   B. 饮食中热量摄入过高
   C. 糖尿病前期
   D. 糖尿病家族史
   E. 体力活动减少
   答案：C

第三节　输血技术学测试

1. 红细胞缗钱状形成的主要原因是
   A. 血清中冷凝集素效价极低
   B. 血浆球蛋白增高
   C. 温性抗体干扰
   D. 被检红细胞悬液浓度高
   E. 被检红细胞悬液浓度低
   答案：B

2. 红细胞A1型鉴定中下列哪项是不正确的

   A. A1红细胞与抗－A凝集明显
   B. A1红细胞与抗－A1发生凝集
   C. A1红细胞与抗－A、B凝集明显
   D. A1红细胞与抗－H发生凝集
   E. A1红细胞与抗－B不发生凝集
   答案：D

3. 血液保存液中葡萄糖的作用是
   A. 提高2,3－DPG水平

B. 维持红细胞形态

C. 维持适宜的酸碱浓度

D. 为红细胞代谢提供能量

E. 防止血液凝固

答案：D

4. 冰冻红细胞最常用的防冻剂是

A. 二甲基亚砜（DMSO）

B. 甘油

C. 羟乙基淀粉（HES）

D. 葡萄糖

E. 海藻糖

答案：B

5. 血液保存液中枸橼酸盐的作用是

A. 提高红细胞 2,3 - DPG 水平

B. 提高红细胞 ATP 水平

C. 维持一定酸碱浓度

D. 防止血液凝固

E. 为红细胞代谢提供能量

答案：D

6. CPD - A 血液保存液中的"A"代表

A. 葡萄糖　　　B. 腺嘌呤

C. 磷酸盐　　　D. 枸橼酸

E. 枸橼酸盐

答案：B

7. Rh 部分 D 献血者的血液应

A. 标记为 RhD 阴性

B. 血型无法确认

C. 标记为 RhD 阳性

D. 不须标记

E. 报废处置

答案：C

8. 血液主侧交叉配血主要是检查

A. 供者与受者之间 ABO、RhD 是否同型

B. 供者是否具有不规则抗体

C. 供者是否有针对受者红细胞的抗体

D. 受者是否有针对供者红细胞的抗体

E. 受者否具有不规则抗体

答案：D

9. 血液次侧交叉配血主要是检查

A. 供者与受者之间 ABO、RhD 是否同型

B. 供者是否具有不规则抗体

C. 供者是否有针对受者红细胞的抗体

D. 供者是否有针对受者红细胞的抗体

E. 受者否具有不规则抗体

答案：C

10. 自身输血患者在采血前的各项准备中,下列哪项是不正确的

A. 补充铁剂

B. 可使用 EPO

C. 充分休息

D. 鼓励适量喝水

E. 高脂高蛋白饮食

答案：E

11. 择期手术前储存式自身输血时,患者的最后一次采血与手术间隔时间至少

A. 1 天　　　　B. 3 天

C. 5 天　　　　D. 5 天

E. 7 天

答案：B

12. 下列哪项不属于献血后的血液检测项目

A. 梅毒检测

B. 血红蛋白检测

C. 丙型肝炎病毒检测

D. 乙型肝炎病毒检测

E. 丙氨酸氨基转移酶检测

答案：B

13. 下列关于输血前交叉配血描述哪项是不正确的

A. 输血检测前严格三查八对

B. 血清与红细胞悬液比例应恰当

C. 试管法结果须在显微镜下观察结果

D. 宜在输血前进行抗体筛查

E. 只需使用盐水法进行交叉配血

答案：E

14. 新鲜冰冻血浆在规定温度下保存,有效期是

A. 一年　　　　B. 二年

C. 三年　　　　D. 四年

E. 五年

答案：A

15. 普通冰冻血浆保存期是
    A. 一年   B. 二年
    C. 三年   D. 四年
    E. 五年
    答案：D

16. 应在何处进行患者储存式自身输血的采集和储存
    A. 采供血机构   B. 输血科（血库）
    C. 病房治疗室   D. 手术室
    E. 抢救室
    答案：B

17. 以下哪种成分输注不需要进行交叉配血
    A. 全血
    B. 悬浮红细胞
    C. 洗涤红细胞
    D. 机器分离浓缩血小板
    E. 手工分离浓缩血小板
    答案：D

18. 下列哪项关于红细胞 ABO 血型鉴定的描述是不正确的
    A. 用已知特异性抗体试剂检测红细胞的抗原称为正定型
    B. 用已知血型抗原的试剂红细胞检测血清中的抗体称为反定型
    C. O 型血清在红细胞 ABO 亚型鉴定中不起作用
    D. O 型红细胞用于检测是否存在 ABO 以外的不规则抗体
    E. 红细胞 ABO 血型鉴定结果记录须描述凝集强度
    答案：C

19. 用试管法检测 ABO 血型时,红细胞悬液浓度规定为
    A. 1%   B. 5%
    C. 10%   D. 15%
    E. 20%
    答案：B

20. 鉴定红细胞 ABO 血型时最佳离心速度为
    A. 500 转/分,1 分钟
    B. 1000 转/分,1 分钟

C. 3000 转/分,1 分钟
D. 5000 转/分,1 分钟
E. 5000 转/分,2 分钟
答案：B

21. 在无标准血清时,现知自己为 A 型,将自己的红细胞＋受检血清以及自己的血清＋受检者的红细胞盐水中均有凝集,不考虑意外抗体和自身抗体的情况下,受检者血型应为
    A. O 型   B. A 型
    C. B 型   D. AB 型
    E. 不能确定
    答案：C

22. 下列关于对 ABO 血型鉴定反定型描述哪项是不正确的
    A. 可对 ABO 亚型鉴定有帮助
    B. 与正定型进行相互验证
    C. 疾病可影响其凝集强度
    D. 老年人凝集强度可减弱
    E. 只行 Ac 与 Bc 细胞检测
    答案：E

23. 用标准试剂红细胞 A、B、O 和自身细胞与受检者血清反应均为不凝集,应是下列哪种血型反应格局
    A. A 型   B. B 型
    C. O 型   D. AB 型
    E. 不能确定
    答案：D

24. 输血相容性检测中造成 ABO 血型鉴定和交叉配血试验错误最常见的原因是
    A. ABO 标准血清质量不高
    B. 标准红细胞悬液浓度高
    C. 冷凝集干扰实验结果
    D. 操作人员责任心不强
    E. 标准红细胞悬液浓度低
    答案：D

25. 倘若是由于过量血型特异性可溶性物质导致 ABO 血型鉴定困难应用下列何种方法能做出正确定型
    A. 红细胞置入 4℃环境中

B. 红细胞置入 37℃ 环境中

C. 红细胞置入 56℃ 环境中

D. 盐水洗涤红细胞 3 次以上

E. 使用 2 - ME 后静置 30 分钟

答案：D

26. 抗 - A1 血清与待检 A 型细胞不凝集,最有可能的是下列哪种亚型

A. A1   B. A2

C. A3   D. Am

E. Ax

答案：B

27. 新生儿进行血型鉴定时,一般检测

A. ABO 血型正定型 + RhD 血型

B. ABO 血型反定型 + RhD 血型

C. ABO 血型正反定型 + RhD 血型

D. 只做 RhD 血型,不做 ABO 血型

E. 不进行 ABO 血型 + RhD 血型鉴定

答案：A

28. 下列关于红细胞 ABO 血型鉴定描述哪项是不正确的

A. 用已知抗体型特异性试剂血清检测红细胞抗原称为正定型。

B. 用已知血型的 ABO 试剂红细胞检测血清中的抗体称为反向定型。

C. 1000g 离心,15s 判读实验结果

D. 在反向定型时只需行 A 型和 B 型红细胞检测。

E. 红细胞 ABO 血型鉴定须进行正反定型

答案：D

29. 在红细胞 ABO 血型鉴定中,国家标准规定抗 - A(B)标准血清的效价要求在何值以上

A. 32   B. 64

C. 128   D. 256

E. 512

答案：D

30. 在交叉配血时,"主"侧是指

A. 患者红细胞 + 献血者血清

B. 患者血清/浆 + 献血者红细胞

C. 献血者血清/浆 + 献血者红细胞

D. 患者血清/浆 + 患者红细胞

E. 献血者血清/浆 + O 型红细胞

答案：B

31. 如果献血者血液为 O 型,与 A 型患者血液进行交叉配血时,将会产生哪种结果

A. "主"侧凝集,"次"侧不凝

B. "主"侧不凝,"次"侧凝集

C. "主"侧凝集,"次"侧凝集

D. "主"侧不凝,"次"侧不凝

E. "主"侧溶血,"次"侧溶血

答案：B

32. 红细胞自身抗体根据反应的温度可分为几种

A. 2   B. 3

C. 4   D. 5

E. 6

答案：A

33. 红细胞温抗体最佳反应温度是

A. 4℃   B. 22℃

C. 37℃   D. 42℃

E. 56℃

答案：C

34. 红细胞冷抗体最佳反应温度是

A. 0   B. 4℃

C. 22℃   D. 37℃

E. 56℃

答案：B

35. 常用于 ABH 物质的检测的体液是

A. 精液   B. 乳汁

C. 羊水   D. 胃液

E. 唾液

答案：E

36. 下列哪项不能增强间接抗人球蛋白试验敏感性的是

A. 酶法   B. 低离子介质法

C. 牛白蛋白法   D. 聚乙二醇法

E. 生理盐水法

答案：E

37. 下列哪项不是凝聚胺试剂盒的组成部分是

A. 低离子溶液　　　　B. 凝聚胺溶液
C. 试剂悬浮液　　　　D. 阳性对照试剂
E. 抗人球蛋白试剂
答案：E

38. 抗体筛查试验使用的试剂红细胞是
A. 由2或3人份O型红细胞组成的成套试剂
B. 由2或3人份A型红细胞组成的成套试剂
C. 由2或3人份B型红细胞组成的成套试剂
D. 由2或3人份AB型红细胞组成的成套试剂
E. 由2或3人份所有血型红细胞组成的成套试剂
答案：A

39. 抗体筛查试验中下列哪项是最敏感的方法
A. 盐水介质法　　　　B. 白蛋白法
C. 聚凝胺法　　　　　D. 酶法
E. 微柱凝胶法
答案：E

40. 发现具有临床意义抗体的最佳温度是
A. 4℃　　　　　　　B. 22℃
C. 37℃　　　　　　D. 42℃
E. 56℃
答案：C

41. 下列哪项是检测IgG抗体最敏感的交叉配血方法
A. 微柱凝胶法　　　　B. 盐水介质法
C. 酶法　　　　　　　D. 聚凝胺法
E. 白蛋白介质法
答案：A

42. 下列哪项是检测不完全抗体最可靠的方法
A. 盐水法　　　　　　B. 抗人球蛋白法
C. 酶法　　　　　　　D. 聚凝胺法
E. 白蛋白法
答案：B

43. 新生儿溶血病抗体效价检测的是

A. IgM抗体　　　　　B. IgG抗体
C. IgA抗体　　　　　D. IgD抗体
E. IgE抗体
答案：B

44. 直接抗人球蛋白试验常用于
A. 血型鉴定
B. 交叉配血
C. 抗体筛选试验
D. 检查血清中的抗体
E. 检查红细胞上致敏的抗体
答案：E

45. 试管法直接人抗球蛋白试验中，配制红细胞的最低浓度应是
A. 1%　　　　　　　B. 5%
C. 10%　　　　　　D. 15%
E. 20%
答案：B

46. 次侧配血试验是
A. 受者红细胞+献血者血浆（血清）
B. 受者红细胞+献血者红细胞
C. 受者血浆（血清）+献血者红细胞
D. 受者血浆（血清）+献血血浆（血清）
E. 受者红细胞+受者血浆（血清）
答案：A

47. 下列哪项不是微柱凝胶法配血的优势
A. 操作简单　　　　　B. 重复性佳
C. 灵敏度高　　　　　D. 所需时间短
E. 结果易于判断
答案：D

48. 直接抗人球蛋白试验是检测患者
A. 血清中是否有相应的血型物质
B. 红细胞表面是否有相应抗原
C. 红细胞是否被抗体或补体致敏
D. 血清中有无不完全抗体
E. 血清中有无完全抗体
答案：C

49. 微柱法抗体筛查，试剂红细胞的浓度应是
A. 0.1%～0.3%　　　B. 0.8%～1%
C. 2%～5%　　　　　D. 11%～10%
E. 15%～20%

答案：B

50. 鉴定红细胞 ABO 系统免疫性抗体最佳的方法是
   A. 冻融放散法　　　B. 乙醚放散法
   C. 热放散法　　　　D. 柠檬酸放散法
   E. 氯喹放散法
   答案：C

51. 下列哪项适用于检测完全抗体
   A. 酶法　　　　　　B. 盐水法
   C. 白蛋白法　　　　D. 聚凝胺法
   E. 抗人球蛋白法
   答案：B

52. 红细胞血型抗原减弱常见于
   A. 肠道肿瘤
   B. 低丙种球蛋白血症
   C. 近期输血
   D. 急性白血病
   E. 多发性骨髓瘤
   答案：D

53. 输血相容性检测试验中应最先实施的试验是
   A. 抗体筛选　　　　B. 血型鉴定
   C. 交叉配血　　　　D. 抗体鉴定
   E. 抗体效价滴定
   答案：B

54. Rh 抗体筛查中最常见的抗体是
   A. 抗 – C　　　　　B. 抗 – E
   C. 抗 – e　　　　　D. 抗 – D
   E. 抗 – c
   答案：B

55. 观察冷凝集素效价结果是在
   A. 4℃放置 15min 后
   B. 4℃放置 30min 后
   C. 4℃放置 45min 后
   D. 4℃放置 1h 后
   E. 4℃放置 2h 后
   答案：D

56. 白细胞浓缩液的保存最佳温度
   A. –30℃　　　　　B. 4℃
   C. 22℃　　　　　　D. 37℃

   E. 42℃
   答案：C

57. 每单位机器分离浓缩血小板至少含血小板数为
   A. $(2\sim5)\times10^9$　　B. $(2\sim5)\times10^{10}$
   C. $(2\sim5)\times10^{11}$　　D. $(2\sim5)\times10^{12}$
   E. $(2\sim5)\times10^{13}$
   答案：C

58. 每单位手工分离浓缩血小板悬液至少含血小板数为
   A. $(2\sim5)\times10^9$　　B. $(2\sim5)\times10^{10}$
   C. $(2\sim5)\times10^{11}$　　D. $(2\sim5)\times10^{12}$
   E. $(2\sim5)\times10^{13}$
   答案：B

59. 血小板成分保存的最佳温度是
   A. –30℃　　　　　B. 4℃
   C. 22℃　　　　　　D. 37℃
   E. 42℃
   答案：C

60. 机器分离浓缩血小板的保存时间
   A. 1 天　　　　　　B. 2 天
   C. 3 天　　　　　　D. 4 天
   E. 5 天
   答案：E

61. 手工分离浓缩血小板悬液的保存时间为
   A. 1 天　　　　　　B. 2 天
   C. 3 天　　　　　　D. 4 天
   E. 5 天
   答案：A

62. 白细胞浓缩液的保存时间为
   A. 1 天　　　　　　B. 2 天
   C. 3 天　　　　　　D. 4 天
   E. 5 天
   答案：A

63. 冷沉淀融化时的温度不能超过
   A. 4℃　　　　　　B. 22℃
   C. 37℃　　　　　　D. 42℃
   E. 56℃
   答案：C

64. 在临床输血中，下列哪种血液成分不可使

用冰冻保存法

A. 红细胞   B. 血浆

C. 粒细胞   D. 冷沉淀

E. 血小板

答案：C

65. 下列哪项关于贮存式自身输血描述是错误的

    A. 液态保存的血液可以随时使用

    B. 冰冻保存的血液需要解冻后使用

    C. 解冻后的血液不能再重复冷冻

    D. 自体血和其他血液可一起保存

    E. 回输时须密切观察患者生命体征

    答案：D

66. 下列哪项关于冰冻保存红细胞描述是错误的

    A. 低浓度甘油在 $-196℃$ 液氮保存

    B. 高浓度甘油在 $-80℃$ 低温保存

    C. 使用时在 35℃ 温水浴快速解冻

    D. 冰冻红细胞可以保存 10 年

    E. 使用时需要洗涤脱甘油

    答案：C

67. 下列哪项不是献血员血液检测项目

    A. 梅毒   B. ALT

    C. 抗－HCV   D. HBsAg

    E. HBeAg

    答案：E

68. 下列哪项关于预防输血后肝炎传播措施描述是不正确的

    A. 应用抗－HCV 筛选可排除所有 HCV 传播的献血者

    B. 应使用一次性采血器、注射器和输血器

    C. 严格输血适应证以及提倡自身输血和成分输血

    D. 所有供临床输注的血液制剂均须在采集后留样复检

    E. 所有供临床输注的血液制剂均须核酸检测

    答案：A

69. 下列哪项关于梅毒的主要传播途径描述是正确的

    A. 性接触、母婴传播、输血传播

    B. 母婴传播、输血传播

    C. 性接触、输血传播

    D. 母婴传播、输血传播、握手

    E. 性接触、母婴传播、握手

    答案：A

70. 下列哪项关于梅毒螺旋体生物活性的描述是不正确的

    A. 4℃ 时可存活 72 小时

    B. 100℃ 时立即死亡

    C. 40℃ 时失去传染性

    D. 56℃ 3 ~ 5 分钟死亡

    E. 体外的生物能力较强

    答案：E

71. 国内主张用何种剂量 ^{60}Co 辐照红细胞成分以预防 TA-GVHD

    A. 5 ~ 10GY   B. 15 ~ 20GY

    C. 25 ~ 30GY   D. 40 ~ 50GY

    E. 55 ~ 60GY

    答案：C

72. 血小板成分的保存温度是

    A. 4 ± 2℃   B. 10 ± 2℃

    C. 22 ± 2℃   D. 37 ± 2℃

    E. 42 ± 2℃

    答案：C

73. 下列哪项关于辐照后的红细胞上清液中电解质变化描述是正确的

    A. 钾离子降低   B. 钾离子增高

    C. 铁离子降低   D. 锌离子增高

    E. 钠离子增高

    答案：B

74. 不属于输血前"四项传染病"检测的是

    A. HIV 抗体   B. HCV 抗体

    C. 梅毒螺旋体   D. 乙肝表面抗原

    E. 转氨酶

    答案：E

75. 悬浮红细胞的保存温度是

    A. 4 ± 2℃   B. 10 ± 2℃

    C. 22 ± 2℃   D. 37 ± 2℃

    E. 42 ± 2℃

答案：A

76. 冷沉淀融化后在4℃保存时间不能超过
    A. 12 小时　　　　　B. 24 小时
    C. 36 小时　　　　　D. 48 小时
    E. 60 小时
    答案：B

77. 血小板保存箱的振荡频率是每分钟多少次
    A. 10 次　　　　　B. 20 次
    C. 30 次　　　　　D. 50 次
    E. 70 次
    答案：C

78. 血液在4℃保存8小时后，下列哪种血液成分功能明显下降
    A. 红细胞　　　　　B. 血浆蛋白
    C. 淋巴细胞　　　　D. 单核细胞
    E. 中性粒细胞
    答案：E

79. 间接抗人球试验可以检测患者的
    A. 血清中的完全抗体
    B. 血清中的不完全抗体
    C. 红细胞表面的完全抗体
    D. 红细胞表面的不完全抗体
    E. 血浆中的完全抗体
    答案：B

80. 下列何种血型红细胞与抗–H出现凝集反应程度最强
    A. O 型　　　　　B. AB 型
    C. A 型　　　　　D. B 型
    E. A2 型
    答案：A

81. 下列哪种物质会影响聚凝胺法的鉴定效果
    A. 肝素　　　　　B. 稳定剂
    C. EDTA　　　　　D. NaCl
    E. 葡萄糖
    答案：A

82. 下列哪项不是新生儿溶血病血清学检查项目
    A. 产妇血型与新生儿血型

B. 直接抗人球蛋白试验
C. 产妇唾液血型物质测定
D. 红细胞抗体放散试验
E. 游离抗体试验
答案：C

83. 贮存全血及悬浮红细胞的贮血冰箱应保持的最佳温度是
    A. 0.5～1℃　　　　B. 2～6℃
    C. 7～8℃　　　　　D. 9～10℃
    E. 11～12℃
    答案：B

84. 出生一周内新生儿第一次输注红细胞进行交叉配血试验时，下列哪项描述是正确的
    A. 献血者红细胞与母亲的血清
    B. 新生儿的血清与母亲的红细胞
    C. 新生儿的红细胞与母亲的血清
    D. 父亲的红细胞与供血者血清
    E. 父亲的血清与供血者红细胞
    答案：A

85. 部分白血病患者可出现ABO血型正反定型不符，主要原因是
    A. 类B现象
    B. 冷抗体所致
    C. 温抗体所致
    D. 标准血清滴度下降
    E. ABO血型抗原减弱所致
    答案：E

86. AB型的红细胞和下列哪一种血型的全血混合不会发生凝集反应
    A. A 型　　　　　B. B 型
    C. O 型　　　　　D. AB 型
    E. A2 型
    答案：D

87. 意外抗体筛查试验主要用于检测
    A. ABO亚型个体的抗–A1抗体
    B. 红细胞ABO血型抗体
    C. 血小板血型免疫性抗体
    D. 白细胞血型免疫性抗体
    E. 红细胞非ABO血型抗体

答案：E

88. 抗原抗体凝集反应中阳性反应 2＋,其凝集强度评分应是

A. 4   B. 5

C. 6   D. 7

E. 8

答案：E

89. 目前常用的血液保存液有

A. ACD-B   B. ACD-C

C. CPDA   D. CPD

E. CDAP

答案：C

90. 全血 4℃ 保存最容易损失的血液成分是

A. 红细胞   B. 血小板

C. 血浆蛋白   D. 淋巴细胞

E. 纤维蛋白原

答案：B

91. 下列关于紧急输血的描述哪项是不正确的

A. 鉴定受血者 ABO 血型、RhD 血型

B. 抽取输血前四项传染病检测血样

C. 签署输血治疗知情同意书

D. 交叉配血进行同型血输注

E. 抗体筛查检测须在配血前进行

答案：E

92. 一般情况下,下列哪项不是输血相容性检测的项目

A. ABO 血型鉴定   B. RhD 血型鉴定

C. 交叉配血   D. 抗体筛查

E. 抗体鉴定

答案：E

93. 下列哪项关于 IgM 抗体性质的描述是不正确的

A. 分子结构为五聚体

B. 2－Me 处理可降解

C. 通常不能通过胎盘

D. 盐水介质中能发生凝集

E. 不易被血型物质中和

答案：E

94. 下列哪项方法不能应用于抗体筛选

A. 酶法   B. 盐水法

C. 凝聚胺法   D. 微柱凝胶法

E. 间接抗球蛋白法

答案：B

95. 下列哪种抗体不能在盐水介质中起反应

A. 抗－A 抗体   B. 抗－B 抗体

C. 抗－H 抗体   D. 抗－D 抗体

E. 抗－P 抗体

答案：D

96. 新鲜冰冻血浆的保存温度和保存期是

A. －20℃ 以下、保存期 1 年

B. －4℃、保存期 1 年

C. －20℃ 以下、保存期 2 年

D. －4℃、保存期 2 年

E. －20℃ 以下、保存期 5 年

答案：A

97. 普通冰冻血浆的保存温度和保存期最长是

A. －20℃ 以下、保存期 1 年

B. －4℃、保存期 1 年

C. －20℃ 以下、保存期 2 年

D. －4℃、保存期 2 年

E. －20℃ 以下、保存期 5 年

答案：E

98. 冷沉淀的保存温度和保存期是

A. －20℃ 以下、保存期 1 年

B. －4℃、保存期 1 年

C. －20℃ 以下、保存期 2 年

D. －4℃、保存期 2 年

E. －20℃ 以下、保存期 5 年

答案：A

99. 缺乏下列哪种凝血因子,可使 PT 延长

A. FⅧ   B. FⅨ

C. FⅪ   D. FⅦ

E. FⅫ

答案：D

100. PCR 实验中,Tm 是指

A. 变性温度   B. 退火温度

C. 杂交温度   D. 冷却温度

E. 临界温度

答案：A

101. 红细胞血型鉴定时,正定型如发生红细胞缗钱状形成,可用下列哪种方法来解决
    A. 在37℃下行血型鉴定
    B. 用2%红细胞悬液鉴定血型
    C. 用5%红细胞悬液鉴定血型
    D. 用新鲜制备的标准血清鉴定血型
    E. 将被检者红细胞用生理盐水洗涤后鉴定血型
    答案:B

102. B型血清用A2红细胞去吸附,留下哪种抗体
    A. 抗－A   B. 抗－A1
    C. 抗－A2   D. 抗－A3
    E. 抗－B
    答案:B

103. 用下列哪种试剂可正确区分红细胞上真正B抗原与获得性类B抗原
    A. 抗－A1   B. 抗－A,B
    C. 抗－B   D. 抗－H
    E. 改良BS－1植凝素
    答案:E

104. 制备标准血清时,灭活补体的最佳温度和时间是
    A. 22℃,60min   B. 37℃,30min
    C. 42℃,10min   D. 56℃,30min
    E. 72℃,30min
    答案:D

105. 测定标准血清抗体亲和力所用红细胞悬液的最佳浓度是
    A. 1%   B. 2%
    C. 5%   D. 10%
    E. 20%
    答案:D

106. 交叉配血的主要目的是
    A. 验证血型鉴定是否正确
    B. 验证患者标本是否正确
    C. 验证标准血清是否有误
    D. 验证献血员标本是否正确
    E. 确定受血者和献血员血液是否相合

（相容）
    答案:E

107. 红细胞Lutheran(Lu)血型系中抗－Lu^{a}抗体反应最佳温度是
    A. 4℃   B. 12℃
    C. 20℃   D. 37℃
    E. 42℃
    答案:B

108. 温抗体型自身免疫性溶血性贫血根据直接抗人球蛋白试验阳性结果可分为
    A. 2型   B. 3型
    C. 4型   D. 5型
    E. 6型
    答案:B

109. 温抗体型自身免疫性溶血性贫血直接抗人球蛋白试验阳性率可达
    A. 5%以上   B. 10%以上
    C. 30%以上   D. 50%以上
    E. 70%以上
    答案:E

110. 正常献血员中直接抗人球蛋白试验阳性率为
    A. 1/130～1/140
    B. 1/1300～1/1400
    C. 1/13000～1/14000
    D. 1/130000～1/140000
    E. 1/230000～1/240000
    答案:C

111. 下列哪项关于直接抗人球蛋白试验阳性原因描述是不正确的
    A. 父亲抗体通过胎盘致敏胎儿红细胞
    B. 青霉素等药物的抗体与红细胞膜结合
    C. 红细胞被自身抗体或补体成分体外致敏
    D. 奎尼丁等形成药物/抗药物复合物被结合到红细胞上
    E. 非特异性介导的免疫球蛋白与多发性骨髓瘤等患者红细胞结合
    答案:A

112. 鉴定弱D最可靠的方法是

A. 基因检测法   B. 玻片法

C. 试管法   D. 蛋白酶法

E. 抗球蛋白法

答案：A

113. RhD 阴性孕妇合并下列哪项抗体易引起严重胎儿和新生儿溶血病

A. 抗 – E   B. 抗 – e

C. 抗 – C   D. 抗 – c

E. 抗 – M

答案：D

114. 试剂筛选红细胞一般不包含的抗原是

A. D 抗原   B. C 抗原

C. E 抗原   D. M 抗原

E. Lua 抗原

答案：E

115. 聚凝胺法容易漏检的是

A. Rh 血型抗体

B. Kell 血型抗体

C. Kidd 血型抗体

D. Duffy 血型抗体

E. MNSs 血型抗体

答案：B

116. 下列哪项关于 ABO 血型鉴定试剂描述是不正确的

A. 正规厂家生产

B. 批批检合格

C. 冷凝集素≤1:16

D. 亲和力在 15 秒

E. 试剂在有效期内

答案：C

117. 酶介质试验孵育温度是

A. 40℃   B. 37℃

C. 22℃   D. 4℃

E. 0℃

答案：B

118. 下列哪项关于粒细胞制备方法的描述是不正确的

A. 血细胞分离机   B. 离心挤白膜法

C. 沉降法   D. 过滤法

E. 洗涤法

答案：E

119. 根据 18469 – 2012《全血及成分血质量要求》,新鲜冰冻血浆不能在采血几小时后制备

A. 6   B. 12

C. 18   D. 24

E. 36

答案：C

120. 下列哪项关于血浆分离的描述是不正确的

A. 应在确保无菌条件下分离血浆

B. 分离的血浆在 4℃冰箱内保存

C. – 30℃新鲜冰冻血浆保存 1 年

D. 血浆也可冷冻干燥保存

E. – 30℃冰冻血浆保存 4 年

答案：B

121. 下列哪项与输血后肝炎传播无关

A. 献血者人群中肝炎流行情况

B. 受血者人群中肝炎流行情况

C. 筛选献血者的血清学方法灵敏度

D. 血浆制剂中肝炎病毒的灭活效果

E. 筛选献血者的血清学检测试剂特异性

答案：B

122. 输血所致疟疾在何时查找疟原虫可提高阳性检出率

A. 体温上升时   B. 体温最高时

C. 体温下降时   D. 寒战发作时

E. 疾病间歇期

答案：D

123. 冰冻解冻去甘油红细胞游离血红蛋白含量应

A. ≤1g/L   B. ≤2g/L

C. ≤3g/L   D. ≤4g/L

E. ≤5g/L

答案：A

124. 聚凝胺法对下列哪个血型系统异常不敏感

A. ABO 系统   B. Rh 系统

C. Kidd 系统   D. Kell 系统

E. MNS 系统

答案：D

125. 直接抗球蛋白试验不可用于诊断
    A. 新生儿溶血病
    B. 疑难交叉配血
    C. 溶血性输血反应
    D. 自身免疫性溶血性贫血
    E. 近期输血产生同种抗体
    答案：B

126. 下列哪项疾病患者的红细胞对抗 i 的凝集力不增强
    A. 重型珠蛋白生成障碍性贫血
    B. 巨幼红细胞性贫血
    C. 铁粒细胞性贫血
    D. 急性白血病
    E. ITP
    答案：E

127. 自体骨髓移植采集骨髓置于 4℃ 下保存最长不能超过
    A. 24 小时   B. 48 小时
    C. 72 小时   D. 96 小时
    E. 108 小时
    答案：C

128. 下列哪项不是造血干细胞移植前须进行检查项目
    A. 供受者 HLA 配型
    B. 唾液血型物质检测
    C. 混合淋巴细胞培养
    D. 淋巴细胞毒交叉试验
    E. 供受者红细胞血型检测
    答案：B

129. 外周血干细胞移植冻存温度是
    A. −15℃   B. −25℃
    C. −45℃   D. −196℃
    E. −296℃
    答案：D

130. 下列哪项不是脐带血中造血细胞分离的方法
    A. 羟乙基淀粉沉淀法
    B. 流式细胞仪分离法
    C. 密度梯度分离法
    D. 单克隆抗体法
    E. 甘油离心法
    答案：E

131. 下列哪项不是导致 Rh 血型鉴定出现假阳性的原因
    A. 受检细胞已被免疫球蛋白致敏
    B. 多凝集细胞
    C. 抗血清被污染
    D. 漏加血清
    E. 标本抗凝不当
    答案：D

132. 下列哪项不会导致交叉配血的缗钱状凝集
    A. 多发性骨髓瘤
    B. 高球蛋白血症
    C. 真性红细胞增多症
    D. 巨球蛋白血症
    E. 输注羟乙基淀粉
    答案：C

133. 除下列哪项外均可引起直接抗球蛋白试验阳性
    A. 自身免疫性溶血性贫血
    B. 药物免疫性溶血性贫血
    C. 珠蛋白合成障碍性贫血
    D. 血型不合新生儿溶血病
    E. 溶血性输血反应
    答案：C

134. 抗 − M 抗体最佳反应温度
    A. 4℃   B. 22℃
    C. 37℃   D. 56℃
    E. 42℃
    答案：A

135. 在红细胞血型系统中,使用抗球蛋白试验检出的第一个血型是
    A. ABO 血型系统
    B. Rh 血型系统
    C. Lewis 血型系统
    D. Kell 血型系统
    E. P 血型系统
    答案：D

136. 血液保存液 CPDA - 1 中 D 代表下列哪种物质
    A. 枸橼酸盐　　　　B. 葡萄糖
    C. 磷酸盐　　　　　D. 腺嘌呤
    E. 甘油
    答案：B

137. 合格全血容量误差应为
    A. 标示量 ±3%　　　B. 标示量 ±5%
    C. 标示量 ±10%　　D. 标示量 ±15%
    E. 标示量 ±20%
    答案：C

138. 全血的保存期为 35 天的抗凝保存液是
    A. ACD　　　　　　B. CPD
    C. ACDA　　　　　D. CPDA
    E. CPDB
    答案：D

139. 对于 HIV,应用目前酶免法(ELISA)检测平均"窗口期"是
    A. 7　　　　　　　B. 14
    C. 22　　　　　　D. 28
    E. 35
    答案：C

140. 下列哪项不是区分红细胞 ABO 亚型的依据
    A. 反定型 Oc 是否凝集
    B. 红细胞上 H 物质活性的强弱
    C. 分泌型人的唾液中 A,B 和 H 物质
    D. 红细胞与抗 - A,抗 - A1 凝集程度
    E. 红细胞与抗 - B 及抗 - A,B 的凝集程度
    答案：A

141. 下列哪项不是防止 A 亚型漏检方法
    A. 具备抗 H 血清
    B. 具备抗 A1 血清
    C. 只行正定型检测
    D. 具备抗 A、B 血清
    E. 使用 O 型标准血清
    答案：C

142. 慢性淋巴细胞白血病患者的直接抗人球蛋白试验阳性率可达
    A. 10%　　　　　　B. 20%
    C. 30%　　　　　　D. 40%
    E. 50%
    答案：B

143. 正常献血员中直接抗人球蛋白试验阳性率为
    A. 1/100 ~ 1/900
    B. 1/1000 ~ 1/9000
    C. 1/10000 ~ 1/90000
    D. 1/100000 ~ 1/900000
    E. 1/1000000 ~ 1/9000000
    答案：B

144. 下列哪种红细胞血型抗原不能被蛋白酶破坏
    A. D　　　　　　　B. M
    C. N　　　　　　　D. Fya
    E. Fyb
    答案：A

145. 红细胞凝集反应有不同等级,试管法肉眼观察 3 + 的判读结果标准是
    A. 一个结实的大凝块,上清液清晰
    B. 数个结实的大凝块,上清液清晰
    C. 中等大小凝块,上清液清晰
    D. 小凝块,上清液呈混浊红色
    E. 小凝块,上清液清晰
    答案：B

146. 在 A 亚型鉴定时,与抗 - A1 不发生反应的是
    A. A1 型红细胞　　　B. A1B 型红细胞
    C. A2 型红细胞　　　D. A3 型红细胞
    E. Aint 型红细胞
    答案：C

147. 下列哪项试验阳性就可确诊新生儿溶血病
    A. 唾液试验　　　　B. 抗体效价试验
    C. 抗体放散试验　　D. 抗体吸收试验
    E. 直接抗人球试验
    答案：C

148. 在红细胞血型血清学实验中,制备洗涤红细胞通常是使用生理盐水将红细胞洗

涤至少几次

A. 1 次   B. 2 次

C. 3 次   D. 4 次

E. 5 次

答案：C

149. 在欧美国家人群中,除 ABO 和 Rh 血型外,最常见的血型系统免疫抗体为

A. 抗 – M   B. 抗 – P1

C. 抗 – K   D. 抗 – N

E. 抗 – Mia

答案：C

150. 在 ABO 血型鉴定时,发生红细胞呈缗钱状凝集,最佳的解决方法是

A. 在 4℃下进行血型鉴定

B. 在 37℃下进行血型鉴定

C. 使用重新采集的血标本鉴定血型

D. 使用新鲜制备的标准血清鉴定血型

E. 将被检者红细胞用生理盐水洗涤后鉴定血型

答案：E

151. 下列哪项关于唾液血型物质描述是正确的

A. A、B   B. A、O

C. B、O   D. A、B、O

E. A、B、H

答案：E

152. 在进行 Coombs 试验时,阳性对照红细胞出现下列哪项凝集时,符合试验质控要求

A. 1 +   B. 2 +

C. 3 +   D. 4 +

E. ±

答案：B

153. 下列哪项意外抗体在中国台湾地区较为常见,但使用欧美国家制备筛选细胞会导致漏检

A. Anti-Fya   B. Anti-Lea

C. Anti-Jka   D. Anti-Mia

E. Anti-M

答案：D

154. 半衰期最短的凝血因子是

A. Ⅴ因子   B. Ⅶ因子

C. Ⅷ因子   D. Ⅸ因子

E. Ⅻ因子

答案：B

155. 抗人球蛋白试剂可产生哪种作用

A. 中和红细胞外层的阳离子

B. 增加红细胞的疏水性易产生凝集

C. 减低红细胞的 Zeta 电位易产生凝集

D. 促使已致敏抗体或补体的红细胞凝集

E. 移除红细胞膜上唾液酸导致负电荷降低

答案：D

156. 检测血小板抗体时发现有抗体,改用二磷酸氯喹处理后的血小板抗体消失,其原因是

A. 同时存在 HLA 抗体与 HPA 抗体

B. 可能存在 HLA 抗体而无 HPA 抗体

C. 可能存在 HPA 抗体而无 HLA 抗体

D. 可能存在 HPA 特抗体而无 ABO 抗体

E. 抗体反应是属非特异性,与抗体类型无关

答案：B

157. 在 RhD 血型鉴定中,只能通过吸收放散试验才能鉴定出结果的是

A. Du   B. 部分 D

C. 不完全 D   D. 弱 D

E. Del

答案：E

158. 下列哪种红细胞血型系统抗原活性经酶处理后会消失

A. Kidd   B. P1

C. Lewis   D. MN

E. Rh

答案：D

159. 在血型血清学实验中,添加酶试剂可以产生下列何种作用

A. 中和红细胞外层的阳离子减低红细胞的 Zeta 电位易产生凝集

B. 增加红细胞的疏水性易产生凝集

C. 减低红细胞的 Zeta 电位易产生凝集

D. 促使致敏抗体或补体的红细胞凝集

E. 移除红细胞膜上的唾液酸导致负电荷降低

答案：E

160. 在进行下列哪项鉴定时,调整试剂 pH 值至 2 左右利于鉴定效果的判断

A. ABO 血型　　　　B. Rh 血型

C. 获得性 B　　　　D. Lewis 血型

E. kidd

答案：C

161. 在同等条件下,下列哪种表型的红细胞在 2mol/L 的尿素溶液中可较长时间抵抗溶血

A. Jk(a-b-)　　　　B. M-N+

C. Fy(a-b+)　　　　D. Le(a-b+)

E. ccDEE

答案：A

162. 在血型血清学实验中,使用酶法可能会造成下列哪种血型系统抗原的漏检

A. Rh　　　　　　　B. Kidd

C. Lewis　　　　　　D. MNs

E. Ii

答案：D

163. 需中和 B 型人血清中的天然抗体,可以选用何种血型唾液

A. B 型分泌型　　　B. O 型分泌型

C. A 型分泌型　　　D. AB 型分泌型

E. A 型未分泌型

答案：C

164. 血液交叉配血时,应用酶介质法主要作用是

A. 在红细胞膜间搭桥易产生凝集

B. 在致敏的抗体间搭桥易产生凝集

C. 削弱红细胞表面电荷易产生凝集

D. 增加红细胞的疏水性易产生凝集

E. 增加红细胞表面所带电荷易产生凝集

答案：C

165. 红细胞 ABO 反向定型试验中,血型鉴定为 B 型时可观察到

A. Ac 管不凝集,Bc 管凝集,Oc 管不凝集

B. Ac 管凝集,Bc 管凝集,Oc 管凝集

C. Ac 管凝集,Bc 管凝集,Oc 管不凝集

D. Ac 管不凝集,Bc 管不凝集,Oc 管凝集

E. Ac 管凝集,Bc 管不凝集,Oc 管凝集

答案：E

166. 红细胞 IgG 不完全抗体不能直接与红细胞发生凝集反应的主要原因是

A. IgG 抗体亲和力不够

B. IgG 抗体分子量太小

C. IgG 抗体分子效价低

D. IgG 抗体数量太少

E. 红细胞间 zeta 电位太小

答案：B

167. 红细胞血型 IgG 抗体筛选试验中,最可靠的方法是

A. 木瓜酶法　　　　B. 抗人球蛋白法

C. 聚凝胺法　　　　D. 吸收放散试验

E. 盐水法

答案：B

168. 在血型血清学实验中,抗体筛选细胞通常由几个组成

A. 1 个　　　　　　B. 2~3 个

C. 4~5 个　　　　　D. 6~7 个

E. 8~10 个

答案：B

169. 下列哪项关于红细胞 ABO 血型鉴定的描述是不正确的

A. 四个月内的婴幼儿只需行正定型

B. O 型血清在 ABO 亚型鉴定中不起作用

C. O 型细胞可检测是否存在 ABO 以外抗体

D. 使用抗-A1 血清可区分部分 A 亚型

E. 唾液试验可以辅助鉴定红细胞血型

答案：B

170. 在不破坏红细胞的前提下,下列哪项因素的变化对红细胞凝集强度影响最小

A. pH 值　　　　　　B. 渗透压

C. 离子浓度　　　　D. 抗体浓度

E. 离心速度

答案：B

171. 在进行试管法红细胞血型鉴定时,下列哪项操作是不正确的

    A. 先加红细胞再加血浆或血清

    B. 血型鉴定不建议离心多次观察结果

    C. 反定型需标记 Ac、Bc、Oc、自身四管

    D. 待检者红细胞浓度配制成 2%～5% 的浓度

    E. 全部加样完成后 1000g,离心 15s 观察结果

答案：A

172. 下列哪项不是 CPDA 保养液中枸橼酸钠的作用

    A. 防止血液凝固   B. 不透过细胞膜

    C. 防止葡萄糖焦化   D. 供应营养成分

    E. 阻止细胞溶解

答案：D

173. 美国 AABB 规定,对于几个月以内的婴儿只要求鉴定 ABO 血型正定型

    A. 1 个月   B. 2 个月

    C. 3 个月   D. 4 个月

    E. 6 个月

答案：D

174. 美国 AABB 规定,6 个月的婴儿进行 ABO 血型鉴定是

    A. 只需行正定型检测

    B. 只需行反定型检测

    C. 需行正反定型检测

    D. 需行基因表型检测

    E. 不需行血型检测

答案：C

175. 我国一般认为对几个月内婴儿只进行 ABO 血型正定型鉴定

    A. 2 个月   B. 3 个月

    C. 4 个月   D. 5 个月

    E. 6 个月

答案：E

176. 国内一般认为对出生年龄大于 6 个月的婴儿鉴定红细胞 ABO 血型时

    A. 只需行正定型检测

    B. 只需行反定型检测

    C. 需行正反定型检测

    D. 需行基因表型检测

    E. 不需行血型检测

答案：C

177. 红细胞 ABO 鉴定正反定型不符时,下列哪项处置是正确的

    A. 对非分泌型者采用唾液 ABO 血型物质测定

    B. 采用吸收放散试验做进一步鉴定

    C. 凭反定型结果判断血型

    D. 凭正定型结果判断血型

    E. 输注 O 型红细胞即可

答案：B

178. 英国规定,对于几个月以内的婴儿只要求鉴定 ABO 血型正定型

    A. 1 个月   B. 2 个月

    C. 3 个月   D. 4 个月

    E. 6 个月

答案：D

179. 下列哪项是血型血清学检测使用低离子溶液原理

    A. 增加胶体颗粒上的电荷,使胶体颗粒的电势增高,离子强度增强

    B. 增加胶体颗粒上的电荷,使胶体颗粒的电势下降,离子强度减小

    C. 中和胶体颗粒上的电荷,使胶体颗粒的电势增高,离子强度减小

    D. 中和胶体颗粒上的电荷,使胶体颗粒的电势下降,离子强度增高

    E. 中和胶体颗粒上的电荷,使胶体颗粒的电势下降,离子强度减小

答案：E

180. 下列哪项不是分子生物学技术鉴定血型的适应证

    A. 稀有血型

    B. 意外抗体

    C. 血型嵌合体

    D. 某些亚型或变异型血型

E. 某些疾病导致血型变化

答案：B

181. ABO 亚型鉴定,除下列哪项外均是应增加使用的试剂进行正反定型

    A. 抗 H 血清   B. 抗 A1 血清

    C. 抗 A、B 血清   D. A1 试剂红细胞

    E. A2 试剂红细胞

答案：D

182. 第一个使用抗球蛋白试验检出的血型是

    A. Rh 血型系统

    B. Kidd 血型系统

    C. Kell 血型系统

    D. Diego 血型系统

    E. Miltenberger 血型系统

答案：C

183. 除下列哪项外,ABO 血型鉴定反定型使用 O 型红细胞,其结果出现凝集可提示

    A. 抗 H 抗体(如孟买型)

    B. 某些 IgG 的意外抗体

    C. 某些 IgM 的意外抗体

    D. 自身抗体

    E. 冷凝素

答案：B

184. 下列哪项关于抗体筛查细胞具有一定的局限性的描述是不正确的

    A. 抗体筛查细胞储存时,一些抗原不稳定会变质影响反应结果

    B. 一些具有剂量效应的抗体与具有双剂量抗原的细胞反应较好

    C. 抗体筛查细胞并不能覆盖所有具有临床意义的血型抗原

    D. 杂合子的抗体筛查细胞可能出现弱反应或不反应的情况

    E. 纯合子的抗体筛查细胞不会造成机体抗体漏检

答案：E

185. 下列哪项关于抗体筛查结果阳性却不能确定抗体特异性的描述是不正确的

    A. 存在自身抗体或血浆蛋白的影响

    B. 抗体鉴定细胞的抗原性不够完全

    C. 多种特异性抗体影响实验结果判定

    D. 抗体鉴定细胞的抗原特异性不够强

    E. 抗体鉴定细胞的免疫原性明显增强

答案：E

186. 下列哪项关于直接抗球蛋白试验宜用 EDTA 抗凝标本的描述是正确的

    A. 足量的 EDTA 可完全螯合血液中的钠离子,从而阻断凝血系统的活化

    B. 足量的 EDTA 可完全螯合血液中的钾离子,从而阻断凝血系统的活化

    C. 足量的 EDTA 可完全螯合血液中的镁离子,从而阻断凝血系统的活化

    D. 足量的 EDTA 可完全螯合血液中的钙离子,从而阻断补体系统的活化

    E. 足量的 EDTA 可完全螯合血液中的铁离子,从而阻断补体系统的活化

答案：D

187. 下列哪项关于 HLA – Ⅰ 类抗原的检测不采用血清学分型方法的描述是不正确的

    A. 某些病理过程导致淋巴细胞表面抗原性质发生改变干扰反应

    B. 标准分型抗体亲和力较弱及效价较低易产生交叉反应

    C. 缺少抗血清,抗原分型血清板来源困难及质量欠佳

    D. 需使用新鲜的淋巴细胞,存在取样困难

    E. 使用库存血,分离操作繁琐

答案：E

188. HLA 分型检测中低通量实验室宜选择

    A. PCR-SSP   B. PCR-SSO

    C. PCR-SBT   D. PCR-SPS

    E. PCR-SOS

答案：A

189. 下列哪项关于聚凝胺法交叉配血的描述是不正确的

    A. 采用凝聚胺法进行输血前检查绝对安全

    B. 操作简便、快捷,成本较低,应用较为广泛

C. 多数 IgG 抗体可被检出,但不能检出 IgG 型的抗 - K 抗体

D. 白种人群中,Kell 系统是仅次于 ABO、Rh 血型系统的第三大血型系统

E. 我国汉族人群 Kell 血型系统绝大多数为 kk 型,产生抗 - K 抗体的概率很低

答案:A

190. 下列哪项关于微柱凝胶方法交叉配血的描述是不正确的

A. 绝对安全的配血方法

B. 具有灵敏度高,结果准确

C. 便于自动化、标准化,无需显微镜观察

D. 批量标本配血和大剂量输血患者的配血

E. 重复性好,结果观察直观,避免人为因素的影响

答案 A

191. 下列哪项关于微柱凝胶方法交叉配血的描述是不正确的

A. 可完全取代试管法抗人球蛋白介质交叉配血

B. 孵育、离心时间较长,不适用于特急的抢救标本配血

C. 不适用于直接抗球蛋白阳性患者,会导致次侧配血凝集

D. 使用抗凝标本时血浆中纤维蛋白原可能会使配血结果出现假阳性

E. 无法确定是患者直抗阳性引起的凝集还是患者红细胞与献血者血浆引起的凝集

答案:A

192. 下列哪项关于血栓弹力图的描述是不正确的

A. R 反映凝血因子活性

B. CI 反映凝血功能状态

C. MA 反映血小板数量

D. K 与 Angle 角反映纤维蛋白原水平

E. LY30 与 EPL 反映是否存在纤溶亢进

答案:C

193. 下列哪项关于机体凝血状态的描述是不正确的

A. APTT 和 PT 是内源凝血系统的筛查试验

B. APTT 正常、PT 延长,提示凝血因子 Ⅶ 缺乏

C. APTT 延长、PT 正常,提示凝血因子 Ⅷ、Ⅸ、Ⅺ和Ⅻ缺乏

D. APTT 正常、PT 正常,提示创伤后的延迟性出血和凝血因子 ⅩⅢ 缺乏

E. APTT 和 PT 均延长,提示凝血因子 Ⅱ、Ⅴ、Ⅹ 和纤维蛋白原的单一或联合因子缺乏

答案:A

194. Loutit 和 Mollison 在哪一年配制出 ACD 液作为抗凝血剂,使全血保存期延长至 21 天

A. 1923 年　　　　B. 1933 年
C. 1943 年　　　　D. 1953 年
E. 1963 年

答案:C

195. 吉布森在哪一年提出 ACD 保存液加入磷酸盐组成 CPD 液,使全血的保存期延长到 28 天

A. 1937 年　　　　B. 1947 年
C. 1957 年　　　　D. 1967 年
E. 1977 年

答案:C

196. CPDA 液在哪年被采用,使红细胞保存期延长到 35 天

A. 1959 年　　　　B. 1969 年
C. 1979 年　　　　D. 1989 年
E. 1999 年

答案:C

197. 下列哪项关于血小板成分的描述是不正确的

A. 冰冻血小板产生不同的新亚群

B. 冰冻血小板可分为 PS 阴性亚群和 PS 阳性亚群

C. PS 阴性亚群在 5mmol/L 钙离子刺激

后全部表达 CD62p

D. PS 阳性亚群在 5mmol/L 钙离子刺激后部分表达 CD62p

E. 新鲜血小板只有 PS 阴性的亚群,在钙离子的刺激后大部分被激活并表达 CD62p

答案:E

198. 下列哪项不是肝素抗凝的主要机制

A. 刺激血管内皮细胞释放纤溶物质以及释放抗凝物质

B. 可增强抗凝血酶Ⅲ和凝血酶的亲和力

C. 能有效地抑制血小板的黏附和聚集

D. 能增强蛋白 C 的活性

E. 导致血小板增多

答案:E

199. 枸橼酸盐抗凝的原理主要是

A. 去除纤维蛋白原

B. 去除血浆中球蛋白

C. 阻止血小板的聚集

D. 与血液中钙离子结合形成螯合物

E. 加强抗凝血酶Ⅲ的作用,阻止凝血酶的形成

答案:D

200. 我国汉族人群,红细胞血型抗原的免疫机会,最高不会超过

A. 5%　　　　　　　B. 15%

C. 25%　　　　　　 D. 35%

E. 45%

答案:C

第四节　临床输血学测试

1. 白蛋白主要功能是

A. 维持晶体渗透压

B. 维持胶体渗透压

C. 维持酸碱平衡

D. 补充营养

E. 增加机体抵抗力

答案:B

2. 维持血浆晶体渗透压的是

A. 血浆蛋白总量

B. 白蛋白含量

C. 氯化钠浓度

D. 球蛋白的含量

E. 氯化钾的浓度

答案:C

3. 普通冰冻血浆缺乏

A. FⅡ和FⅤ　　　　B. FⅠ和FⅧ

C. FⅤ和FⅧ　　　　D. FⅦ和FⅧ

E. FⅤ和FⅩ

答案:C

4. Rh 部分 D 表型个体,接受 RhD 阳性红细胞输血后

A. 可产生针对所有 D 表位的抗体

B. 不产生针对 D 表位的抗体

C. 可产生针对部分 D 表位的抗体

D. 可产生针对缺少 D 表位的抗体

E. 产生的抗体与 D 表位无关

答案:D

5. 根据《临床输血技术规范》要求,患者紧急输血,可不进行

A. ABO 血型鉴定

B. RhD 血型鉴定

C. 梅毒抗体检测

D. 肝炎病毒检测

E. HIV 病毒检测

答案:B

6. 下列哪项不是紧急情况输注 O 型红细胞适应证

A. ABO 血型正反定型不符

B. A 亚型患者无相应红细胞

C. 骨髓移植后血型嵌合

D. 白血病血型鉴定困难

E. 自身免疫性溶血性贫血

答案:E

7. 下列哪项不是麻醉科医师所负责的自身输

血范畴

　A. 贮存式自身输血

　B. 急性等容性血液稀释

　C. 术野自身血回输

　D. 术中控制性低血压

　E. 急性非容性血液稀释

　答案：A

8. 下列哪项不是急性血液稀释的方法

　A. 等容血液稀释

　B. 高容血液稀释

　C. 超低容血液稀释

　D. 非等容血液稀释

　E. 超高容量血液稀释

　答案：C

9. 下列哪项不适宜进行稀释式自身输血

　A. 择期手术患者

　B. 严重贫血患者

　C. 严重输血反应患者

　D. 拒绝输异体血患者

　E. 稀有血型配血困难患者

　答案：B

10. 下列哪项适用于稀释式自身输血

　A. 估计失血量≤400mL

　B. 术前血红蛋白≥110 g/L

　C. 血小板≤10×10^9/L

　D. 白细胞≥10×10^9/L

　E. 红细胞压积≤30%

　答案：B

11. 在进行稀释式自身输血时,稀释后患者的红细胞压积(Hct)至少应大于

　A. 20%　　　　　　B. 25%

　C. 30%　　　　　　D. 35%

　E. 40%

　答案：A

12. 下列哪项关于自身输血的描述是不正确的

　A. 减少输注异体血液导致输血反应

　B. 杜绝经输血传播性疾病的风险

　C. 为患者节省医疗费用

　D. 达到一血多用的目的

　E. 提供稀有血型患者输血另一条途径

　答案：D

13. 下列哪项不是急性溶血性输血反应检查项目

　A. 游离血红蛋白测定

　B. 血清间接胆红素测定

　C. 尿血红蛋白测定

　D. 间接抗人球蛋白试验

　E. 血浆结合珠蛋白测定

　答案：D

14. 出现溶血性输血反应后,首先应采取下列何种措施

　A. 立即通知家属

　B. 立即终止输血

　C. 立即输注同型血

　D. 保持呼吸道通畅

　E. 保持静脉输液畅通

　答案：B

15. 下列哪项关于细菌污染的输血反应原因描述是不正确的

　A. 贮血袋、采血器具和输血器具消毒灭菌不严或破损

　B. 献血员采血部位不洁和感染病灶

　C. 血液存放冷藏柜温度上升导致变质

　D. CPDA 保存液保存期 35 天悬浮红细胞

　E. 受血者输血部位的不洁和感染病灶

　答案：D

16. 下列哪项关于细菌污染导致输血反应后应采取措施描述是不正确的

　A. 对血袋剩血作细菌培养

　B. 检查血袋中残余血浆中是否有膜状物

　C. 取血袋剩血进行涂片检查

　D. 患者输血后的血样进行细菌培养

　E. 取交叉配血血样进行细菌培养

　答案：E

17. 输血所致肺微栓塞,微聚物通常直径须小于

　A. 170μm　　　　　B. 270μm

　C. 370μm　　　　　D. 470μm

　E. 570μm

答案：A

18. 下列哪项关于预防输血所致肺微血管栓塞描述是不正确的
    A. 输血采用微孔滤器（20~40μm 孔筛）
    B. 宜选择保存 7 天以内红细胞成分输注
    C. 不宜在输血同一通路使用葡萄糖酸钙
    D. 不宜选择少白细胞红细胞输注
    E. 不应在输血同时输注林格氏液
    答案：D

19. 下列哪项关于输血所致空气栓塞描述是不正确的
    A. 主要是由于工作人员操作不当或一时疏忽所致
    B. 患者在胸部先有一种水气混合震荡的异样感
    C. 发生输血所致空气栓塞时应使输血速度减慢
    D. 在输血时应将输血器中空气排尽后输注
    E. 输血完毕后应及时拔除输血针头
    答案：C

20. 下列哪项关于输血所致低体温反应描述是不正确的
    A. 常见于快速大量输注血液
    B. 红细胞成分不应水浴中加温
    C. 对患者适当保暖消除静脉痉挛
    D. 红细胞成分加温应控制在 32℃
    E. 血小板成分应在 32℃加温
    答案：E

21. 输血后肝炎最多见是下列哪一类型
    A. 甲型病毒性肝炎
    B. 乙型病毒性肝炎
    C. 丙型病毒性肝炎
    D. 戊型病毒性肝炎
    E. 丁型病毒性肝炎
    答案：C

22. 下列哪项关于预防输血所致艾滋病的描述是不正确的
    A. 对献血员必须进行 HIV 检测
    B. 吸毒者属高危人群不能献血

C. 应鼓励患者进行自身输血
D. 进口血液制品可随时使用
E. 应严格掌握输血指征
答案：D

23. 男性患者，60 岁，凝血功能障碍。血型 A 型 RhD 阴性。输血科（血库）无 A 型 RhD 阴性血浆储存，可给患者首选输注
    A. A 型 RhD 阳性新鲜冰冻血浆
    B. B 型 RhD 阴性冰冻血浆
    C. AB 型 RhD 阳性冰冻血浆
    D. O 型 RhD 阴性新鲜冰冻血浆
    E. O 型 RhD 阳性冰冻血浆
    答案：A

24. 男性患者，45 岁，钩虫病 10 年，慢性失血性贫血，Hb56g/L，输注悬浮红细胞 5min 后，出现口唇发绀及呼吸困难，血压下降，肺部听诊闻及喘鸣音等。下列哪项处置是正确的
    A. 立即停止输血和静脉推注呼吸兴奋剂
    B. 血袋中加入地塞米松后加快输血速度
    C. 血袋中加入地塞米松后减慢输血速度
    D. 更换另一袋悬浮红细胞快速输注
    E. 立即停止输血维持静脉通路及对症治疗
    答案：E

25. 女性患者，28 岁，面色苍白、心悸和气短二周来院就诊。实验室检查：Hb32g/L，直接抗人球试验强阳性，B 型 RhD 阳性，诊断：自身免疫性溶血性贫血，以往有输血史。申请输注悬浮红细胞2U。血液交叉配血主侧无凝集无溶血。输注 20 分钟后患者出现面色苍白、大汗淋漓，伴有全身散在皮疹，初步诊断：输血相关过敏反应，立即停止输血。倘若患者因病情需要再次输注红细胞时，应首先选择输注下列哪种血液制剂
    A. 全血   B. 辐照红细胞
    C. 悬浮红细胞   D. 洗涤红细胞
    E. 冰冻红细胞
    答案：D

26. 女性患者,27 岁,再生障碍性贫血 5 年。在输注悬浮红细胞过程中突然出现剧烈头痛、寒战、高热、血压下降,尿呈酱油色。下列哪项处置是正确的
    A. 减慢输血速度
    B. 立即停止输血
    C. 加快输血速度
    D. 口服退热药物
    E. 使用抗过敏药物
    答案:B

27. 男性患者,30 岁,脾大 20 年,皮肤黄染 5 年入院,诊断:海蓝组织细胞增生症,行脾切除术 + 胆囊切除术,术后血小板持续上升至 $1100 \times 10^9/L$(已复查),此时患者应采取下列哪项治疗
    A. 干扰素治疗
    B. 输注晶体溶液
    C. 行血小板去除术
    D. 细胞毒药物治疗
    E. 肾上腺糖皮质激素治疗
    答案:C

28. 男性患者,46 岁,左上腹外伤导致脾破裂,拟进行脾切除术,术中采用洗涤回收式自身输血,下列哪项措施是不正确的
    A. 防止脂肪栓塞
    B. 避免细菌污染
    C. 补充凝血因子
    D. 防止空气栓塞
    E. 防止低钾血症
    答案:E

29. 女性患者,28 岁,脊柱结核 5 年,拟行手术治疗。入院时,T 39℃,结核菌素试验强阳性。下列措施哪项是正确的
    A. 实施术中回收式自身输血
    B. 实施贮存式自身输血
    C. 实施稀释式自身输血
    D. 实施术后引流血自身输血
    E. 不能实施自身输血
    答案:E

30. 男性患者,41 岁,因腹主动脉瘤破裂入院,紧急手术,血压下降,术中出血量 3000mL,下列哪项措施是正确的
    A. 贮存式自身输血
    B. 回收式自身输血
    C. 等容性稀释式自身输血
    D. 非等容性稀释式自身输血
    E. 低容性稀释式自身输血
    答案:B

31. 女性患者,25 岁,面色苍白伴头晕乏力 1 年,加重 1 周入院。实验室检查:Hb60g/L,Ret5%,WBC71 × 10^9/L,Plt245 × 10^9/L,平均红细胞体积 78fl,平均血红蛋白浓度 28%。血清铁 < 8.95μmol/L,诊断小细胞低色素贫血,补充铁剂后几天网织红细胞会升高
    A. 1 ~4 天   B. 5 ~10 天
    C. 12 ~ 14 天   D. 15 ~20 天
    E. 22 ~24 天
    答案:B

32. 急性白血病患者缓解期,一般状况良好,Hb120g/L,Plt200 × 10^9/L,HCT45%,为解决再次化疗骨髓抑制期的输血问题,下列哪项是最安全的输血方式
    A. 输注悬浮红细胞
    B. 输注机采血小板
    C. 稀释式自身输血
    D. 贮存式自身输血
    E. 回收式自身输血
    答案:D

33. 男性患者,55 岁,择期行肝巨大血管瘤切除术。术前 Hb130g/L,HCT43%。倘若采用贮存式自身输血,关于采血前准备下列哪项是不正确的
    A. 补充铁剂   B. 使用 EPO
    C. 适量饮水   D. 充分休息
    E. 高脂饮食
    答案:E

34. 患者 26 岁,宫外孕大出血伴失血性休克,BP60/35mmHg,Hb50g/L,全麻行患侧输卵管切除术,在输注悬浮红细胞时,手术创

面渗血严重,血压进一步下降,首先应考虑下列哪项输血反应

A. 非溶血性发热反应

B. 溶血性输血反应

C. 输血后紫癜

D. 过敏反应

E. 败血症

答案:B

35. 失血性休克患者,通常合理有效的抢救治疗原则是

A. 先补充适量晶体液,再补充人工胶体液,最后补充红细胞成分

B. 先补充适量晶体液,再补充红细胞成分,最后补充人工胶体液

C. 先补充红细胞成分,再补充适量晶体液,最后补充人工胶体液

D. 先补充红细胞成分,再补充人工胶体液,最后补充适量晶体液

E. 先补充人工胶体液,再补充适量晶体液,最后补充红细胞成分

答案:A

36. 女性患者,84 岁,下腹部肿块待查入院,Hb45g/L,心、肺、肝、肾功能正常。全麻下剖腹探查输注悬浮红细胞 6U,术中补液 2500mL。目前患者口腔分泌物明显增多,心率 160 次/分,两肺闻及湿啰音和水泡音,血压下降不明显,此时应首先考虑

A. 输血相关性急性肺损伤

B. 输血相关循环负荷过重

C. 输血相关移植物抗宿主病

D. 急性溶血性输血反应

E. 输血相关过敏反应

答案:B

37. 女性患者,24 岁,原发性血小板减少症(ITP)5 年,皮肤瘀点、瘀斑伴齿龈出血,加重 1 天。给予输注机器分离浓缩血小板 1 单位后,血小板计数由 20×10^9/L 降到 10×10^9/L。患者有多次输注血小板病史。可能发生了什么输血反应

A. 血小板无效输注

B. 溶血性输血反应

C. 过敏性输血反应

D. 非溶血性发热反应

E. 输血相关急性肺损伤

答案:A

38. 男性患者,91 岁,重度贫血,Hb35g/L,下列哪项描述是不正确的

A. 一次性足量输注红细胞迅速纠正贫血

B. 血压稳定时输血前可以应用利尿剂

C. 怀疑有心功能不全时适量应用强心剂

D. 寻找引起贫血原因及时给予病因治疗

E. 给予输血红细胞速度应在 1mL/kg/h

答案:A

39. 男性患者,22 岁。因面色苍白伴乏力 10 天,发热 4 天入院。查体:T 7℃,双下肢点状瘀斑,肝脾肋缘下未触及。实验室检查:WBC 1.5×10^9/L,Hb 58g/L,RBC 1.55×10^{12}/L,Plt 8×10^9/L,Ret 1%。骨髓涂片示:骨髓增生极度低下,造血细胞显著减少,淋巴细胞比例增多。诊断:再生障碍性贫血。首先应该进行下列哪项治疗

A. 输注冷沉淀   B. 输注红细胞

C. 输注血小板   D. TPO + EPO 治疗

E. 造血干细胞移植

答案:C

40. 男性患者,61 岁,结肠癌术后 5 年,双下肢浮肿加重两周入院。实验室检查:Hb 58g/L,RBC 1.68×10^{12}/L,总蛋白 74.6g/L,白蛋白24.7g/L,对于此患者选择哪项血液制剂输注最适合

A. 新鲜冰冻血浆 + 悬浮红细胞

B. 普通冰冻血浆 + 悬浮红细胞

C. 人血白蛋白 + 悬浮红细胞

D. 冷沉淀 + 悬浮红细胞

E. 全血

答案:C

41. 男性患者,63 岁,胃癌根治术后实施联合化疗两疗程,实验室检查:Hb 58g/L,RBC 1.66×10^{12}/L,Plt 95×10^9/L,对于此患者应首选哪项血液制剂输注最适合

A. 全血 B. 洗涤红细胞

C. 辐照红细胞 D. 悬浮红细胞

E. 去白细胞红细胞

答案：E

42. 男性患者,55 岁,前列腺癌 2 年,入院行化疗 3 疗程,自述心慌气短、头晕乏力、恶心、食欲不振。实验室检查:WBC 2.4 × 10^9/L,Hb 58g/L,RBC 1.98 × 10^{12}/L, Plt 15 × 10^9/L,APTT 38 秒,对于此患者选择哪项血液制剂输注最适合

A. 机器分离浓缩血小板 + 冰冻血浆

B. 新鲜冰冻血浆 + 悬浮红细胞

C. 去白细胞红细胞 + 机器分离浓缩血小板

D. 新鲜冰冻血浆 + 去白细胞红细胞

E. 去白细胞红细胞 + 冰冻血浆

答案：C

43. 男性患者,46 岁,原发性肝癌术后半年,因呕血 2 小时急诊入院。患者自述 2 小时内呕血约 800mL,患者面色苍白、神志模糊,脉搏细弱,查血压 80/50 mmHg,心率 124 次/分,实验室检查:Hb 68g/L,RBC 1.76 × 10^{12}/L,Plt 21 × 10^9/L,APTT 62 秒,对于此患者选择哪项血液制剂输注最适合

A. 悬浮红细胞 + 新鲜冰冻血浆

B. 洗涤红细胞 + 新鲜冰冻血浆

C. 悬浮红细胞 + 普通冰冻血浆

D. 悬浮红细胞 + 机器分离浓缩血小板

E. 新鲜冰冻血浆 + 机器分离浓缩血小板

答案：D

44. 女性患者,51 岁,入院行髋关节置换术。术前实验室检查:WBC 8.0 × 10^9/L,Hb 122g/L,RBC 4.1 × 10^{12}/L,HCT 36%, Plt 145 × 10^9/L,患者最适宜的输血方法是

A. 全血

B. 自体输血

C. 去白细胞红细胞 + 冷沉淀

D. 新鲜冰冻血浆 + 悬浮红细胞

E. 悬浮红细胞 + 机器分离浓缩血小板

答案：B

45. 男性患者,42 岁,十二指肠球部溃疡 10 年,今晨突然呕血 3 次共约 500mL,柏油样稀便 3 次急诊入院。BP 70/50mmHg,HR 110 次/分,实验室检查:Hb 54g/L,RBC 2.16 × 10^{12}/L,HCT 24%,此时患者应首选下列哪项血液成分

A. 悬浮红细胞 B. 辐照红细胞

C. 洗涤红细胞 D. 新鲜冰冻血浆

E. 冷沉淀

答案：A

46. 男性患者, 48 岁,体重 70kg,胸椎巨大占位性病变行胸椎病变切除术。实验室检查:Hb 120g/L,Plt 50 × 10^9/L,总蛋白 60g/L,白蛋白 45g/L,手术过程中病变累及胸膜,剥离造成大量失血,3 小时内补充悬浮红细胞 14U,补充晶体液与人工胶体液共 3000mL,即刻 APTT 68 秒,术野出现持续弥漫性渗血,此时患者应首先选择输注

A. 全血 B. 冰冻血浆

C. 悬浮红细胞 D. 新鲜冰冻血浆

E. 机器分离浓缩血小板

答案：D

47. 女性患者,30 岁,孕 2 产 0,A 型,RhD 阴性。胎盘早剥入院行急诊剖宫产术,术中出现大出血,补充晶体液和人工胶体液后红细胞压积为 20%, Plt 39 × 10^9/L,下列哪项是错误的

A. 须输注 A 型 RhD 阴性红细胞及血小板成分

B. 紧急情况下可输注 A 型 RhD 阳性红细胞

C. 紧急情况下可输注 O 型 RhD 阳性红细胞

D. 可输注 A 型 RhD 阴性或阳性血浆类成分

E. 紧急情况下可输注 A 型 RhD 阳性血小板成分

答案：A

48. 女性患者,28 岁,剖宫产后胎盘残留,宫腔持续出血,失血性休克转诊入院,行刮宫

术时患者继续出血 3500mL,输注晶体液 1500mL、悬浮红细胞 16U、冷沉淀 20U、新鲜冰冻血浆 1800mL 后,查血常规 Hb 98g/L,Plt 30 × 10^9/L,PT、APTT 正常,应立即输注下列哪种血液成分

A. 全血   B. 冷沉淀

C. 悬浮红细胞   D. 新鲜冰冻血浆

E. 机器分离浓缩血小板

答案:E

49. 女性患者,65 岁,诊断为血栓性血小板减少症(TTP),首选下列哪项治疗

A. 血浆置换   B. 激素治疗

C. 输注血小板   D. 抗凝治疗

E. 血液透析

答案:A

50. 男性患者,21 岁,脊柱侧弯矫形术后,采用引流血洗涤回收,下列哪项描述是正确的

A. 血液回收后送血库保存备用

B. 室温能贮存 24～48 小时

C. 回收血液须加肾上腺皮质激素

D. 只回收术后 6 小时内引流血

E. 引流血液须行 HCV、HIV 检测

答案:D

51. 男性患者,52 岁,行左下肢截肢手术,术中出血量约 1200mL,关于术中洗涤回收式自身输血描述下列哪项是不正确的

A. 肿瘤细胞污染的血液不能回收

B. 癌细胞骨髓转移的血液禁止回收

C. 血液经洗涤可有效去除脂肪颗粒

D. 回收洗涤后红细胞压积需≥8%

E. 洗涤不能清除血液中的肿瘤细胞

答案:D

52. 女性患者,28 岁,宫外孕伴失血性休克入院,行左输卵管修补术。术中输注悬浮红细胞 10min 后,发现前臂、前胸及腰部出现风团样皮疹,复查血型无误。下列处置哪项是正确的

A. 停止输血 + 使用抗过敏反应药物

B. 使用抗过敏药物 + 加快输血速度

C. 更换同型悬浮红细胞继续输注

D. 停止输血 + 使用晶体液和人工胶体液

E. 使用抗过敏药物 + 输注新鲜冰冻血浆

答案:A

53. 男性患者,54 岁,因胰体尾占位性病变入院手术。实验室检查:Hb 110g/L,Plt 90 × 10^9/L。术中出现大量出血,输注悬浮红细胞 16U 和新鲜冰冻血浆 1000mL 后,Hb 100g/L,Plt 45 × 10^9/L,APTT 38s,PT 16s。此时患者最有可能存在下列哪种情况

A. 骨髓造血功能障碍

B. 稀释性血小板减少

C. 弥散性血管内凝血

D. 原发性血小板减少

E. 稀释性凝血因子减少

答案:B

54. 最易引起致命性溶血性输血反应的抗体是

A. 抗 – A 或/和抗 – B   B. 抗 – D

C. 抗 – K   D. 抗 – E

E. 抗 – C

答案:A

55. 下列 Rh 血型抗原中能引起机体产生抗体频率高的是哪一种

A. C 抗原   B. c 抗原

C. D 抗原   D. E 抗原

E. e 抗原

答案:D

56. 给下列哪项组合 Rh 血型受血者输注献血员 cDE/cDE 型血液后有可能产生抗 – E 抗体

A. CdE/cde   B. CDE/cDE

C. Cde/cDe   D. CDe/cDE

E. CdE/cDe

答案:C

57. 下列关于血小板抗体的描述哪项是正确的

A. 输血小板后产生的同种抗体只针对 HPA

B. 输血小板后产生的同种抗体只针对 HLA

C. 血小板血型不合输注不会产生血小板抗体

D. 主要指 HLA 抗体与血小板特异性抗体

E. 抗体产生的频率与输注的次数无关联

答案：D

58. 血小板无效输注主要由下列何种抗体所致

A. HPA 抗体　　　B. HLA 抗体

C. HNA 抗体　　　D. SPA 抗体

E. NPA 抗体

答案：B

59. 输血后紫癜患者血清中可检出

A. HPA 抗体　　　B. HLA 抗体

C. HNA 抗体　　　D. SPA 抗体

E. NPA 抗体

答案：A

60. 由血清蛋白引起输血反应的患者需再次输血时，首选输注何种血液制剂

A. 红细胞悬液　　B. 辐射红细胞

C. 洗涤红细胞　　D. 冰冻红细胞

E. 全血

答案：C

61. 同种抗体引起的溶血性输血反应易见于

A. 女婴　　　　　B. 女童

C. 青春期女性　　D. 育龄期女性

E. 老年女性

答案：D

62. 冷抗体型自身免疫性溶血性贫血患者最适宜输注血液制剂的温度是

A. 8 ~ 10℃　　　B. 18 ~ 20℃

C. 28 ~ 30℃　　　D. 35 ~ 37℃

E. 40 ~ 42℃

答案：B

63. 下列哪种情况的患者需输注近期红细胞

A. 择期手术　　　B. 妊娠贫血

C. 慢性贫血　　　D. 肿瘤贫血

E. 高血钾伴贫血

答案：E

64. 1 个单位机器分离浓缩血小板中含有血小板数是

A. 2.2×10^{7}　　　B. 2.2×10^{8}

C. 2.2×10^{9}　　　D. 2.2×10^{11}

E. 2.2×10^{12}

答案：D

65. 可与血液成分混合的药物或溶液是

A. 5% 葡萄糖

B. 9% 氯化钠注射液

C. 10% 白蛋白溶液

D. 5% 碳酸氢钠注射液

E. 林格氏液

答案：B

66. 回收式自体输血时，补充不稳定凝血因子应首选

A. 全血　　　　　B. 羧甲淀粉

C. 普通冰冻血浆　D. 普通液体血浆

E. 新鲜冰冻血浆

答案：E

67. 下列哪项指标与血容量密切相关

A. 身高　　　　　B. 体重

C. 性别　　　　　D. 年龄

E. 民族

答案：B

68. 准备进行造血干细胞移植的再生障碍性贫血患者，最适宜输注

A. 悬浮红细胞　　B. 冰冻红细胞

C. 洗涤红细胞　　D. 辐照红细胞

E. 少白细胞红细胞

答案：D

69. 输注辐照血可预防

A. 输血相关性移植物抗宿主病

B. 输血相关性急性肺损伤

C. 输血相关性艾滋病

D. 输血相关性肝炎

E. 输血相关性疟疾

答案：A

70. 最常见的输血不良反应是

A. 过敏反应　　　B. 溶血反应

C. 循环超负荷　　D. 细菌污染反应

E. 非溶血性发热反应

答案：E

71. 最易引起输血不良反应的血液成分是
    A. 冷沉淀　　　　　　　B. 白细胞
    C. 红细胞　　　　　　　D. 血小板
    E. 血浆
    答案：B

72. 下列哪项是血浆代用品
    A. 生理盐水　　　　　　B. 葡萄糖
    C. 林格氏液　　　　　　D. 右旋糖酐
    E. 平衡盐液
    答案：D

73. 一般输注 2 单位悬浮红细胞大约可使成
    年人血红蛋白升高
    A. 5g/L　　　　　　　　B. 10g/L
    C. 20g/L　　　　　　　D. 30g/L
    E. 40g/L
    答案：B

74. 下列哪项不是粒细胞输注前检测项目
    A. ABO 血型鉴定
    B. RhD 血型鉴定
    C. 抗体筛查
    D. 红细胞交叉配合试验
    E. HPA 交叉配合试验
    答案：E

75. 输血后有效性评价，一般需在输血后何时
    进行
    A. 12h　　　　　　　　B. 24h
    C. 36h　　　　　　　　D. 48h
    E. 72h
    答案：B

76. 血小板计算增高指数(CCI)大于何值表示
    有效
    A. 1　　　　　　　　　　B. 10
    C. 20　　　　　　　　　D. 40
    E. 60
    答案：B

77. 下列哪项不是临床输注白蛋白的适应证
    A. 汞中毒　　　　　　　B. 体外循环
    C. 扩充血容量　　　　　D. 低蛋白血症
    E. 新生儿溶血病
    答案：C

78. 下列哪项属于白蛋白不合理输注
    A. 补充营养　　　　　　B. 体外循环
    C. 肾病综合征　　　　　D. 低蛋白血症
    E. 肝硬化(代偿期)
    答案：A

79. 下列哪项在产科出血量大于 80% 时,不考
    虑使用
    A. 冷沉淀物
    B. 纤维蛋白原
    C. 凝血酶原复合物
    D. 叶酸 + 维生素 B_{12}
    E. 机器分离浓缩血小板
    答案：D

80. 妊娠最易合并何种血液病
    A. 血小板减少症
    B. 巨幼红细胞性贫血
    C. 缺铁性贫血
    D. 白血病
    E. 骨髓增生异常综合征
    答案：C

81. 倘若小儿贫血需输血时,首先选择输注下
    列何种血液制剂
    A. 全血　　　　　　　　B. 悬浮红细胞
    C. 洗涤红细胞　　　　　D. 辐照红细胞
    E. 少白细胞红细胞
    答案：E

82. 小儿每千克体重输注红细胞 6mL,可提高
    血红蛋白值
    A. 5g/L　　　　　　　　B. 10g/L
    C. 20g/L　　　　　　　D. 30g/L
    E. 40g/L
    答案：B

83. 一般情况下,小儿输血速度宜为
    A. 1mL/min　　　　　　B. 2mL/min
    C. 3mL/min　　　　　　D. 4mL/min
    E. 5mL/min
    答案：A

84. 伴有严重营养不良或(和)心肺功能不全
    患儿输血速度为
    A. 0.5mL/min　　　　　B. 1mL/min

C. 2mL/min　　D. 3mL/min

E. 4mL/min

答案：A

85. 小儿血小板计数低于何值必须立即输注血小板成分

A. ＜20×10⁹/L　　B. ＜50×10⁹/L

C. ＜70×10⁹/L　　D. ＜90×10⁹/L

E. ＜100×10⁹/L

答案：A

86. 下列哪项是新生儿换血疗法适应证

A. Hb＜120g/L

B. G-6PD 缺乏症

C. 贫血伴充血性心力衰竭

D. 血清总胆红素≥342μmol/L

E. 免疫性血小板减少症

答案：D

87. ABO 血型不合新生儿溶血病换血治疗应该选择

A. AB 型红细胞、O 型血浆

B. O 型红细胞、AB 型血浆

C. O 型红细胞、O 型血浆

D. 与母亲 ABO 血型相同的血液

E. 与新生儿 ABO 血型相同的血液

答案：B

88. 下列哪项关于减少输血后感染的措施描述是不正确的

A. 开展自身输血

B. 尽量减少术中输血

C. 严格掌握输血适应证

D. 最大限度减少输血量

E. 红细胞与血浆搭配使用

答案：E

89. 下列哪项关于围术期输血与肿瘤复发相关性描述是不正确的

A. 输血可增强抑制性 T 细胞的活性

B. 输血可以增加肿瘤患者的免疫反应

C. 含有白细胞的血液制剂对肿瘤生长有促进作用

D. 输血可降低辅助性 T 细胞及自然杀伤细胞的活性

E. 输血对肿瘤患者的特异性和非特异性免疫均有明显的抑制作用

答案：B

90. 为保证珠蛋白合成障碍性贫血患儿具有较好的生存质量，超高量输血是指血红蛋白维持何值以上

A. 80g/L　　B. 100g/L

C. 120g/L　　D. 140g/L

E. 150g/L

答案：D

91. 先天性血红蛋白病的临床表现各异，其中最典型的临床表现是

A. 感染　　B. 出血倾向

C. 贫血症状　　D. 手足麻木

E. 心功能不全

答案：C

92. 慢性再障患者输注血小板的目的是止血和提高血小板数目，通常血小板计数维持在何值以上

A. 10×10⁹/L　　B. 20×10⁹/L

C. 30×10⁹/L　　D. 40×10⁹/L

E. 50×10⁹/L

答案：B

93. 根据Ⅷ因子在体内的半衰期，维持血友病 A 患者体内Ⅷ因子浓度，需要几小时输注 1 次Ⅷ因子

A. 6　　B. 12

C. 18　　D. 24

E. 48

答案：B

94. 慢性再障患者红细胞的输注量应根据血红蛋白值确定，一般是输注 2 单位悬浮红细胞后，在原有水平的基础上提高多少可判定为输血有效

A. 5g/L　　B. 10g/L

C. 20g/L　　D. 30g/L

E. 40g/L

答案：B

95. 女童，10 岁，重型杂合子 β-珠蛋白生成障碍性贫血患者，由于需反复多次输血，

应输注

  A. 洗涤红细胞   B. 辐照红细胞

  C. 悬浮红细胞   D. 冰冻红细胞

  E. 少白细胞红细胞

  答案：E

96. 慢性粒细胞白血病慢性期的输血原则

  A. 一般不输血

  B. 需输注大量红细胞

  C. 需输注大量血小板

  D. 需输注大量冷沉淀

  E. 需输注大量血浆

  答案：A

97. 血友病 A 应输注

  A. VIII因子浓缩剂   B. IX 因子浓缩剂

  C. XI 因子浓缩剂   D. VII因子浓缩剂

  E. 凝血酶原复合物

  答案：A

98. 血友病 B 应输注

  A. VIII因子浓缩剂   B. IX 因子浓缩剂

  C. VII因子浓缩剂   D. XI 因子浓缩剂

  E. V 因子浓缩剂

  答案：B

99. 下列哪项关于自身免疫性溶血性贫血输血指征是正确的

  A. 尽量避免输血

  B. Hb <40g/L 须输血

  C. Hb 为 50～80g/L 时酌情输血

  D. Hb >80～100 g/L 时少量输血

  E. 紧急情况可输注 O 型洗涤红细胞

  答案：B

100. 一般成人红细胞输注速度为

  A. 1～3mL/（kg·h）

  B. 4～5mL/（kg·h）

  C. 6～7mL/（kg·h）

  D. 8～9mL/（kg·h）

  E. 10～12mL/（kg·h）

  答案：A

101. 老年贫血患者每天红细胞输血量为

  A. 300～350   B. 400～500

  C. 600～700   D. 800～900

  E. 1000～1200

  答案：A

102. TTP 患者应立即输注下列何种血液制剂

  A. 冷沉淀

  B. 冰冻血浆

  C. 新鲜冰冻血浆

  D. 去冷沉淀血浆

  E. 机器分离浓缩血小板

  答案：D

103. 冰冻血浆输注主要适用于

  A. 纠正低蛋白血症

  B. 纠正高球蛋白血症

  C. 补充全部凝血因子

  D. 补充稳定的凝血因子

  E. 补充不稳定的凝血因子

  答案：D

104. 下列哪项关于极低出生体重儿贫血时输血的描述是不正确的

  A. 采用非侵入性监测技术减少医源性失血

  B. 分次输注同一献血者分装袋的血液制剂

  C. 每次输血量为 20mL/kg

  D. 输血速度宜慢

  E. 宜选辐照血液

  答案：C

105. 下列哪项不是新生儿换血指征

  A. 血清胆红素 >342μmol/L

  B. 产前已明确诊断为新生儿溶血病

  C. 出生时脐带血血红蛋白低于120g/L

  D. 有早期胆红素脑病症状

  E. 新生儿呼吸窘迫综合征

  答案：E

106. 新生儿血清胆红素高于何值时应予换血治疗

  A. 342μmol/L   B. 242μmol/L

  C. 142μmol/L   D. 42μmol/L

  E. 12μmol/L

  答案：A

107. 产前已明确诊断为新生儿溶血病,出生

时脐带血血红蛋白低于何值应予换血治疗

A. 160g/L　　　　　B. 150g/L

C. 140g/L　　　　　D. 130g/L

E. 120g/L

答案：E

108. 下列哪项须首先选择新生儿换血治疗

A. 早产儿　　　　　B. 低体重新生儿

C. 合并重症感染　　D. 合并酸中毒

E. 溶血伴胆红素脑病

答案：E

109. ABO 新生儿溶血病患儿进行换血治疗时应选择

A. O 型红细胞 + AB 型新鲜冰冻血浆

B. AB 型红细胞 + O 型新鲜冰冻血浆

C. O 型红细胞 + O 型新鲜冰冻血浆

D. AB 型红细胞 + AB 型新鲜冰冻血浆

E. A 型红细胞 + B 型新鲜冰冻血浆

答案：A

110. Rh 系统新生儿溶血病患儿进行换血治疗时应选择

A. Rh 血型同患儿，ABO 血型同母亲红细胞 + 同患儿 ABO 血型新鲜冰冻血浆

B. Rh 血型同母亲，ABO 血型同患儿红细胞 + 同患儿 ABO 血型新鲜冰冻血浆

C. Rh 血型同患儿，ABO 血型同母亲红细胞 + 同患儿 Rh 血型新鲜冰冻血浆

D. Rh 血型同母亲，ABO 血型同患儿红细胞 + 同患儿 Rh 血型新鲜冰冻血浆

E. Rh 血型同患儿，ABO 血型同患儿红细胞 + 同母亲 ABO 血型新鲜冰冻血浆

答案：B

111. 同时患有 ABO 血型系统和 Rh 血型系统新生儿溶血病的患儿，换血治疗应选择

A. O 型不与该 Rh 抗体反应的红细胞 + AB 型新鲜冰冻血浆

B. O 型不与该 Rh 抗体反应的红细胞 + O 型新鲜冰冻血浆

C. AB 型不与该 Rh 抗体反应的红细胞 + AB 型新鲜冰冻血浆

D. AB 型不与该 Rh 抗体反应的红细胞 + O 型新鲜冰冻血浆

E. O 型与该 Rh 抗体反应的红细胞 + AB 型新鲜冰冻血浆

答案：A

112. 新生儿换血速度通常控制在

A. 1mL/(kg·min)

B. 2mL/(kg·min)

C. 3mL/(kg·min)

D. 4mL/(kg·min)

E. 5mL/(kg·min)

答案：B

113. 新生儿换血整个过程应控制在

A. 1 小时　　　　　B. 2 小时

C. 3 小时　　　　　D. 4 小时

E. 5 小时

答案：B

114. 新生儿换血常见不良反应不包括

A. 高血糖　　　　　B. 低血钙

C. 肾功能衰竭　　　D. 血小板减少

E. 代谢性酸中毒

答案：A

115. 为避免新生儿输血导致的移植物抗宿主病，应首选哪种血液成分输注

A. 全血　　　　　　B. 洗涤红细胞

C. 辐照红细胞　　　D. 冰冻红细胞

E. 少白细胞红细胞

答案：C

116. 溶血尿毒综合征的患儿何时进行血浆置换

A. 高热期

B. 尿毒症期

C. 合并感染

D. 代谢性酸中毒期

E. 急性期和血小板计数持续减少时

答案：E

117. 纠正失血性休克最主要的措施是

A. 补充血容量

B. 纠正酸中毒

C. 应用血管活性药物

D. 肾上腺皮质激素治疗

E. 输注红细胞纠正贫血

答案：A

118. 根据 WS/T622 - 2018《内科输血》下列哪项不是输注洗涤红细胞的适应证

A. 高钾血症

B. 血浆蛋白过敏

C. 肝肾功能严重损害

D. 阵发性睡眠性血红蛋白尿

E. 温抗体型自身免疫性溶血性贫血

答案：E

119. 凝血因子Ⅷ降到正常水平的 30% ~ 50%，或凝血酶原时间大于 5 倍对照时，需要输注的血液成分是

A. 悬浮红细胞   B. 冰冻血浆

C. 白蛋白   D. 血小板

E. 冷沉淀

答案：E

120. 血浆置换术的主要治疗目的是去除或置换患者的

A. 血浆   B. 血小板

C. 干细胞   D. 淋巴细胞

E. 粒细胞

答案：A

121. 血浆置换术不能去除下列哪种成分

A. 自身抗体   B. 同种抗体

C. 免疫复合物   D. 炎性介质

E. 淋巴细胞

答案：E

122. 下列哪项不是双重滤过血浆置换（DF-PP）的特点

A. 血浆置换和免疫吸附作用

B. 去除大分子量的免疫球蛋白

C. 回收小分子量的白蛋白

D. 可去除病理性细胞成分

E. 可节省大量外源性血浆

答案：D

123. 在血浆置换过程中最常用的抗凝剂是枸橼酸盐，使用过多容易导致

A. 低镁血症   B. 低钾血症

C. 低钙血症   D. 低钠血症

E. 低磷血症

答案：C

124. 淋巴血浆置换与血浆置换的主要区别在于前者还可去除

A. 抗体   B. 毒物

C. 炎症介质   D. 淋巴细胞

E. 免疫复合物

答案：D

125. 治疗性血液成分去除和置换术最常用的抗凝剂是

A. 肝素   B. 草酸盐

C. 枸橼酸盐   D. 羟乙基淀粉

E. 乙二胺四乙酸盐

答案：C

126. 下列哪项关于患者总血容量（TBV）估算的描述是不正确的

A. 男性 70mL/kg

B. 女性 65mL/kg

C. 新生儿 80 ~ 90mL/kg

D. 3 个月以上的婴幼儿 70 ~ 75mL/kg

E. 体重相同时，肥胖者 TBV > 非肥胖者 TBV

答案：E

127. 血浆置换治疗过程中出现低钙血症的原因不包括

A. 置换时间过长

B. 肝素使用过量

C. 应用枸橼酸盐抗凝剂

D. 应用白蛋白作为置换液

E. 应用新鲜冰冻血浆作为置换液

答案：B

128. 下列哪项不是血浆置换的不良反应

A. 静脉炎   B. 过敏反应

C. 低钙血症   D. 血栓形成

E. 迷走神经反应

答案：D

129. 血浆置换中患者出现皮肤痒、荨麻疹、呼吸困难等症状，最可能是

A. 低钙血症

B. 过敏反应

C. 急性左心衰

D. 输血相关急性肺损伤

E. 输血相关移植物抗宿主病

答案：B

130. 患者在血浆置换过程中突然面色苍白、出汗、皮肤发冷，BP 80/40mmHg，HR 45次/分，下列哪项描述是不正确的

A. 低血容量休克

B. 迷走神经反应

C. 暂时停止置换操作

D. 与自主神经调节失衡有关

E. 保持患者仰卧和头低脚高位

答案：A

131. 血浆置换时，将5%的白蛋白溶液作为置换液与新鲜冰冻血浆相比，主要的缺陷是易发生

A. 过敏反应　　　B. 低钙血症

C. 低血容量　　　D. 凝血障碍

E. 传播输血疾病

答案：D

132. 建立良好的血管通道在血浆置换治疗中至关重要，外周血管通道输出端最常用也最理想的血管是

A. 桡动脉　　　　B. 股静脉

C. 小隐静脉　　　D. 大隐静脉

E. 肘正中静脉或贵要静脉

答案：E

133. 与血浆置换相比，淋巴血浆置换的关键技术是

A. 保证足够的置换量

B. 建立良好的血管通路

C. 维持血容量动态平衡

D. 制定合适的治疗频次

E. 确定免疫活性细胞收集界面

答案：E

134. 实施淋巴血浆置换术，治疗20分钟时突然面色苍白、出汗、皮肤发冷，血压测不到，HR 145次/分，脉细数，最可能的诊断是

A. 低钙血症　　　B. 过敏性休克

C. 肌无力危象　　D. 迷走神经反应

E. 低血容量性休克

答案：B

135. 造血干细胞移植根据干细胞采集的部位可分为

A. 骨髓、外周血、脐血

B. 骨髓、外周血

C. 骨髓、脐血

D. 外周血、脐血

E. 骨髓、脐血、胎肝

答案：A

136. 造血干细胞移植预处理必须对患者实施

A. 使用免疫球蛋白治疗

B. 使用免疫抑制剂处理

C. 使用免疫促进剂处理

D. 无须使用免疫抑制剂处理

E. 交替使用免疫促进剂和抑制剂处理

答案：B

137. 自体造血干细胞移植不会出现

A. 免疫抑制　　　B. 移植失败

C. 排斥反应　　　D. 白质脑病

E. 出血性膀胱炎

答案：C

138. 下列哪项关于同种同基因造血干细胞移植描述是正确的

A. 会出现急性肺损伤

B. 不会导致脑白质病

C. 移植时需免疫抑制处理

D. 不会出现排斥和移植物抗宿主病

E. 肿瘤移植后复发率比同种异基因移植低

答案：D

139. 同种异基因造血干细胞移植时，下列哪项是关键性检测项目

A. HPA　　　　　B. HLA

C. HMA　　　　　D. HCA

E. HGA

答案：B

140. 下列哪项不是同种异基因造血干细胞移植选择受者时必须进行的项目
    A. 全身毛发需剃尽和清洁淋浴
    B. 详细询问受者的病史和全面体检
    C. 工作人员必须进行严格正向隔离
    D. 进无菌饮食,热量、蛋白质和维生素补充足够
    E. 对外周血、骨髓及心、肝、肾、免疫功能等进行检测
    答案：C

141. 造血干细胞移植过程中最常见的并发症
    A. 肝静脉闭塞病   B. 渗透综合征
    C. 肿瘤复发   D. 白质脑病
    E. 感染
    答案：E

142. 造血干细胞移植过程中最致命性并发症是
    A. 移植物抗宿主病   B. 出血性膀胱炎
    C. 肝静脉闭塞病   D. 间质性肺炎
    E. 脑白质病
    答案：A

143. 下列哪项不是间质性肺炎发生相关因素
    A. 感染   B. 血型
    C. 患者年龄   D. 放疗剂量
    E. 预处理药物剂量
    答案：B

144. 造血干细胞移植后出血性膀胱炎,其临床症状是
    A. 腰痛、尿急、尿频、尿少
    B. 血尿、下肢浮肿、黄疸
    C. 尿急、尿频、尿痛、血尿
    D. 脓尿、尿黄、眼睑浮肿
    E. 尿急、尿频、蛋白尿
    答案：C

145. 下列哪项关于异基因造血干细胞移植后排斥反应描述是不正确的
    A. 重型再障移植后排斥率比急性白血病高
    B. 重型再障移植排斥率高低与移植前输血次数无关
    C. 急性白血病的化疗药物对移植排斥反应有抑制作用
    D. 选择 HLA 配型相合的有关供者行治疗后移植排斥发生率低
    E. 去除供者造血干细胞中具有免疫活性淋巴细胞可减少移植排斥反应
    答案：B

146. 下列哪项关于脐血造血干细胞移植描述是不正确的
    A. 脐血采集不对供者造成任何痛苦和影响
    B. 一人份脐血中所含造血干细胞数量可供成人移植之用
    C. 脐血造血干细胞移植后 GVHD 较同类骨髓移植（BMT）少而轻
    D. 脐血造血细胞进入细胞周期的细胞多,有利于基因导入
    E. 脐血造血细胞能够长期深低温保存可作为自体移植备用
    答案：B

147. 白血病患者进行下列哪项造血干细胞移植会产生移植物抗肿瘤效应
    A. 自体骨髓移植
    B. 自体脐血造血干细胞移植
    C. 自体外周血造血干细胞移植
    D. 同种异基因外周血造血干细胞移植
    E. 同种同基因外周血造血干细胞移植
    答案：D

148. 自体造血干细胞移植后血液恶性肿瘤复发率较高的原因是
    A. 治疗后仍残留肿瘤细胞
    B. 缺乏移植物抗肿瘤效应
    C. 移植物被肿瘤细胞污染
    D. 预处理用药剂量不足
    E. 移植干细胞数量较少
    答案：B

149. 下列哪项关于异基因造血干细胞移植后血液系统恶性肿瘤复发描述是不正确的
    A. 复发后肿瘤疗效欠佳
    B. 预处理可杀灭全部肿瘤细胞

C. 移植后复发多为本身源性肿瘤细胞复发

D. 对移植后复发肿瘤(尤其白血病)可行化疗

E. 对造血干细胞来说有 4% ～8% 复发是供者源性肿瘤

答案：B

150. 造血干细胞移植后输注应首选何种类型悬浮红细胞

A. 洗涤红细胞   B. 辐照红细胞

C. 新鲜红细胞   D. 冰冻红细胞

E. 去白细胞红细胞

答案：B

151. 造血干细胞移植后输注粒细胞混悬液的适应证是

A. 持续高热,使用抗生素 3 天有效

B. 有霉菌感染,抗霉菌治疗无明显效果

C. 移植后粒细胞 $<1.0 \times 10^9/L$、无感染、发热

D. 证实细菌感染,使用抗生素 1 天无明显效果

E. 移植后粒细胞 $<0.5 \times 10^9/L$ 伴感染、使用抗生素 3 天无效

答案：E

152. 异基因造血干细胞移植后静脉输注免疫球蛋白是为了防治

A. 出血性膀胱炎   B. 肝静脉闭塞病

C. 急性肺损伤   D. 白质脑病

E. 间质性肺炎及 GVHD

答案：E

153. 下列哪项不是自身输血优点

A. 节约血源

B. 增加血容量

C. 避免交叉配血

D. 避免输血传染病

E. 避免产生同种免疫

答案：B

154. 下列哪项不是储存式自身输血适应证

A. Hb $>100g/L$ 和 HCV $>33\%$ 的患者

B. 有严重输血反应的患者

C. 备血量大于 1000mL 的患者

D. 伴有心肺功能异常的患者

E. 同种抗体所致交叉配血不合的患者

答案：D

155. 下列哪项关于保存式自身输血描述是不正确的

A. 一般适用于 16 ～65 岁

B. 采血频次间隔至少 3 天

C. 末次采血在手术前 3 天停止

D. 采血前血压须在 100/80mmHg 以下

E. 一次采血量为估计血容量的 12% 以下

答案：D

156. 下列哪项关于稀释式自身输血病例选择标准是不正确的

A. 血红蛋白 $>100g/L$, 红细胞压积 $>33\%$

B. 估计术中失血量 500mL 以上

C. 血小板 $>100 \times 10^9/L$

D. 凝血酶原时间正常

E. 心功能Ⅳ级

答案：E

157. 患者采用回收式自身输血,可以避免

A. 肺栓塞   B. 败血症

C. 出血倾向   D. 肾功能不全

E. 输血性传染病

答案：E

158. 最早进行的自身输血方式是

A. 贮存式   B. 回收式

C. 等容量稀释式   D. 高容量稀释式

E. 非等容量稀释式

答案：B

159. 自体血采集和使用,下列哪项是不正确的

A. 采血过程要严格无菌操作

B. 血库存放时要标明自体血

C. 可随意转让给其他人使用

D. 贮存式由输血科负责采血

E. 回收式由麻醉科医师负责

答案：C

160. 当人体血液稀释后,下列哪项描述是错误的
    A. 红细胞压积降低
    B. 血液黏度降低
    C. 心输出量增加
    D. 外周循环阻力降低
    E. 心脏后负荷增加
    答案:E

161. 影响血液黏度最重要的因素是
    A. 红细胞寿命
    B. 红细胞压积
    C. 红细胞变形性
    D. 白细胞流变特性
    E. 血小板流变特性
    答案:B

162. 下列哪项手术出血适用于回收式自身输血
    A. 肠梗阻   B. 剖宫产
    C. 胆囊切除   D. 结肠癌切除
    E. 宫外孕破裂
    答案:E

163. 下列哪项不是回收式自身输血适应证
    A. 估计有大量失血的骨科手术
    B. 开放性创伤超过6小时的手术
    C. 血源供应不足的颅脑外伤手术
    D. 稀有血型的心胸外科手术
    E. 脾脏破裂出血的急诊手术
    答案:B

164. 下列哪种疾病的手术,出血6小时内血液可回收
    A. 脾破裂   B. 肠梗阻
    C. 胰腺癌   D. 剖腹产
    E. 胃肠道
    答案:A

165. 回收式自身输血的优点是
    A. 血液中异物绝大部分被清除
    B. 设备昂贵和需专门人员操作
    C. 回收血液的处理时间长
    D. 大量凝血因子损失
    E. 回收率相对较低

    答案:A

166. 肾上腺嗜铬细胞瘤患者术中自体血回输后会发生严重高血压,主要是由于血液中含有
    A. 促红细胞生成素
    B. 除血小板生成素
    C. 儿茶酚胺
    D. 白介素
    E. 醛固酮
    答案:C

167. 贮存式自身输血的优点是
    A. 有献血反应发生
    B. 减少异体血输注
    C. 经济费用增高
    D. 影响床位周转
    E. 传播输血疾病
    答案:B

168. 下列哪项不是贮存式自身输血适应证
    A. 预计术中大量输血患者
    B. 健康者预存自身血液
    C. 有宗教信仰患者
    D. 急诊手术患者
    E. 稀有血型患者
    答案:D

169. 贮存式自身输血的适应证是
    A. 有活动性癫痫病史者
    B. 贫血或血压偏低者
    C. 肝肾功能不良者
    D. 有献血反应史者
    E. 稀有血型者
    答案:E

170. 下列哪项不是贮存式自身输血采血前患者的准备内容
    A. 补充铁剂
    B. 采血前多喝水
    C. 采血前必须空腹
    D. 采血前24小时不饮酒
    E. 应用促红细胞生成素
    答案:C

171. 下列哪项关于贮存式自身输血采血方案

描述是不正确的

A. 建议采血至少在术前 1 周进行

B. 最后的采血时间需在术前 3 天

C. 体重 40kg 的患者每次可采血 600mL

D. 两次采血间隔期至少 3 天

E. 每次采血量一般为 400mL

答案：C

172. 贮存式自身输血采用液态保存法的优点是

A. 手术延期造成血液失效

B. 患者有血红蛋白下降

C. 血液成分会发生变化

D. 仅保存 3～5 周

E. 保存方便经济

答案：E

173. 贮存式自身输血时采用 CPD－A 保存液，在 4℃ 储血专用冰箱内可保存

A. 35 天   B. 28 天

C. 21 天   D. 14 天

E. 7 天

答案：A

174. 患者血液稀释后需要密切观察

A. 电解质   B. 血肌酐

C. 血氨   D. 血糖

E. 血铁

答案：A

175. 最常见的输血反应是

A. 发热反应

B. 过敏反应

C. 溶血性输血反应

D. 枸橼酸钠中毒反应

E. 输血相关急性肺损伤

答案：A

176. 最易快速致命的输血不良反应是

A. 发热反应

B. 病毒感染

C. 枸橼酸钠中毒

D. 急性溶血反应

E. 输血相关性移植物抗宿主病

答案：D

177. 下列哪项不是输血后发热反应的原因

A. 白细胞分泌某些细胞因子

B. 机体存在抗血细胞抗体

C. 枸橼酸盐中毒反应

D. 输注受污染的血液

E. 血型不相容输血

答案：C

178. 下列哪项不是输血过敏性反应的治疗方法

A. 肾上腺皮质激素

B. 抗组织胺药物

C. 停止输血

D. 肾上腺素

E. 毛花苷 C

答案：E

179. 出现输血发热反应后首先应采取哪项措施

A. 保持静脉输液畅通

B. 适量给予镇静剂

C. 寻找致病环节

D. 停止输血

E. 降温

答案：D

180. 溶血性输血反应最主要是由于何原因所致

A. ABO 血型不合

B. Rh 血型不合

C. MN 血型不合

D. Kell 血型不合

E. A 或 B 亚型不合

答案：A

181. 溶血性输血反应起病缓急与何有关

A. 血型类型、输血量

B. 患者性别、输血速度

C. 患者年龄、输血量

D. 患者性别、输血量

E. 输血量、输血速度

答案：A

182. 预防循环负荷过重输血反应下列哪项措施是不正确的

A. 选用全血

B. 少量多次、缓慢输血

C. 注意患者出入量平衡

D. 根据患者心肺功能情况确定输血量

E. 伴心衰的贫血患者可用小量换血法

答案：A

183. 下列哪项不是输注大量库存血导致的结果

    A. 氨血症   B. 高血钾症

    C. 低血钠症   D. 高血钙症

    E. 代谢性酸中毒

答案：D

184. 输血后紫癜的易感人群是

    A. 儿童   B. 老人

    C. PNH 患者   D. 肿瘤患者

    E. 多次妊娠孕妇

答案：E

185. 下列哪项关于输血所致出血倾向防治描述是不正确的

    A. 根据患者的出血量和速度输新鲜全血

    B. 根据凝血因子缺乏输注新鲜冰冻血浆

    C. 发生 DIC 应先用肝素再输注血液成分

    D. 如因肝素多所致应注射鱼精蛋白中和

    E. 补充凝血因子时应适量使用维生素 K

答案：A

186. 下列哪项关于输血所致梅毒描述是不正确的

    A. 输血传播梅毒的潜伏期平均 1～2 个月

    B. 感染者常见的症状为典型的三期梅毒

    C. 献血者梅毒血清学试验阳性不能献血

    D. 输用在 4℃保存 3 天以上的血液制剂

    E. 梅毒血清学试验阴性也不能排除梅毒

答案：B

187. 下列哪项关于预防输血所致巨细胞病毒（CMV）感染描述是不正确的

    A. 免疫能力缺陷者应输注 CMV 抗体阴性的血液

    B. 尽量输用白细胞滤过器去除白细胞血液成分

    C. 静脉注射 CMV 免疫球蛋白有预防作用

    D. 对免疫功能极度低下者尽量选择少量多次输血

    E. 严格掌握输血指征提倡自身输血

答案：D

188. 输血所致疟疾绝大多数发作呈

    A. 恶性疟   B. 间日疟

    C. 三日疟   D. 四日疟

    E. 五日疟

答案：B

189. 通常情况下,输血相关成人 T 细胞白血病的治疗反应

    A. 很好   B. 较好

    C. 一般   D. 较差

    E. 不确定

答案：D

190. 下列哪项是输血相关性急性肺损伤的原因

    A. ABO 血型红细胞抗原与抗体

    B. Rh 血型红细胞抗原与抗体

    C. 血小板 HPA 抗原与抗体

    D. 中性粒细胞特异性抗原与抗体

    E. 巨噬细胞特异性抗原与抗体

答案：D

191. 下列哪项关于输血相关性急性肺损伤临床特点的描述是不正确的

    A. 症状较轻

    B. 肺内可听到锣音

    C. X 线显示双侧肺浸润

    D. 血清可能查出抗白细胞抗体

    E. 肾上腺皮质激素治疗效果尚可

答案：A

192. 下列哪项关于预防输血相关性急性肺损伤的描述是不正确的

    A. 大力开展自身输血

    B. 严格掌握输血适应证

    C. 尽量输注少白细胞的红细胞应

    D. 再次输血前使用抗组织胺药物

    E. 再次输血前使用肾上腺皮质激素

答案：D

193. 下列哪项不是冷沉淀的适应证
　　A. 血友病 A
　　B. 血管性血友病
　　C. 骨髓纤维化
　　D. 纤维蛋白原缺乏症
　　E. 失代偿期肝硬化
　　答案：C

194. 下列哪项不是储存式自体输血的适应证
　　A. 避免分娩时输异体血的孕妇
　　B. 有严重输血不良反应病史者
　　C. 边远地区供血困难预计术中需输血者
　　D. 不能耐受失血的严重心血管疾病患者
　　E. 稀有血型或曾经出现交叉配血困难者
　　答案：D

195. 下列哪项不是贫血患者需要考虑的输血因素
　　A. 患者贫血程度　　B. 心肺代偿功能
　　C. 起病缓急　　D. 患者的年龄
　　E. 患者的性别
　　答案：E

196. 男,60 岁,脾切除术后感头痛头晕,血小板 $1100 \times 10^9/L$,首选的治疗是
　　A. 口服阿司匹林
　　B. 液体稀释疗法
　　C. 治疗性血小板去除术
　　D. 皮下注射干扰素
　　E. 口服羟基脲
　　答案：C

197. 血友病 B 患者应补充
　　A. 凝血因子Ⅷ　　B. 凝血因子Ⅸ
　　C. 凝血因子Ⅶ　　D. 凝血因子Ⅱ
　　E. 凝血因子 vWF
　　答案：B

198. 下列哪项关于降低输血相关感染及肿瘤复发措施的描述是不正确的
　　A. 尽量在术中输血
　　B. 输注少白细胞红细胞
　　C. 大力开展自体输血
　　D. 异体血液中添加 SAG-M

E. 尽量减少血浆输注
答案：A

199. 患者 A 型 RhD 阴性,意外抗筛阳性,抗体鉴定为 IgG 抗 - D,孕 35 周,出现宫缩,B 超显示前置胎盘,准备急诊行剖宫产手术,预计术中出血量大于 800mL,联系血站暂时无法供应 A 型 RhD 阴性血源。患者 Hb 130g/L,Hct 40% ,Plt $200 \times 10^9/L$,心、肝、肾功能正常,无凝血异常。下列哪项术中用血方式是首选的
　　A. 等待血站寻找献血者
　　B. 术中采用回收式自体血
　　C. 首选输注 A 型 RhD 阴性红细胞
　　D. 首选输注 A 型 RhD 阳性红细胞
　　E. 首选输注 O 型 RhD 阴性红细胞
　　答案：B

200. 患者 A 型 RhD 阴性,意外抗体筛查阳性,抗体鉴定为 IgG 抗 - D,孕 35 周,出现宫缩,B 超显示前置胎盘,准备急诊行剖宫产手术,预计术中出血量大于 800mL,联系血站暂时无法供应 A 型 RhD 阴性血源。患者 Hb 130g/L,Hct 40% ,Plt $200 \times 10^9/L$,心、肝、肾功能正常,无凝血异常。下列哪项自身血不能回输
　　A. 出血 6h 内　　B. 无污染
　　C. 无溶血　　D. 血钾过高
　　E. 无羊水混入
　　答案：D

201. 患者 A 型 RhD 阴性,意外抗体筛查阳性,抗体鉴定为 IgG 抗 - D,孕 35 周,出现宫缩,B 超显示前置胎盘,准备急诊行剖宫产手术,预计术中出血量大于 800mL,联系血站暂时无法供应 A 型 RhD 阴性血源。患者 Hb 130g/L,Hct 40% ,Plt $200 \times 10^9/L$,心、肝、肾功能正常,无凝血异常。若紧急情况下需要输异体血应首选
　　A. O 型 RhD 阴性
　　B. AB 型 RhD 阴性
　　C. B 型 RhD 阴性
　　D. A 型 RhD 阳性

E. O 型 RhD 阳性

答案：A

202. 女性,54 岁,体重 50 kg,肝破裂引起失血性休克,实验室检查 Hb 50g/L,WBC 5.0 $\times 10^9$/L,RBC 1.55 $\times 10^{12}$/L, Plt 130 $\times 10^9$/L。补充血容量应首选

　　A. 晶体液　　　　　B. 白蛋白

　　C. 库存全血　　　　D. 新鲜全血

　　E. 血浆代用品

答案：A

203. 女性,54 岁,体重 50 kg,肝破裂引起失血性休克,实验室检查 Hb 50 g/L,WBC 5.0 $\times 10^9$/L,RBC 1.55 $\times 10^{12}$/L, Plt 130 $\times 10^9$/L。该患者应选择

　　A. 急性等容稀释性自体输血

　　B. 急性高容稀释性自体输血

　　C. 急性非等容稀释性自体输血

　　D. 术中回收式自体输血

　　E. 术后回收式自体输血

答案：D

204. 女性,54 岁,体重 50 kg,肝破裂引起失血性休克,实验室检查 Hb 50 g/L,WBC 5.0 $\times 10^9$/L,RBC 1.55 $\times 10^{12}$/L, Plt 130 $\times 10^9$/L。采用术中回收式自身输血,通常不会发生

　　A. 血钾升高　　　　B. 空气栓塞

　　C. 经血传播疾病　　D. 血小板降低

　　E. 凝血因子减少

答案：C

205. 女性,43 岁,因月经量增多伴牙龈出血、乏力、耳鸣来院就诊。既往有多次输血史。查体:贫血貌,甲床、口唇苍白。血常规:RBC 0.92 $\times 10^{12}$/L,Hb 30g/L,WBC 1.0 $\times 10^9$/L,Plt 3 $\times 10^9$/L。临床诊断:重型再生障碍性贫血。给患者输注悬浮红细胞及血小板治疗,输血 20 分钟出现发热、畏寒、寒战、出汗,体温 39℃,并有恶心、心悸和头痛,血压无变化。停止输血后 1 小时症状逐渐缓解,7 小时后体温恢复正常。该患者发生了哪种输血不良反应

　　A. 无效输注

　　B. 溶血反应

　　C. 输血相关急性肺损伤

　　D. 非溶血性发热反应

　　E. 输血后紫癜

答案：D

206. 女性,43 岁,因月经量增多伴牙龈出血、乏力、耳鸣来院就诊。既往有多次输血史。查体:贫血貌,甲床、口唇苍白。血常规:RBC 0.92 $\times 10^{12}$/L,Hb 30g/L,WBC 1.0 $\times 10^9$/L,Plt 3 $\times 10^9$/L。临床诊断:重型再生障碍性贫血。给患者输注悬浮红细胞及血小板治疗,输血 20 分钟出现发热、畏寒、寒战、出汗,体温 39℃,并有恶心、心悸和头痛,血压无变化。停止输血后 1 小时症状逐渐缓解,7 小时后体温恢复正常。该患者再次输注红细胞制剂时,应输注

　　A. 全血　　　　　　B. 年轻红细胞

　　C. 悬浮红细胞　　　D. 辐照红细胞

　　E. 少白细胞的红细胞

答案：E

207. 女性,43 岁,因月经量增多伴牙龈出血、乏力、耳鸣来院就诊。既往有多次输血史。查体:贫血貌,甲床、口唇苍白。血常规:RBC 0.92 $\times 10^{12}$/L,Hb 30g/L,WBC 1.0 $\times 10^9$/L,Plt 3 $\times 10^9$/L。临床诊断:重型再生障碍性贫血。给患者输注悬浮红细胞及血小板治疗,输血 20 分钟出现发热、畏寒、寒战、出汗,体温 39℃,并有恶心、心悸和头痛,血压无变化。停止输血后 1 小时症状逐渐缓解,7 小时后体温恢复正常。该患者再次输注血小板制剂时,应首选输注

　　A. 新鲜全血　　　　B. 手工血小板

　　C. 机采血小板　　　D. 冰冻血小板

　　E. 少白细胞的机采血小板

答案：E

208. 男性,26 岁。因低热伴左侧胸痛一周入

院,确诊为结核性胸膜炎。给予利福平、乙胺丁醇抗结核治疗及联苯双酯、维生素 C、维生素 B_6 等治疗 10 天后,患者突然寒战、高热、腰背痛,排酱油色尿。Hb50g/L,网织红细胞 7%;总胆红素增高,以间接胆红素增高为主。直接抗球蛋白阳性。血清铁、总铁结合力、血清铁蛋白均正常。酸溶血试验、糖水试验阴性。D-L 冷抗体试验阴性。血型 A、RhD 阳性,诊断是

A. 慢性贫血

B. 感染性贫血

C. 药物性免疫性溶血性贫血

D. 阵发性睡眠性血红蛋白尿

E. 阵发性冷性血红蛋白尿

答案:C

209. 男性,26 岁。因低热伴左侧胸痛一周入院,确诊为结核性胸膜炎。给予利福平、乙胺丁醇抗结核治疗及联苯双酯、维生素 C、维生素 B_6 等治疗 10 天后,患者突然寒战、高热、腰背痛,排酱油色尿。Hb 50g/L,网织红细胞 7%;总胆红素增高,以间接胆红素增高为主。直接抗球蛋白阳性。血清铁、总铁结合力、血清铁蛋白均正常。酸溶血试验、糖水试验阴性。D-L 冷抗体试验阴性。血型 A、RhD 阳性。引起溶血最可能的药物是

A. 利福平　　　B. 维生素 B6

C. 乙胺丁醇　　D. 联苯双酯

E. 维生素 C

答案:A

210. 男性,26 岁。因低热伴左侧胸痛一周入院,确诊为结核性胸膜炎。给予利福平、乙胺丁醇抗结核治疗及联苯双酯、维生素 C、维生素 B_6 等治疗 10 天后,患者突然寒战、高热、腰背痛,排酱油色尿。Hb50g/L,网织红细胞 7%;总胆红素增高,以间接胆红素增高为主。直接抗球蛋白阳性。血清铁、总铁结合力、血清铁蛋白均正常。酸溶血试验、糖水试验阴

性。D-L 冷抗体试验阴性。血型 A、RhD 阳性。下列哪项治疗是不正确的

A. 更换抗结核药物

B. 利尿、碱化尿液

C. 肾上腺皮质激素

D. 必要时换血治疗

E. 输注普通冰冻血浆

答案:E

211. 男性,18 岁,四川人。发热,咽痛 3 天,服磺胺药后乏力、排酱油色尿 1 天入院。否认吃蚕豆史。其姥姥有蚕豆病史。入院后查 Hb 50g/L,网织红细胞 5%,红细胞形态正常,高铁血红蛋白还原率43%,变性珠蛋白小体生成试验阳性,氢化物抗坏血酸试验阳性,直接抗球蛋白试验阴性,酸溶血试验阴性。血型 B 型、RhD 阳性。诊断是:

A. G-6PD 酶缺乏溶血性贫血

B. 自身免疫性溶血性贫血

C. 阵发性睡眠性血红蛋白尿

D. 珠蛋白生成障碍性贫血

E. 遗传性球形红细胞增多症

答案:A

212. 男性,18 岁,四川人。发热,咽痛 3 天,服磺胺药后乏力、排酱油色尿 1 天入院。否认吃蚕豆史。其姥姥有蚕豆病史。入院后查 Hb 50g/L,网织红细胞 5%,红细胞形态正常,高铁血红蛋白还原率43%,变性珠蛋白小体生成试验阳性,氢化物抗坏血酸试验阳性,直接抗球蛋白试验阴性,酸溶血试验阴性。血型 B 型、RhD 阳性。此次急性溶血的最可能的诱因是

A. 细菌感染　　B. 病毒感染

C. 磺胺药物　　D. 气候寒冷

E. 发热咽痛

答案:C

213. 男性,18 岁,四川人。发热,咽痛 3 天,服磺胺药后乏力、排酱油色尿 1 天入院。否认吃蚕豆史。其姥姥有蚕豆病史。入院后查 Hb 50g/L,红细

胞形态正常,高铁血红蛋白还原率43%,变性珠蛋白小体生成试验阳性,氢化物抗坏血酸试验阳性,直接抗球蛋白试验阴性,酸溶血试验阴性。血型B型、RhD阳性。首先采取的治疗措施是

A. 停止服用磺胺药

B. 碱化尿液多饮水

C. 输注洗涤红细胞

D. 肾上腺皮质激素

E. 纠正酸中毒补液

答案:A

214. 女性,28岁。急性淋巴细胞白血病1年余,因巩固化疗再次入院。既往有输血史。化疗后5天,患者开始发热,体温持续38.5℃,皮肤出现出血点、瘀斑,月经不止,肝脾不大。实验室检查:WBC 0.8 × 10^9/L、Hb70g/L、Plt8 × 10^9/L。PT、APTT正常、D－二聚体正常。骨髓穿刺检查提示骨髓抑制。胸部拍片示肺内感染。输注手工分离血小板10U,1次/日,连续3天。出血不见好转,血小板不升。下列哪项不是引起血小板输注无效的原因

A. 发热   B. 感染

C. 出血   D. DIC

E. 血小板抗原不配合

答案:E

215. 女性,28岁。急性淋巴细胞白血病1年余,因巩固化疗再次入院。既往有输血史。化疗后5天,患者开始发热,体温持续38.5℃,皮肤出现出血点、瘀斑,月经不止,肝脾不大。实验室检查:WBC 8 × 10^9/L、Hb 70g/L、Plt 8 × 10^9/L。PT、APTT正常、D－二聚体正常。骨髓穿刺检查提示骨髓抑制。胸部拍片示肺内感染。输注手工分离血小板10U,1次/日,连续3天。出血不见好转,血小板不升。患者经化疗及抗感染后,体温降至正常,血小板同型输注后仍然无效,最常见的原因是

A. HPA抗体   B. HLA抗体

C. MNP血型抗体   D. Rh血型抗体

E. 药物性抗体

答案:B

216. 女性,39岁,骨髓增生异常综合征患者,有反复输血史。本次入院后血常规:WBC 6.0 × 10^9/L,Hb 41g/L,Plt 72 × 10^9/L,首选输注

A. 单采血小板

B. 新鲜全血

C. 悬浮红细胞

D. 少白细胞红细胞

E. 单采粒细胞

答案:D

217. 女性,39岁,骨髓增生异常综合征患者,有反复输血史。本次入院后血常规:WBC 6.0 × 10^9/L,Hb 41g/L,Plt 72 × 10^9/L,追踪红细胞的输注疗效,应该在输注后多少小时内复查Hb

A. 12小时   B. 24小时

C. 36小时   D. 48小时

E. 60小时

答案:B

218. 女性,39岁,骨髓增生异常综合征患者,有反复输血史。本次入院后血常规:WBC 6.0 × 10^9/L,Hb 41g/L,Plt 72 × 10^9/L,若患者体重55kg,献血员Hb 130g/L,患者输注红细胞成分2U,Hb预期升高值约为

A. 1g/L   B. 5g/L

C. 10g/L   D. 15g/L

E. 20g/L

答案:C

219. 男性,54岁,诊断为腰椎骨肉瘤,拟行手术。术中估计失血量1000mL以上。实验室检查:Hb 115g/L,Hct 32%;该患者不适宜用下列哪种自身输血

A. 术前贮存式

B. 术中回收式

C. 急性等容血液稀释

D. 急性高容血液稀释

E. 急性非等容血液稀释

答案：B

220. 男性,54 岁,诊断为腰椎骨肉瘤,拟行手术。术中估计失血量 1000mL 以上。实验室检查:Hb 115g/L,Hct 32%;患者术中采用急性等容稀释式自身输血,使其红细胞压积(Hct)达到 24%,此血液稀释程度为

A. 极重度血液稀释　　B. 极度血液稀释

C. 重度血液稀释　　　D. 中度血液稀释

E. 轻度血液稀释

答案：D

221. 男性,54 岁,诊断为腰椎骨肉瘤,拟行手术。术中估计失血量 1000mL 以上。实验室检查:Hb 115g/L,Hct 32%;若患者术前贮存自身血液,采血前下列哪项准备是不正确的

A. 补充铁剂　　　　　B. 使用 EPO

C. 使用 TPO　　　　　D. 清淡饮食

E. 不饮酒

答案：C

222. 女性,28 岁,孕 39 + 周待产入院。入院后化验 WBC 4.2×10^9/L、Hb 52g/L、Plt 105 $\times 10^9$/L,确诊为巨幼细胞性贫血,应给患者补充

A. 使用 EPO

B. 铁剂 + 维生素 C

C. 叶酸 + 维生素 B_{12}

D. 输注红细胞

E. 使用 TPO

答案：C

223. 女性,28 岁,孕 39 + 周待产入院。入院后化验 WBC 4.2×10^9/L、Hb 52g/L、Plt 105 $\times 10^9$/L,确诊为巨幼细胞性贫血,患者行剖宫产术,术中失血约 2500mL,经大量输血及补液处理,患者突然呼吸困难、咯大量粉红色泡沫样痰。两肺布满湿啰音,颈静脉怒张。患者可能发生了

A. 过敏反应

B. 空气栓塞

C. 循环超负荷

D. 输血相关呼吸困难

E. 输血相关性急性肺损伤

答案：C

224. 女性,28 岁,孕 39 + 周待产入院。入院后化验 WBC 4.2×10^9/L、Hb 52g/L、Plt 105 $\times 10^9$/L,确诊为巨幼细胞性贫血。患者行剖宫产术,术中失血约 2500mL,经大量输血及补液处理,患者突然呼吸困难、咯大量粉红色泡沫样痰。两肺布满湿啰音,颈静脉怒张。下列哪项紧急抢救措施是不正确的

A. 头低脚高位

B. 吸氧平喘

C. 强心利尿

D. 减慢补液输血速度

E. 四肢轮流结扎止血带

答案：A

225. 男性,38 岁,因发热、乏力、头痛、呕吐 3 天,昏迷 5 小时入院。入院查体:T 40℃,Hb 46g/L,RBC 1.4×10^{12}/L,Plt 8×10^9/L,Ret 20%;外周血涂片可见大量红细胞碎片,诊断为血栓性血小板减少症。该患者血小板数量明显减少,下列哪项描述是不正确的

A. 首选输注单采血小板

B. 立即进行血浆置换

C. 输入血小板很快被激活

D. 输血小板加快血栓形成

E. 宜输注去冷沉淀冰冻血浆

答案：A

226. 男性,38 岁,因发热、乏力、头痛、呕吐 3 天,昏迷 5 小时入院。入院查体:T40℃,Hb 46g/L,RBC 1.4×10^{12}/L,Plt 8×10^9/L,Ret 20%;外周血涂片可见大量红细胞碎片,诊断为血栓性血小板减少症。该患者的治疗首选

A. 输注 FFP　　　　　B. 输注血小板

C. 输注红细胞　　　　D. 血浆置换

E. 输注冷沉淀

答案：D

227. 男性,38 岁,因发热、乏力、头痛、呕吐 3 天,昏迷 5 小时入院。入院查体:T 40℃, Hb 46g/L,RBC 1.4×10^{12}/L,Plt 8×10^9/L,Ret 20%;外周血涂片可见大量红细胞碎片,诊断为血栓性血小板减少症。如该患者进行血浆置换,则置换的血浆剂量应达到

A. 20mL/(kg·d)

B. 25mL/(kg·d)

C. 30mL/(kg·d)

D. 35mL/(kg·d)

E. 40mL/(kg·d)

答案：E

228. 男性,15 岁,反复肌肉、关节腔出血 8 年,其舅舅有类似病史,入院后血常规检查: WBC 8.0×10^9/L, Hb 86g/L, Plt 146 × 10^9/L,APTT 49s,PT 16s,Ⅸ:C 3%,诊断考虑是

A. 血友病 A

B. 血友病 B

C. 血管性假血友病

D. 血小板无力症

E. 血友病 C

答案：B

229. 男性,15 岁,反复肌肉、关节腔出血 8 年,其舅舅有类似病史,入院后血常规检查: WBC 8.0×10^9/L, Hb 86g/L, Plt 146 × 10^9/L,APTT 49s,PT 16s,Ⅸ:C 3%,下列哪项检查是确诊依据

A. 出凝血时间

B. 外周血常规

C. 关节腔镜检查

D. 骨髓细胞形态学

E. 凝血因子活性检测

答案：E

230. 男性,15 岁,反复肌肉、关节腔出血 8 年,其舅舅有类似病史,入院后血常规检查: WBC 8.0×10^9/L, Hb 86g/L, Plt 146 ×

10^9/L,APTT 49s,PT 16s,Ⅸ:C 3%,外伤出血时应输注何种血液成分

A. 冷沉淀　　　　B. 悬浮红细胞

C. 纤维蛋白原　　D. 机采血小板

E. 凝血酶原复合物

答案：E

231. 女性,55 岁,因发现黑便 3 天入院,既往有乙肝病史,体检:肝脏肋下两指,质中等,腹腔叩诊有移动性浊音。实验室检查:WBC 5.0×10^9/L, Hb 70g/L, Plt 36 × 10^9/L,总蛋白 50g/L,白蛋白 10g/L。PT 26s,APTT 58s,患者的初步诊断为

A. 再生障碍性贫血伴上消化道出血

B. 血友病 A 伴上消化道出血

C. 肝硬化伴上消化道出血

D. SLE 伴上消化道出血

E. MDS 伴上消化道出血

答案：C

232. 女性,55 岁,因发现黑便 3 天入院,既往有乙肝病史,体检:肝脏肋下两指,质中等,腹腔叩诊有移动性浊音。实验室检查:WBC 5.0×10^9/L, Hb 70g/L, Plt 36 × 10^9/L,总蛋白 50g/L,白蛋白 10g/L。PT 26s、APTT 58s。估计患者每日出血量至少超过多少 mL

A. 10mL　　　　　B. 30mL

C. 50mL　　　　　D. 70mL

E. 90mL

答案：C

233. 女性,55 岁,因发现黑便 3 天入院,既往有乙肝病史,体检:肝脏肋下两指,质中等,腹腔叩诊有移动性浊音。实验室检查:WBC 5.0×10^9/L, Hb 70g/L, Plt 36 × 10^9/L,总蛋白 50g/L,白蛋白 10g/L,PT 26s、APTT 58s,该患者应选择输注

A. 人血白蛋白　　B. 悬浮红细胞

C. 新鲜冰冻血浆　D. 单采血小板

E. 洗涤红细胞

答案：C

234. 女性,31 岁,以"急性非淋巴细胞白血病"

入院,既往有输血史,实验室检查:WBC
6.5×10^9/L,Hb 48g/L, Plt 36 × 10^9/L,A
型、RhD 阴性,不规则抗体阳性,准备行
异基因造血干细胞移植,患者输血首选
A. 全血洗涤红细胞
B. 年轻红细胞
C. 洗涤红细胞
D. 辐照红细胞
E. 少白细胞红细胞
答案:D

235. 女性,31 岁,以"急性非淋巴细胞白血病"
入院,既往有输血史,实验室检查:WBC
6.5×10^9/L,Hb 48g/L, Plt 36 × 10^9/L,A
型、RhD 阴性,不规则抗体阳性,准备行
异基因造血干细胞移植,输注辐照血液
是为了预防
A. 病毒感染　　　B. TA-GVHD
C. TA-ALI　　　D. 发热反应
E. 溶血反应
答案:B

236. 女性,31 岁,以"急性非淋巴细胞白血病"
入院,既往有输血史,实验室检查:WBC
6.5×10^9/L,Hb 48g/L, Plt 36 × 10^9/L,有
同卵双胎弟弟,为了减少复发的可能性,
应行下列哪种造血干细胞移植
A. 自体造血干细胞移植
B. 同种异基因造血干细胞移植
C. 同种同基因造血干细胞移植
D. 异种造血干细胞移植
E. 胎肝造血干细胞移植
答案:B

237. 男性,41 岁,O 型,RhD 阳性。诊断:急性
单核细胞白血病,经过多次化疗后病情
完全缓解,准备行异基因外周血造血干
细胞移植,经过 HLA 配型,确定其弟弟为
供者,供者血型为 A 型,RhD 阳性。还需
要明确患者的
A. MN 血型　　　B. 白细胞抗体
C. Rh 抗原分型　　　D. 血小板抗体
E. IgM/IgG 抗 A 效价

答案:E

238. 男性,41 岁,O 型,RhD 阳性。诊断:急性
单核细胞白血病,经过多次化疗后病情
完全缓解,准备行异基因外周血造血干
细胞移植,经过 HLA 配型,确定其弟弟为
供者,供者血型为 A 型,RhD 阳性。患者
IgM 抗 A 效价 1:256、IgG 抗 A 效价 1:
32,如何处理
A. 输注 O 型悬浮红细胞
B. 输注 A 型新鲜冰冻血浆
C. 输注 O 型新鲜冰冻血浆
D. 患者连续≥3 次血浆置换
E. 供者连续≥3 次血浆置换
答案:D

239. 男性,41 岁,O 型,RhD 阳性。诊断:急性
单核细胞白血病,经过多次化疗后病情
完全缓解,准备行异基因外周血造血干
细胞移植,经过 HLA 配型,确定其弟弟为
供者,供者血型为 A 型,RhD 阳性。患
者干细胞移植后早期应输注
A. A 型红细胞、A 型血浆
B. O 型红细胞、O 型血浆
C. O 型红细胞、A 型血浆
D. A 型红细胞、O 型血浆
E. AB 型红细胞、A 型血浆
答案:C

240. 女性,58 岁,坠楼后 1 小时急诊入院。
查:神智淡漠,血压 60/40mmHg,呼吸 34
次/分,心率 130 次/分。诊断:脾破裂,骨
盆骨折,失血性休克,应给患者首先输注
A. 库存全血　　　B. 平衡盐溶液
C. 悬浮红细胞　　　D. 单采血小板
E. 新鲜冰冻血浆
答案:B

241. 女性,58 岁,坠楼后 1 小时急诊入院。
查:神智淡漠,血压 60/40mmHg,呼吸 34
次/分,心率 130 次/分。诊断:脾破裂,骨
盆骨折,失血性休克,抗休克、补充血容
量,推荐的晶体液和胶体液比例是
A. 1:1　　　B. (2~3):1

C. $(4 \sim 5):1$ 　　D. $(6 \sim 7):1$

E. $(8 \sim 9):1$

答案:B

242. 女性,58 岁,坠楼后 1 小时急诊入院。查:神智淡漠,血压 60/40mmHg,呼吸 34 次/分,心率 130 次/分。诊断:脾破裂,骨盆骨折,失血性休克,手术过程中,输注红细胞 20U,新鲜冰冻血浆 10U (1000mL),手术创面渗血不止,实验室检查:纤维蛋白原 1.7g/L,此时应给患者输注成分血是

A. 白蛋白　　　　B. 冷沉淀

C. 血小板　　　　D. 红细胞

E. 新鲜冰冻血浆

答案:B

243. 男性,42 岁,体重 70kg,行直肠癌根治术。术前血常规:WBC 5.0×10^9/L,Hb 150g/L,N 77%,Plt 228×10^9/L,凝血四项正常,肝肾功能正常。手术顺利,术中失血 800mL。对该患者应输注

A. 全血　　　　B. 新鲜冰冻血浆

C. 单采血小板　　D. 悬浮红细胞

E. 晶体液/胶体液

答案:E

244. 男性,42 岁,体重 70kg,行直肠癌根治术。术前血常规:WBC 5.0×10^9/L,Hb 150g/L,N 77%,Plt 228×10^9/L,凝血四项正常,肝肾功能正常。手术顺利,术中失血 800mL。该患者的血容量至少达到

A. 3000mL　　　　B. 4000mL

C. 5000mL　　　　D. 7000mL

E. 8000mL

答案:C

245. 男性,42 岁,体重 70kg,行直肠癌根治术。术前血常规:WBC 5.0×10^9/L,Hb 150g/L,N 77%,Plt 228×10^9/L,凝血四项正常,肝肾功能正常。手术顺利,术中失血 800mL。对肿瘤患者的输血治疗,下列哪项关于输血的描述是不正确的

A. 尽量避免输血

B. 可提高免疫力

C. 可增加术后感染率

D. 严格掌握输血适应证

E. 可引起肿瘤复发转移

答案:B

246. 女性,34 岁,多发伤患者,失血性休克,急需大量输血治疗。为防止患者体温过低、凝血功能紊乱,决定对所输注红细胞进行加温,下列哪种情况不需要血液加温

A. 输注大量单采血小板

B. 输血速度大于 50mL/min

C. 出血量达到人体血容量

D. 输注红细胞量超过 5 单位

E. 患者体内存在强冷凝集素

答案:A

247. 女性,34 岁,多发伤患者,失血性休克,急需大量输血治疗。为防止患者体温过低、凝血功能紊乱,决定对所输注红细胞进行加温,有关血液加温的描述,下列哪项描述是不正确的

A. 可使用一次性热交换器加温

B. 血浆加温可使用水浴箱加温

C. 红细胞加温不能超过 32℃

D. 红细胞可置入水浴箱中加温

E. 加温仪需定期清洁与保养

答案:D

248. 女性,34 岁,多发伤患者,失血性休克,急需大量输血治疗。为防止患者体温过低、凝血功能紊乱,决定对所输注红细胞进行加温,大量输血患者应随时监测血常规,若血小板计数小于何值应考虑输注血小板制剂

A. 50×10^9/L　　　B. 60×10^9/L

C. 70×10^9/L　　　D. 80×10^9/L

E. 90×10^9/L

答案:A

249. 男性患儿,10 岁,诊断为重度珠蛋白生成障碍性贫血。体检:重度贫血貌,全身皮肤黏膜无黄染,无出血点,血常规检查

WBC 8.0×10^9/L, RBC 2.0×10^{12}/L, Hb 33g/L, Plt 340×10^9/L,该患儿需长期输注红细胞,会导致体内( )负荷过重
A. 钾 B. 钠
C. 铁 D. 钙
E. 锌
答案:C

250. 患儿,男,10岁,诊断为重度珠蛋白生成障碍性贫血。体检:重度贫血貌,全身皮肤黏膜无黄染,无出血点,血常规检查 WBC 8.0×10^9/L, RBC 2.0×10^{12}/L, Hb 33g/L, Plt 340×10^9/L,该患儿最好选用哪种红细胞制剂
A. 全血 B. 悬浮红细胞
C. 辐照红细胞 D. 冰冻红细胞
E. 少白细胞红细胞
答案:E

251. 患儿,男,10岁,诊断为重度珠蛋白生成障碍性贫血。体检:重度贫血貌,全身皮肤黏膜无黄染,无出血点,血常规检查 WBC 8.0×10^9/L, RBC 2.0×10^{12}/L, Hb 33g/L, Plt 340×10^9/L,对该患儿进行超高量输血疗法,应维持血红蛋白大于多少克,才能保障患儿的生长发育
A. 60g/L B. 100g/L
C. 120g/L D. 140g/L
E. 160g/L
答案:D

252. 下列哪项不是全血具有的功能
A. 运输 B. 调节
C. 免疫防御 D. 营养
E. 凝血、止血
答案:D

253. 肝脾破裂患者宜采用下列何种自体输血方式
A. 储存式自体输血
B. 回收式自体输血
C. 稀释式自体输血
D. 连续式自体输血
E. 间断式自体输血

答案:B

254. 普通冰冻血浆中缺少的凝血因子是
A. 因子IX B. 因子XI
C. 因子VIII D. 因子VII
E. 因子I
答案:C

255. 下列哪项不是经血传播的肝炎
A. 乙肝 B. 丙肝
C. 丁肝 D. 戊肝
E. 庚肝
答案:D

256. 下列哪项关于 Rh 血型临床意义的描述是不正确的
A. 通过输血可产生抗体
B. 通过妊娠可产生抗体
C. 可引起新生儿溶血病
D. 可引起溶血性输血反应
E. 可引起自身免疫性溶血性贫血
答案:E

257. 下列哪项不属于速发性输血反应
A. 急性溶血反应
B. 细菌污染反应
C. 输血相关性肺损伤
D. 非溶血性发热反应
E. 输血后移植物抗宿主病
答案:E

258. 下列哪项关于非溶血性发热反应的描述是不正确的
A. 解热、镇静 B. 立即报告医生
C. 加快输血速度 D. 密切观察病情
E. 填写输血反应报告单
答案:C

259. 外伤2小时,闭合性血气胸,术中出血量2000mL,适用
A. 稀释式自身输血
B. 贮存式自身输血
C. 回收式自身输血
D. 蛙跳式自身输血
E. 稀释式+贮存式自身输血
答案:C

260. 恶性肿瘤患者不宜采用
    A. 稀释式自身输血
    B. 贮存式自身输血
    C. 回收式自身输血
    D. 蛙跳式自身输血
    E. 稀释式 + 贮存式自身输血
    答案：C

261. 稀有血型拟择期大型手术患者,心肺功能良好,可选择
    A. 稀释式自身输血
    B. 贮存式自身输血
    C. 回收式自身输血
    D. 蛙跳式自身输血
    E. 稀释式 + 贮存式 + 回收式自身输血
    答案：E

262. 甲型血友病患者体内缺乏
    A. 因子Ⅷ　　　　B. 因子Ⅸ
    C. vWF 因子　　　D. 纤维蛋白原
    E. 钙离子
    答案：A

263. 乙型血友病患者体内缺乏
    A. 因子Ⅷ　　　　B. 因子Ⅸ
    C. vWF 因子　　　D. 纤维蛋白原
    E. 钙离子
    答案：B

264. 血管性血友病患者体内缺乏
    A. 因子Ⅷ　　　　B. 因子Ⅸ
    C. vWF 因子　　　D. 纤维蛋白原
    E. 钙离子
    答案：C

265. 成人血红蛋白预期升高值计算公式是
    A. ［供者 Hb(g/L) × 输入血量(L)/患者体重(kg) × 0.85(L/kg)］× 90%
    B. ［(输后血小板计数 − 输前血小板计数) × 体表面积(m²)］/输入血小板总数(10^{11})
    C. ［(输后血小板计数 − 输前血小板计数) × 血容量(L)］/输入血小板总量 × 2/3
    D. 0.0061 × 身高(cm) + 0.0128 × 体重(kg) − 0.1329

    E. 体重(kg) × 0.08 × ［Hb 期望值 − 输血前 Hb 值(g/L)］/50
    答案：A

266. 血小板计数增加校正指数(CCI)计算公式是
    A. ［供者 Hb(g/L) × 输入血量(L)/患者体重(kg) × 0.85(L/kg)］× 90%
    B. ［(输后血小板计数 − 输前血小板计数) × 体表面积(m²)］/输入血小板总数(10^{11})
    C. ［(输后血小板计数 − 输前血小板计数) × 血容量(L)］/输入血小板总量 × 2/3
    D. 0.0061 × 身高(cm) + 0.0128 × 体重(kg) − 0.1329
    E. 体重(kg) × 0.08 × ［Hb 期望值 − 输血前 Hb 值(g/L)］/50
    答案：B

267. 实际血小板回收率(PPR)计算公式是
    A. ［供者 Hb(g/L) × 输入血量(L)/患者体重(kg) × 0.85(L/kg)］× 90%
    B. ［(输后血小板计数 − 输前血小板计数) × 体表面积(m²)］/输入血小板总数(10^{13})
    C. ［(输后血小板计数 − 输前血小板计数) × 血容量(L)］/输入血小板总量 × 2/3
    D. 0.0061 × 身高(cm) + 0.0128 × 体重(kg) − 0.1329
    E. 体重(kg) × 0.08 × ［Hb 期望值 − 输血前 Hb 值(g/L)］/50
    答案：C

268. 急性纤维蛋白溶解症患者应给予输注
    A. 纤维蛋白原　　　B. AT-Ⅲ浓缩剂
    C. 凝血因子Ⅷ　　　D. 重组Ⅶ因子
    E. 凝血酶原复合物
    答案：A

269. 血友病 A 患者应给予输注
    A. 纤维蛋白原　　　B. AT-Ⅲ浓缩剂

C. 凝血因子Ⅷ　　D. 重组Ⅶ因子

E. 凝血酶原复合物

答案：C

270. 维生素 K 缺乏症患者应给予输注

A. 纤维蛋白原　　B. AT-Ⅲ浓缩剂

C. 凝血因子Ⅷ　　D. 重组Ⅶ因子

E. 凝血酶原复合物

答案：E

271. 大出血时,扩容首选

A. 晶体液　　　　B. 血小板

C. 红细胞　　　　D. 新鲜冰冻血浆

E. 人工胶体液

答案：A

272. 大量输血后,APTT 和 PT 延长超过正常值的 5 倍,需要使用

A. 晶体液　　　　B. 血小板

C. 红细胞　　　　D. 新鲜冰冻血浆

E. 人工胶体液

答案：D

273. 大量输血后,血小板降至 $50 \times 10^9/L$ 以下,应输注

A. 晶体液　　　　B. 血小板

C. 红细胞　　　　D. 新鲜冰冻血浆

E. 人胶体液

答案：B

274. 导致非溶血性发热反应的是

A. 白细胞抗体　　B. 血浆蛋白抗体

C. HLA 抗体　　　D. 血小板抗体

E. RBC 抗体

答案：A

275. 导致血小板输注无效的主要原因是

A. 白细胞抗体　　B. 血浆蛋白抗体

C. HLA 抗体　　　D. 血小板抗体

E. RBC 抗体

答案：C

276. 易导致荨麻疹反应的是

A. 白细胞抗体　　B. 血浆蛋白抗体

C. HLA 抗体　　　D. 血小板抗体

E. RBC 抗体

答案：B

277. 阵发性睡眠性血红蛋白尿患者首选输注

A. 年轻红细胞

B. 冰冻红细胞

C. 洗涤红细胞

D. 去白细胞红细胞

E. 辐照红细胞

答案：C

278. 准备行造血干细胞移植的再生障碍性贫血患者一般输注

A. 年轻红细胞

B. 冰冻红细胞

C. 洗涤红细胞

D. 去白细胞红细胞

E. 辐照红细胞

答案：E

279. 早产儿应输注

A. 年轻红细胞

B. 冰冻红细胞

C. 洗涤红细胞

D. 去白细胞红细胞

E. 辐照红细胞

答案：E

280. 自身免疫性溶血性贫血红细胞输注指征是

A. Hb < 40g/L　　　B. Hb < 50g/L

C. Hb < 60g/L　　　D. Hb < 70g/L

E. Hb < 100g/L

答案：A

281. 一般内科输注红细胞指征是

A. Hb < 40g/L　　　B. Hb < 50g/L

C. Hb < 60g/L　　　D. Hb < 70g/L

E. Hb < 100g/L

答案：C

282. 手术输注红细胞指征是

A. Hb < 40g/L　　　B. Hb < 50g/L

C. Hb < 60g/L　　　D. Hb < 70g/L

E. Hb < 100g/L

答案：D

283. 血小板功能障碍患者术中出血,血小板输注指征是

A. Plt $5 \times 10^9/L$

B. Plt $50 \times 10^9/L$

C. Plt $(10 \sim 50) \times 10^9/L$

D. Plt $(50 \sim 100) \times 10^9/L$

E. 不受血小板计数限制

答案：E

284. 剖宫产手术输注血小板指征是

A. Plt $5 \times 10^9/L$

B. Plt $50 \times 10^9/L$

C. Plt $(10 \sim 50) \times 10^9/L$

D. Plt $(50 \sim 100) \times 10^9/L$

E. 不受血小板计数限制

答案：B

285. 应立即输注血小板的是

A. Plt $5 \times 10^9/L$

B. Plt $50 \times 10^9/L$

C. Plt $(10 \sim 50) \times 10^9/L$

D. Plt $(50 \sim 100) \times 10^9/L$

E. 不受血小板计数限制

答案：A

286. 输血过程中突然发生呼吸困难、口唇发绀、粉红色泡沫样

A. 循环超负荷　　B. 枸橼酸盐中毒

C. 溶血反应　　　D. 高血钾症

E. 过敏反应

答案：A

287. 输血过程中突然寒战、高热、呼吸急促，血压降低，4 小时后尿液呈酱油色

A. 循环超负荷　　B. 枸橼酸盐中毒

C. 溶血反应　　　D. 高血钾症

E. 过敏反应

答案：C

288. 输血过程中患者出现发热，上胸背部皮肤有大片瘙痒荨麻疹，膝关节痛

A. 循环超负荷　　B. 枸橼酸盐中毒

C. 溶血反应　　　D. 高血钾症

E. 过敏反应

答案：E

289. 冷沉淀主要成分有

A. 因子Ⅷ促凝血活性

B. 因子Ⅶ促凝血活性

C. 因子Ⅸ促凝血活性

D. 因子Ⅻ促凝血活性

E. 因子Ⅴ促凝血活性

答案：A

290. 下列哪项关于冷沉淀描述是正确的

A. 制备过程很复杂

B. 补充因子Ⅷ:C

C. 价格非常高

D. 输注时容量较大

E. 输血反应很多

答案：B

291. 肝素的拮抗剂是

A. 维生素 K　　　B. AT-Ⅲ浓缩剂

C. 氨甲苯酸　　　D. 鱼精蛋白

E. 凝血酶

答案：D

292. 凝血酶原时间(PT)反映

A. 内源性凝血因子水平和功能

B. 外源性凝血因子水平和功能

C. 内外源性凝血因子水平和功能

D. 纤维蛋白形成

E. 纤维蛋白降解

答案：B

293. APTT 反映

A. 内源性凝血因子水平与功能

B. 外源性凝血因子水平与功能

C. 共同途径凝血因子水平与功能

D. 凝血酶形成阶段凝血因子与功能

E. 纤维蛋白形成阶段凝血因子与功能

答案：A

294. PT 异常是指比正常对照延长

A. 1 秒以上　　　B. 3 秒以上

C. 5 秒以上　　　D. 7 秒以上

E. 10 秒以上

答案：B

295. 妊娠期最常见的缺铁性贫血属于

A. 小细胞低色素性贫血

B. 正细胞正色素性贫血

C. 大细胞高色素性贫血

D. 单纯细胞性贫血

E. 小细胞高色素性贫血

答案：A

296. 孕期产妇平均血容量增加

    A. 500mL   B. 1000mL

    C. 1500mL   D. 2000mL

    E. 2500mL

    答案：C

297. 下列哪项关于危重症患者铁代谢异常的描述是不正确的

    A. 血清铁降低

    B. 总铁结合力增高

    C. 转铁蛋白饱和度降低

    D. 铁蛋白正常或增高

    E. 血清铁/总铁结合力比值降低

    答案：B

298. 肠道疾病患者出现消化吸收障碍,不会影响体内哪种凝血因子的合成

    A. 因子Ⅱ   B. 因子Ⅶ

    C. 因子Ⅷ   D. 因子Ⅸ

    E. 因子Ⅹ

    答案：C

299. 胎儿与新生儿体内促红细胞生成素主要来自

    A. 心脏   B. 肾脏

    C. 肝脏   D. 脾脏

    E. 膀胱

    答案：C

300. 促红细胞生成素主要作用是

    A. 增加心输出量

    B. 维持肾脏过滤功能

    C. 增加肝脏解毒作用

    D. 刺激骨髓中红系造血干/祖细胞的增殖和分化

    E. 刺激骨髓中粒系造血干/祖细胞的增殖和分化

    答案：D

301. 下列哪项关于促红细胞生成素描述是不正确的

    A. 成人由肾脏分泌

B. 胎儿由肝脏分泌

C. 可以在体内贮存

D. 缺氧是最强诱导因子

E. 必须与受体结合才能发挥作用

答案：C

302. 目前临床上使用的促红细胞生成素主要来自

    A. 普通人尿液提取

    B. 贫血患者尿液提取

    C. 基因工程生产

    D. 化学合成

    E. 动物尿液提取

    答案：C

303. 促红细胞生成素除具有调节红细胞生成外,还有其他多种功能,但没有下列哪项功能

    A. 抗凋亡作用   B. 抗炎症作用

    C. 促血管生成作用   D. 抗肿瘤作用

    E. 抗氧化作用

    答案：D

304. 妊娠期母体血容量主要是

    A. 单纯血浆容量增加

    B. 单纯红细胞容量增加

    C. 血浆容量和红细胞容量均增加

    D. 血浆容量和红细胞容量均不增加

    E. 血浆容量减少和红细胞容量增加

    答案：C

305. 产科出血是指哪些时期女性生殖器官的出血

    A. 妊娠期、分娩期、产褥期

    B. 妊娠期、分娩期

    C. 妊娠期、产褥期

    D. 分娩期、产褥期

    E. 妊娠期

    答案：A

306. 下列哪项关于新生儿溶血病描述是不正确的

    A. ABO血型不合引起新生儿溶血病可发生于第一胎

    B. Rh血型不合引起新生儿溶血病其母

亲都是 ccdee

C. Rh 血型不合引起新生儿溶血病往往发生在第二胎

D. Rh 血型不合引起新生儿溶血病严重度与母体抗 D 效价消长相关

E. ABO 血型不合引起新生儿溶血病多见 O 型母亲所生的 A 型或 B 型新生儿

答案：B

307. 下列哪项关于正常新生儿外周血常规指标描述是不正确的

A. 白细胞数 20×10^9/L

B. 血红蛋白(150～220)g/L

C. 血小板数(150～450) $\times 10^9$/L

D. 红细胞数(5.0～7.0) $\times 10^{12}$/L

E. 白细胞分类以单核细胞为主

答案：E

308. 正常新生儿血红蛋白低于何值称之生理性贫血

A. <90g/L B. <100g/L

C. <110g/L D. <120g/L

E. <140g/L

答案：C

309. 婴儿期白细胞数均维持在

A. 10×10^9/L B. 20×10^9/L

C. 30×10^9/L D. 40×10^9/L

E. 50×10^9/L

答案：A

310. 出生后 10 天内新生儿血红蛋白(Hb)低于何值可诊断为贫血

A. <155g/L B. <145g/L

C. <135g/L D. <125g/L

E. <115g/L

答案：B

311. AT-Ⅲ减少提示机体出现

A. 纤溶亢进 B. 凝血亢进

C. 血液凝固 D. 血液稀释

E. 血小板功能下降

答案：B

312. 外周血干细胞动员效果最佳的细胞因子是

A. IFN B. GCF

C. TPO D. EPO

E. IL-3

答案：B

313. TEG 参数 R 值延长主要提示

A. 血小板数量减少

B. 血小板功能降低

C. 纤维蛋白原降低

D. 凝血因子缺乏

E. 纤溶亢进

答案：D

314. TEG 参数 α 角变小主要提示

A. 纤维蛋白原降低

B. 血小板数量减少

C. 血小板功能降低

D. 纤维蛋白原增高

E. 凝血因子减少

答案：A

315. 下列哪项最易导致细菌性输血反应

A. 大肠杆菌

B. 肺炎双球菌

C. 白色葡萄球菌

D. 溶血性链球菌

E. 金黄色葡萄球菌

答案：A

316. 下列哪项关于预防细菌性输血反应的描述是不正确的

A. 采用密闭系统采血与输血

B. 仔细观察患者是否有发热

C. 严格进行采血与输血器具消毒

D. 仔细观察采血袋抗凝液的澄明度

E. 血袋在使用前应严格检查有无破损

答案：B

317. 输血时,血浆中枸橼酸盐达到下列哪项可导致枸橼酸盐中毒

A. 1g/L B. 2g/L

C. 3g/L D. 4g/L

E. 5g/L

答案：A

318. 下列哪项关于新生儿同种免疫性血小板减少症的描述是不正确的
    A. 通过血小板抗原的鉴定和血小板抗体检出来确诊
    B. 白种人多为血小板特异性抗原 PIA1 引起
    C. 由于胎儿和母亲间的血小板血型不合所致
    D. 我国主要是由 Yukb(Pen)抗原引起
    E. 此病不是一种自限性疾病
    答案：E

319. 下列哪类患者应输注近期红细胞
    A. 肿瘤贫血者   B. 孕妇贫血者
    C. 慢性贫血者   D. 择期手术患者
    E. 高血钾肾性贫血者
    答案：E

320. A 亚型患者有抗 – A1 抗体，应首选
    A. A 型悬浮红细胞输注
    B. O 型洗涤红细胞输注
    C. A 型洗涤红细胞输注
    D. B 型悬浮红细胞输注
    E. A 型辐照红细胞输注
    答案：B

321. 200mL 全血制备的手工分离浓缩血小板含量
    A. $\geqslant 1.0 \times 10^9$ B. $\geqslant 1.0 \times 10^{11}$
    C. $\geqslant 5 \times 10^{12}$ D. $\geqslant 2.0 \times 10^{10}$
    E. $\geqslant 5 \times 10^{11}$
    答案：D

322. 储存式自体输血应给予患者
    A. VitB6   B. VitB12
    C. VitC   D. 叶酸
    E. 铁剂
    答案：E

323. 下列哪项是储存式自体输血的禁忌证
    A. 骨折患者   B. 子宫肌瘤患者
    C. 有过敏史患者   D. 细菌感染患者
    E. 有妊娠史患者
    答案：D

324. 下列哪类型患者不适宜稀释式自体输血

    A. 体重 <60kg
    B. 凝血机能障碍
    C. 血红蛋白 >110g/L
    D. 直结肠癌
    E. 全身麻醉
    答案：B

325. 对于白血病患者，动员外周血干细胞最为有效的方法是
    A. 化疗   B. 放疗
    C. 化疗 + G – CSF   D. 化疗 + 放疗
    E. 多种集落刺激因子
    答案：C

326. 红细胞生成素治疗效果最佳的是
    A. 肾性贫血
    B. 肿瘤性贫血
    C. 骨髓抑制性贫血
    D. 再生障碍性贫血
    E. 骨髓增生异常综合征
    答案：A

327. 不适合储存式自体输血
    A. 稀有血型者
    B. 骨髓移植者
    C. 配血不合者
    D. 有严重输血反应者
    E. 服用抑制性心血管反应药物者
    答案：E

328. 下列哪项是血小板输注的禁忌证
    A. 特发性血小板减少症
    B. 血栓性血小板减少症
    C. 骨髓抑制致血小板减少
    D. 稀释性血小板减少
    E. 血小板无力症
    答案：B

329. 下列哪种血液成分最易引起输血不良反应
    A. 冷沉淀   B. 白细胞
    C. 红细胞   D. 血小板
    E. 血浆
    答案：B

330. 储存式自体输血两次采血间隔应不少于

A. 1 天　　　　　　　B. 3 天

C. 5 天　　　　　　　D. 7 天

E. 10 天

答案：B

331. 下列哪项关于悬浮红细胞的描述是不正确的

A. 悬浮红细胞的容量约为全血的一半，可减少输血后循环负荷过重的危险

B. 移去大部分的血浆减少了因抗体或血浆蛋白成分引起输血反应风险

C. 悬浮红细胞内含钾、钠、氨和枸橼酸盐的含量比全血高

D. 悬浮红细胞提高血红蛋白水平的效果相对于全血更好

E. 分离出的大部分血浆可供其他疾病患者使用

答案：C

332. 根据 WS/T622－2018《内科输血》规定，洗涤红细胞适用于

A. 阵发性睡眠性血红蛋白尿

B. 珠蛋白合成障碍性贫血

C. 自身免疫性溶血性贫血

D. 骨髓增生异常综合征

E. 再生障碍性贫血

答案：A

333. 对心血管病患者及老年患者红细胞输注滴速不宜超过

A. $1mL/kg \cdot h$　　　　B. $2mL/kg \cdot h$

C. $3mL/kg \cdot h$　　　　D. $4mL/kg \cdot h$

E. $5mL/kg \cdot h$

答案：A

334. 败血症或危及生命的严重感染患者粒细胞绝对值低于何值需输注白细胞混悬液

A. $0.5 \times 10^9/L$

B. $5.0 \times 10^9/L$

C. $50 \times 10^9/L$

D. $1.0 \times 10^9/L$

E. $10 \times 10^9/L$

答案：A

335. 下列哪项不是粒细胞输注不良反应

A. 发热反应

B. 巨细胞病毒感染

C. 移植物抗宿主病

D. 急性肺损伤

E. 输血后紫癜

答案：E

336. 下列哪项最不适宜输注新鲜冰冻血浆

A. 血友病 A

B. 大量输血

C. 稀释性凝血病

D. 弥散性血管内凝血

E. 血栓性血小板减少症

答案：E

337. 下列哪项关于血浆输注的描述是不正确的

A. 在输注前须放入 37℃ 恒温水浴中快速融化

B. 融化后在 10℃ 放置不能超过 2 小时

C. 开始输注速度不应超过 $1 \sim 2mL/min$

D. 融化后在 4℃ 放置不能超过 24 小时

E. 融化后血浆可冰冻存放 4 年

答案：E

338. 25% 白蛋白输注最佳滴注速度

A. $1mL/min$　　　　　　B. $2mL/min$

C. $3mL/min$　　　　　　D. $4mL/min$

E. $5mL/min$

答案：A

339. 下列哪项不是静脉注射免疫球蛋白（IVIG）适应证

A. 免疫缺陷和功能低下患者的细菌性感染

B. 巨细胞病毒感染病毒感染

C. 血栓性血小板减少症

D. 某些疾病免疫调节治疗

E. 造血干细胞移植

答案：C

340. 下列哪项不是冷沉淀输注适应证

A. 原发性纤维蛋白减少症

B. 血管性假血友病

C. 血友病 A

D. TTP

E. DIC

答案：D

341. 血友病 A 患者关节腔出血,按体重估计第Ⅷ因子浓缩剂剂量为多少时,使体内Ⅷ:C 活性维持在 30% 水平

A. 10～15U/kg   B. 20～30U/kg

C. 40～50U/kg   D. 80～90U/kg

E. 100～120U/kg

答案：A

342. 凝血酶原复合物浓缩剂最适用于

A. 血管性假血友病   B. 血友病 A

C. 血友病 B   D. 纤溶亢进

E. TTP

答案：C

343. 临床上干细胞移植的阈值是

A. 有核细胞 $(2～6)×10^5/kg$ 和 CD_{34}^+ 细胞 $(1～3)×10^4/kg$

B. 有核细胞 $(2～6)×10^6/kg$ 和 CD_{34}^+ 细胞 $(1～3)×10^5/kg$

C. 有核细胞 $(2～6)×10^7/kg$ 和 CD_{34}^+ 细胞 $(1～3)×10^6/kg$

D. 有核细胞 $(2～6)×10^8/kg$ 和 CD_{34}^+ 细胞 $(1～3)×10^6/kg$

E. 有核细胞 $(2～6)×10^9/kg$ 和 CD_{34}^+ 细胞 $(1～3)×10^7/kg$

答案：D

344. 下列哪项不是使用粒细胞集落刺激因子的不良反应

A. 头痛发热、流感样症状

B. 厌食呕吐、肝功异常

C. 肌肉骨骼疼痛

D. 眼炎症反应

E. 贫血

答案：E

345. 阵发性睡眠性血红蛋白尿(PNH)患者贫血应首选输注

A. 洗涤红细胞   B. 悬浮红细胞

C. 辐照红细胞   D. 冰冻红细胞

E. 去白细胞红细胞

答案：A

346. 血友病 A 患者每输注 1U/kg 的 FⅧ浓缩剂,可使患者体内的 FⅧ:C 活性水平提高

A. 1%   B. 2%

C. 3%   D. 4%

E. 5%

答案：B

347. 影响血小板输注疗效的免疫因素是

A. DIC   B. 感染

C. 发热   D. HLA 抗体

E. 肝脾肿大

答案：D

348. 急性失血性贫血的诊断不包括

A. 影像检查结果

B. 实验室检查结果

C. 临床表现和指征

D. 大量失血的病因

E. 详细询问患者病史

答案：A

349. 急性失血性贫血的治疗不包括

A. 止血治疗   B. 输血治疗

C. 液体复苏   D. 机体保温

E. 使用 EPO

答案：E

350. 自身免疫性溶血性贫血的治疗不包括

A. 脾切除

B. 纠正病因

C. 肾上腺皮质激素治疗

D. 输注洗涤红细胞

E. 使用丙种球蛋白

答案：D

351. 患者出现下列哪种症状,不会影响输注血小板的疗效

A. DIC   B. 脾大

C. 败血症   D. 严重感染

E. 甲状腺结节

答案：E

352. 下列哪项关于肿瘤患者输血的描述是正确的

A. 肿瘤患者不能实行自体输血

B. 输血可以提高患者的免疫功能

C. 输血不会影响肿瘤细胞的生长和术后复发

D. 严重免疫力降低的肿瘤患者应输注经辐照的成分血

E. 恶性肿瘤患者血红蛋白含量与五年生存率呈正相关

答案：D

353. 一般情况下,输入 10 个单位手工分离浓缩血小板,大约可提升血小板

    A. 10×10^9/L   B. 30×10^9/L

    C. 50×10^9/L   D. 70×10^9/L

    E. 90×10^9/L

    答案：B

354. 下列哪项属于人血白蛋白的不合理应用

    A. 休克

    B. 烧伤

    C. 血浆置换术

    D. 新生儿高胆红素血症

    E. 慢性再生障碍性贫血

    答案：E

355. 血友病 A 患者输注冷沉淀后应监测

    A. vWF   B. FⅧ

    C. FⅩⅢ   D. 纤维蛋白原

    E. 纤维结合蛋白

    答案：B

356. 血友病 B 患者输注新鲜冰冻血浆后应监测

    A. FⅠ   B. FⅡ

    C. FⅧ   D. FⅨ

    E. FⅪ

    答案：D

357. 血管性血友病患者输注冷沉淀后应监测

    A. vWF   B. FⅧ

    C. FⅩⅢ   D. 纤维蛋白原

    E. 纤维结合蛋白

    答案：A

358. PT 异常是比正常对照延长

    A. ≥ 1 秒   B. ≥ 3 秒

    C. ≥ 5 秒   D. ≥ 7 秒

    E. ≥ 9 秒

    答案：B

359. 判定粒细胞输注是否有效是观察

    A. 感染是否控制

    B. 白细胞计数是否升高

    C. 中性粒细胞是否增加

    D. 单核细胞是否增加

    E. 淋巴细胞是否增加

    答案：A

360. 被动免疫疗法,可通过输注

    A. 大剂量抗生素

    B. 新鲜冰冻血浆

    C. 单采血小板

    D. 丙种球蛋白

    E. 白细胞混悬液

    答案：D

361. 大出血孕妇大量输注库存红细胞后应补充

    A. 电解质溶液 + 冰冻血浆

    B. 新鲜冰冻血浆 + 单采血小板

    C. 人血白蛋白 + 电解质溶液

    D. 冰冻血浆 + 单采血小板

    E. 单采血小板 + 人血白蛋白

    答案：B

362. 全麻手术状态下患者出现急性溶血性输血反应时可能的表现是

    A. 恶心 + 头痛

    B. 腹痛 + 头痛

    C. 寒战 + 高热

    D. 血红蛋白尿 + 头痛

    E. 手术区出血渗血不止

    答案：E

363. 治疗 DIC 时,输注凝血因子最佳时机是

    A. 高凝期

    B. 低凝期

    C. 衰竭期

    D. 纤维蛋白期

    E. 纤溶亢进期

    答案：B

364. 下列哪项不是异基因造血干细胞移植的主要并发症和死亡原因
    A. 移植排斥 　　　　B. GVHD
    C. 白血病复发 　　　D. 移植后感染
    E. 急性肺损伤
    答案：E

365. 造血干细胞移植后,血小板计数何值时应立即输注血小板
    A. $< 20 \times 10^9 / L$ 　　B. $< 30 \times 10^9 / L$
    C. $< 40 \times 10^9 / L$ 　　D. $< 50 \times 10^9 / L$
    E. $< 60 \times 10^9 / L$
    答案：A

366. 下列哪项叙述是不正确的
    A. 移植患者应尽可能输注辐照血液成分
    B. 为预防移植物抗宿主病应输注新鲜全血
    C. 宿主抗移植物反应的慢性排斥可发生在数月或数年
    D. 宿主抗移植物反应的急性排斥主要由细胞免疫介导
    E. 输血相关性移植物抗宿主病是输血严重并发症之一
    答案：B

367. TA-GVHD 易发生于输血后
    A. 7～14 天 　　　B. 17～24 天
    C. 27～34 天 　　D. 37～44 天
    E. 47～54 天
    答案：A

368. 移植后慢性排斥反应常发生在移植后
    A. 1～2 周 　　　B. 3～4 周
    C. 5～6 周 　　　D. 7～8 周
    E. 数月至数年
    答案：E

369. 危重病患者输注新鲜冰冻血浆主要用于
    A. 纠正凝血功能障碍者
    B. 纠正低蛋白血症者
    C. 增强机体免疫力
    D. 补充血容量
    E. 补充营养
    答案：A

370. 下列哪项关于严重贫血需输血患者的描述是不正确的
    A. 有无缺氧或血容量不足引起的症状或体征
    B. 有无心血管系统或中枢神经系统疾患
    C. 受血者乙肝表面抗原检测是否阴性
    D. 有无其他纠正贫血的治疗方案
    E. 贫血的种类和引起贫血的原因
    答案：C

371. 下列哪项措施可减少输血相关急性肺损伤(TRALI)发生
    A. 不输注具有妊娠史供者的血浆
    B. 高强度紫外线照射血液成分
    C. 伽马射线照射血液成分
    D. 延长血浆冰冻保存期
    E. 输注洗涤红细胞
    答案：A

372. 下列哪项符合短时间急性失血性贫血的临床表现
    A. 6～12 小时后血网织红细胞开始增多直至 6～11 天达峰
    B. 失血后 24 小时内红细胞压积就可降至最低水平
    C. 出血后 24 小时内血白细胞明显减低
    D. 外周血中性粒细胞核右移
    E. 外周血血小板不升高
    答案：A

373. 下列哪种情况 AIHA 患者经肾上腺皮质激素治疗后可不进行输血治疗
    A. Hb > 40g/L,急性起病伴有心绞痛或心功能不全
    B. Hb < 40g/L 或 Hct < 13%,伴有明显缺氧症状
    C. 出现精神错乱、嗜睡昏迷等中枢神经系统症状
    D. 交叉配血主侧和次侧均出现凝集
    E. 溶血危象危及患者生命
    答案：D

374. 促红细胞生成素不良反应
    A. 高血钾 　　　　　B. 高血糖

C. 高血钙　　　　　　D. 高血压

E. 高血脂

答案：D

375. 下列哪项关于早产儿和极低体重儿出生贫血使用 EPO 治疗的描述是正确的

A. 通常不应用 EPO 治疗

B. 治疗剂量与成人治疗贫血相同

C. 治疗剂量每周 750U/kg 为宜

D. 治疗剂量是成人治疗贫血的 2 倍

E. 治疗剂量是成人治疗贫血的 4 倍

答案：C

376. 下列哪项不是促红细胞生成素的不良反应

A. 高血压　　　　　　B. 高黏滞血症

C. 眼炎症反应　　　　D. 流感样症状

E. 血栓形成

答案：C

377. 下列哪项关于孕产妇出血临床特点的描述是不正确的

A. 出血时极易并发 DIC

B. 一般以急性大量出血多见

C. 孕产妇对出血的耐受性较差

D. 出血局限于子宫及邻近区域

E. 去除出血病因，病情可迅速好转

答案：C

378. 下列哪项不是常用的估计产科出血量的方法

A. 目测法

B. 称重法

C. 休克指数法

D. 根据临床表现估算

E. ^{51}Cr 标记红细胞测定

答案：E

379. 产科出血治疗关键是

A. 去除原因

B. 防止弥散性血管内凝血

C. 补充血容量

D. 预防性使用抗生素

E. 防止急性肾功能衰竭

答案：A

380. 下列哪项关于产科出血治疗的描述是不正确的

A. 尽快恢复血容量

B. 输注悬浮红细胞

C. 首选输晶体再输注胶体液

D. 维持红细胞比积在 0.40 以上

E. 扩容液量须超过失血量 2～3 倍

答案：D

381. 下列哪项关于妊娠合并缺铁性贫血的描述是不正确的

A. 有缺铁性症状者应及时补铁治疗

B. 输血滴速应控制在 2mL/（kg·h）

C. 少量多次输注红细胞纠正贫血

D. 血清铁下降，总铁结合力增高

E. 血红蛋白＜60g/L 伴明显缺氧可输红细胞

答案：C

382. 下列哪项关于妊娠合并缺铁性贫血输注红细胞的描述是不正确的

A. 妊娠期合并缺铁性贫血属高血容量贫血

B. 输注红细胞提高机体血液的携氧能力

C. 应避免输注后循环负荷过重

D. 尽量输注少白细胞红细胞

E. 输血滴速控制在 5mL/（kg·h）

答案：E

383. 妊娠合并严重巨幼红细胞贫血宜输注

A. 年轻红细胞　　　　B. 洗涤红细胞

C. 悬浮红细胞　　　　D. 辐照红细胞

E. 冰冻红细胞

答案：C

384. 妊娠合并严重再生障碍性贫血予以输血治疗，哪项不宜选用

A. 全血　　　　　　　B. 红细胞

C. 血小板　　　　　　D. EPO

E. TPO

答案：A

385. 妊娠合并严重再生障碍性贫血输注红细胞最合适剂量是

A. 1mL/kg　　　　　　B. 5mL/kg

C. 10mL/kg   D. 20mL/kg

E. 30mL/kg

答案：B

386. 妊娠合并严重再生障碍性贫血血小板计数值小于何值是输注血小板的绝对指征

A. 10×10^9/L   B. 20×10^9/L

C. 50×10^9/L   D. 70×10^9/L

E. 100×10^9/L

答案：B

387. 下列哪项关于妊娠合并严重再生障碍性贫血输注粒细胞的描述是不正确的

A. 粒细胞计数小于 0.5×10^9/L 并发严重感染

B. 应用抗生素或细胞因子等方法治疗无效时

C. 输注时应遵循"足量"原则

D. 宜少量多次输注原则

E. 可使用 G-CSF 治疗

答案：D

388. 下列哪项关于妊娠合并原发性血小板减少症的描述是不正确的

A. 是一种自身免疫性疾病

B. 机体血清中有抗血小板自身抗体

C. 孕妇血清中抗血小板抗体为 IgM

D. 可导致暂时性胎儿血小板减少症

E. 随着胎儿出生,其体内抗体逐渐消失

答案：C

389. 下列哪项不是妊娠合并原发性血小板减少症治疗方法

A. 血浆置换

B. 血小板输注

C. 免疫抑制剂

D. 静脉输注丙种球蛋白

E. 应用肾上腺皮质激素

答案：C

390. 妊娠合并急性高白细胞白血病时,宜采取何种治疗手段最为合适

A. 大剂量联合化疗

B. 小剂量联合化疗

C. 单一药物化疗

D. 白细胞单采术

E. 实施放射治疗

答案：D

391. 母婴 ABO 血型不合引起的新生儿溶血病患儿需输血时,应输注下列哪种血液最合适

A. RhD 阴性 O 型血

B. RhD 阳性 O 型血

C. 与患儿 ABO、RhD 型相同血

D. 与患儿 RhD 型相同的 O 型血

E. 与患儿 RhD 型相同的 AB 型血

答案：D

392. 小儿贫血治疗应首选

A. 严密观察   B. 饮食治疗

C. 药物治疗   D. 输血治疗

E. 查明和去除病因

答案：A

393. 新生儿溶血病换血治疗结束后血红蛋白应维持在

A. >115g/L   B. >125g/L

C. >135g/L   D. >145g/L

E. >165g/L

答案：A

394. 新生儿溶血病患儿倘若需输血,输注何种血液制剂最为合适

A. 悬浮红细胞   B. 洗涤红细胞

C. 冰冻红细胞   D. 辐照红细胞

E. 年轻红细胞

答案：D

395. 宫内输血有几种形式

A. 两种   B. 三种

C. 四种   D. 五种

E. 六种

答案：A

396. 诊断新生儿红细胞增多症和血液高黏滞,其红细胞压积(HCT)应大于( )%

A. 45   B. 55

C. 65   D. 75

E. 85

答案：C

397. 新生儿出血症输注新鲜冰冻血浆剂量每次应控制在
   A. 6~8mL/kg
   B. 10~12mL/kg
   C. 16~18mL/kg
   D. 20~22mL/kg
   E. 25~30mL/kg
   答案：C

398. 下列哪项关于老年患者输血时应尽量少用库存血的描述是不正确的
   A. 可导致高血钾
   B. 易发生输血反应
   C. 可诱发肝性脑病
   D. 可增加机体代谢负担
   E. 易导致尿素氮、肌酐增高
   答案：B

399. 下列哪项关于老年患者输血的描述是不正确的
   A. 输血速度宜慢
   B. 严格掌握输血适应证
   C. 输血前应详细了解患者病史
   D. 为了减少输血反应宜平卧位输注
   E. 出现心脏前负荷明显增加应立即停止输血
   答案：D

400. 心功能不全的老年患者,出现下列哪种情况时输血需慎重
   A. 消化道大出血
   B. 贫血(Hb<60g/L)
   C. 血乳酸 5mmol/L
   D. 外科手术大量失血
   E. 左下肢深静脉血栓形成
   答案：E

401. 下列哪项关于老年患者输血原则的描述是不正确的
   A. 能不输注者尽量不输注
   B. 能少输注者尽量不多输注
   C. 能一次输注者不多次输注
   D. 每日输血量以 300~350mL 为宜
   E. 控制输血总量,避免循环负荷过重
   答案：C

402. 老年患者输血速度宜为
   A. 1mL/min
   B. 2mL/min
   C. 3mL/min
   D. 4mL/min
   E. 5mL/min
   答案：A

403. 下列哪项关于肿瘤患者输血治疗的描述是不正确的
   A. 尽量避免输注全血
   B. 严格掌握输血适应证
   C. 择期手术宜用自体输血
   D. 尽量减少围术期输血量
   E. 肿瘤患者不能使用 EPO
   答案：E

404. 下列哪种疾病以单克隆 IgM 抗体升高为特征,血浆置换可迅速缓解症状
   A. Waldenstrom 巨球蛋白血症
   B. 免疫性血小板减少症(ITP)
   C. 成人溶血尿毒综合征(HUS)
   D. 血栓性血小板减少症(TTP)
   E. 自身免疫性溶血性贫血(AIHA)
   答案：A

405. 去除下列哪种类型的抗体需要进行多次少量的血浆置换术
   A. 盐水抗体
   B. IgG 抗体
   C. 冷抗体
   D. IgM 抗体
   E. 补体
   答案：B

406. 伴有肾脏疾病的患者进行血浆置换,易导致
   A. 代谢性酸中毒
   B. 代谢性碱中毒
   C. 呼吸性酸中毒
   D. 呼吸性碱中毒
   E. 代酸合并代碱
   答案：B

407. Waldenstrom 巨球蛋白血症血清黏滞度升高是以何种抗体为主
   A. IgA
   B. IgD
   C. IgE
   D. IgG
   E. IgM
   答案：E

408. 为了减少血浆置换患者的低血容量的风险,应控制血细胞分离机的体外循环血

量占患者总血容量的

A. 5%以下　　　　B. 10%以下

C. 15%以下　　　　D. 20%以下

E. 25%以下

答案：C

409. 对于无缺氧症状患者，红细胞压积控制在何值，血浆置换过程中通常不输注红细胞

A. 15　　　　B. 25

C. 30　　　　D. 35

E. 40

答案：B

410. 典型的蛋白 – 细胞分离现象易出现在下列何种疾病

A. 重症肌无力　　　B. 急性脊髓炎

C. 多发性硬化　　　D. 急性神经根炎

E. 中枢神经系统感染

答案：D

411. 血浆置换的禁忌证不包括

A. 重度感染　　　B. 急性肺水肿

C. 冷球蛋白血症　　D. 凝血功能障碍

E. 严重心功能不全

答案：C

412. 血浆置换时患者发生过敏性休克，首先应

A. 异丙嗪 25mg 肌注

B. 苯海拉明 20mg 肌注

C. 地塞米松 10mg 静脉滴注

D. 静脉注射 1∶1000 肾上腺素 5mg

E. 皮下或肌肉注射 1∶1000 肾上腺素 1mg

答案：E

413. 下列哪项不是迷走神经反应的临床表现

A. 面色苍白　　　B. 出汗

C. 低血压　　　D. 寒战高热

E. 恶心呕吐

答案：D

414. 急性神经根炎患者实施淋巴血浆置换治疗，其疗效评估要点不包括

A. 血常规检查

B. 凝血功能测定

C. 淋巴细胞亚群测定

D. 免疫活性细胞计数

E. 临床症状改善程度

答案：C

415. 下列哪项关于淋巴血浆置换术的描述是不正确的

A. 血浆置换术和免疫活性细胞去除术相结合的技术

B. 可以选择性去除血循环中其他对机体有害的细胞

C. 以体液免疫异常为主的自身免疫性疾病是最佳适应证

D. 对体液免疫异常为主的自身免疫性疾病也有一定疗效

E. 以细胞免疫异常为主的自身免疫性疾病是最佳适应证

答案：C

416. 根据造血干细胞的不同来源可将造血干细胞移植分为

A. 自体、同种异基因、同种同基因、异种

B. 自体、同种异基因、同种同基因

C. 自体、同种异基因、异种

D. 自体、同种同基因、异种

E. 自体、异种

答案：B

417. 下列哪项关于进行自体造血干细胞移植的描述是不正确的

A. 外周血中有造血干细胞

B. 肿瘤必须对放化疗敏感

C. 有移植物抗肿瘤效应

D. 可出现出血性膀胱炎

E. 移植后不发生移植物抗宿主反应

答案：C

418. 同种异基因造血干细胞移植是指供一受者之间

A. 主要组织相容性复合物相合的同种两个体间的移植

B. 红细胞 ABO 血型相合的同种两个体间的移植

C. 必须父母与兄弟姐妹间的移植

D. 性别相同者间的移植

E. HPA 相同者间的移植

答案：A

419. 下列哪项关于造血干细胞移植供者选择的描述是不正确的

    A. 对供者血、骨髓及心、肝、肾、免疫功能等进行检测

    B. 详细询问供者的病史和全面体检

    C. 储备自体血 600 ~ 800mL

    D. 供者 ABO 基因分型

    E. 染色体分析

答案：D

420. 外周血造血干细移植有几种类型

    A. 二种   B. 三种

    C. 四种   D. 五种

    E. 六种

答案：A

421. 正常生理条件下,外周血干细胞数量占骨髓造血干细胞量

    A. 1% ~ 10%   B. 11% ~ 20%

    C. 21% ~ 30%   D. 31% ~ 40%

    E. 41% ~ 50%

答案：A

422. 异基因外周血造血干细胞移植动员剂应选择

    A. 阿糖胞苷

    B. 环磷酰胺

    C. 环孢素 A

    D. 肾上腺皮质激素

    E. G-CSF 或 GM-CSF

答案：E

423. 单用 G-CSF 作为外周血造血干细胞移植动员剂在外周血白细胞计数升至何值时才采集干细胞

    A. $(5.5 \sim 10.0) \times 10^8/L$

    B. $(5.5 \sim 10.0) \times 10^9/L$

    C. $(5.5 \sim 10.0) \times 10^{10}/L$

    D. $(5.5 \sim 10.0) \times 10^{11}/L$

    E. $(5.5 \sim 10.0) \times 10^{12}/L$

答案：B

424. 下列哪项关于异基因造血干细胞移植后复发行第二次移植的描述是不正确的

    A. 第二次移植预处理方案因人而异

    B. 第一次选 TBI + 化疗,第二次则宜用大剂量化疗

    C. 第一次选用大剂量化疗,第二次宜选用 TBI + 化疗

    D. 二次移植预处理方案均可以选用全身照身 (TBI)

    E. 白血病患者复发第二次移植两年无病生存率不高

答案：D

425. 下列哪项关于自身输血中血液稀释疗法的描述是正确的

    A. 可降低患者红细胞压积和血液黏度

    B. 减少输血不良反应及降低胆固醇

    C. 改善微循环且减少组织供氧

    D. HCT 降至 22 以下较安全

    E. 一般用血浆作为稀释液

答案：A

426. 下列哪项不是治疗性血液成分置换术适应证

    A. 棘形红细胞增多症

    B. 华氏巨球蛋白血症

    C. 急性神经根炎

    D. 特发性血小板减少症

    E. 血栓性血小板减少症

答案：D

427. 下列哪项不是血浆置换术适应证

    A. 急性进行性肾小球肾炎

    B. 高黏滞综合征

    C. 急性神经根炎

    D. 中毒症

    E. 弥散性血管内凝血

答案：E

428. 储存式自身输血适用于

    A. 有献血时发生过迟发性昏厥者

    B. 室性心律不齐和严重高血压者

    C. 女性体重 50kg、男性体重 60kg

D. 服用抑制代偿性心血管反应的药物者

E. 充血性心力衰竭或主动脉瓣狭窄者

答案：C

429. 稀释式自身输血适用于

A. 充血性心力衰竭 　　B. 严重高血压

C. 肝功能衰竭 　　　　D. 肝部分切除

E. 严重贫血

答案：D

430. 下列哪项关于稀释式自身输血血液稀释界限标准的描述是不正确的

A. 白蛋白 >30g/L

B. 血红蛋白 >70g/L

C. 红细胞压积 >25%

D. 血小板 >100 × 10⁹/L

E. 维持正常血容量或稍高于稀释前血容量

答案：D

431. 回收式自身输血适用于

A. 胃肠道出血患者 　　B. 胆道出血患者

C. 肝癌手术患者 　　　D. 肝脾破裂患者

E. 子宫破裂患者

答案：D

432. 稀释式自身输血时，维持机体氧耗不变，血液最低可稀释至（红细胞压积 Hct）

A. 10 　　　　　　　　B. 15

C. 20 　　　　　　　　D. 25

E. 30

答案：C

433. 血液稀释时，在不影响机体止血、凝血功能时，血小板至少应维持在

A. 10 × 10⁹/L 　　　　B. 30 × 10⁹/L

C. 50 × 10⁹/L 　　　　D. 70 × 10⁹/L

E. 100 × 10⁹/L

答案：C

434. 轻中度血液稀释时，肾脏的氧分压

A. 升高 　　　　　　　B. 降低

C. 无明显改变 　　　　D. 代偿性升高

E. 轻度降低

答案：C

435. 当血液稀释时，为维持肾血流灌注不变，

肾动脉的灌注压应保持在

A. 50 ~ 60mmHg

B. 80 ~ 180mmHg

C. 200 ~ 280mmHg

D. 300 ~ 380mmHg

E. 400 ~ 480mmHg

答案：B

436. 机体接受血液稀释时

A. 心排血量减少

B. 血液黏度降低

C. 外周血管阻力增加

D. 心脏后负荷增加

E. 静脉回流减少

答案：B

437. 机体血液稀释对心肌血液再灌注的影响

A. 冠脉侧支循环的关闭

B. 心肌血流量增加

C. 心肌组织内自由基滞留

D. 增加脂质过氧化反应

E. 心肌缺血区恢复加快

答案：B

438. 急性高容量血液稀释（AHH），作为停止扩容的指标，肺毛细血管楔压（PCWP）达到

A. 8mmHg 　　　　　　B. 18mmHg

C. 28mmHg 　　　　　　D. 38mmHg

E. 48mmHg

答案：B

439. 稀释式自身输血时，一般不会发生

A. 血压下降 　　　　　B. 低血容量休克

C. 心律失常 　　　　　D. 颅内压升高

E. 急性肺水肿

答案：D

440. 麻醉后为了减少出血，稀释式自身输血通常联合应用

A. 应用升压药物

B. 提高血浆蛋白结合率

C. 减少心肺灌注量

D. 控制性低血压

E. 增加周围血管阻力

答案：D

441. 血液稀释时，大量使用人工胶体液，为防止肾功能障碍应适当给予
 A. 溶栓剂　　　B. 升压药
 C. 抗凝剂　　　D. 镇静剂
 E. 利尿剂
 答案：E

442. 下列哪项关于妊娠期孕妇血液生理学变化的描述是不正确的
 A. 红细胞数和血红蛋白由于血液稀释而降低
 B. 从妊娠7～8周起孕妇中性粒细胞增高
 C. 血小板在妊娠期一般无明显改变
 D. 妊娠期孕妇血液处于高凝状态
 E. 妊娠期孕妇纤溶活性增高
 答案：E

443. 下列哪项不是急性溶血性输血反应临床症状
 A. 血红蛋白尿
 B. 尿胆原增高
 C. 结合珠蛋白增高
 D. 乳酸脱氢酶增高
 E. 间接胆红素增高
 答案：C

444. 下列哪项不是一次性大量输注保存期较长的悬浮红细胞导致的不良反应
 A. 出血倾向　　　B. 高血钾症
 C. 高血钙症　　　D. 血氨增高
 E. 酸碱平衡失调
 答案：C

445. 输血过敏性反应通常是有何原因所致
 A. 红细胞　　　B. 粒细胞
 C. 血小板　　　D. 血浆蛋白
 E. 纤维蛋白
 答案：D

446. 下列哪项不是输血过敏性反应常见的临床表现
 A. 荨麻疹
 B. 寒战高热

C. 支气管痉挛
 D. 血管神经性水肿
 E. 低血压、休克
 答案：B

447. 下列哪项关于输血过敏性反应预防的描述是不正确的
 A. 不输注有过敏史的献血者血液
 B. 有过敏史者输血前半小时口服抗组织胺药
 C. 对有抗－IgA患者需输血时可输用洗涤红细胞
 D. 对所有需输血的患者，输血前均使用抗过敏药
 E. 输血前后应严密观察，有输血反应立即停止输注
 答案：D

448. 溶血性输血反应可导致严重后果是
 A. 休克、弥散性血管内凝血
 B. 弥散性血管内凝血、急性肾功能衰竭
 C. 急性肾功能衰竭、肝功能衰竭
 D. 弥散性血管内凝血、肝功能衰竭
 E. 休克、弥散性血管内凝血和急性肾功能衰竭
 答案：E

449. 除了下列何种情况外，均需考虑溶血性输血反应可能
 A. 手术中原因不明的血压下降
 B. 腰背疼痛、脸色潮红
 C. 伤口过度渗血
 D. 尿呈鲜红色
 E. 寒战、高热
 答案：D

450. 除下列哪项外，均是导致循环负荷过重的易患人群
 A. 老年人
 B. 严重贫血患者
 C. 严重创伤患者
 D. 低蛋白血症患者
 E. 心肺功能不全患者
 答案：C

451. 输血所致循环负荷过重最终导致
 A. 急性肺水肿 B. 房性早搏
 C. 心肌梗死 D. 右心衰竭
 E. 室性早搏
 答案：A

452. 下列哪项关于输血后循环负荷过重治疗的描述是不正确的
 A. 立即停止输血（输液）
 B. 取端坐位及吸氧
 C. 强心利尿平喘
 D. 缩血管药
 E. 镇静药
 答案：D

453. 输血所致枸橼酸盐中毒可采取的治疗是
 A. 静脉缓慢推注 10% 葡萄糖酸钙
 B. 静脉缓慢滴注 5% 碳酸氢钠
 C. 静脉缓慢滴注氯化钾
 D. 静脉缓慢滴注氯化镁
 E. 口服 10% 葡萄糖溶液
 答案：A

454. 关于预防输血所致枸橼酸盐中毒下列哪项是正确的
 A. 应大力提倡输注悬浮红细胞
 B. 使用低温血和库存期较长的血不易发生
 C. 对大量输血患者静脉快速滴注使用钙剂
 D. 使用大剂量钙剂通常不会引起心律失常
 E. 肝功能欠佳患者输血较少发生枸橼酸盐中毒
 答案：A

455. 关于输血所致氨血症的治疗下列哪项是不正确的
 A. 积极消除诱因 B. 高蛋白饮食
 C. 保持大便畅通 D. 静滴谷氨酸钠
 E. 停止输库存血
 答案：B

456. 关于输血所致高血钾症的治疗下列哪项是不正确的

 A. 停止输注库存血液
 B. 5% 碳酸氢钠静脉滴入
 C. 10% 葡萄糖酸钙快速静注
 D. 腹膜透析或血液透析
 E. 葡萄糖按比例加入普通胰岛素滴注
 答案：C

457. 关于输血所致肺栓塞的治疗下列哪项是不正确的
 A. 吸氧或辅助呼吸和镇静止痛
 B. 休克者可选用间羟胺治疗
 C. 可选用链激酶溶栓治疗
 D. 轻者口服阿司匹林
 E. 重者用肝素静滴
 答案：B

458. 下列哪项不是输血后紫癜临床特点
 A. 多为自限性疾病
 B. 多在输血后 5~10 天发病
 C. 起病急，出血可连续 2~3 天
 D. 多见于有妊娠史妇女或有输血史患者
 E. 骨髓示巨核细胞数正常或增多，伴血小板生成障碍
 答案：E

459. 输血后紫癜治疗效果最佳的是
 A. 新鲜冰冻血浆输注
 B. 大剂量丙种球蛋白
 C. 肾上腺皮质激素
 D. 环磷酰胺
 E. 血浆置换
 答案：E

460. 输血所致含铁血黄素症治疗下列哪项是不正确的
 A. 减少输血次数
 B. 用去铁剂治疗
 C. 选用洗涤红细胞
 D. 同时服用维生素 C
 E. 输血间隔期延长
 答案：C

461. 下列哪项不是输血所致出血倾向的主要原因
 A. 血液中大量枸橼酸钠输入

B. 在大出血时损失大量血小板和凝血因子

C. 大量输液使机体剩余的血小板和凝血因子被稀释

D. 机体血小板和凝血因子在止血过程中消耗不明显

E. 库血中血小板和不稳定凝血因子已部分或全部破坏

答案：D

462. 关于输血后静脉炎描述下列哪项是不正确的

A. 常见针头、金属导管或塑料管放入外周静脉所致

B. 沿静脉长轴发生明显肿胀、红斑、触痛、跳痛

C. 输血前后均须用生理盐水输入起清洗作用

D. 轻度仅需镇痛药和在上部热敷

E. 可用 5% 硫酸镁温敷

答案：E

463. 关于输血所致疟疾防治描述下列哪项是不正确的

A. 在疟疾流行区，有条件时对献血者作血清学检测

B. 皮下注射肾上腺素试验可提高血涂片阳性检出率

C. 在疟疾流行区的受血者，均应服用抗疟药

D. 孕妇可服用奎宁进行预防疟疾

E. 注意环境卫生和加大灭蚊力度

答案：D

464. 关于输血相关性移植物抗宿主病的临床特点描述下列哪项不正确的

A. 多见于免疫功能缺陷的患者

B. 治疗效果较好，可转为慢性

C. 伴有发热、皮疹、肝脾肿大

D. 输血后全血细胞减少伴感染

E. 肝功能异常

答案：B

465. 关于输血相关性成人 T 细胞白血病的临

床特点描述下列哪项不正确的

A. 浅表淋巴结肿大，但胸腺多不受累；肝脾肿大

B. 可见 10% 以上淋巴细胞呈脑回花瓣样异常

C. 多数患者有皮肤结节、红皮病

D. 血清学检查 HTLV-I 抗体阳性

E. 外周血白细胞增高伴低钙血症

答案：E

466. 哪种人群易引起输血相关性移植物抗宿主病

A. 儿童　　　　　B. 贫血患者

C. 甲亢患者　　　D. 老年人

E. 肿瘤放化疗患者

答案：E

467. 男性，12 岁，因大面积皮肤被开水烫伤入院，入院 BP 70/50mmHg，WBC $4.0 \times 10^9/$L，Hb 130g/L，Plt $170 \times 10^9/$L，血型为 A型，应选择下列哪种血液制剂输注

A. O 型血浆　　　B. B 型血浆

C. A 型血浆　　　D. A 型红细胞

E. O 型红细胞

答案：C

468. 男性，63 岁，因急性呼吸窘迫综合征入院，入院后检查为肺间质水肿明显，低氧血症，低蛋白血症。在应用相应药物同时可首选下列哪种血液制剂输注

A. 普通冰冻血浆

B. 新鲜冰冻血浆

C. 人血白蛋白

D. 冷沉淀

E. 全血

答案：C

469. 患者，男性，78 岁。输注悬浮红细胞 3U时，突感胸闷、气急，BP 100/60mmHg，HR 120 次/分，听诊第一心音低钝而弱，床边心脏彩超示射血分数 <40%，诊断为输血致循环超负荷。下列哪项处置是不正确的

A. 立即停止输血

B. 取半坐位与吸氧

C. 强心剂利尿剂应用

D. 心电监护下减慢输血速度

E. 轮流结扎四肢减少血液回流

答案：D

470. 患者，男性，75 岁，肝炎后肝硬化十年，呕暗红色液体 1000mL 入院。体检：神情，BP 80/50mmHg，HR 102 次/分，肝脾肋下未及、肠鸣音亢进、15 次/分，移动性浊音（＋），双下肢浮肿（＋＋）。血常规：WBC 1.6×10^9/L，Hb 49g/L，RBC 44×10^{12}/L，APTT 60s，PT 27s。对于此患者处置下列哪项是错误的

A. 应用维生素 K

B. 静滴肾上腺素

C. 输注悬浮红细胞

D. 输注新鲜冰冻血浆

E. 实施三腔二囊管治疗

答案：B

471. 患者，女性，37 岁，汉族。因确诊急性淋巴细胞白血病 1 年入院行同胞全相合异基因造血干细胞移植。移植后出现外周血血小板计数持续性减少，最低降至 10×10^9/L。经反复输注机采血小板后，血小板计数缓慢增高，最高为 40×10^9/L。为防止同种免疫导致血小板输注无效，下列哪种血小板制剂输注方法是最佳选择

A. 增加机采血小板输注剂量及次数

B. 输注去除白细胞的机采血小板

C. 输注冰冻血小板及增加输注次数

D. 输注辐照血小板及增加输注次数

E. 输注 HLA 与 HPA 相合机采血小板

答案：E

472. 患儿，女，4 岁，因反复发热半年余入院，外周血常规：WBC 26×10^9/L，Hb 80g/L，Plt 30×10^9/L；骨髓穿刺涂片示骨髓增生极度活跃，染色体检查提示 t（15；17）、PML-RARα 阳性。诊断为急性早幼粒细胞性白血病。全反式维 A 酸治疗

后，四肢出现瘀点、瘀斑，多次检查 PT、APTT 无异常，PLT 8×10^9/L。根据病史应首先选择下列哪项治疗

A. 联合化疗

B. 输注单采血小板

C. 加大维 A 酸剂量

D. 低分子肝素抗凝

E. 大剂量肾上腺皮质激素

答案：B

473. 男性，38 岁，垂体瘤，拟进行手术治疗。实验室检查：Hb98g/L，PLT93 $\times 10^9$/L，APTT38 秒，下列做法正确的是

A. 术前输冷沉淀 16U

B. 术前输悬浮红细胞 2U

C. 术前输机采血小板 1 袋

D. 术前输新鲜冰冻血浆 400mL

E. 根据手术难易度与患者耐受程度备血

答案：E

474. 男性，49 岁，因进食困难、下肢浮肿一周入院，入院诊断食道癌合并肝转移，查 WBC 8.0×10^9/L，Hb 98 g/L，RBC 45×10^{12}/L，HCT 34%。血白蛋白 23g/L，应输注

A. 新鲜冰冻血浆　　　B. 冰冻血浆

C. 全血　　　　　　　D. 悬浮红细胞

E. 人血白蛋白

答案：E

475. 患者男性，62 岁，恶性淋巴瘤。实验室检查：WBC 49×10^9/L，N 65，L 35，Hb 82g/L，RBC 306×10^{12}/L，Plt 89×10^9/L，对于此患者选择下列哪项治疗最适合

A. IFN　　　　　　　B. TPO

C. EPO　　　　　　　D. G-CSF

E. TNF

答案：A

476. 下列哪项不是急性溶血性输血反应的表现

A. 尿含铁血红素阳性

B. 尿隐血试验阳性

C. 血浆游离血红蛋白升高

D. 间接胆红素升高为主

E. 结合珠蛋白降低

答案：A

477. 根据 GB/T622 - 2018《内科输血》的规定,下列哪项不是输注洗涤红细胞适应证

A. PNH 患者

B. 高钾血症患者

C. 血浆蛋白过敏患者

D. 血型输错血后再输血患者

E. 自身免疫性溶血性贫血患者

答案：E

478. 根据 GB/T622 - 2018《内科输血》的规定,下列哪项不是输注洗涤红细胞适应证

A. 高钾血症者

B. 尿毒症伴贫血者

C. 肝昏迷伴贫血者

D. 对血浆蛋白过敏者

E. 自身免疫性溶血性贫血

答案：E

479. 普通冰冻血浆适用于

A. 单纯 FV 缺乏者

B. 低蛋白血症者

C. 血友病 A

D. 稀释性凝血病

E. 单纯 FⅦ缺乏者

答案：E

480. 稀释式自体输血的适应证

A. 充血性心力衰竭

B. 严重贫血

C. 严重肺疾患

D. 脓毒血症

E. 肿瘤患者

答案：E

481. 下列哪项不能使用促红细胞生成素治疗

A. 高血压伴贫血者

B. 肾性贫血

C. 储存式自体输血

D. 化疗后贫血

E. 再生障碍性贫血

答案：A

482. 下列哪项不是血浆置换术中常见的并发症

A. 穿刺部位血肿　　　B. 口唇四肢麻木

C. 枸橼酸盐中毒　　　D. 高钙血症

E. 心血管反应

答案：D

483. 输血引起的免疫性反应有

A. 细菌污染反应

B. 发热反应

C. 循环超负荷

D. 输血相关低血压

E. 输血相关性低血压

答案：B

484. 悬浮红细胞洗涤后,不能去除

A. 大部分血浆蛋白

B. 已溶解的红细胞基质

C. ABO 血型抗原

D. 可溶性的抑制物

E. 抗凝剂

答案：C

485. 下列哪项不是新鲜冰冻血浆输注指征

A. 单纯凝血因子缺乏

B. 稀释性凝血功能障碍

C. 肝功能衰竭伴凝血障碍

D. 血栓性血小板减少症

E. 弥散性血管内凝血

答案：D

486. 男性患儿,10 岁。因割伤手臂后无法止血入院。实验室检查：Hb 102g/L, RBC 5 $\times 10^{12}$/L, Plt 120 $\times 10^9$/L; APTT 115s, BT、PT 正常,临床诊断：血友病 A。该患者体内缺乏

A. Ⅶ因子　　　　　　B. Ⅶ因子

C. V 因子　　　　　　D. Ⅷ因子

E. Ⅸ因子

答案：D

487. 男性患儿,10 岁。因割伤手臂后无法止血入院。实验室检查：Hb 102g/L, RBC

5×10^{12}/L, Plt 120×10^9/L; APTT 115s,
BT、PT 正常, 临床诊断: 血友病 A。对于
该患者的输血治疗可选择

A. 新鲜冰冻血浆

B. 普通冰冻血浆

C. 纤维蛋白原

D. 凝血酶原复合物

E. 制备冷沉淀后剩余的血浆(冷上清)

答案: A

488. 患儿, 男, 10 岁。因割伤手臂后无法止血
入院。实验室检查: Hb 102g/L, RBC 5×10^{12}/L, Plt 120×10^9/L; APTT 115s, BT、
PT 正常, 临床诊断: 血友病 A。应首选

A. 冷沉淀

B. 普通冰冻血浆

C. 新鲜冰冻血浆

D. 凝血酶原复合物

E. 基因重组Ⅷ因子

答案: E

489. 女性, 25 岁, 宫外孕破裂大出血进行抢
救, 血压 85/50mmHg, 查血常规: WBC
7.0×10^9/L, Hb 75g/L, Plt 150×10^9/L。
肝肾功能无异常。该患者术中应首选

A. 非洗涤回收式自体输血

B. 洗涤回收式自体输血

C. 稀释式自体输血

D. 贮存式自体输血

E. 不考虑自体输血

答案: B

490. 女性, 25 岁, 宫外孕破裂大出血进行抢
救, 血压 85/50mmHg, 查血常规: WBC
7.0×10^9/L, Hb 75g/L, Plt 150×10^9/L。
肝肾功能无异常。洗涤回收后的红细胞
压积一般应在

A. 10% ~15%   B. 20% ~30%

C. 40% ~50%   D. 60% ~70%

E. 80% ~90%

答案: C

491. 女性, 25 岁, 宫外孕破裂大出血进行抢
救, 血压 85/50mmHg, 查 血 常 规: WBC

7.0×10^9/L, Hb 75g/L, Plt 150×10^9/L。
肝肾功能无异常。患者手术后回收的血
液在室温下保存不能超过多少小时

A. 4h   B. 6h

C. 8h   D. 12h

E. 24h

答案: B

492. 女性, 19 岁, 荷兰籍, 急性白血病患者, 化
疗期间多次输注单采血小板。本次输注
单采血小板后血小板计数达到 50×10^9/
L, 病情稳定。7 天后患者突然寒战、高
热, 牙龈出血, 全身皮肤黏膜出血点, 四
肢肢端穿刺处大块瘀斑, 血小板计数 98
$\times 10^9$/L。首先要考虑的输血不良反应是

A. 血小板输注无效

B. 非溶血性发热反应

C. 迟发性溶血性输血反应

D. 输血相关移植物抗宿主病

E. 输血后紫癜

答案: E

493. 女, 19 岁, 荷兰籍, 急性白血病患者, 化
疗期间多次输注单采血小板。本次输注
单采血小板后血小板计数达到 50×10^9/
L, 病情稳定。7 天后患者突然寒战、高
热, 牙龈出血, 全身皮肤黏膜出血点, 四
肢肢端穿刺处大块瘀斑, 血小板计数 98
$\times 10^9$/L。导致不良反应的因素是

A. ABO 血型抗体

B. Rh 血型抗体

C. HPA 抗体

D. 非特异性抗体

E. MNP 血型抗体

答案: C

494. 女性, 19 岁, 荷兰籍, 急性白血病患者,
化疗期间多次输注单采血小板。本次输
注单采血小板后血小板计数达到 50×10^9/L, 病情稳定。7 天后患者突然寒战、
高热, 牙龈出血, 全身皮肤黏膜出血点,
四肢肢端穿刺处大块瘀斑, 血小板计数
98 $\times 10^9$/L。疗效较快的治疗办法是

A. 输机单血小板　　　　B. 输手工血小板

C. 抗组织胺药物　　　　D. 输全血

E. 血浆置换

答案：E

495. 患者,女性,36 岁。妊娠合并血栓性血小板减少症。实验室检查:WBC 6×10^9/L、Hb 55g/L、Plt 20×10^9/L。下列哪项血液成分是不能输注的

A. 冰冻血浆

B. 去冷沉淀血浆(冷上清)

C. 单采血小板

D. 去白细胞红细胞

E. 悬浮红细胞

答案：C

496. 患者,女性,36 岁。妊娠合并血栓性血小板减少症。实验室检查:WBC 6×10^9/L、Hb 55g/L、Plt 20×10^9/L。治疗应首选

A. 血浆置换术　　　　B. 全血置换术

C. 红细胞置换术　　　D. 立即终止妊娠

E. 淋巴细胞置换术

答案：D

497. 患者,女性,36 岁。妊娠合并血栓性血小板减少症。实验室检查:WBC 6×10^9/L、Hb 55g/L、Plt 20×10^9/L。如果进行血浆置换,置换液应选择

A. 白蛋白　　　　　　B. 生理盐水

C. 羟乙基淀粉　　　　D. 普通冰冻血浆

E. 去冷沉淀的血浆

答案：E

498. 女性,40 岁,G3P1,既往有胃溃疡病史,突然出现呕血黑便。体检:烦躁,面色苍白,四肢厥冷,尿量 20mL/h。BP 80/50mmHg,HR 116 次/分,中心静脉压4kPa。该患者处于

A. DIC

B. 失血性休克

C. 急性呼吸衰竭

D. 急性肾功能衰竭

E. 急性心功能衰竭

答案：B

499. 女性,40 岁,G3P1,既往有胃溃疡病史,突然出现呕血黑便。体检:烦躁,面色苍白,四肢厥冷,尿量 20mL/h。BP80/50mmHg,HR 116 次/分,中心静脉压4kPa。输血前不需要进行下面哪项检查

A. ABO 正反定型　　　B. RhD 血型鉴定

C. 交叉配血试验　　　D. 意外抗体筛选

E. MNP 血型鉴定

答案：E

500. 女性,40 岁,G3P1,既往有胃溃疡病史,突然出现呕血黑便。体检:烦躁,面色苍白,四肢厥冷,尿量 20mL/h。BP 80/50mmHg,HR 116 次/分,中心静脉压4kPa。该应首先输注

A. 晶体液和人工胶体液

B. 新鲜冰冻血浆

C. 悬浮红细胞

D. 冷沉淀

E. 血小板

答案：A

501. 男性,49 岁。四肢麻木、肌力减退 10 天。体检:双上肢肌力 0 级,双下肢肌力 2 级,腱反射减低。脑脊液检查:可见少量激活性单核细胞,蛋白质升高,潘氏试验(＋)。电生理提示:四肢神经传导速度下降。该患者可能的诊断是

A. 急性吉兰巴雷综合征

B. 多灶性运动神经病

C. 进行性肌萎缩

D. 重症肌无力

E. 狂犬病

答案：A

502. 男性,49 岁。四肢麻木、肌力减退 10 天。体检:双上肢肌力 0 级,双下肢肌力 2 级,腱反射减低。脑脊液检查:可见少量激活性单核细胞,蛋白质升高,潘氏试验(＋)。电生理提示:四肢神经传导速度下降。最佳治疗方案

A. 常规内科治疗

B. 单独应用皮质激素

C. 环孢素 A 联合常规内科治疗

D. 环磷酰胺联合常规内科治疗

E. 淋巴血浆置换联合常规内科治疗

答案：E

503. 男性,49 岁。四肢麻木、肌力减退 10 天。体检:双上肢肌力 0 级,双下肢肌力 2 级,腱反射减低。脑脊液检查:可见少量激活性单核细胞,蛋白质升高,潘氏试验(+)。电生理提示:四肢神经传导速度下降。使用血浆置换治疗,治疗次数一般为

A. 1 ~ 2 次　　　　　B. 3 ~ 4 次

C. 5 ~ 6 次　　　　　D. 7 ~ 8 次

E. 9 ~ 10 次

答案：C

504. 男性,49 岁。四肢麻木、肌力减退 10 天。体检:双上肢肌力 0 级,双下肢肌力 2 级,腱反射减低。脑脊液检查:可见少量激活性单核细胞,蛋白质升高,潘氏试验(+)。电生理提示:四肢神经传导速度下降。使用淋巴血浆置换治疗,治疗次数一般为

A. 1 ~ 2 次　　　　　B. 3 ~ 4 次

C. 5 ~ 6 次　　　　　D. 7 ~ 8 次

E. 9 ~ 10 次

答案：A

505. 女性,45 岁,发热伴头痛 2 天,意识不清 1 天。体检:昏睡,呼之能应,Hb 50g/L, Plt 10×10^9/L,血涂片出现裂红细胞。总胆红素 138μmol/L, 直接胆红素 119μmol/L, Cr 233μmol/L, 尿隐血 2 +, LDH 1000U。最可能的诊断是

A. 特发性血小板减少症

B. 血栓性血小板减少症

C. 自身免疫性溶血性贫血

D. 冷抗体溶血性贫血

E. 输血后紫癜

答案：B

506. 女性,45 岁,发热伴头痛 2 天,意识不清 1 天。体检:昏睡,呼之能应,Hb 50g/L,

PLT 10×10^9/L,血涂片出现裂红细胞。总胆红素 138μmol/L, 直接胆红素 119μmol/L, Cr 233μmol/L, 尿隐血 2 +, LDH 1000U。下列哪种治疗方法是错误的

A. 血浆置换

B. 肾上腺皮质激素

C. 输注单采血小板

D. 输注制备冷沉淀后血浆

E. 大剂量静脉注射免疫球蛋白

答案：C

507. 女性,45 岁,发热伴头痛 2 天,意识不清 1 天。体检:昏睡,呼之能应,Hb 50g/L, Plt 10×10^9/L,血涂片出现裂红细胞。总胆红素 138μmol/L, 直接胆红素 119μmol/L, Cr 233μmol/L, 尿隐血 2 +, LDH 1000U。诊断为 TTP。通常出现五联症状,但应除外

A. 溶血性贫血与血小板减少

B. 神经系统症状

C. 肾功能不全

D. 发热

E. 休克

答案：E

508. 下列哪项可影响血小板功能

A. 阿司匹林　　　　　B. 华法林

C. 肝素　　　　　　　D. 链激酶

E. 尿激酶

答案：A

509. 下列哪项可抑制依赖维生素 K 的凝血因子

A. 阿司匹林　　　　　B. 华法林

C. 肝素　　　　　　　D. 链激酶

E. 尿激酶

答案：B

510. 下列哪项可灭活多种凝血因子

A. 阿司匹林　　　　　B. 华法林

C. 肝素　　　　　　　D. 链激酶

E. 尿激酶

答案：C

511. 下列哪项在既往有严重输血反应的脾破裂患者的急诊手术时首选
   A. 控制性低血压
   B. 回收式自身输血
   C. 稀释式自身输血
   D. 贮存式自身输血
   E. 同型异体血输注
   答案：B

512. 下列哪项在心脏外科手术时常采用
   A. 控制性低血压
   B. 回收式自身输血
   C. 稀释式自身输血
   D. 贮存式自身输血
   E. 同型异体血输注
   答案：C

513. 下列哪项在宫外孕破裂大出血急诊手术时可采用
   A. 控制性低血压
   B. 回收式自身输血
   C. 稀释式自身输血
   D. 贮存式自身输血
   E. 同型异体血输注
   答案：B

514. 珠蛋白合成障碍性贫血患儿超高量输血是将血红蛋白维持在
   A. 80g/L 以上   B. 100g/L 以上
   C. 120g/L 以上   D. 130g/L 以上
   E. 140g/L 以上
   答案：E

515. 患有严重心脏疾病的新生儿应维持血红蛋白在
   A. 80g/L 以上   B. 100g/L 以上
   C. 120g/L 以上   D. 130g/L 以上
   E. 140g/L 以上
   答案：D

516. 需外科手术的新生儿应维持血红蛋白在
   A. 80g/L 以上   B. 100g/L 以上
   C. 120g/L 以上   D. 130g/L 以上
   E. 140g/L 以上
   答案：B

517. 化疗引起的儿童骨髓抑制，立即输注血小板的指征是血小板计数在
   A. $(5\sim10)\times10^9/L$
   B. $(11\sim20)\times10^9/L$
   C. $(21\sim30)\times10^9/L$
   D. $(31\sim40)\times10^9/L$
   E. $(41\sim50)\times10^9/L$
   答案：A

518. 化疗引起的儿童骨髓抑制，临床有明显的出血倾向，血小板大于何值，仍应给予单采血小板输注
   A. $(5\sim10)\times10^9/L$
   B. $(11\sim20)\times10^9/L$
   C. $(21\sim30)\times10^9/L$
   D. $(31\sim40)\times10^9/L$
   E. $(41\sim50)\times10^9/L$
   答案：B

519. 每体表面积输注 1×10^{11} 血小板，可使患儿外周血小板计数提高
   A. $(5\sim10)\times10^9/L$
   B. $(11\sim20)\times10^9/L$
   C. $(21\sim30)\times10^9/L$
   D. $(31\sim40)\times10^9/L$
   E. $(41\sim50)\times10^9/L$
   答案：A

520. 血友病 A 输注冷沉淀后应检测
   A. FⅧ   B. vWF
   C. FⅪ   D. FⅨ
   E. AT-Ⅲ
   答案：A

521. 血友病 B 输注新鲜冰冻血浆后应监测
   A. FⅧ   B. vWF
   C. FⅪ   D. FⅨ
   E. AT-Ⅲ
   答案：D

522. 血管性血友病输注冷沉淀后应监测
   A. FⅧ   B. vWF
   C. FⅪ   D. FⅨ
   E. AT-Ⅲ
   答案：B

523. 儿科患者输注血小板的剂量应控制在每千克体重
     A. 2mL   B. 4mL
     C. 6mL   D. 10mL
     E. 25mL
     答案：D

524. 新生儿换血速度通常控制在每分钟每千克体重
     A. 2mL   B. 4mL
     C. 6mL   D. 10mL
     E. 25mL
     答案：A

525. 新生儿短期大量输血是指每千克体重输血量大于
     A. 2mL   B. 4mL
     C. 6mL   D. 10mL
     E. 25mL
     答案：E

526. 极低出生体重新生儿贫血,出生后第1周HCT应维持在
     A. >20%   B. >30%
     C. >40%   D. >50%
     E. >60%
     答案：C

527. 极低出生体重的新生儿贫血,出生后第2周HCT应维持在
     A. >35%   B. >40%
     C. >45%   D. >50%
     E. >55%
     答案：A

528. 根据英国新生儿输血指南,出生体重极轻的慢性肺部疾病新生儿出生2周后HCT应维持在
     A. >20%   B. >30%
     C. >40%   D. >50%
     E. >60%
     答案：C

529. 出血患者 PT 延长、APTT 延长、PLT 计数正常、Fg 正常或降低、TEG 的 R 值延长,提示

A. 机械性出血
B. 血小板功能异常出血
C. 血小板减少出血
D. 纤维蛋白原缺乏出血
E. 凝血因子缺乏的出血
答案：E

530. 出血患者 PT 正常、APTT 正常、PLT 计数正常、Fg 正常、TEG 图形正常,提示
A. 机械性出血
B. 血小板功能异常出血
C. 血小板减少出血
D. 纤维蛋白原缺乏出血
E. 凝血因子缺乏的出血
答案：A

531. 出血患者 PT 正常、APTT 正常、PLT 计数正常、Fg 正常、TEG 的 MA 值降低,提示
A. 机械性出血
B. 血小板功能异常出血
C. 血小板减少出血
D. 纤维蛋白原缺乏出血
E. 凝血因子缺乏的出血
答案：B

532. 一般不需输血治疗的是
A. 肾性贫血
B. 缺铁性贫血
C. DIC 所致贫血
D. 再生障碍性贫血
E. 珠蛋白合成障碍性贫血
答案：B

533. 年轻红细胞最适用于
A. 肾性贫血
B. 缺铁性贫血
C. DIC 所致贫血
D. 再生障碍性贫血
E. 珠蛋白合成障碍性贫血
答案：E

534. EPO 治疗效果最佳的是
A. 肾性贫血
B. 缺铁性贫血
C. DIC 所致贫血

D. 再生障碍性贫血

E. 珠蛋白合成障碍性贫血

答案：A

535. DIC 属于

    A. 原位溶血   B. 血管内溶血

    C. 血管外溶血   D. 非免疫性溶血

    E. 微血管病性溶血

答案：E

536. 急性溶血性输血反应为

    A. 原位溶血   B. 血管内溶血

    C. 血管外溶血   D. 非免疫性溶血

    E. 微血管病性溶血

答案：B

537. 迟发性溶血性输血反应主要为

    A. 原位溶血   B. 血管内溶血

    C. 血管外溶血   D. 非免疫性溶血

    E. 微血管病性溶血

答案：C

538. 血栓性血小板减少症治疗应首选

    A. 血浆置换   B. 全血置换

    C. 血液透析   D. 红细胞置换

    E. 淋巴血浆置换

答案：A

539. 高铁血红蛋白血症应选择

    A. 血浆置换   B. 全血置换

    C. 血液透析   D. 红细胞置换

    E. 淋巴血浆置换

答案：B

540. 急性格林 – 巴利综合征最好采用

    A. 血浆置换   B. 全血置换

    C. 血液透析   D. 红细胞置换

    E. 淋巴血浆置换

答案：E

541. 具备良好活性的抗原，其分子量需超过

    A. 20 万   B. 30 万

    C. 40 万   D. 50 万

    E. 60 万

答案：D

542. 关于 α – 2 巨球蛋白描述下列哪项是不正确的

    A. 正常人含量是 2~3g/L

    B. 体内半存活期为 35h

    C. 可抑制肿瘤细胞生长

    D. 可促进造血组织再生

    E. 参与凝血与抗凝血平衡

答案：B

543. 下列哪种因素诱发的 DIC，不能用的肝素治疗

    A. 蛇毒   B. 白血病

    C. 羊水栓塞   D. 严重感染

    E. 急性溶血性输血反应

答案：A

544. 自身抗体 IgG 的何种亚型引起的溶血性输血反应最为严重

    A. IgG1 或 IgG2   B. IgG1 或 IgG3

    C. IgG2 或 IgG4   D. IgG3 或 IgG4

    E. IgG1 或 IgG4

答案：B

545. 冷抗体型自身免疫性溶血性贫血患者最不宜输注血液制剂是

    A. 新鲜全血   B. 库存红细胞

    C. 洗涤红细胞   D. 辐射红细胞

    E. 悬浮红细胞

答案：A

546. 何型直接抗人球蛋白试验阳性的温抗体型自身免疫性溶血性贫血最严重

    A. IgG + IgM 型   B. C1 + C3 型

    C. IgG + C3 型   D. IgG + C1 型

    E. IgG + C2 型

答案：C

547. 肝衰竭患者快速大量输注库存血最易出现的并发症是

    A. 高血钾症   B. 低血钾症

    C. 高钙血症   D. 高血氨症

    E. 高血钠症

答案：D

548. 下列哪种疾病患者适宜输注洗涤红细胞

    A. 缺铁性贫血

    B. 再生障碍性贫血

    C. 巨幼细胞性贫血

D. 珠蛋白合成障碍性贫血

E. 阵发性睡眠性血红蛋白尿

答案：E

549. 实施稀释式自体输血时,血液稀释后红细胞压积一般不低于

A. 15   B. 25

C. 35   D. 45

E. 55

答案：B

550. 血液成分去除治疗时,患者出现口周、舌尖麻木,应注意补充

A. 晶体液   B. 胶体液

C. 白蛋白   D. 钙剂

E. 铁剂

答案：D

551. 粒细胞刺激因子治疗效果最佳的是

A. 骨髓抑制

B. 再生障碍性贫血

C. 实体肿瘤骨髓转移

D. 骨髓增生异常综合征

E. 急性淋巴细胞白血病

答案：A

552. 下列哪项不是血浆置换适应证

A. ABO 血型不合造血干细胞移植

B. 血栓性血小板减少症

C. 败血症并发感染性休克

D. 高黏滞综合征

E. 溶血性尿毒症

答案：C

553. 下列哪项是白细胞去除术的适应证

A. 白细胞 $>50 \times 10^9/L$

B. 白细胞 $>60 \times 10^9/L$

C. 白细胞 $>70 \times 10^9/L$

D. 白细胞 $>80 \times 10^9/L$

E. 白细胞 $>100 \times 10^9/L$

答案：E

554. 单采红细胞 200mL 可使真性红细胞增多症患者血红蛋白平均下降

A. 5g/L   B. 8g/L

C. 10g/L   D. 12g/L

E. 14g/L

答案：C

555. 治疗新生儿核黄疸首选

A. 冷沉淀新鲜冰冻血浆

B. 白蛋白

C. 普通冰冻血浆

D. 新鲜冰冻血浆

E. 丙种免疫球蛋白

答案：B

556. 下列哪项通常不应用于建立血浆置换术静脉通路的方式

A. 肘正中静脉穿刺

B. 大隐静脉切开

C. 贵要静脉穿刺

D. 锁骨下静脉插管

E. 颈内静脉插管

答案：B

557. 新生儿溶血病换血治疗的出入量之差应在

A. 10～20mL   B. 30～40mL

C. 50～60mL   D. 70～80mL

E. 90～100mL

答案：A

558. 伴有心力衰竭的新生儿溶血病换血结束后出入量之差可达

A. 10mL   B. 30mL

C. 50mL   D. 70mL

E. 90mL

答案：D

559. 患儿新鲜冰冻血浆的输注剂量为 10～20mL/kg 时,多数凝血因子水平上升幅度是

A. <5%   B. 5%～9%

C. 10%～20%   D. 25%～50%

E. >60%

答案：D

560. 不稳定凝血因子浓度最低值需要达到正常值的多少,即可维持机体正常凝血状态

A. 10%   B. 20%

C. 30%　　　　　　　　D. 40%

E. 50%

答案：C

561. 珠蛋白合成障碍性贫血患儿给予高剂量输注红细胞是为了将血红蛋白维持在何值以上

A. 60g/L　　　　　　　B. 70g/L

C. 80g/L　　　　　　　D. 90g/L

E. 100g/L

答案：E

562. 珠蛋白合成障碍性贫血患儿给予超高剂量输注红细胞是为了

A. 降低感染　　　　　　B. 防止出血

C. 减少并发症　　　　　D. 减少输血量

E. 降低铁负荷

答案：C

563. 儿科围术期输注红细胞，一般应将血红蛋白维持在

A. 60g/L　　　　　　　B. 70g/L

C. 80g/L　　　　　　　D. 90g/L

E. 100g/L

答案：C

564. 计算患儿输注悬浮红细胞量（mL）的公式为

A. （Hb 期望值 – Hb 实际值）× 体重（kg）×3

B. （Hb 期望值 – Hb 实际值）× 体重（kg）

C. （Hb 期望值 + Hb 实际值）× 体重（kg）×3

D. Hb 实际值×体重（kg）×3

E. Hb 期望值×体重（kg）×3

答案：A

565. 对于合并营养不良和心肺功能不全的患儿，每次输血量应控制在

A. 1～4mL/kg　　　　　B. 5～10mL/kg

C. 11～15mL/kg　　　　D. 16～20mL/kg

E. 21～25mL/kg

答案：B

566. 对于合并营养不良和心肺功能不全的患

儿，输血速度以多少为宜

A. 0.25～0.75mL/min

B. 1.25～1.75mL/min

C. 2.25～2.75mL/min

D. 3.25～3.75mL/min

E. 4.25～4.75mL/min

答案：A

567. 在小儿输血时，下列哪项不是输注红细胞需要考虑的因素

A. 红细胞减少的速率

B. 机体血红蛋白水平

C. 对贫血的耐受程度

D. 疾病的进展情况

E. 近期是否接种疫苗

答案：E

568. 化疗引起的小儿骨髓抑制，外周血血小板计数小于多少时应立即给予血小板输注

A. $(5～10) \times 10^9/L$

B. $(20～30) \times 10^9/L$

C. $(35～40) \times 10^9/L$

D. $(45～50) \times 10^9/L$

E. $(55～60) \times 10^9/L$

答案：A

569. 对于ABO血型无法立即鉴定1个月内新生儿，紧急输注红细胞应首选

A. O型洗涤红细胞

B. O型辐照红细胞

C. O型少白红细胞

D. AB型悬浮红细胞

E. AB型辐照红细胞

答案：B

570. 对于ABO血型无法立即确定患儿，紧急输注血浆纠正凝血因子低下应首选

A. O型新鲜冰冻血浆

B. A型新鲜冰冻血浆

C. B型新鲜冰冻血浆

D. AB型新鲜冰冻血浆

E. 混合血浆

答案：D

571. 恶性肿瘤患儿输血前进行血型鉴定时，应特别注意下列哪种现象
    A. 抗 – A 和抗 – B 抗体增强
    B. ABO 抗原减弱或消失
    C. RhD 抗体增强
    D. ABO 抗原增强
    E. RhD 抗原增强
    答案：B

572. 大剂量应用免疫抑制剂的患儿进行血型鉴定应特别注意下列哪种现象
    A. 抗 – A 和抗 – B 抗体增强
    B. ABO 抗体减弱或消失
    C. RhD 抗体增强
    D. A 或（和）抗原减弱
    E. RhD 抗原增强
    答案：C

573. 新生儿出生 24 小时内，静脉血 Hb 小于多少时应予输血治疗
    A. 150g/L   B. 145g/L
    C. 140g/L   D. 135g/L
    E. 130g/L
    答案：E

574. 新生儿急性失血量大于总血容量比例是多少时，应立即给予输血治疗
    A. 10%   B. 15%
    C. 20%   D. 25%
    E. 30%
    答案：A

575. 新生儿医源性失血累计占总血容量的比例在多少时就应给予输血治疗
    A. 5% ~10%   B. 15% ~20%
    C. 25% ~30%   D. 35% ~40%
    E. 45% ~50%
    答案：A

576. 患有严重呼吸系统疾病的新生儿血红蛋白低于多少时应给予输血治疗
    A. 150g/L   B. 145g/L
    C. 140g/L   D. 135g/L
    E. 130g/L
    答案：E

577. 需外科手术的新生儿,血红蛋白应维持在何值以上
    A. 150g/L   B. 140g/L
    C. 130g/L   D. 120g/L
    E. 100g/L
    答案：E

578. 下列哪种疾病应进行换血治疗
    A. 缺铁性贫血
    B. 严重心脏疾病
    C. 巨幼红细胞贫血
    D. 新生儿高胆红素血症
    E. 特发性血小板减少症
    答案：D

579. 严重新生儿高胆红素血症最佳治疗是
    A. 换血疗法   B. 高压氧舱
    C. 免疫抑制治疗   D. 干扰素
    E. 大量补液
    答案：A

580. 新生儿输血时可加温,血液温度不能超过
    A. 30℃   B. 32℃
    C. 34℃   D. 36℃
    E. 37℃
    答案：E

581. 新生儿短期大量输血是指
    A. ≥5mL/kg   B. ≥10mL/kg
    C. ≥15mL/kg   D. ≥20mL/kg
    E. ≥25mL/kg
    答案：E

582. 自身免疫溶血性贫血患儿安全输血前提是
    A. 大剂量激素治疗
    B. 输注 O 型红细胞
    C. 输注辐照红细胞
    D. 准确的血型鉴定
    E. 输注全血
    答案：D

583. 下列哪项不是极低出生体重儿贫血的输血指征
    A. 出生时严重贫血

B. 出生时低血容量性休克

C. 一次性失血量<5%总血容量

D. 临床上出现明显贫血症状

E. 动脉导管未闭患儿 HCT<24%

答案：C

584. 溶血尿毒综合征患儿应尽可能减少红细胞制剂输注,是为了避免

A. 发热　　　　　　B. 感染

C. 空气栓塞　　　　D. 微血管内溶血

E. 心脏容量负荷过重

答案：D

585. 通常情况下,儿童每千克体重输注红细胞制剂 4~5mL 可提高血红蛋白值为

A. 5g/L　　　　　　B. 10g/L

C. 15g/L　　　　　D. 20g/L

E. 25g/L

答案：B

586. 新生儿失血后产生心血管反应,此时失血量至少已达到总血量的

A. 10%　　　　　　B. 15%

C. 20%　　　　　　D. 25%

E. 30%

答案：A

587. 根据细胞因子主要功能可将临床应用的细胞因子分为

A. 二大类　　　　　B. 三大类

C. 四大类　　　　　D. 五大类

E. 六大类

答案：C

588. 下列哪项不是中性粒细胞、巨噬细胞增殖过程中所需集落刺激因子

A. G-CSF　　　　　B. M-CSF

C. IL-3　　　　　　D. GM-CSF

E. TPO

答案：E

589. 干扰素引起外周血血常规白细胞和血小板计数下降的剂量为每日每千克体重

A. $10^2 \sim 10^3$ 单位　　B. $10^4 \sim 10^5$ 单位

C. $10^6 \sim 10^7$ 单位　　D. $10^8 \sim 10^9$ 单位

E. $10^{10} \sim 10^{11}$ 单位

答案：B

590. 下列哪项疾病不是干扰素治疗的适应证

A. 恶性淋巴瘤

B. 毛细胞白血病

C. 多发性骨髓瘤

D. 慢性髓细胞性白细胞

E. 血栓性血小板减少症

答案：E

591. 毛细胞白血病首选哪种治疗

A. 化疗　　　　　　B. 放疗

C. 输血　　　　　　D. 干扰素

E. 脾切除术

答案：D

592. 干扰素的毒性和副作用严重程度与下列哪项有关

A. 剂量与用药次数

B. 性别与用药次数

C. 疾病与性别

D. 剂量与年龄

E. 疾病与年龄

答案：A

593. 下列哪项不是干扰素副作用

A. 精神抑郁、嗜睡、健忘、偏头痛

B. 肌肉痛、头痛、关节痛

C. 白细胞数减少

D. 寒战发热

E. 脑梗死

答案：E

594. 长期使用干扰素可导致疗效减低是由于

A. 过敏反应　　　　B. 抗体产生

C. 骨髓抑制　　　　D. 发热反应

E. 剂量蓄积效应

答案：B

595. 促红细胞生成素对何疾病贫血疗效非常肯定

A. 骨髓增生异常综合征

B. 慢性肾功能衰竭

C. 再生障碍性贫血

D. 多发性骨髓瘤

E. 急性白血病

答案：B

596. 治疗性血液成分置换术中,最常用的是
    A. 血小板去换术　　　B. 红细胞去除术
    C. 血浆置换术　　　　D. 全血置换术
    E. 粒细胞去除术
    答案：C

597. 血细胞分离机的体外血容量不能超过患者总血容量的
    A. 15%　　　　　　　B. 20%
    C. 25%　　　　　　　D. 30%
    E. 35%
    答案：A

598. 在红细胞置换术中为了减少非溶血性发热反应,输给患者的红细胞必须是
    A. 红细胞悬液
    B. 少白细胞红细胞
    C. 洗涤红细胞
    D. 冰冻红细胞
    E. 浓缩红细胞
    答案：B

599. 血栓性血小板减少症(TTP)选择的最佳血浆置换液
    A. 人血白蛋白
    B. 人血丙种球蛋白
    C. 新鲜冰冻血浆(FFP)
    D. 冷沉淀
    E. 冷上清
    答案：E

600. 下列哪项关于促红细胞生成素(EPO)治疗后引起高血压描述是不正确的
    A. 治疗 3 个月内患者出现高血压
    B. 原有高血压在应用 EPO 后加重
    C. 快速纠正贫血患者出现高血压
    D. 大剂量应用 EPO 者出现高血压
    E. 治疗 3 个后患者出现高血压
    答案：E

601. 下列哪项手术过程中评估术野出血量方法描述是不正确的
    A. 一块干小纱布浸透血液后吸血量约为 15mL

    B. 可通过手术医生的肉眼观察估算出血量
    C. 采用测红细胞压积法精确计算失血量
    D. 观察吸引瓶吸引量可以粗略估算失血量
    E. 手术中通常使用直观法、称重法估计失血量
    答案：C

602. 下列哪项关于术中输血原则描述是不正确的
    A. 尽量避免术前输血,在术中多输注
    B. 术中输血目的是维持足够的血容量
    C. 改善血氧的携带,降低组织缺氧限度
    D. 术中一般允许 Hb 最低限值为 80 ~ 100g/L
    E. 创面出现广泛渗血可能是凝血功能障碍
    答案：A

603. 下列哪项关于对成人闭合性骨折失血量估计是不正确的
    A. 骨盆骨折 500 ~ 5000mL
    B. 肱骨骨折 100 ~ 800mL
    C. 股骨骨折 200 ~ 2000mL
    D. 尺桡骨折 50 ~ 400mL
    E. 股骨中段 1/3 骨折 10 ~ 100mL
    答案：E

604. 下列哪项不是心血管手术出血量增加的因素
    A. 凝血因子XII激活
    B. 血小板功能异常
    C. 血液稀释与低温
    D. 血液肝素化
    E. 高血钾
    答案：E

605. 体外循环停机后,输注红细胞使 HCT 维持在何值为最佳
    A. >20%　　　　　　B. >25%
    C. >30%　　　　　　D. >40%
    E. >50%
    答案：C

606. 患者烧伤面积达到多少时,就可发生低血容量性休克
    A. >5%　　　　　　B. >10%
    C. >15%　　　　　　D. >20%
    E. >25%
    答案:A

607. 下列哪项不是烧伤后贫血的主要原因
    A. 伤后急性溶血
    B. 并发严重感染
    C. 迟发性溶血
    D. 治疗过程中出血
    E. 输液治疗
    答案:E

608. 迅速失血一旦超过全身总血量多少时,可导致休克
    A. 50%　　　　　　B. 40%
    C. 30%　　　　　　D. 20%
    E. 10%
    答案:D

609. 下列哪项不是失血性休克时病理生理变化
    A. 重要脏器损害
    B. 抗利尿激素分泌增加以保留水分
    C. 微循环衰竭出现弥散性血管内凝血
    D. 微循环痉挛以维持血压在正常范围
    E. 儿茶酚胺分泌减少,使糖原和蛋白质分解减少
    答案:E

610. 下列哪项不可能导致低血容量性休克
    A. 食管胃底静脉破裂
    B. 严重腹泻呕吐
    C. 大面积烧伤
    D. 严重感染
    E. 外伤失血
    答案:D

611. 根据 AABB 的分类标准,下列哪种血液病是血浆置换的 I 类适应证
    A. 血栓性血小板减少症
    B. 自身免疫性溶血性贫血
    C. 免疫性血小板减少症

D. 再生障碍性贫血
    E. 冷球蛋白血症
    答案:A

612. 下列哪项不是血浆置换的适应证
    A. 急性神经根炎
    B. HELLP 综合征
    C. 高黏滞综合征
    D. 溶血尿毒综合征
    E. 成人呼吸窘迫综合征
    答案:E

613. 下列关于血浆置换治疗过程中的低钙血症描述是不正确的
    A. 血浆置换可致甲状旁腺激素分泌减少
    B. 钙离子在操作开始 15 分钟内下降最快
    C. 至操作 90 分钟时钙离子下降达到 25%
    D. 肝功能不全的患者容易出现低钙血症
    E. 10% 葡萄糖酸钙溶液口服补钙较为安全
    答案:A

614. 下列哪项不能使用膜滤式血细胞分离机
    A. 滤过蛋白成分　　B. 血浆置换
    C. 血细胞单采术　　D. 去除 IgM 抗体
    E. 去除球蛋白
    答案:C

615. 下列哪项疾病在血浆置换时,不需要使用新鲜冰冻血浆作为置换液
    A. 肝衰竭
    B. 急性神经根炎
    C. 低纤维蛋白原血症
    D. 家族性高胆红素血症
    E. 伴有Ⅷ因子抗体的甲型血友病
    答案:E

616. 下列哪项不是淋巴血浆置换的特点
    A. 单次治疗时间短于血浆置换时间
    B. 去除了患者的部分淋巴细胞
    C. 治疗次数少于血浆置换次数
    D. 置换患者的部分血浆
    E. 不能抑制抗体反跳

答案：E

617. 下列哪项不是红细胞置换术的适应证
　　A. 镰状细胞病
　　B. 疟疾性脑病
　　C. 一氧化碳中毒
　　D. 真性红细胞增多症
　　E. 珠蛋白合成障碍性贫血
　　答案：D

618. 下列哪类患者暂不需要进行造血干细胞移植
　　A. 急淋高危组和急非淋 CR1 后
　　B. CML 慢性期（发病 1 年内）
　　C. 急性再生障碍性贫血
　　D. 急淋低危组 CR2 后
　　E. CLL 确诊后
　　答案：E

619. 下列哪项不是实施同种异基因造血干细胞移植时必须达到的指标
　　A. 左心室射血指数 > 5.0
　　B. 血肌酐 < 110μmol/L
　　C. 总胆红素 < 18μmol/L
　　D. 血红蛋白值 > 150g/L
　　E. 用力肺活量 ≥ 60%
　　答案：D

620. 下列哪项是同种异基因造血干细胞移植成功间接证据
　　A. 受者移植后 2~4 周骨髓造血细胞恢复
　　B. 受者体内出现供者型的标记型染色体
　　C. 受者发生急、慢性 GVHD
　　D. 受者血红蛋白值升高
　　E. 受者免疫功能恢复
　　答案：B

621. 下列哪项不是外周血干细胞移植应用动员剂
　　A. 粒 - 巨噬细胞集落刺激因子
　　B. 粒细胞集落刺激因子
　　C. 阿糖胞苷
　　D. 环磷酰胺
　　E. 环孢素 A

答案：E

622. 白血病患者行异基因外周血干细胞移植后白血病复发率比自身外周血干细胞移植
　　A. 低　　　　　　　B. 相似
　　C. 不确定　　　　　D. 轻度增高
　　E. 明显增高
　　答案：A

623. 每个胎盘平均可采集到单个核细胞（MNC）数
　　A. 1.0×10^9　　　　B. 2.0×10^9
　　C. 3.0×10^9　　　　D. 4.0×10^9
　　E. 5.0×10^9
　　答案：A

624. 下列哪项不是造血干细胞移植后出现的晚期并发症
　　A. 白内障　　　　　B. 白质脑病
　　C. 继发第二肿瘤　　D. 性腺功能低下
　　E. 出血性膀胱炎
　　答案：E

625. 下列哪项异基因造血干细胞移植移植时机选择描述是不正确的
　　A. ANLL 宜在 CR1 后
　　B. 成人 ALLCR2 后
　　C. CML 加速期
　　D. NHL Ⅲ、Ⅳ期
　　E. 儿童 ALL 高危组 CR1 后
　　答案：B

626. 下列哪项不是造血干细胞移植适应证
　　A. 急性白血病
　　B. 重型再生障碍性贫血
　　C. 血栓性血小板减少症
　　D. 阵发性睡眠性血红蛋白尿
　　E. 重症 β - 珠蛋白合成障碍性贫血
　　答案：C

627. 下列哪项不是造血干细胞移植后引起血红蛋白减少的原因
　　A. 预处理放化疗剂量较大对骨髓抑制
　　B. 环磷酰胺所致出血性膀胱炎
　　C. 迟发性溶血输血反应

D. 血小板减少导致出血

E. 导致红细胞无效输注

答案：E

628. 下列哪项造血干细胞移植后输注粒细胞悬液描述是正确的

A. 粒细胞输注宜少量多次输注

B. 不会发生移植物抗宿主病

C. HLA 相合粒细胞供体最理想

D. 单独使用较抗生素效果更佳

E. 与抗生素联合使用效果欠佳

答案：C

629. 自身输血中血液稀释疗法，包括

A. 急性等容量和急性非等容量稀释疗法

B. 急性高容量和急性低容量稀释疗法

C. 急性超高容量和急性低容量稀释疗法

D. 慢性等容量和慢性非等容量稀释疗法

E. 急性超高容量和慢性超高容量稀释疗法

答案：A

630. 下列哪项关于血液稀释时血氧含量降低，机体代偿机制描述的描述是不正确的

A. 氧离曲线左移

B. 心搏出量增加

C. 血浆黏度降低

D. 交感神经兴奋

E. 红细胞聚集降低

答案：A

631. 术中洗涤回收式自身输血，一般洗涤后红细胞压积是

A. 10%   B. 30%

C. 50%   D. 70%

E. 90%

答案：C

632. 术中自体血回收时，吸引器负压值不能超过

A. 10kPa   B. 15kPa

C. 20kPa   D. 25kPa

E. 30kPa

答案：C

633. 回收式自身输血，抗凝剂与血液的比例应保持在

A. 1:(1~5)   B. 1:(2~5)

C. 1:(3~5)   D. 1:(4~5)

E. 1:(5~7)

答案：E

634. 急性高容血液稀释(AHH)期间反映心脏前负荷的可靠指标是

A. 红细胞压积

B. 血红蛋白含量

C. 红细胞变形能力

D. 心脏收缩末期容积

E. 肺毛细血管楔压

答案：E

635. 下列哪项与输血发热反应有密切关联

A. 红细胞   B. 白细胞

C. 血小板   D. 凝血因子

E. 纤维蛋白

答案：B

636. 下列哪项不是输血所致枸橼酸盐中毒临床表现

A. 低血压

B. 心律失常

C. 手足抽搐

D. 不由自主地肌肉震颤

E. S-T 段弓背向上抬高

答案：E

637. 下列哪项关于输血所致氨血症临床特点描述是不正确的

A. 精神紊乱   B. 扑翼样震颤

C. 脑电图改变   D. 昏睡和昏迷

E. 肌张力减弱

答案：E

638. 下列哪项是输血所致高血钾症心电图最具有特征性变化

A. T 波高尖呈帐篷状

B. P 波低宽或消失

C. QRS 波明显异常

D. P-R 间期延长

E. QT 间期延长

答案：A

639. 下列哪项关于输血所致酸碱平衡失调治疗描述是正确的
  A. 对心衰合并呼酸者禁用盐酸精氨酸治疗
  B. 输血所致轻度代谢性碱中毒宜酸性药物
  C. 输血所致一过性代谢性酸中毒宜碱性药物
  D. 对肝硬化者输血所致代谢性碱中毒可滴注氯化铵
  E. 输血所致代谢性碱中毒滴注氯化铵可致低钾低钠血症
  答案：E

640. 下列哪项输血所致肺栓塞临床特点描述是不正确的
  A. 颈静脉怒张
  B. 心率加快呈奔马律，P2 < A2
  C. 大肺动脉栓塞则有肺内楔形阴影
  D. 大栓塞时心电图检查有肺型 P 波
  E. 呼吸困难、呛咳、剧烈胸痛、咯血
  答案：B

641. 下列哪项关于预防性血小板输注的描述是不正确的
  A. 当 PLT < 20 × 10⁹/L 伴有感染时应输注血小板
  B. 当 PLT < 20 × 10⁹/L 伴有脾肿大时应输注血小板
  C. 当 PLT < 20 × 10⁹/L 伴有 DIC 时应输注血小板
  D. 当 PLT < 20 × 10⁹/L 伴有发热时应输注血小板
  E. 当 PLT < 5 × 10⁹/L 无出血症状者可不输血小板
  答案：E

642. 实施稀释式自体输血，所采集的血液存放时间预计超过 6 小时，应将血液放置在
  A. 手术室室温保存
  B. 4℃家用冰箱保存

C. 4℃储血冰箱保存
  D. 10℃储血冰箱保存
  E. 配血室室温保存
  答案：C

643. 下列哪项不是控制性降压的适应证
  A. 大血管手术
  B. 严重高血压患者
  C. 血供丰富区域的手术
  D. 区域狭小等精细手术
  E. 创面较大且出血的手术
  答案：B

644. 下列哪项是急性等容性血液稀释的 HCT 最适宜值
  A. 35%   B. 30%
  C. 25%   D. 20%
  E. 15%
  答案：C

645. 下列哪种疾病的患者对贫血耐受能力较差
  A. 自身免疫性溶血性贫血
  B. 再生障碍性贫血
  C. 缺铁性贫血
  D. 恶性肿瘤
  E. 脾破裂
  答案：E

646. 急性失血最重要的治疗措施是
  A. 补液   B. 止血
  C. 输注血浆   D. 输注红细胞
  E. 输注冷沉淀
  答案：B

647. 下列哪项遗传性球形细胞增多症(HS)描述是不正确的
  A. 脾切除一般主张 12 岁后进行
  B. 婴幼儿患者可施行换血疗法
  C. 多数患者为轻中度贫血不需输血
  D. 应补充叶酸且溶血严重者应给予输血
  E. 红细胞失去正常双凹圆盘状而呈球形
  答案：D

648. 下列哪项珠蛋白合成障碍性贫血患者的高量输血方案描述是不正确的

A. 可缓解患者贫血症状与抑制病态造血

B. 确诊后应尽早开始实施输血治疗

C. 输血使 Hb 达预定值后间隔期可延长

D. Hb 应维持在 120g/L 或 HCT 在 30

E. 可以防止病态面容和病理性骨改变

答案：D

649. 引起 PNH 患者血管内溶血的主要成分是

  A. 血浆   B. 补体

  C. 白细胞   D. 意外抗体

  E. 免疫球蛋白

答案：B

650. 红细胞增多症的治疗首选

  A. ^{32}P 放疗   B. 静脉放血

  C. 干扰素治疗   D. 血液稀释疗法

  E. BFU-E 抑制因子

答案：B

651. 红细胞增多症患者出现下列哪种情况不适实施静脉放血疗法

  A. 高血容量患者

  B. 心肌梗死患者

  C. 脾切除手术前

  D. 周围血管栓塞患者

  E. 应用 ^{32}P 和化学治疗前

答案：B

652. 下列哪项红细胞增多症患者静脉放血治疗描述是不正确的

  A. 可减轻血液黏滞度

  B. 可减少出血或血栓形成危险

  C. 将 HCT 降至 42~47 较适宜

  D. 部分抑制血小板及白细胞增生

  E. 通常可继发性刺激骨髓造血

答案：D

653. 急性白血病患者红细胞输注指征是

  A. Hb < 60g/L   B. Hb < 70g/L

  C. Hb < 80g/L   D. Hb < 50g/L

  E. Hb < 100g/L

答案：A

654. 急性白血病患者血小板输注指征是

  A. Plt < 20×10^9/L

  B. Plt < 50×10^9/L

  C. Plt < 30×10^9/L

  D. Plt < 40×10^9/L

  E. Plt < 60×10^9/L

答案：A

655. 评价血小板输注疗效的最佳指标是

  A. 输注后 1 小时 PLT 增高值

  B. 输注后 24 小时 PLT 增高值

  C. HLA 相合位点

  D. 凝血常规

  E. CCI

答案：E

656. 下列哪项是急性早幼粒细胞白血病易发生 DIC 的原因

  A. 血小板生成减少

  B. 血小板功能异常

  C. 白血病细胞增多血液黏滞度增高

  D. 全反式维 A 酸诱导启动内源性凝血途径

  E. 化疗时白血病细胞破坏后释放嗜苯胺兰颗粒

答案：E

657. 下列哪项淋巴瘤描述是不正确的

  A. 常不需要输血治疗

  B. 易发生血型抗原减弱

  C. 有必要进行 Coombs 试验

  D. 可出现免疫球蛋白异常

  E. 易引起机体免疫功能损害

答案：B

658. 骨髓纤维化患者输血次数不断增加,同时血细胞明显减少应考虑

  A. 骨髓衰竭

  B. 巨脾合并溶血

  C. 转变为急性白血病

  D. 食管静脉曲张导致出血

  E. 同种免疫反应导致无效性输血

答案：A

659. 下列哪项不是 ITP 患者输注血小板的适应证

  A. 怀疑有中枢神经系统出血者

  B. 血小板 < 20×10^9/L 伴严重出血者

C. 脾切除术前或术中有严重出血者

D. 脾切除术后预防血小板减少的出血

E. 血小板 $< 20 \times 10^9/L$ 伴感染发热者

答案：D

660. 关于 TTP 和 ITP 的治疗,下列哪项正确的

    A. 切脾对两者均有效

    B. IVIG 对两者均有效

    C. 血浆置换对两者均有效

    D. 输注血浆对两者均有效

    E. 发生危及生命的出血可输注血小板

    答案：E

661. 下列哪项是应用抗 Rh 免疫球蛋白(抗 D)治疗 Rh 阳性的慢性 ITP 的机制

    A. 选择性结合 D 抗原

    B. 可起到免疫抑制作用

    C. 升高血小板起效快且作用持久

    D. 自身抗体具有 Rh 血型特异性

    E. 封闭单核 - 吞噬细胞系统 FC 受体

    答案：E

662. A 型血友病首选的血液制剂是

    A. 冷沉淀   B. 冰冻血浆

    C. 纤维蛋白原   D. 新鲜冰冻血浆

    E. 凝血酶原复合物

    答案：A

663. 下列哪项关于冷沉淀描述是不正确的

    A. 200mL 新鲜冰冻血浆制备冷沉淀含 Ⅷ：C100IU

    B. 可用于治疗重型血管性血友病（vWD）

    C. 可用于治疗纤维蛋白原低下

    D. 需在 $-20 \sim 30℃$ 保存

    E. 可治疗血友病 A

    答案：A

664. 下列哪项 DIC 患者血液制剂输注原则是正确的

    A. 一旦发生 DIC,就应该补充红细胞

    B. 血小板在 DIC 任何阶段都可以输注

    C. FFP 应在充分抗凝的基础上应用

    D. 纤维蛋白原需持续输注

    E. 抗凝血酶Ⅲ不需要应用

答案：C

665. DIC 高凝期治疗的首要措施是

    A. 肝素治疗   B. 补充血小板

    C. 补充 AT-Ⅲ   D. 补充冷沉淀

    E. 补充纤维蛋白原

    答案：A

666. DIC 病理过程停止的有力佐证是

    A. Coombs 试验阴性

    B. PT、APTT 小于正常值的 5 倍

    C. AT-Ⅲ 水平恢复正常

    D. 血小板计数升高

    E. 出血停止

    答案：C

667. 下列哪项抗凝血酶Ⅲ（AT-Ⅲ）描述是不正确的

    A. 肝素能增强 AT-Ⅲ 的生物活性

    B. 具有抗凝血酶与活化因子Ⅷ的作用

    C. AT-Ⅲ 浓度较低时应先用 AT-Ⅲ 后再用肝素

    D. 输注 1U/kg 的 AT-Ⅲ 可使 AT-Ⅲ 活性提高 1%

    E. AT-Ⅲ 水平异常提示 DIC 病理过程尚未控制

    答案：B

668. 大量失血的定义是

    A. 24 小时内失血量大于患者的总血容量

    B. 3 小时内失血量大于患者的 1/3 总血容量

    C. 失血量达到 1000mL 以上

    D. 失血量达到 1500mL 以上

    E. 失血量达到 2000mL 以上

    答案：A

669. 失血性休克抢救成功的关键是

    A. 原发病治疗

    B. 液体复苏

    C. 大量输血

    D. 血管活性药物使用

    E. 止血药物使用

    答案：A

670. 下列哪项失血性休克患者限制性液体复苏描述是正确的

A. 与常规液体复苏使用的液体种类不同

B. 维持收缩压在 60 ~ 70mmHg 左右即可

C. 颅脑损伤者使用可获满意效果

D. 出血控制后使用可降低病死率

E. 一般在出血控制前应用

答案：E

671. 失血性休克患者液体复苏过程中一般要求 HCT 大于

A. 10%　　　　　　B. 20%

C. 25%　　　　　　D. 35%

E. 40%

答案：C

672. 急性失血患者的血小板应维持在

A. $>50 \times 10^9/L$　　B. $>70 \times 10^9/L$

C. $>60 \times 10^9/L$　　D. $>80 \times 10^9/L$

E. $>100 \times 10^9/L$

答案：A

673. 肝移植围术期患者冷沉淀的输注剂量一般为

A. 6 ~ 8IU/kg　　　B. 10 ~ 15IU/kg

C. 18 ~ 20IU/kg　　D. 23 ~ 25IU/kg

E. 28 ~ 30IU/kg

答案：B

674. 下列哪项输血与术后感染相关性描述是正确的

A. 输血引发感染主要是因为带入了致病微生物

B. 输注去白细胞血液可减少输血相关感染

C. 输血可导致机体 NK 细胞数量下降

D. 输血后感染率与输血量成反比

E. 主要表现为体液免疫功能异常

答案：B

675. 下列哪项孕产妇血液生理变化描述是不正确的

A. 妊娠足月时母体血浆容量增加 1000 ~ 1500mL

B. 白细胞和血小板数随孕周增加而增高

C. 红细胞容量增加 300 ~ 350mL

D. 妊娠期血液处于高凝状态

E. 产妇对失血耐受性较好

答案：B

676. 下列哪项孕妇血小板减少症描述是不正确的

A. 以 ITP 多见

B. 发生率为 2% ~ 10%

C. 可引起胎儿血小板减少

D. 抗血小板抗体属于 IgG 类抗体

E. 输入血小板很快被破坏，故不主张输注

答案：E

677. 下列哪项胎儿/新生儿溶血病描述是不正确的

A. 多见于母胎 RhD 血型不合

B. 条件允许时应选择 ^{60}Co 辐照红细胞

C. 母体受胎儿红细胞免疫产生了 IgG 抗体

D. 宫内输血一般输血 O 型 RhD 阴性红细胞

E. 胎儿腹腔内输血疗效较胎儿脐血管输血好

答案：E

678. 新生儿体重 2.5kg，轻度营养不良，无心衰。Hb 70g/L，将 Hb 水平提高到 100g/L，需要输注红细胞量为

A. 8mL　　　　　　B. 18mL

C. 24mL　　　　　　D. 36mL

E. 72mL

答案：D

679. 下列哪项是患儿输注红细胞适应证

A. 慢性贫血，Hb 100g/L

B. 珠蛋白合成障碍性贫血，Hb 120g/L

C. 急性失血，血容量丧失达到 5%

D. 胎儿 Hb 120g/L

E. 出生 2 个月的婴儿，Hb 125g/L

答案：B

680. 母婴血型不合新生儿溶血病，下列哪项不是新生儿换血的指征

A. 新生儿出生时 Hb＜120g/L,伴水肿,
  肝脾肿大

B. 贫血伴充血性心力衰竭

C. 血清总胆红素＞242μmol/L

D. 早产或前一胎为严重 HDN 者

E. 严重 DIC 和严重凝血障碍致出血

答案:C

681. 新生儿换血后血红蛋白水平应大于

A. 120g/L   B. 130g/L

C. 140g/L   D. 145g/L

E. 160g/L

答案:D

682. 下列哪项新生儿换血注意事项描述是不
正确的

A. 换血后仍可应用白蛋白和光疗

B. 换血后不必常规使用抗生素

C. 换血后血红蛋白＜145g/L 可输注红
  细胞

D. 胆红素再次升高到342μmol/L 以上可
  再次换血

E. 须在术前中后监测检血红蛋白、血胆
  红素和电解质等

答案:B

683. RhD 血型不合新生儿溶血病宫内输血应
选择何种类型的血液制剂

A. 与母亲同型的去白细胞悬浮红细胞

B. O 型 RhD 阳性去白细胞悬浮红细胞

C. 与患儿同型的去白细胞悬浮红细胞

D. O 型 RhD 阴性悬浮红细胞

E. O 型 RhD 阴性辐照红细胞

答案:E

684. 新生儿溶血病合并胆红素脑病患儿治疗
应首选

A. 输注白蛋白   B. 换血疗法

C. 光照疗法   D. 液体疗法

E. 血浆置换

答案:B

685. 患儿在输血过程中出现严重的过敏反
应,如果要继续输血应选择

A. 年轻红细胞   B. 浓缩红细胞

C. 新鲜全血   D. 洗涤红细胞

E. 辐照红细胞

答案:D

686. 下列哪种情况可诊断为小儿贫血

A. 出生 5 天的新生儿 Hb 140g/L

B. 出生 12 天的新生儿 Hb 120g/L

C. 出生 2 月的婴儿 Hb 105g/L

D. 5 岁儿童 Hb 115g/L

E. 14 岁儿童 Hb 120g/L

答案:A

687. 下列哪项疾病应首选血浆置换

A. 系统性红斑狼疮

B. 多发性骨髓瘤

C. 过客淋巴细胞综合征

D. 血栓性血小板减少症

E. 特发性血小板减少症

答案:D

688. 下列哪项新生儿溶血病描述是不正确的

A. 为同种免疫性溶血性贫血

B. 多见于 O 型和 RhD 阴性产妇

C. 破坏胎儿红细胞的抗体来自于母体

D. 母体被胎儿红细胞致敏产生 IgG 抗体

E. 妊娠晚期母体的免疫性抗体滴度高于
  胎儿

答案:E

689. 出血性休克液体复苏中监测肾灌注的良
好指标是

A. 血压   B. 尿量

C. 肾功能   D. 皮肤温度

E. 动脉血乳酸

答案:B

690. 新生儿血清总胆红素超过何值应考虑换
血治疗

A. 342μmol/L   B. 273μmol/L

C. 308μmol/L   D. 362μmol/L

E. 405μmol/L

答案:A

691. 对于 RhD 阴性和其他稀有血型患者,不
应采用

A. 自身输血   B. 同型输血

C. 配合型输血　　　　D. 相容性输血

E. 换血治疗

答案：E

692. 下列哪项冷沉淀使用描述是不正确的

A. 严重型血友病 B

B. 儿童轻型血友病 A

C. 成人轻型血友病 A

D. 血管性血友病（vWD）

E. 纤维蛋白原缺乏症

答案：A

693. 按照相关规定，对准备输血的患者须进行感染性病毒指标筛查，但不包括

A. HBsAg　　　　　　B. HCV

C. HTLV　　　　　　 D. HIV

E. 梅毒

答案：C

694. 一个体重 70kg 的成年人，体内白蛋白储量约为 350g，血管外占 60%，主要分布在哪些部位

A. 皮肤、肌肉和内脏

B. 皮肤、脑组织

C. 皮肤、肝脏

D. 皮肤、肾脏

E. 皮肤、脾脏

答案：A

695. 男性，78 岁，正细胞正色素性贫血，输注悬浮红细胞 3U 后 10min，突感心悸气急，咳大量粉红色泡沫痰。体检：BP 150/90mmHg，HR 120 次/分，颈静脉怒张，双肺布满哮鸣音，此时患者最有可能出现下列哪项输血不良反应

A. 输血相关性急性肺损伤

B. 循环超负荷

C. 过敏反应

D. 溶血反应

E. 空气栓塞

答案：B

696. 患者，41 岁，因皮肤出血点，头昏，乏力，口齿不清 3 天入院。BP 96/70mmHg，WBC 2.6×10^9/L，Hb 78g/L，Plt 12×10^9/

L，Ret 8%，镜见红细胞碎片多，诊断血栓性血小板减少症（TTP）。下列哪项是最佳治疗

A. 输注悬浮红细胞

B. 输注机采血小板

C. 给予升血压药物

D. 血浆置换治疗

E. 输注全血

答案：D

697. 男性，59 岁，胃癌。半年前行胃癌根治术，曾输悬浮红细胞 6U，血浆 600mL。今晨突起头晕、心慌、呕血 1 次、黑便 3 次。体查：面色苍白，出冷汗，P120 次/分，BP 80/50mmHg，Hb 70g/L，Hct 22%，Plt 80 $\times 10^9$/L。估计该患者的失血量大于

A. 200mL　　　　　　B. 300mL

C. 500mL　　　　　　D. 600mL

E. 1000mL

答案：E

698. 男，59 岁，胃癌。半年前行胃癌根治术，曾输悬浮红细胞 6U，血浆 600mL。今晨突起头晕、心慌、呕血 1 次、黑便 3 次。体查：面色苍白，出冷汗，P 120 次/分，BP 80/50mmHg，Hb 70g/L，Hct 22%，Plt 80 $\times 109$/L。该患者处于

A. 休克前期　　　　　B. 轻度休克期

C. 中度休克期　　　　D. 重度休克期

E. DIC 期

答案：B

699. 男性，59 岁，胃癌。半年前行胃癌根治术，曾输悬浮红细胞 6U，血浆 600mL。今晨突起头晕、心慌、呕血 1 次、黑便 3 次。体查：面色苍白，出冷汗，P 120 次/分，BP80/50mmHg，Hb 70g/L，Hct 22%，Plt 80 $\times 109$/L。处理方法是首先输

A. 悬浮红细胞

B. 血小板

C. 晶体液 + 胶体液

D. 普通冰冻血浆

E. 人血白蛋白

答案：C

700. 女性,25 岁。因肺部感染输注特治新(青霉素类药物)治疗 1 周后自感头晕、乏力。Hb 下降至 80g/L,白细胞、血小板正常,网织红细胞 5%,红细胞体积正常。血清铁、总铁结合力、血清铁蛋白均正常。总胆红素 7μmol/L,直接胆红素 3μmol/L,血清结合珠蛋白降低,直接抗球蛋白阳性。骨髓检查为增生性贫血。血型 B、RhD 阳性。此时患者诊断是
    A. 缺铁性贫血
    B. 巨幼红细胞性贫血
    C. 药源性免疫性溶血性贫血
    D. 铁粒幼细胞性贫血
    E. 遗传性球形红细胞增多症
    答案：C

701. 女性,25 岁。因肺部感染输注特治新(青霉素类药物)治疗 1 周后自感头晕、乏力。Hb 下降至 80g/L,白细胞、血小板正常,网织红细胞 5%,红细胞体积正常。血清铁、总铁结合力、血清铁蛋白均正常。总胆红素 7μmol/L,直接胆红素 3μmol/L,血清结合珠蛋白降低,直接抗球蛋白阳性。骨髓检查为增生性贫血。血型 B、RhD 阳性。其免疫机制是下列哪项所致
    A. 自身抗体型
    B. 半抗原型
    C. 免疫复合型
    D. 非免疫蛋白吸附型
    E. 混合型
    答案：B

702. 女性,25 岁。因肺部感染输注特治新(青霉素类药物)治疗 1 周后自感头晕、乏力。Hb 下降至 80g/L,白细胞、血小板正常,网织红细胞 5%,红细胞体积正常。血清铁、总铁结合力、血清铁蛋白均正常。总胆红素 7μmol/L,直接胆红素 3μmol/L,血清结合珠蛋白降低,直接抗球蛋白阳性。骨髓检查为增生性贫血。

血型 B、RhD 阳性。该患者首要治疗是
    A. 输注 O 型洗涤红细胞
    B. 立即停止药物治疗
    C. 应用 EPO
    D. 补充铁剂
    E. 血浆置换
    答案：B

703. 奎尼丁诱导药物性免疫性溶血性贫血属于
    A. 自身抗体型
    B. 半抗原型
    C. 免疫复合物型
    D. 非免疫蛋白吸附型
    E. 混合型
    答案：C

704. 青霉素诱导药物性免疫性溶血性贫血属于
    A. 自身抗体型
    B. 半抗原型
    C. 免疫复合物型
    D. 非免疫蛋白吸附型
    E. 混合型
    答案：B

705. 头孢氨苄诱导药物性免疫性溶血性贫血属于
    A. 自身抗体型
    B. 半抗原型
    C. 免疫复合物型
    D. 非免疫蛋白吸附型
    E. 混合型
    答案：D

706. 危重患者贫血化验结果常是
    A. 血清铁↓、总铁结合力↑、血清铁蛋白↓
    B. 血清铁↓、总铁结合力↓、血清铁蛋白正常或↑
    C. 血清铁、总铁结合力、血清铁蛋白均正常
    D. 血清铁↑↑、总铁结合力↓、血清铁蛋白↑↑

E. 血清铁↓、总铁结合力正常、血清铁蛋
白↓

答案：B

707. 缺铁性贫血化验结果是

A. 血清铁↓、总铁结合力↑、血清铁蛋白
↓

B. 血清铁↓、总铁结合力↓、血清铁蛋白
正常或↑

C. 血清铁、总铁结合力、血清铁蛋白均
正常

D. 血清铁↑↑、总铁结合力↓、血清铁蛋
白↑↑

E. 血清铁↓、总铁结合力正常、血清铁蛋
白↓

答案：A

708. 继发血色病

A. 血清铁↓、总铁结合力↑、血清铁蛋白
↓

B. 血清铁↓、总铁结合力↓、血清铁蛋白
正常或↑

C. 血清铁、总铁结合力、血清铁蛋白均
正常

D. 血清铁↑↑、总铁结合力↓、血清铁蛋
白↑↑

E. 血清铁↓、总铁结合力正常、血清铁蛋
白↓

答案：D

709. 下列哪项一般不需输血治疗

A. 妊娠合并缺铁性贫血

B. 妊娠期急性重型肝炎

C. 妊娠期再生障碍性贫血

D. 妊娠合并白血病

E. 妊娠期合并血小板减少症

答案：A

710. 下列哪项属于免疫性因素引起的疾病

A. 妊娠合并缺铁性贫血

B. 妊娠期急性脂肪肝

C. 妊娠期再生障碍性贫血

D. 妊娠合并白血病

E. 妊娠期合并血小板减少症

答案：E

711. 下列哪项需输注新鲜冰冻血浆

A. 妊娠合并缺铁性贫血

B. 妊娠期急性重型肝炎

C. 妊娠期再生障碍性贫血

D. 妊娠合并白血病

E. 妊娠期合并血小板减少症

答案：B

712. 下列哪项血型血清学变化与肠道感染
有关

A. ABO 反定型 O 细胞凝集

B. 交叉配血次侧出现凝集

C. 意外抗体阳性

D. 获得性类 B

E. A3 亚型

答案：D

713. 下列哪项不是血浆置换的适应证

A. 重症肌无力

B. 血栓性血小板减少症

C. 煤气中毒

D. 高黏滞综合征

E. 急性神经根炎

答案：C

714. 孟买型为稀有血型，其个体应输注

A. O 型红细胞　　　　B. A 型红细胞

C. B 型红细胞　　　　D. AB 型红细胞

E. 孟买型红细胞

答案：E

715. 下列哪项关于 Miltenberger 血型系统的描
述是不正确的

A. Mur 血型抗原就属于 Miltenberger 血
型系统

B. 抗－Mur 抗体通常不会引起新生儿溶
血病的发生

C. 抗－Mur 抗体可引起的输血后严重溶
血性输血反应

D. 在欧美属于极低频率抗原，在我国汉
族人群中频率差异较大

E. 产生与单核苷酸突变、基因转换、基因
不等位交换等相关

答案：B

716. 下列哪项不是 HLA 抗原与 HLA 抗体作用引起输血反应
   A. 过敏反应
   B. 发热反应
   C. 血小板输注无效
   D. 输血相关急性肺损伤
   E. 输血相关性移植物抗宿主病
   答案：A

717. 粒细胞抗体引起的输血相关性反应主要是。
   A. 急性肺损伤,移植物抗宿主病,同种免疫性粒细胞减少症
   B. 急性肺损伤,发热反应,同种免疫性粒细胞减少症
   C. 急性肺损伤,发热反应,急性溶血反应
   D. 急性肺损伤,过敏反应,急性溶血反应
   E. 急性肺损伤,发热反应,过敏反应
   答案：A

718. 下列哪项是导致造血干细胞移植后患者出现移植相关的同种免疫性血小板减少症(TAAT)主要抗原
   A. HPA – 1a   B. HPA – 1b
   C. HPA – 2a   D. HPA – 2b
   E. HPA – 3b
   答案：A

719. 下列哪项关于抗体筛查阴性患者输血后仍有可能发生溶血反应的描述是不正确的
   A. 反复输血患者未及时复查抗体筛查结果
   B. 抗体筛选细胞具有一定的局限性
   C. 血液在输注前保存或和运送不当
   D. 输血前未使用肾上腺皮质激素
   E. 抗体筛查方法不敏感
   答案：D

720. 急性高白细胞白血病可采用
   A. 红细胞去除术   B. 白细胞去除术
   C. 淋巴细胞单采术   D. 血小板去除术
   E. 红细胞置换术

答案：B

721. 一氧化碳中毒患者可采用
   A. 红细胞去除术
   B. 白细胞去除术
   C. 淋巴细胞单采术
   D. 血小板去除术
   E. 红细胞置换术
   答案：E

722. 真性红细胞增多症患者可采用
   A. 红细胞去除术
   B. 白细胞去除术
   C. 淋巴细胞单采术
   D. 血小板去除术
   E. 红细胞置换术
   答案：A

723. 下列哪项不是免疫球蛋白制品
   A. 丙种球蛋白
   B. 抗乙型肝炎免疫球蛋白(HBIG)
   C. RhD 免疫球蛋白
   D. 狂犬病疫苗
   E. 破伤风免疫球蛋白
   答案：D

724. 移植患者回输 CD34 + 外周造血干细胞的最低阈值是
   A. $(5 \sim 10) \times 10^6/kg$
   B. $(15 \sim 20) \times 10^7/kg$
   C. $(25 \sim 30) \times 10^8/kg$
   D. $(35 \sim 40) \times 10^9/kg$
   E. $(45 \sim 50) \times 10^{10}/kg$
   答案：A

725. 导致我国人口死亡第一大原因是
   A. 外伤   B. 心血管疾病
   C. 恶性肿瘤   D. 传染病
   E. 脑血管疾病
   答案：C

726. 我国女性人口中恶性肿瘤发病率最高的是
   A. 甲状腺癌   B. 肺癌
   C. 乳腺癌   D. 肝癌
   E. 胃癌

答案：C

727. 2010 年心肺复苏指南中单或双人复苏时胸外按压与通气的比率为

A. 30:2   B. 15:2

C. 30:1   D. 15:3

E. 40:2

答案：A

728. 被电击的非创伤性心搏骤停患者中最常见的心律为

A. 心脏停搏   B. 房早

C. 室颤   D. 室速

E. 房颤

答案：C

729. 引起 COPD 最重要的外在因素是

A. 蛋白—抗蛋白酶系统失衡

B. 空气污染   C. 感染

D. 吸烟   E. 饮酒

答案：D

730. 男性,51 岁,社区筛查时 OGTT 结果为 空腹血糖 6.3mmol/L,OGTT2 小时血糖 7.6mmol/L,患者此时的诊断应该为

A. 2 型糖尿病   B. 空腹血糖受损

C. 糖耐量异常   D. 胰岛素抵抗

E. 正常糖耐量

答案：B

第五节　输血管理学测试

1. 悬浮红细胞质量抽检的频率是

A. 每天抽查,当日库存数 1%～5%

B. 每周一次,当日库存数 1%～10%

C. 每月一次,当日库存数 1%～5%

D. 每季度一次,当日库存数 1%～5%

E. 不定期抽查,当日库存数 1%～5%

答案：C

2. 关于血液成分运输温度的描述,下列哪项是不正确的

A. 全血应维持在 2℃～10℃

B. 冰冻血浆应维持在 -18℃以下

C. 血小板尽可能维持在 20℃～24℃

D. 冰冻红细胞应维持在 -65℃以下

E. 悬浮红细胞应维持在 2℃～10℃

答案：B

3. 下列哪项不是节约用血主要措施

A. 自体输血

B. 及时控制出血

C. 应用血液代用品

D. 放宽重症患者输血适应证

E. 应用术中控制性低血压技术

答案：D

4. 血浆有下列哪项异常,是不能从输血科(血库)发出给临床患者使用

A. 血浆透明清亮   B. 淡黄色

C. 有絮状物   D. 血袋无渗漏

E. 标签无破损

答案：C

5. 根据《医疗事故处理条例》医务人员严重违反临床用血规定,构成犯罪的应

A. 责令限期改正   B. 通报批评

C. 罚款   D. 警告处分

E. 追究刑事责任

答案：E

6. 《临床输血技术规范》规定,血液发出后

A. 10 分钟内可退回

B. 20 分钟内可退回

C. 30 分钟内可退回

D. 40 分钟内可退回

E. 不得退回

答案：E

7. 输血科(血库)血型鉴定与交叉配血等实验原始记录至少应保存

A. 1 年   B. 5 年

C. 10 年   D. 15 年

E. 30 年

答案：C

8. 储血冰箱消毒应

A. 每天 1 次　　　B. 每周 1 次
C. 每两周 1 次　　D. 每月 1 次
E. 每季度 1 次
答案：B

9. 无偿献血的血液必须用于
A. 临床治疗　　　B. 实验研究
C. 血液制品生产　D. 单采血浆站
E. 卫生防疫站
答案：A

10.《医疗机构临床用血管理办法》规定,临床用血管理第一责任人为
A. 医务部主任
B. 输血科主任
C. 法定代表人
D. 分管医疗质量副院长
E. 临床用血管理委员会主任
答案：C

11. 输血科(血库)应对血液出入库、核对、领发的登记等有关资料保存年限是
A. 3 年　　　　　B. 5 年
C. 7 年　　　　　D. 10 年
E. 20 年
答案：D

12. 负责填写《临床输血申请单》的是
A. 临床护士　　　B. 实习医师
C. 进修医师　　　D. 住院医师
E. 主治医师及以上人员
答案：E

13. 储存式自体输血中负责采血和贮血的是
A. 血液中心
B. 医院输血科(血库)
C. 医院临床科室
D. 医院麻醉科
E. 医院急诊科
答案：B

14. 需报医疗机构的医务部门批准的用血量是
A. ≥800mL　　　　B. ≥1000mL
C. ≥1600mL　　　 D. ≥2000mL
E. ≥3000mL

答案：C

15.《医疗机构临床用血管理办法》规定,因抢救生命垂危患者需要紧急输血且不能取得患者及近亲属意见的,应报哪一层面人员批准后方可执行
A. 医院法人
B. 医务处(科)负责人
C. 输血科(血库)负责人
D. 临床用血科室负责人
E. 医疗机构负责人或者授权的负责人
答案：E

16. 一般情况下,受血者配血试验血标本应是输血前几天内
A. 1 天　　　　　B. 2 天
C. 3 天　　　　　D. 5 天
E. 7 天
答案：C

17. 负责运送受血者血样与《临床输血申请单》的是
A. 医护人员　　　B. 家属
C. 患者　　　　　D. 陪护人员
E. 保洁工
答案：A

18. 质量管理的核心是
A. 质量平衡　　　B. 质量保证
C. 质量管理　　　D. 质量体系
E. 质量控制
答案：D

19. 下列哪项不属于输血科(血库)业务信息管理
A. 血液来源信息管理
B. 配血信息管理
C. 患者药物信息管理
D. 发血信息管理
E. 输血信息管理
答案：C

20. 输血科(血库)为防止临床输血计算机管理系统瘫痪,采取的措施是
A. 备用电脑与相关配件
B. 应急措施和恢复程序

C. 备份血液相关数据

D. 定期使用杀毒软件

E. 手工进行相关记录

答案：B

21. 下列哪项不属于临床用血管理委员会的职责

A. 贯彻临床用血管理相关法规

B. 评估确定临床用血的重点科室和流程

C. 定期监测、分析和评估临床用血情况

D. 分析临床用血不良事件

E. 推动和指导开展亲属的互助献血

答案：E

22. 下列哪项不是输血科及血库主要职责

A. 建立临床用血质量管理体系

B. 制订临床用血储备计划

C. 负责血液存储发放工作及相关检测工作

D. 推动自体输血等血液保护及输血新技术

E. 动员患者的亲属互助献血

答案：E

23. 医疗机构接收采供血机构血液后，下列哪项不属于血袋标签核对内容

A. 采供血机构名称

B. 献血编号或者条形码、血型、血液品种

C. 采血日期及时间或者制备日期及时间

D. 采血日期及时间或者制备日期及时间

E. 献血者姓名和实验室相关检测指标

答案：E

24. 下列哪项不是医疗机构间调剂血液成分的理由

A. 应急用血

B. 避免血液浪费

C. 经省卫生行政部门核准

D. 血液供需紧张

E. 临床医生要求

答案：E

25. 下列哪项不是《输血治疗同意书》涉及的内容

A. 向患者或其家属说明输血不良反应

B. 征得患者或家属的同意

C. 患者或授权家属签字

D. 无自主意识患者紧急输血应报医院备案

E. 输血费用

答案：E

26. 血液发出时进行核查，以下哪一项血液可发出

A. 标签破损、漏血

B. 血液中有明显凝块

C. 血浆有明显气泡等

D. 红细胞层呈紫红色

E. 病毒灭活血浆呈淡蓝色

答案：E

27. 输血时，由医护人员核对必须

A. 由2名医护人员携带病历到患者床旁核对信息

B. 由1名医护人员携带病历到患者床旁核对信息

C. 由2名医护人员携带病历在护士站核对患者信息

D. 由1名医护人员携带病历在护士站核对患者信息

E. 由1名医务人员携带病历到患者床旁核对信息

答案：A

28. 下列哪项关于输血医学实验室室内质控描述是正确的

A. 输血检测均为标准化不需行室内质控

B. 输血检测必须开展室内质控

C. 质控结果须绘制 L-J 质量控制图

D. 室内失控时更换一个质控品通过即可

E. 输血检测有多方验证故可不做质控

答案：B

29. 储血冰箱空气培养的频率是

A. 1次/天　　　　B. 1次/周

C. 1次/月　　　　D. 1次/季度

E. 1次/年

答案：C

30. 血液发出后，受血者和供血者的血样应

保存
A. 3 天   B. 4 天
C. 5 天   D. 6 天
E. 7 天
答案: E

31. 新版《医疗机构临床用血管理办法》开始
施行的日期是
A. 1999 年 6 月 1 日
B. 2009 年 8 月 1 日
C. 2012 年 6 月 1 日
D. 2012 年 8 月 1 日
E. 2019 年 10 月 1 日
答案: D

32. 如果不使用冷链监控系统,贮血冰箱要求
手工记录温度应间隔多长时间观察一次
A. 2 小时   B. 4 小时
C. 6 小时   D. 8 小时
E. 10 小时
答案: B

33. 下列哪项不是中华人民共和国献血法制
定的依据
A. 为保证医疗临床用血需要和安全
B. 为保障献血者和用血者身体健康
C. 为促进社会主义物质文明
D. 为促进社会主义精神文明
E. 提高血站的管理水平
答案: E

34. 下列哪项不是医疗机构临床输血管理委
员会的职责
A. 无偿献血组织动员和采集
B. 定期检测、分析和评估临床用血情况
C. 分析临床用血不良事件,提出处理和改
进措施
D. 评估确定临床用血的重点科室、关键环
节和流程
E. 指导并推动开展自体输血等血液保护
及输血新技术
答案: A

35. 4℃储血冰箱报警系统以声光方式发出警
报见于

A. 温度升至 2℃   B. 温度升至 3℃
C. 温度降至 5℃   D. 温度降至 6℃
E. 温度升至 7℃
答案: E

36. 下列哪项关于医疗机构临床用血原则的
描述是不正确的
A. 制定用血计划
B. 不得浪费血液
C. 遵循合理、科学原则
D. 依医师需求提供血液
E. 血液在保存期限内使用
答案: D

37. 下列哪项关于医疗机构输血科主要职责
的描述是不正确的
A. 无偿献血的宣教
B. 临床用血的供应
C. 临床输血技术指导
D. 输血血型血清学检测
E. 部分血液成分分离制备
答案: E

38. 下列哪项关于储血设备的描述是不正确
A. 温度检测符合规定
B. 有温度自动记录仪
C. 电源故障报警系统
D. 温度失控报警系统
E. 箱内消毒报警系统
答案: E

39. 在红细胞 ABO 血型鉴定过程中,国家标准
对 ABO 标准血清亲和力的要求为
A. 5s 内出现凝集,3min 时凝集块大
于 $1mm^2$
B. 10s 内出现凝集,5min 时凝集块大
于 $1mm^2$
C. 15s 内出现凝集,3min 时凝集块大
于 $1mm^2$
D. 20s 内出现凝集,5min 时凝集块大
于 $1mm^2$
E. 25s 内出现凝集,5min 时凝集块大
于 $1mm^2$
答案: C

40. WHO 提出的血液安全全球战略不包括
   A. 建立国家协调的采供血服务体系
   B. 采集低危自愿无偿献血者血液
   C. 严格的血液检测
   D. 提倡互助献血
   E. 合理输血
   答案：D

41. 根据《医疗机构用血管理办法》，下列哪项描述不符合关于医疗机构可以临时采集血液的条款
   A. 危及患者生命急需输血
   B. 所在地血站无法及时供血
   C. 其他医疗措施不能替代输血治疗
   D. 具备开展交叉配血及传染病检测能力
   E. 紧急情况无须遵守采供血相关操作规程
   答案：E

42. 下列哪项是输血发展的趋势之一
   A. 有偿献血   B. 成分输血
   C. 自体输血   D. 采供血集中化
   E. 替代输血
   答案：E

43. 医疗机构科研用血由所在地哪个级别卫生行政部门负责核准
   A. 国家级卫生行政部门
   B. 省级卫生行政部门
   C. 地市级卫生行政部门
   D. 县级卫生行政部门
   E. 医疗机构医务处(科)
   答案：B

44. 血液储存温度监控要求
   A. 使用人工监控时应至少2h检测记录温度1次
   B. 使用人工监控时应至少6h检测记录温度2次
   C. 使用人工监控时应至少8h检测记录温度3次
   D. 使用自动温控系统时可不行人工检测记录温度
   E. 使用自动温控系统时，人工监测温度每天2次且间隔8h以上
   答案：E

45. 下列哪项贮血冰箱消毒和空气培养规定描述是不正确的
   A. 每周消毒1次
   B. 空气培养每月1次
   C. 无菌生长
   D. 无霉菌生长
   E. 培养皿(90mm)细菌生长菌落 < 8CFU/10min
   答案：C

46. 输血医学哪年被确认为二级学科
   A. 2015 年   B. 2016 年
   C. 2017 年   D. 2018 年
   E. 2019 年
   答案：B

47. 输血医学二级学科下设几个三级学科
   A. 2 个   B. 3 个
   C. 4 个   D. 5 个
   E. 6 个
   答案：E

48. 下列哪项不属于输血医学三级学科的
   A. 输血护理学
   B. 献血服务学
   C. 输血技术学
   D. 基础输血学和临床输血学
   E. 输血管理学及其他学科
   答案：A

49. 下列哪项输血科生物安全要求描述是不正确的
   A. 采集的血液已经过传染病检测的不需要生物分区
   B. 按生物安全要求分为洁净区、半污染区和污染区
   C. 不仅需要物理分区同时还需要生物安全分区
   D. 输血实验室属于生物安全二级要求
   E. 生物安全流向应有一定的要求
   答案：A

50. 下列哪项输血科(血库)储血冰箱的检定

和校准描述是正确的

A. 使用温度计自己比对即可

B. 储血冰箱是专用冰箱不需要校准

C. 储血冰箱内须放置玻璃液体温度计

D. 储血冰箱温度计每年需要校准 1 次

E. 储血冰箱启用时校准 1 次后不必校准

答案：D

51. 下列哪项不是仪器设备校准时须关注的项目

A. 加样系统   B. 温控系统

C. 光学系统   D. 检测试剂

E. 离心机离心力

答案：E

52. 下列哪项输血医学实验室室内质控描述是正确的

A. 三级医院可开展室内质控

B. 二级医院可开展室内质控

C. 检测量小的医院不必开展室内质控

D. 实验室项目少的医院不必开展室内质控

E. 所有具有血型血清学检测功能的医院须开展室内质控

答案：E

53. 下列哪项输血医学实验室室内质控描述正确的是

A. 必须使用第三方质控品

B. 室内质控品须要有注册证

C. 室内质控应通过证明结果准确

D. 既可以使用有证质控品也可自制

E. 所使用的室内质控品不可以自制

答案：D

54. 某院输血科全年未发生室内质控失控现象，关于此实验室的描述不正确的是

A. 实验室质控规则可能设置不当

B. 该实验室可能没有记录失控结果

C. 该实验室可能没有使用弱阳性质控品

D. 该实验室质控结果全年均在控故不存在问题

E. 实验室可能存在失控情况但没有重视和记录

答案：D

55. 下列哪项输血医学实验室室间质评描述是正确的

A. 可不参加能力验证/室间质评

B. 须参加能力验证/室间质评

C. 须参加国家与省能力验证/室间质评

D. 每年实验室内不同检测系统轮流参加

E. 不可参加外省的能力验证/室间质评

答案：B

56. 下列哪项输血医学实验室室间质评描述是正确的

A. 每个项目 5 个质控品失控 1 个不必采取处理措施

B. 为了获得较好的结果实验室间可以互助参考

C. 只要全年质控结果总体满意即可

D. 质控品必须和样本随机一起做

E. 质控品必须单独特殊对待

答案：D

57. 下列哪项不是输血医学实验室定量检测系统投入使用前验证项目

A. 干扰实验和携带污染实验

B. 正确度和精密度

C. 参考区间验证

D. 可报告范围

E. 灵敏度

答案：E

58. 下列哪项输血医学实验室里非配套定性检测系统描述是正确的

A. 进口仪器设备不可以使用非配套的试剂

B. 进口仪器设备可使用第三方试剂但须进行评价

C. 进口仪器设备可以自制红细胞试剂可不必评价

D. 为了节省成本建议使用国产和自制细胞试剂

E. 稀释液对结果不影响可使用生理盐水替代

答案：B

59. 下列哪项输血医学实验室检测方法描述是正确的
    A. 使用第 4 版《全国临床检验操作规程》的方法
    B. 使用仪器厂家规定的方法
    C. 使用试剂厂家规定的方法
    D. 使用权威教科书介绍的方法
    E. 使用仪器与试剂均须验证
    答案：E

60. CNAS-CL02《医学实验室质量和能力认可准则》疑难血型鉴定或疑难交叉配血等项目送外检视为
    A. 外部检验　　　　　B. 外部审核
    C. 外部校验　　　　　D. 委托检验
    E. 委托审核
    答案：D

61. CNAS-CL02《医学实验室质量和能力认可准则》医疗机构输血科负责人应从事相关专业至少
    A. 1 年　　　　　　　B. 2 年
    C. 3 年　　　　　　　D. 4 年
    E. 5 年
    答案：C

62. CNAS-CL02《医学实验室质量和能力认可准则》负责对疑难血型血清学试验检测结果进行审核人员应具有中级及以上技术职称，至少本岗位工作几年
    A. 1 年　　　　　　　B. 2 年
    C. 3 年　　　　　　　D. 4 年
    E. 5 年
    答案：D

63. CNAS-CL02《医学实验室质量和能力认可准则》对新进员工培训结束后在几个月内应进行几次能力评估
    A. 1 个月，1 次　　　B. 3 个月，1 次
    C. 6 个月，2 次　　　D. 9 个月，2 次
    E. 12 个月，2 次
    答案：C

64. CNAS-CL02《医学实验室质量和能力认可准则》当职责变更时，或离岗几个月以上再上岗时，或政策、程序、技术有变更时，应对员工进行再培训和再评估
    A. 1 个月　　　　　　B. 3 个月
    C. 6 个月　　　　　　D. 9 个月
    E. 12 个月
    答案：C

65. CNAS-CL02《医学实验室质量和能力认可准则》常规使用的温度计应至少何时与检定/校准温度计进行比对，记录并使用修正值
    A. 1 次/1 年　　　　　B. 2 次/1 年
    C. 1 次/2 年　　　　　D. 1 次/3 年
    E. 1 次/4 年
    答案：A

66. CNAS-CL02《医学实验室质量和能力认可准则》应几个月对血型血清学离心机定时器和离心力/转速进行校准
    A. 1 个月　　　　　　B. 3 个月
    C. 6 个月　　　　　　D. 9 个月
    E. 12 个月
    答案：C

67. 下列哪项不是 CNAS-CL02《医学实验室质量和能力认可准则》通过与其他实验室比对的方式确定检验结果的可接受性时，除下列哪项外均应满足要求
    A. 频率：至少每年 2 次
    B. 检测人员应副高以上
    C. 规定比对实验室的选择原则
    D. 判定标准：应有≥80% 的结果符合要求
    E. 样品数量：至少 5 份，包括正常和异常水平
    答案：B

68. CNAS-CL02《医学实验室质量和能力认可准则》应至少每年几次进行实验室内部比对，包括人员和不同方法/检测系统间的比对
    A. 1 次　　　　　　　B. 2 次
    C. 3 次　　　　　　　D. 4 次
    E. 5 次
    答案：A

69. 下列哪项不是 CNAS-CL02-A001《医学实验室质量和能力认可准则的应用要求》试剂和耗材—验收试验要求

    A. 不同批号不应混用

    B. 相同批号不同试剂盒不应混用

    C. 同一试剂盒内的不同组分不应混用

    D. 如果混用实验室应提供混用的方法

    E. 如果混用实验室应提供混用的方法及确认程序和结果

    答案：D

70. 下列哪项不是 CNAS-CL02-A001《医学实验室质量和能力认可准则的应用要求》试剂和耗材—验收试验要求

    A. 应使用于定性检验的试剂选择阴性和弱阳性的样品或质控物进行试剂批号验证

    B. 同批号不同货运号试剂应与之前或正在应用的旧批号进行平行检测比对

    C. 新批号试剂应与之前或正在应用的旧批号、旧试剂进行平行检测比对

    D. 应使用适宜检测区间内的患者样品或质控物进行非平行检测

    E. 应使用于定量检验的试剂，应进行新旧试剂批间差验证

    答案：D

71. CNAS-CL02-A001《医学实验室质量和能力认可准则的应用要求》申请单信息应符合通用要求外，还应符合哪些要求

    A. 国家强制标准　　B. 国家推荐标准

    C. 行业强制标准　　D. 行业推荐标准

    E. 相关法律法规

    答案：A

72. 下列哪项不是 CNAS-CL02-A001《医学实验室质量和能力认可准则的应用要求》输血实验室样品接收应符合要求

    A. 对稀有血型样品应有明显的标识

    B. 急诊用血应建立紧急预案

    C. 急诊用血应建立绿色通道

    D. 应有与分管领导沟通程序

    E. 应有急诊样品处理程序

答案：D

73. 下列哪项不是 CNAS-CL02-A001《医学实验室质量和能力认可准则的应用要求》生物参考区间或临床决定值要求

    A. 参考区间来源

    B. 检测系统一致性

    C. 参考人群适用性

    D. 宜根据年龄等划分参考区间

    E. 不宜根据性别划分参考区间

    答案：E

74. 下列哪项不是 CNAS-CL02-A001《医学实验室质量和能力认可准则的应用要求》实验室间比对要求

    A. 获准认可的每个检验（检查）项目，每年应至少参加 2 次能力验证活动

    B. 实验室负责人应监控室间质评活动的结果，并在结果报告上签字

    C. 应满足卫生行政管理部门对能力验证/室间质评的相关规定

    D. 可获得的能力验证活动开展频次 ≥3 次/年

    E. 保留参加能力验证/室间质评的结果和证书

    答案：D

75. 下列哪项不是 CNAS-CL02-A001《医学实验室质量和能力认可准则的应用要求》实验室间比对替代方案的规定

    A. 比对实验室的选择原则

    B. 比对样品数量

    C. 比对频次

    D. 判断标准

    E. 设备比对

    答案：E

76. 下列哪项不是 CNAS-CL02-A001《医学实验室质量和能力认可准则的应用要求》输血实验室结果复核要求

    A. 血型和抗体筛查结果应与献血者以前的结果进行比较

    B. 血型和抗体筛查结果应与患者以前的结果进行比较

C. 血型结果如存在差异,应分析原因并采取相应措施

D. 血型结果如存在差异,应汇报院领导

E. 确保血型结果准确,并记录相关情况

答案:D

77. 下列哪项不是 CNAS-CL02《医学实验室质量和能力认可准则》人员技术要求

A. 对员工的信息系统能力评估每年 2 次

B. 制定使用信息系统的使用人员培训与考核计划。

C. 制定新上岗员工以及信息系统应急预案的培训与考核计划。

D. 对信息系统使用人员进行培训,使其掌握如何使用新系统及修改过的旧系统

E. 对员工的信息系统新增功能、信息安全防护和执行信息系统应急预案的能力评估

答案:A

78. ISBT 命名 D 抗原为

A. RH1 或者 004001

B. RH2 或者 004002

C. RH3 或者 004003

D. RH4 或者 004004

E. RH5 或者 004005

答案:A

79. 在国际输血协会的血型命名体系中,Diego 血型的序号是

A. 5　　B. 10

C. 15　　D. 20

E. 25

答案:B

80. 根据《血站质量管理规范》血站质量第一责任人

A. 站长　　B. 副站长

C. 党委书记　　D. 法定代表人

E. 卫生行政部门负责人

答案:D

81. 下列哪项关于《血站质量管理规范》法定代表人负责质量体系的描述是不正确的

A. 建立　　B. 实施

C. 监控　　D. 改进

E. 沟通

答案:E

82. 根据《血站质量管理规范》卫生技术人员应至少占职工总数

A. 35%　　B. 45%

C. 55%　　D. 65%

E. 75%

答案:E

83. 根据《血站质量管理规范》技术和管理人员本科以上学历至少

A. 30%　　B. 40%

C. 50%　　D. 60%

E. 70%

答案:D

84. 根据《血站质量管理规范》下列哪项不正确

A. 传染病患者和经血传播疾病病原体携带者可从事供血

B. 技术人员均应具有相关专业初级以上技术职务任职资格

C. 传染病患者和经血传播疾病病原体携带者,不得从事采血

D. 传染病患者和经血传播疾病病原体携带者,不得从事血液成分制备

E. 应经过专业技术培训,掌握质量管理基本原理,具有基础理论知识和实际操作技能

答案:A

85. 下列哪项关于《血站质量管理规范》主管采供血业务和质量负责人的描述是不正确的

A. 采供血业务负责人和质量负责人可相互兼任

B. 应具有医学或者相关专业本科以上学历,经过质量管理培训

C. 具备采供血业务和质量管理知识和经验,能正确判断和处理的能力

D. 质量负责人向法定代表人直接报告质量管理体系业绩及要改进的需求

E. 采供血业务负责人或质量负责人缺席时,应指定适当的人员代行其职责

答案:A

86. 下列哪项关于《血站质量管理规范》质量体系文件的描述是不正确的

A. 质量体系文件覆盖所开展的采供血业务的所有过程

B. 质量体系文件应包括质量手册、过程文件、操作规程和记录

C. 建立和实施形成文件及文件管理的程序,并保留有关控制记录

D. 在文件正式实施前,应对相关的员工进行培训,评价胜任程度及保存有关记录

E. 保证员工能够在单位任何空间范围容易获得与其岗位相关的文件并正确使用文件

答案:E

87. 下列哪项关于《血站质量管理规范》建筑、设施与环境的描述是不正确的

A. 须具备整洁、卫生和安全的采供血作业场所

B. 采供血总体布局应合理,不互相干扰,防止人员和血液受到污染

C. 献血者征询区、体检区,能对献血者进行保密性征询和正确体检

D. 采血区和献血后休息区,应按工作程序,保证献血者得到适当休息

E. 血液存放区应分别设置待检测血液隔离存放区和报废血液隔离存放区

答案:E

88. 下列哪项关于《血站质量管理规范》设备的描述是不正确的

A. 必须建立和实施设备的确认、维护、校准和持续监控等管理制度

B. 计量器具应符合检定要求,有明显的定期检定合格标识

C. 大型和关键设备均应以唯一性标签标记

D. 有故障或者停用的设备应有明显的

标示

E. 应制定所有应急备用关键设备管理要求

答案:E

89. 下列哪项关于《血站质量管理规范》物料的描述是不正确的

A. 采供血所用的物料符合国家相关标准,不得对献血者健康和血液质量产生不良影响

B. 购进关键物料的生产商和供应商具有国家法律法规所规定相应资质,每年评审 2 次

C. 对关键物料的质量进行控制,保证只有合格的物料才能投入使用

D. 对库存区同类关键物料,有明显和易于识别状态类别的标识

E. 物料应按规定的使用期限存放,遵循先进先出的原则

答案:B

90. 下列哪项关于《血站质量管理规范》安全与卫生的描述是不正确的

A. 有 2 名对法定代表人直接负责的安全与卫生负责人

B. 每年对员工进行 1 次经血传播病原体感染情况的检测

C. 作业区域内不得饮食、吸烟和佩带影响安全与卫生的饰物

D. 应具有与工作场所和工作性质相适应的防护措施和相关安全标示

E. 应对乙型肝炎病毒表面抗体阴性的员工进行乙型肝炎病毒疫苗接种

答案:A

91. 下列哪项关于《血站质量管理规范》计算机信息管理系统的描述是不正确的

A. 须应用计算机管理采供血和相关服务过程

B. 确保备份库存点与主体数据库有效安全分隔

C. 须采取措施保证数据安全,对数据库进行不定期备份

D. 使用人员应保证电子口令的安全,应防范并清除计算机病毒

E. 应详细记录操作者所有登录和操作活动的日期、时间和内容

答案：C

92. 下列哪项关于《血站质量管理规范》血液的标识及可追溯性的描述是不正确的

A. 确保所有血液可以追溯到相应的献血者及其献血过程

B. 确保血液可追溯到所使用的关键物料批号及所有制备和检验的完整记录

C. 血液的标识应采用条形码技术,确保每一袋血液具有唯一性标识以及可追溯性

D. 献血条码的编码程序应保证献血码的唯一性,同一献血码至少在 50 年不得重复

E. 血液标签至少包含献血者姓名、献血编号、品种标识、血型标识和有效期标识四部分

答案：E

93. 根据《血站质量管理规范》献血、检测和供血的原始记录应至少保存

A. 5 年　　　　　　B. 10 年

C. 15 年　　　　　　D. 20 年

E. 25 年

答案：B

94. 下列哪项关于《血站质量管理规范》记录的描述是不正确的

A. 记录并保存采供血过程所产生的结果和数据,使其具有可追溯性

B. 对献血者的个人资料、献血信息、血液信息等进行选择性保密措施

C. 应安全保管和保存,防止篡改、丢失、老化、损坏、非授权接触、非法复制等

D. 建立和实施电子签名和数据电文管理程序,确保数据可靠性、完整性、有效性以及机密性

E. 记录体系必须完整,应包括从献血者筛选到血液发放和运输的整个过程,保

证其可追溯性

答案：B

95. 下列哪项关于《血站质量管理规范》监控和持续改进的描述是不正确的

A. 建立和实施确认程序,对新的或者有变化进行系统检查

B. 确认报告应包括确认计划、确认的数据和确认的结论

C. 确保采供血服务及血液质量符合预期要求

D. 确认完成后应形成确认报告

E. 确认应按每日的计划进行

答案：E

96. 下列哪项关于《血站质量管理规范》监控和持续改进的描述是不正确的

A. 管理评审的结果及其相应措施须予以记录

B. 法定代表人就所涉及的内容做出总结

C. 质量负责人编写管理评审报告

D. 管理评审每年至少进行二次

E. 根据可增加管理评审次数

答案：D

97. 下列哪项关于《血站质量管理规范》献血服务的描述是不正确的

A. 从低危人群中采集血液,确保血液的质量

B. 应具有处理献血不良反应的设施和药品

C. 对献血者的隐私和相关信息进行保密

D. 献血前征询和体格检查

E. 鼓励自愿定期义务献血

答案：E

98. 下列哪项关于《血站质量管理规范》献血服务的描述是不正确的

A. 采血前对血袋和血液保存液外观进行检查

B. 血液采集量应采用目测方法加以控制

C. 应采用唯一的条形码标识献血记录

D. 采血前应对献血者资料进行核查

E. 实施献血者满意度调查程序

答案：B

99. 下列哪项关于《血站质量管理规范》血液检测的描述是不正确的

    A. 血液检测实验室必须获得《血站实验室质量管理规范》审核合格证书

    B. 没有开展血液检测业务的血站,建立和实施标本采集运输和交接程序

    C. 血液标本运送全程温度监控及交接记录

    D. 建立和实施检测报告的接收和利用程序

    E. 质控实验室应遵守《献血法》相关要求

答案：E

100. 下列哪项关于《血站质量管理规范》血液制备的描述是不正确的

    A. 制备的血液必须符合《全血和成分血质量要求》

    B. 建立和执行血液制备、贴签、包装、入库程序

    C. 血液制备环境整洁,定期消毒,环境温度控制

    D. 血液制备应尽可能在密闭系统中,避免污染

    E. 如在开放系统进行制备,须在100级环境中

答案：E

101. 下列哪项关于《血站质量管理规范》血液制备的描述是不正确的

    A. 一次性使用塑料血袋须经过采购部门确认合格后方可投入使用

    B. 使用联袋时,在原袋和转移袋分离前应检查献血条码的一致性

    C. 对合格血液进行贴签时,应对标签中的信息再次进行核对

    D. 每袋血液在其制备的每一个环节都应经过严格的目视检查

    E. 血液制备记录应确保对血液制备过程相关信息的追溯

答案：A

102. 下列哪项关于《血站质量管理规范》血液

隔离与放行的描述是不正确的

    A. 将待检测的血液和不合格血液进行物理隔离和管理,防止不合格血液的误发放

    B. 放行人员应经过培训和考核合格,并经过授权,才能承担放行工作

    C. 清查每批血液中的所有不合格血液,准确无误,才能放行合格血液

    D. 所有不合格的血液经过清点核实,并已被转移血站外存放和处置

    E. 保证所有的血液成分得到识别和清点核实

答案：D

103. 下列哪项关于《血站质量管理规范》血液保存、发放与运输的描述是不正确的

    A. 血液的保存地点应具有防火、防盗措施,未经授权人员不得进入

    B. 血液保存设备运行可靠,温度均衡,有温度记录装置和报警装置

    C. 对保存状态进行监控,确保血液始终在正确的条件下保存

    D. 不同品种和不同血型的血液分开存放,并有明显标识

    E. 血液在整个运输过程中的储存温度进行监控

答案：A

104. 下列哪项关于《血站质量管理规范》血液库存管理的描述是不正确的

    A. 建立和实施血液库存管理程序,保证有充足的血液供应,最大限度控制血液过期报废

    B. 应制定切实可行的血液应急预案,保证突发事件的血液供应

    C. 应根据临床需求确定不同种类血液的最低库存水平

    D. 处于制备过程中的血液不应纳入库存管理

    E. 应对血液库存定期盘点

答案：D

105. 下列哪项关于《血站质量管理规范》血液

收回的描述是不正确的

A. 应建立和实施血液收回程序,确定需要收回的血液,明确责任人及其职责

B. 确保在任何时间有专人接听及处理血液质量投诉和缺陷发现

C. 能够快速收回已发放的血液,及时通告有关单位采取措施

D. 收回具有严重质量缺陷的血液时,应进行全面调查

E. 血液收回记录只需填写预防措施

答案:E

106. 下列哪项关于《血站质量管理规范》投诉与输血不良反应报告的描述是不正确的

A. 应建立和实施血液质量投诉的处理程序

B. 指定质控实验室和质管部人员负责

C. 对血液质量投诉进行调查处理并详细记录

D. 对输血反应报告进行调查处理并详细记录

E. 血液质量出现重大问题的投诉向法人报告

答案:E

107. 下列哪项关于《血站实验室质量管理规范》所称血站实验室的描述是不正确的

A. 血液集中化检测实验室

B. 血液中心实验室

C. 中心血站实验室

D. 血站实验室

E. 医院输血科

答案:E

108. 下列哪项关于《血站实验室质量管理规范》实验室质量的描述是不正确的

A. 建立和持续改进实验室质量体系,并负责组织实施和严格监控

B. 质量体系应覆盖血液检测和相关服务的所有过程

C. 质量体系符合国家法律、法规、标准和规范要求

D. 实验室所有员工对其职责范围内的质量负责

E. 实验室负责人为血液检测质量的第一责任人

答案:E

109. 下列哪项关于《血站实验室质量管理规范》组织人员的描述是不正确的

A. 应建立与实验室血液检测业务相适应的组织结构

B. 人员配备和岗位设置应满足血液检测过程需求

C. 必须建立和实施人力资源管理程序

D. 实验室负责人应具有高级职称资格

E. 实验室负责人有 10 年以上工作经历

答案:E

110. 下列哪项关于《血站实验室质量管理规范》组织人员的描述是不正确的

A. 血液检测技术人员应具备医学检验专业知识和技能

B. 新增血液检测人员大学本科以上学历占新增人数的 80% 以上

C. 血液检测人员应经过培训和岗位考核,经法定代表人核准后上岗

D. 血液检测人员应保证血液检测结果和结论真实性、可靠性和保密性

E. 血液检测人员签名必须登记和保存,并定期更新以及将先前的记录存档

答案:B

111. 下列哪项关于《血站实验室质量管理规范》体系文件的描述是不正确的

A. 实验室质量体系文件应覆盖检测前、检测中和检测后整个过程

B. 标准操作规程分为仪器操作规程、项目和试剂操作规程

C. 实验用房、辅助用房应满足血液检测工作的需求

D. 实验室环境应卫生和整洁,持续监控并记录环境条件

E. 有安全防护与急救设施及相关工作安全标示

答案:B

112. 下列哪项关于《血站实验室质量管理规范》体系文件的描述是不正确的
    A. 实验室应配备应急电源,以保证血液检测工作正常进行
    B. 应根据检测流程和检测项目分设两个检测作业区
    C. 不同类型检测作业区采取措施防止交叉污染
    D. 员工生活区应配备适宜的生活设施
    E. 对于危险品,应有安全的存放场所
    答案:B

113. 下列哪项关于《血站实验室质量管理规范》仪器设备的描述是不正确的
    A. 实验室仪器、设备的配置应能满足血液检测业务工作的需要
    B. 使用的仪器、设备应符合国家相关标准
    C. 应能得到充足的仪器、设备所需耗材
    D. 关键仪器设备应有相关性标签标记
    E. 设备维护后重新使用前应进行确认
    答案:D

114. 下列哪项关于《血站实验室质量管理规范》试剂材料的描述是不正确的
    A. 建立和实施血液检测试剂与实验材料管理程序
    B. 试剂与材料的生产商和供应商应具有相应资质
    C. 选用的试剂与材料应有外部服务质量定期评审
    D. 每日试剂投入使用前应进行确认
    E. 试剂应在有效期内使用
    答案:D

115. 下列哪项关于《血站实验室质量管理规范》信息管理的描述是不正确的
    A. 建立和使用血液检测计算机信息管理系统
    B. 从标本接收到检测报告发出整个血液检测过程实行分阶段计算机管理程序
    C. 血液检测计算机管理软件供应商应具备国家规定的资质,提供操作和维护

说明书
    D. 建立和实施计算机管理系统使用的风险分析、培训、确认、使用以及使用后的评估程序
    E. 建立和实施血液检测计算机管理系统发生意外事件的应急预案和恢复程序,确保正常进行
    答案:B

116. 下列哪项关于《血站实验室质量管理规范》技术记录的描述是不正确的
    A. 建立并实施对质量及技术记录进行工作程序
    B. 建立和保持完整的血液检测相关记录
    C. 实验室的文件和记录应由所隶属血站
    D. 记录由档案管理部门集中归档管理
    E. 档案管理符合血站的有关规定
    答案:E

117. 下列哪项关于《血站实验室质量管理规范》检测前管理的描述是不正确的
    A. 建立和实施标本送检程序,受检者身份的唯一性标识
    B. 建立和实施标本采集程序,须征得经治医师知情同意
    C. 建立和实施标本运送程序,标本运送有记录
    D. 建立标本接收程序,应有拒收标本的回告方式
    E. 分次检测的部分样品可追溯至最初原始标本
    答案:B

118. 下列哪项关于《血站实验室质量管理规范》检测管理的描述是不正确的
    A. 应确定血液检测项目和方法,并符合国家的有关规定
    B. 血液检测方法和检测程序须经过确认后投入使用
    C. 确认计划应确保其符合预期的要求
    D. 严格遵从商定的检测程序
    E. 对检测过程进行监控
    答案:D

119. 下列哪项关于《血站实验室质量管理规范》检测管理的室内质量控制程序描述是不正确的
    A. 质控品在常规使用后的确认
    B. 确定实施质控的频次
    C. 确定质控规则的选定
    D. 确定有效性判断的标准
    E. 确定质控品的检测数据的适当分析方法
    答案：A

120. 下列哪项关于《血站实验室质量管理规范》检测管理的描述是不正确的
    A. 建立初次反应性标本结果判定规则
    B. 建立再次反应性标本进一步复检的程序
    C. 抗-HIV 检测呈反应性的标本送交确证实验室进一步确证
    D. 确证实验室血液检测方法和检测程序须经过确认后投入使用
    E. 确证实验室应确定血液检测项目和方法，并符合国家的有关规定
    答案：B

121. 下列哪项关于《血站实验室质量管理规范》检测后管理的描述是不正确的
    A. 建立和实施检测报告签发的管理程序
    B. 检测结果的分析和检测结论的判定应由得到授权的技术人员进行
    C. 签发报告前，应对每批标本的检验过程以及关键控制点进行检查
    D. 确定该批检测的正确性和有效性。以包含完整质控的一次检测为一批
    E. 应根据当日的检验结论判定标准，对每一份检测标本做出检测结论的判定
    答案：E

122. 下列哪项关于《血站实验室质量管理规范》检测后管理的描述是不正确的
    A. 检测报告应完整、明晰
    B. 应对检测报告进行最后审核和签发，签发人为法人
    C. 应建立和实施检测报告收回、更改和重新签发管理程序
    D. 实验室应出经过培训和授权的人员为临床提供咨询服务
    E. 检测后标本的保存时间应符合国家有关规定。应有保存记录
    答案：B

123. 下列哪项关于《血站实验室质量管理规范》监控与改进的描述是不正确的
    A. 确保发现差错，分析其产生的原因并采取措施，防止类似差错的再次发生
    B. 实验室内部的质量审核至少每年进行二次，应覆盖血液检测及相关服务过程
    C. 应对差错纠正措施和预防措施的实施及其效果进行追踪、验证和记录
    D. 参加卫生部指定的实验室质量考评，建立和实施相关程序
    E. 建立和实施差错的识别、报告、调查和处理的程序
    答案：B

124. 下列哪项不是制定《单采血浆站管理办法》的目的
    A. 预防和控制经血液途径传播的疾病
    B. 加强单采血浆站的监督管理
    C. 保障供血浆者健康
    D. 保证原料血浆质量
    E. 打击"血头血霸"
    答案：E

125. 下列哪项关于《单采血浆站管理办法》的描述是不正确的
    A. 指根据地区血源资源，按照有关标准和要求并经严格审批设立
    B. 单采血浆站是采集供应血液制品生产用原料血浆的单位
    C. 其他任何单位和个人不得从事单采血浆活动
    D. 单采血浆站与血液制品生产单位同一法人
    E. 单采血浆站由血液制品生产单位设置
    答案：D

126. 根据《单采血浆站管理办法》,供血浆者应是
    A. 全国范围内具有户籍健康公民
    B. 本省范围内具有户籍健康公民
    C. 本市范围内具有户籍健康公民
    D. 本县范围内具有户籍健康公民
    E. 采浆区域内具有当地户籍健康公民
    答案：E

127. 根据《单采血浆站管理办法》,供血浆者年龄范围是
    A. 16~55 岁   B. 18~55 岁
    C. 20~55 岁   D. 16~60 岁
    E. 18~60 岁
    答案：B

128. 根据《单采血浆站管理办法》,单采血浆站设置规划应当报何处备案
    A. 国家卫健委
    B. 省(直辖市)卫生行政部门
    C. 地级卫生行政部门
    D. 县级卫生行政部门
    E. 乡级卫生行政部门
    答案：A

129. 根据《单采血浆站管理办法》,何部门负责本行政区域内单采血浆站的监督管理工作
    A. 国家卫健委
    B. 省级以上地方人民政府卫生行政部门
    C. 地级以上地方人民政府卫生行政部门
    D. 县级以上地方人民政府卫生行政部门
    E. 乡级以上地方人民政府卫生行政部门
    答案：D

130. 根据《单采血浆站管理办法》,血液制品生产单位设置单采血浆站应当符合当地单采血浆站设置规划,并经何部门批准
    A. 国家卫健委
    B. 省级(自治区、直辖市)卫生行政部门
    C. 地级以上地方人民政府卫生行政部门
    D. 县级以上地方人民政府卫生行政部门
    E. 乡级以上地方人民政府卫生行政部门
    答案：B

131. 根据《单采血浆站管理办法》,单采血浆站应当设置在
    A. 省级(自治区、直辖市)市
    B. 地级市
    C. 县(旗)及县级市
    D. 乡村和街道
    E. 大型居民社区
    答案：C

132. 下列哪项关于《单采血浆站管理办法》的描述是不正确的
    A. 单采血浆站应当设置在县(旗)及县级市
    B. 单采血浆站可与一般血站设置在同一县级行政区域内
    C. 有地方病或者经血传播的传染病流行、高发的地区不得规划设置单采血浆站
    D. 上年度自愿无偿献血未能满足临床用血的市级行政区域内不得新建单采血浆站
    E. 本年度自愿无偿献血未能满足临床用血的市级行政区域内不得新建单采血浆站
    答案：B

133. 根据《单采血浆站管理办法》单采血浆站采浆区域的选择应能满足原料血浆年采集量不少于
    A. 10 吨   B. 20 吨
    C. 30 吨   D. 40 吨
    E. 50 吨
    答案：C

134. 根据《单采血浆站管理办法》新建单采血浆站在 3 年内达到年采集量不少于
    A. 10 吨   B. 20 吨
    C. 30 吨   D. 40 吨
    E. 50 吨
    答案：C

135. 下列哪项关于《单采血浆站管理办法》设置单采血浆站必须具备条件的描述是不正确的

A. 符合采供血机构设置规划、单采血浆
站设置规划

B. 符合《单采血浆站基本标准》要求的
条件

C. 应与一般血站设置在同一县级行政区
域内

D. 具有识别供血浆者的身份识别系统

E. 符合国家生物安全管理相关规定

答案：C

136. 下列哪项关于《单采血浆站管理办法》设
置单采血浆站必须具备条件的描述是不
正确的

A. 具有对所采集原料血浆进行质量检验
的技术人员以及必要的仪器设备

B. 具有与所采集原料血浆相适应的单采
血浆机械及其他设施

C. 具有与所采集原料血浆相适应的卫生
专业技术人员

D. 具有与所采集原料血浆相适应的场所
及卫生环境

E. 具有识别无偿献血者的身份识别系统

答案：E

137. 下列哪项关于《单采血浆站管理办法》设
置单采血浆站提交材料的描述是不正确
的

A. 申请设置单采血浆站的血液制品生产
单位的有关情况以及法人登记证书

B. 拟设单采血浆站的法定代表人及主要
负责人的身份证明文件和专业履历

C. 单采血浆站用房的房屋产权证明或者
使用权证明

D. 总投资额及资金的来源和验资证明

E. 单采血浆站从业人员名单与年龄

答案：E

138. 下列哪项关于《单采血浆站管理办法》拟
设单采血浆站的可行性研究报告的描述
是不正确的

A. 拟设单采血浆站基本情况,包括名称、
地址、规模、任务、功能、组织结构等

B. 拟提供设单采血浆站血浆采集区域及

区域内疾病流行状况的预测分析

C. 拟设单采血浆站的选址和建筑设计平
面图

D. 申请开展的业务项目、技术设备条件
资料

E. 污水、污物以及医疗废物处理方案

答案：B

139. 下列哪项关于《单采血浆站管理办法》不
得申请设置新的单采血浆站的描述是不
正确的

A. 设置的单采血浆站不符合采供血机构
设置规划或者当地单采血浆站设置规
划要求的

B. 血液制品生产单位承担国家计划免疫
任务的血液制品生产单位少于 5 个品
种的

C. 血液制品生产单位被吊销药品生产质
量管理规范(GMP)证书未满 10 年的

D. 血液制品生产单位发生过非法采集血
浆或者擅自调用血浆行为

E. 血液制品生产单位注册的血液制品少
于 6 个品种

答案：C

140. 下列哪项关于《单采血浆站管理办法》不
得作为新建单采血浆站的法定代表人或
者主要负责人的描述是不正确的

A. 被卫生行政部门责令限期改正 3 个月
以上或者给予罚款 5~10 万元处罚未
满 3 年的单采血浆站的法定代表人、
主要负责人及责任人

B. 被吊销《单采血浆许可证》者《血站执
业许可证》未满 10 年的单采血浆站
或者血站的法定代表人、主要负责人
及责任人

C. 被吊销药品生产质量管理规范
(GMP)证书未满 5 年的血液制品生
产单位法定代表人或者主要负责人

D. 正在服刑或者不具有完全民事行为能
力的人

E. 发生血液安全事故未满 10 年的责

任人

答案：E

141. 下列哪项关于《单采血浆站管理办法》的描述是不正确的
   A. 县级人民政府卫生行政部门在收到全部申请材料后进行初审
   B. 经设区的市、自治州人民政府卫生行政部门审查同意
   C. 报省级人民政府卫生行政部门审批
   D. 可组织有关专家进行技术审查
   E. 设置审批后 7 日内报卫生部备案

答案：E

142. 下列哪项关于《单采血浆站管理办法》的描述是不正确的
   A.《单采血浆许可证》有效期为 3 年
   B. 未办理延续申请或者被注销《单采血浆许可证》的单采血浆站，不得继续执业
   C. 经审核不合格的，责令其限期整改；经整改仍不合格的，注销其《单采血浆许可证》
   D.《单采血浆许可证》有效期满前 3 个月，单采血浆站应当向原发证部门申请延续
   E. 省级卫生行政部门根据单采血浆站上一执业周期业务进行审核，审核合格的，予以延续

答案：A

143. 下列哪项关于《单采血浆站管理办法》的描述是不正确的
   A. 单采血浆站的法定代表人或者主要负责人应当对采集的原料血浆质量安全负责
   B. 单采血浆站为供血浆者提供安全、卫生、便利的条件和良好的服务
   C. 单采血浆站执业应遵守有关法律、法规、规章和技术规范
   D. 单采血浆站应在广泛区域内组织、动员供血浆者
   E. 单采血浆站对供血浆者进行相应的健

康教育

答案：D

144. 下列哪项关于《单采血浆站管理办法》的描述是不正确的
   A. 单采血浆站应按照《中华人民共和国药典》血液制品原料血浆规程对申请供血浆者进行健康状况征询、健康检查和血样化验
   B. 单采血浆站对健康检查合格的申请供血浆者，核对身份证后，填写供血浆者名册，报所在地县级人民政府卫生行政部门
   C. 省级人民政府卫生行政部门应当在本省和相邻省内进行供血浆者信息检索，确认未在其他单采血浆站登记
   D. 单采血浆站将有关信息进行反馈，由地级卫生行政部门发给《供血浆证》
   E. 单采血浆站按照卫生部发布的供血浆者须知对供血浆者履行告知义务

答案：D

145. 下列哪项关于《单采血浆站管理办法》的描述是不正确的
   A. 应采用计算机管理档案并建立供血浆者身份识别系统
   B. 应建立供血浆者管理档案，记录供血浆者供血浆情况、健康检查情况
   C. 应建立供血浆者永久淘汰、暂时拒绝及不予发放《供血浆证》者档案名册
   D. 供血浆者健康检查不合格，应收缴《供血浆证》并告知所在地地级卫生行政部门
   E. 应根据登记的供血浆者供血浆实际情况和血液制品生产单位原料血浆需求情况，制定采浆工作计划

答案：D

146. 下列哪项关于《单采血浆站管理办法》的描述是不正确的
   A. 单采血浆站采集原料血浆应当遵循自愿和知情同意的原则
   B. 对进行特殊免疫的供血浆者，征得书

面同意后，方可免疫

C. 应当告知供血浆者特殊免疫的意义、作用、方法、步骤和不良反应

D. 供血浆者免疫情况和不良反应处理应当详细记录

E. 供血浆者免疫后可持续终身进行供血浆

答案：E

147. 下列哪项关于《单采血浆站管理办法》的描述是不正确的

　　A. 单采血浆站在每次采集血浆前，须将供血浆者持有的身份证、《供血浆证》与计算机档案管理内容进行核实，确认无误

　　B. 单采血浆站按照规定程序进行健康检查和血样化验，合格后方可按照技术操作标准和程序采集血浆

　　C. 单采血浆站必须使用单采血浆机械采集血浆，严禁手工采集血浆

　　D. 每次采集供血浆者的血浆量不得超过600mL

　　E. 严禁采集非划定采浆区域内供血浆者的血浆

　　答案：D

148. 根据《单采血浆站管理办法》两次供血浆时间间隔不得少于

　　A. 7 天　　　　　　　　B. 14 天

　　C. 21 天　　　　　　　D. 28 天

　　E. 35 天

　　答案：B

149. 下列哪项关于《单采血浆站管理办法》的描述是不正确的

　　A. 单采血浆站应建立对有易感染经血液传播疾病危险行为的供血浆者供血浆后的报告工作程序、供血浆者屏蔽和淘汰制度

　　B. 单采血浆站应对血浆采集工作实行全面质量管理，严格遵守《中华人民共和国药典》等技术规范和标准

　　C. 单采血浆站应建立人员岗位责任制和

采供血浆管理相关工作制度，并定期检查和考核

D. 单采血浆站关键岗位工作人员应当符合岗位执业要求，领取合格证书后方可上岗

E. 单采血浆站工作人员每人每年应当接受不少于 50 学时的岗位继续教育

答案：E

150. 下列哪项关于《单采血浆站管理办法》的描述是不正确的

　　A. 所采集的每袋血浆必须留存血浆标本，保存期应不少于血液制品生产投料后 5 年

　　B. 单采血浆站应当保证所采集的血浆均进行严格的检测

　　C. 血浆采集后必须单人份冰冻保存，严禁混浆

　　D. 单采血浆站工作人员应接受生物安全知识培训

　　E. 单采血浆站应当加强消毒、隔离工作管理

　　答案：A

151. 下列哪项关于《单采血浆站管理办法》的描述是不正确的

　　A. 单采血浆站应保证发出的原料血浆质量符合国家有关标准，血浆的生物活性保存尚可

　　B. 单采血浆站使用的药品、体外诊断试剂、一次性卫生器材应当符合国家有关规定

　　C. 单采血浆站必须使用计算机系统管理供血浆者信息、采供血浆和相关工作过程

　　D. 单采血浆站只能向其设置的血液制品生产单位供应原料血浆

　　E. 血浆标识应采用条形码技术，同一血浆条形码至少 70 年不重复

　　答案：A

152. 根据《单采血浆站管理办法》单采血浆站应多长时间向所在地县级人民政府卫生

行政部门报告有关原料血浆采集情况

A. 3 个月　　　　　B. 6 个月

C. 9 个月　　　　　D. 12 个月

E. 15 个月

答案：B

153. 下列哪项关于《单采血浆站管理办法》的描述是不正确的

A. 单采血浆站必须严格执行国家有关有易感染经血液传播疾病危险行为的供血浆者供血浆后保密性弃血处理的规定

B. 患有传染病、严重皮肤感染和体表伤口未愈者，不得从事采集血浆、检验、消毒、供应等岗位工作

C. 单采血浆站每年应当委托技术机构按照《单采血浆站质量管理规范》要求进行不少于一次的技术审查

D. 单采血浆站必须严格执行国家有关报废血处理的规定

E. 单采血浆站的工作人员必须每年进行二次体格检查

答案：E

154. 下列哪项关于《单采血浆站管理办法》的描述是不正确的

A. 县级人民政府卫生行政部门依照本办法的规定负责本行政区域内单采血浆站的日常监督管理工作

B. 设区的市级人民政府卫生行政部门至少每年对本行政区域内单采血浆站进行一次检查和不定期抽查

C. 省级人民政府卫生行政部门至少每年组织一次对本行政区域内单采血浆站的监督检查和不定期抽查

D. 上级卫生行政部门应当定期或者不定期监督检查辖区内原料血浆管理工作

E. 上级卫生行政部门应当及时向下级卫生行政部门通报监督检查情况

答案：B

155. 单采血浆站违反哪项《单采血浆站管理办法》由县级以上地方人民政府卫生行

政部门予以警告，并处 3 万元以下的罚款的描述是不正确的

A. 隐瞒、阻碍、拒绝卫生行政部门监督检查或者不如实提供有关资料的

B. 对供血浆者未履行事先告知义务，未经供血浆者同意开展特殊免疫的

C. 工作人员未取得相关岗位执业资格或者未经执业注册从事采供血浆

D. 按照规定建立供血浆者档案管理及屏蔽、淘汰制度

E. 未按照规定制订各项工作制度或者不落实的

答案：D

156. 下列哪项关于《单采血浆站管理办法》的描述是不正确的

A. 单采血浆站已知其采集的血浆检测结果呈阳性，仍向血液制品生产单位供应的，按照《血液制品管理条例》第三十六条规定予以处罚

B. 违反《血液制品管理条例》和本办法规定，擅自出口原料血浆的，按照《血液制品管理条例》第四十二条规定予以处罚

C. 涂改、伪造、转让《供血浆证》的，按照《血液制品管理条例》第三十七条规定予以处罚

D. 承担单采血浆站技术评价、检测的技术机构出具虚假证明文件的，由卫生行政部门责令改正，给予警告，并可处10 万元以下的罚款

E. 对直接负责的主管人员和其他直接责任人员，依法给予处分；情节严重，构成犯罪的，依法追究刑事责任

答案：D

157. 根据《中华人民共和国刑法》第三百三十三条【非法组织卖血罪；强迫卖血罪；故意伤害罪】非法组织他人出卖血液的，处几年以下有期徒刑，并处罚金

A. 1　　　　　B. 2

C. 3　　　　　D. 4

E. 5

答案：E

158. 根据《中华人民共和国刑法》第三百三十三条【非法组织卖血罪;强迫卖血罪;故意伤害罪】以暴力、威胁方法强迫他人出卖血液的,处几年有期徒刑,并处罚金

    A. 1 ~ 4   B. 5 ~ 10

    C. 11 ~ 15   D. 16 ~ 20

    E. 无期徒刑

答案：B

159. 根据《中华人民共和国刑法》第三百三十四条【非法采集、供应血液、制作、供应血液制品罪;采集、供应血液、制作、供应血液制品事故罪】非法采集、供应血液或者制作、供应血液制品,不符合国家规定的标准,足以危害人体健康的,处几年下有期徒刑或者拘役,并处罚金

    A. 1   B. 2

    C. 3   D. 4

    E. 5

答案：E

160. 根据《中华人民共和国刑法》第三百三十四条【非法采集、供应血液、制作、供应血液制品罪;采集、供应血液、制作、供应血液制品事故罪】对人体健康造成严重危害的,处几年下有期徒刑,并处罚金

    A. 1 ~ 4   B. 5 ~ 10

    C. 11 ~ 15   D. 16 ~ 20

    E. 无期徒刑

答案：B

161. 下列哪项关于《中华人民共和国刑法》第三百三十四条【非法采集、供应血液、制作、供应血液制品罪;采集、供应血液、制作、供应血液制品事故罪】描述是不正确的

    A. 造成特别严重后果的,处二十年以上有期徒刑或者无期徒刑,并处罚金或者没收财产

    B. 经国家主管部门批准采集、供应血液部门,不依照规定进行检测或者违背

其他操作规定,造成危害他人身体健康后果的,对单位判处罚金

    C. 经国家主管部门批准采集、供应血液部门,不依照规定进行检测或者违背其他操作规定,造成危害他人身体健康后果的,对其直接负责的主管人员和其他直接责任人员,处五年以下有期徒刑或者拘役

    D. 经国家主管部门批准制作、供应血液制品的部门,不依照规定进行检测或者违背其他操作规定,造成危害他人身体健康后果的,对单位判处罚金

    E. 经国家主管部门批准制作、供应血液制品的部门,不依照规定进行检测或者违背其他操作规定,造成危害他人身体健康后果的,对其直接负责的主管人员和其他直接责任人员,处五年以下有期徒刑或者拘役

答案：A

162. 下列哪项关于《中华人民共和国献血法》的描述是不正确的

    A. 医疗机构对临床用血必须进行核查,不得将不符合国家规定标准的血液用于临床

    B. 为保障公民临床急救用血的需要,动员家庭、亲友、所在单位以及社会互助献血

    C. 公民临床用血时,只交付用于血液采集、储存、分离、检验等费用

    D. 无偿献血者的配偶和直系亲属临床需要用血时,不可享受减免政策

    E. 无偿献血者临床需要用血时,免交前款规定的费用

答案：D

163. 下列哪项关于《中华人民共和国献血法》的描述是不正确的

    A. 为保证应急用血,医疗机构不可临时采集血液

    B. 遵循合理、科学的原则,不得浪费和滥用血液

C. 国家提倡并指导择期手术的患者自身储血

D. 国家鼓励临床用血新技术的研究和推广

E. 医疗机构临床用血应当制定用血计划

答案：A

164. 下列哪项 CNAS-CL02《医学实验室质量和能力认可准则》检验的描述是不正确的

A. 以确定一个特性的值或特征为目的一组操作

B. 检验是数个试验、观察或测量的总体活动

C. 确定一个特性的值的检验称为定标检验

D. 确定一个特性的特征的检验称为定性检验

E. 实验室检验通常称为检测或试验

答案：C

165. 根据 CNAS-CL02《医学实验室质量和能力认可准则》在患者附近或其所在地进行的、其结果可能导致患者的处置发生改变的检测,被定义为

A. 立刻检验　　B. 附近检验

C. 近距检验　　D. 即时检验

E. 即刻检验

答案：D

166. 根据 CNAS-CL02《医学实验室质量和能力认可准则》由实验室管理层正式发布的关于质量方面的实验室宗旨和方向,被定义为

A. 质量体系　　B. 质量目的

C. 质量指标　　D. 质量目标

E. 质量方针

答案：E

167. 根据 CNAS-CL02《医学实验室质量和能力认可准则》通过提供客观证据对规定要求已得到满足的认定,被定义为

A. 检验　　　　B. 认定

C. 检定　　　　D. 验证

E. 鉴定

答案：D

168. 根据 CNAS-CL02《医学实验室质量和能力认可准则》下列哪项不属于认定范畴

A. 将新设计规范与已证实的类似设计规范进行比较

B. 文件发布前进行评审

C. 变换方法进行计算

D. 进行试验和演示

E. 贯穿过程的检验

答案：E

169. 下列哪项根据 CNAS-CL02《医学实验室质量和能力认可准则》委托实验室的描述是不正确的

A. 样品被送检的外部实验室

B. 将样品送至这些实验室是法规的要求

C. 当常规检验不能完成时送外检的实验室

D. 实验室管理层选择转送样品或分样品进行检验的实验室

E. 不同于可能包括公共卫生、法医、肿瘤登记及中心(母体)机构等的实验室

答案：B

170. 下列哪项根据 CNAS-CL02《医学实验室质量和能力认可准则》伦理行为的描述是不正确的

A. 维护保密医学实验室员工信息

B. 公开、适宜地声明在利益竞争中可能存在的潜在冲突

C. 有合适的程序确保员工按照相关法规要求来处理人类样品、组织或剩余材料

D. 不卷入任何可能降低实验室在能力、公正性、判断力或运作诚信性等方面的可信度的活动

E. 管理层和员工不受任何可能对其工作质量产生不利的、不正当的商业、财务或其他方面的压力和影响

答案：A

171. 下列哪项根据 CNAS-CL02《医学实验室

质量和能力认可准则》实验室主任的描述是不正确的

A. 应由一名有能力的且对实验室所提供服务负责的人员领导

B. 应具有必需的能力、权利和资源，以满足本准则要求

C. 可将部分职能和/或责任指定给有资格的人员

D. 对实验室的全面运行及管理承担最终责任

E. 职能和责任应以文件形式规定

答案：A

172. 下列哪项根据 CNAS-CL02《医学实验室质量和能力认可准则》管理承诺的描述是不正确的

A. 实验室管理层应提供建立和实施质量管理体系并改进其有效性的承诺的证据

B. 确保有充分资源以正确开展检验前、检验和检验后工作

C. 明确所有人员的责任、权利和相互关系

D. 确保所有人员有能力承担指定工作

E. 实施室内质控工作

答案：E

173. 下列哪项根据 CNAS-CL02《医学实验室质量和能力认可准则》质量方针要求的描述是不正确的

A. 对良好职业行为、检验适于预期目的、符合国家要求

B. 提供建立和评审质量目标的框架

C. 在组织内传达并得到理解

D. 与组织的宗旨相适应

E. 持续适用性得到评审

答案：A

174. 下列哪项根据 CNAS-CL02《医学实验室质量和能力认可准则》质量管理体系的描述是不正确的

A. 确定质量管理体系所需的过程并确保这些过程在实验室得到实施

B. 确定所需的标准和方法以确保这些过程得到有效运行和控制

C. 确保具备所需的资源和信息以支持过程的运行和监控

D. 确定这些过程的利弊关系；监控和评价过程

E. 实施必要措施以达到预期结果并持续改进过程

答案：D

175. 下列哪项根据 CNAS-CL02《医学实验室质量和能力认可准则》质量管理体系文件的描述是不正确的

A. 质量手册

B. 质量方针声明和质量目标

C. 本准则要求的程序和记录

D. 适用的标准及其他规范文件

E. 为确保有效策划、运行并控制其过程而规定的文件和记录

答案：D

176. 下列哪项根据 CNAS-CL02《医学实验室质量和能力认可准则》质量手册的描述是不正确的

A. 确保符合本准则的实验室主任的作用和职责

B. 质量管理体系范围；质量方针或其引用之处

C. 质量管理体系中使用的文件的结构和相互关系

D. 实验室组织和管理结构及其在母体组织中的位置

E. 为实施质量管理体系而制定的文件化政策并指明支持这些政策的管理和技术活动

答案：A

177. 下列哪项根据 CNAS-CL02《医学实验室质量和能力认可准则》设备校准和计量学溯源的描述是不正确的

A. 定期验证要求的测量准确度和测量系统功能

B. 预防可导致检验结果失效的调整和篡

改的安全措施

C. 记录校准标准的计量学溯源性和设备项目的可溯源性校准

D. 使用条件和制造商的使用说明;记录校准状态和再校准日期

E. 当校准给出几组校正因子时,应保证之前的校准因子得到正确更新

答案:E

178. 下列哪项根据 CNAS-CL02《医学实验室质量和能力认可准则》计量学溯源性的描述是不正确的

A. 计量学溯源性应追溯至可获得的较高计量学级别的参考物质或参考程序

B. 当计量学溯源不可能或无关时,应通过使用有证标准物质提供结果的可信度

C. 当计量学溯源不可能或无关时,应通过使用经另一程序检验或校准提供结果的可信度

D. 当计量学溯源不可能或无关时,应通过使用本实验室的协议标准或方法提供结果的可信度

E. 只要使用制造商的检验系统和校准程序未经过修改,追溯至高级别参考物质或参考程序的校准溯源文件可以由检验系统的制造商提供

答案:D

179. 下列哪项根据 CNAS-CL02《医学实验室质量和能力认可准则》试剂和耗材的描述是不正确的

A. 当实验室不是接收单位时,应核实接收地点具备充分的贮存和处理能力,以保证购买的物品不会损坏或变质

B. 每当试剂盒的试剂组分或试验过程改变,或使用新批号或新货运号的试剂盒之前,应进行性能验证

C. 由试剂或耗材直接引起的不良事件和事故,应按要求进行调查并向制造商和监管部门报告

D. 库存控制系统应能将未经检查和不合

格的试剂和耗材与合格的分开

E. 试剂和耗材的使用说明包括制造商提供的说明书应有专人保存

答案:E

180. 下列哪项根据 CNAS-CL02《医学实验室质量和能力认可准则》实验室对采集活动的指导的描述是不正确的

A. 血液和非血液原始样品的采集说明、原始样品容器及必需添加物的说明

B. 原始样品采集者识别、采集日期的记录,以及必要时采集时间的记录

C. 采集的样品运送到实验室之前的正确储存条件的说明

D. 原始样品标记方式可明确追溯到采集者

E. 确定接受原始样品采集的患者的标识

答案:D

181. 下列哪项根据 CNAS-CL02《医学实验室质量和能力认可准则》实验室的样品接收程序的描述是不正确的

A. 应用实验室制定并形成文件的接受或拒收样品的标准

B. 样品可通过申请单和标识明确追溯到确定的患者或地点

C. 所有取自原始样品的部分样品应可明确追溯至最初的原始样品

D. 授权人员应评估已接收的样品,确保其满足与申请检验相关的接受标准

E. 应记录样品接收和/或登记的日期和时间。如可能,也应记录样品的运送者

答案:E

182. 下列哪项根据 CNAS-CL02《医学实验室质量和能力认可准则》检验程序验证的描述是不正确的

A. 实验室应将验证程序制定成文件,并记录验证结果

B. 验证过程证实的检验程序的性能指标,应与检验结果的预期用途相关

C. 未经修改而使用的已确认的检验程序

在常规使用前,应经各实验室的合作验证

D. 实验室应从制造商或方法开发者处获得相关信息,以确定检验程序的性能特征

E. 实验室进行的独立验证,应通过获取客观的证据证实检验程序的性能与其声明相符

答案:C

183. 下列哪项根据 CNAS-CL02《医学实验室质量和能力认可准则》实验室应对来源的检验程序进行确认的描述是不正确的

A. 厂方提供

B. 非标方法

C. 修改过的确认方法

D. 实验室设计或制定的方法

E. 超出预期范围使用的标准方法

答案:A

184. 下列哪项不是检验程序的性能参数

A. 测量检出限　　　B. 测量准确度

C. 测量精密度　　　D. 测量不确定度

E. 测量不精密度

答案:E

185. 下列哪项不是检验程序的性能参数

A. 分析特异度　　　B. 分析灵敏度

C. 测量区间　　　　D. 测量精密度

E. 测量区离度

答案:E

186. 下列哪项根据 CNAS-CL02《医学实验室质量和能力认可准则》实验室间比对的描述是不正确的

A. 应参加适于相关检验和检验结果解释的实验室间比对计划

B. 实验室应记录实验室间比对计划的结果

C. 当不符合预定的评价标准时,应实施纠正措施

D. 应建立参加实验室间比对的程序并制定成文件

E. 室间比对只需进行检验后程序

答案:E

187. 下列哪项根据 WS/T 400－2012《血液运输要求》冷藏运输车的描述是不正确的

A. 用于血液运输的专用车辆,应带有温度控制

B. 车厢应保持清洁状态,并定期进行消毒清洗

C. 车厢箱体应整体密闭,内壁的表面应光洁平整无裂痕

D. 车厢内各测量点的平均温度最大值与最小值的差值≤2℃

E. 车厢内的平均温度与实际平均温度允许误差应在±2℃以内

答案:E

188. 下列哪项根据 WS/T 400－2012《血液运输要求》血液运输箱外观和内壁的描述是不正确的

A. 箱体在盖合后应整体密闭,能防尘、防雨、防滑

B. 箱体在装入血液之前应保持清洁状态,应易于消毒和清洗

C. 应保证在正常使用条件下,内部材料不自发产生有害气体

D. 装载 4～10℃物件时运输箱外表面不应出现明显的凝露现象

E. 血液运输箱的保温性能应在血液冷藏运输箱投入使用前进行确认

答案:D

189. 下列哪项根据 WS/T 400－2012《血液运输要求》血液运输箱控温类型的描述是不正确的

A. 运输全血及红细胞类血液成分时,固定冰点材料应放置在血液的最下层,并且不得与血液直接接触

B. 运输全血及红细胞类血液成分时,不得使用－65℃或以下温度条件下制备的固定冰点材料或干冰

C. 运输冰冻血浆、冷沉淀时,使用－18℃或以下温度条件下制备的固定冰点材料或干冰

D. 运输血小板时,需特殊固定冰点材料;或用 20－24℃盛装液体的密闭容器代替

E. 运输冰冻红细胞时,使用－65℃或以下温度条件下制备的固定冰点材料或干冰

答案:A

190. 下列哪项根据 WS/T 400－2012《血液运输要求》血液运输温度的描述是不正确的

　　A. 运输全血及红细胞类血液成分(不包括冰冻红细胞):应维持在 2－10℃

　　B. 运输冰冻红细胞:应维持在－80℃或以下温度

　　C. 运输血小板:尽可能维持在 20－24℃

　　D. 运输冰冻冷沉淀:应维持在冰冻状态

　　E. 运输冰冻血浆:应维持在冰冻状态

答案:B

191. 下列哪项根据 WS/T 400－2012《血液运输要求》运输设备的监控的描述是不正确的

　　A. 抽检频率:至少每月 1 次

　　B. 抽检数量:随机抽检 4 个

　　C. 温度:随机抽取冷藏运输车(箱)进行测定

　　D. 对箱体的内壁进行全面清洗消毒后进行生物学监测

　　E. 对箱体的内壁进行生物学监测,不得检出致病性微生物

答案:D

192. WS 399－2012《血液储存要求》属于

　　A. 强制性国家标准

　　B. 推荐性国家标准

　　C. 强制性卫生行业标准

　　D. 推荐性卫生行业标准

　　E. 强制性地方标准

答案:C

193. 根据 WS 399－2012《血液储存要求》血液存放区连续储存血液多少个小时以上时,应有双路供电或应急发电设备

A. 12　　　　　　　　B. 24

C. 36　　　　　　　　D. 48

E. 60

答案:B

194. 下列哪项 WS 399－2012《血液储存要求》血液存放区的描述是不正确的

　　A. 血液存放区应有足够的照明光源

　　B. 血液和血液成分应储存于专用的血液储存设备

　　C. 血液储存设备应有可视温度显示,应有温度超限声、光报警装置

　　D. 血液存放区的空间应满足整洁、卫生和隔离的要求,具有防火、防盗安全设施

　　E. 血液存放区应分别设置待检测血液隔离存放区、合格血液存放区和报废血液隔离存放区,标识清晰、明确

答案:D

195. 根据 WS 399－2012《血液储存要求》血液储存设备的温度监控记录至少应保存到血液发出后几年,以保证可追溯性

A. 1　　　　　　　　B. 2

C. 5　　　　　　　　D. 10

E. 20

答案:A

196. 根据 WS 399－2012《血液储存要求》洗涤红细胞添加液为 9% 氯化钠溶液的洗涤红细胞保存期为几小时

A. 6　　　　　　　　B. 12

C. 24　　　　　　　D. 36

E. 48

答案:C

197. 根据 WS 399－2012《血液储存要求》含 20% 甘油的冰冻红细胞在何温度以下储存

A. －120℃　　　　　B. －80℃

C. －65℃　　　　　D. －40℃

E. －20℃

答案:A

198. 根据 WS 399－2012《血液储存要求》含

40%甘油的冰冻红细胞在何温度以下储存

A. −120℃   B. −80℃

C. −65℃   D. −40℃

E. −20℃

答案：C

199. 根据 WS 399−2012《血液储存要求》冰冻红细胞保存期是自采血之日起几年

A. 1   B. 5

C. 10   D. 15

E. 20

答案：C

200. 下列哪项不属于无偿献血者直系亲属

A. 配偶   B. 父亲

C. 母亲   D. 子女

E. 兄妹

答案：E

（李志强　乐嘉宜　李丽玮）

第十四章　机构间相互评价

第一节　采供血机构

一、《血站基本标准》实施细则评分(举例)

项目	标　准	标准分
专业科室设置(30分)	科室设置应满足下列功能需求 1. 献血管理:无偿献血的宣传、教育,献血档案建立等;	3
	2. 体检采血:献血者健康检查和血液采集;	4
	3. 检验:血液检验;	5
	4. 成分血制备:血液成分制备;	4
	5. 贮血发血:血液贮存、发放;	3
	6. 消毒供应:器材消毒、供应等;	3
	7. 质量控制:原辅材料、血液及其成分、工艺流程等进行质量监控;	5
	8. 信息管理:统计、科技档案、图书、情报资料、计算机等。	3
人员配置(40分)	人员和采血量的比例 9. 卫生技术人员数与年采供血量参考比例 年采供血量(升)　　　　　　　卫生技术人员数(人) 2000 以下　　　　　　　　　　　12～20 2000～10000　　　　　　　　　20～70 10000～20000　　　　　　　　70～120 20000～40000　　　　　　　　120～200 40000 以上　　　　　　　　　　200 以上	6
	卫生技术人员的比例 10. 具有国家认定资格的卫生技术人员应占职工总数的75%以上;	6
	11. 高级、中级、初级卫生技术人员比例应与功能和任务相适应,参考比例为: (1) 高级卫生技术人员占卫生技术人员总数的5%以上; (2) 中级卫生技术人员占卫生技术人员总数的30%以上; (3) 初级卫生技术人员占卫生技术人员总数的65%以下。	4
	管理人员要求 12. 血液中心主任应具有高等学校本科以上学历,中心血站站长应具有高等学校专科以上学历,基层血站站长应具有中等专科学校医学专业以上学历;熟悉血站业务,胜任本职工作;	4
	13. 其他管理人员应具备中专以上学历,熟悉相关业务,胜任本职工作。	4
	技术人员上岗要求 14. 具有中专以上学历和初级以上卫生专业技术职称;	5
	15. 经省级以上卫生行政部门培训并考核合格;	5
	16. 患有经血传播疾病的人员,不得从事采血、供血、血液成分制备等相关业务。	6

续表

项目	标 准	标准分
建筑和设施（100分）	业务部门建筑面积应能满足其任务和功能的需要,参考比例为 17. 年采供血量(升)　　　　业务部门建筑面积(m²) 2000 以下　　　　　　　　500 以上 2000 ~ 10000　　　　　　　1000 ~ 2000 10000 ~ 20000　　　　　　 1500 ~ 3000 20000 ~ 40000　　　　　　 3000 ~ 4500 40000 以上　　　　　　　　4500 以上	10
	卫生学要求 18. 血站站址应远离污染源;	5
	19. 业务工作区域与行政等其他区域分开;	6
	20. 业务工作区域内非污染区与污染区分开;	6
	21. 业务科室的布局符合工艺流程,不交叉、不逆行,做到人流、物流分开;	8
	22. 各业务科室应有专门的工作室并达到 (1) 室内地面、墙面平整,无缝隙、霉斑及脱落凹陷; (2) 照明、采暖、降温、通风良好; (3) 能防止动物、昆虫进入;	10
	23. 具有 100 级洁净间(台)设施;	5
	24. 献血者休息场所应安全、卫生、便利。	6
	库房基本要求 25. 有足够的空间;	5
	26. 有防火、防盗,防尘,防蚊蝇、防鼠设施;	4
	27. 通风良好,能达到防潮、防霉变;	4
	28. 原辅材料应在专用库房储存;	3
	29. 不同品种、规格、批号的物品应分开存放;	5
	30. 合格、不合格、待检等物品应分别存放并有明显识别标记。	5
	辅助设施要求 31. 备有双路供电或应急发电设施;	6
	32. 通讯、给排水、消防等设施应符合有关规定;	6
	33. 具有计算机管理设施。	6
设 备（120分）	设备管理要求 34. 按《血站基本标准》要求配备仪器设备;	15
	35. 建立设备管理组织及管理制度;	10
	36. 购置大型、精密设备须经过论证;	4
	37. 大型、精密仪器设备进货有验收制度;	4
	38. 大型、精密仪器须建立完整档案,包括产品性能说明书、图纸、合格证及零配件; 到货安装、调试及性能鉴定记录、使用说明或操作规程;	5
	39. 操作人员使用前须经技术培训和考核合格;	5
	40. 定期对设备进行维护和保养并有记录;	6
	41. 高压蒸汽灭菌器有压力、温度、时间、灭菌指示,及定期检查校准并有记录;	6
	42. 成分制备用离心机有转速、定时、温度显示,及定期检查、校正并有记录;	6
	43. 血液冷藏箱、低温冰箱、血小板保存箱有高、低温报警装置及温度自动记录(或 人工定时测温并详细记录);有定期化霜、清洁消毒措施;定期检查并有记录;	8
	44. 洁净室或洁净台定期作尘埃计数、菌落计数、风速及噪音测定并有记录。	4

项目	标　　准	标准分
设　备（120分）	采血车和采血室要求	
	45. 备有与开展工作相适应的仪器设备和宣传设施；	6
	46. 采血环境符合规定要求,有清洁卫生和消毒措施；	5
	47. 有能及时、可靠的与所属血站联络的通信设备；	4
	48. 有洗手、照明及供电设备；	5
	49. 血液的采集和保存符合规定的要求；	6
	50. 废弃物应装箱(袋)密封,按规定进行处理。	6
	计量管理要求	
	51. 建立计量管理组织,有计量人员岗位责任制,并有相关制度和规定；	6
	52. 采用国家法定计量单位；	4
	53. 对国家强制检定的计量器具,须定期由计量检定部门进行校验,并有校验合格证。	5
血站业务管理(360分)	献血管理	
	54. 血站不得采集原料血浆；〔★〕	8
	55. 积极开展形式多样的无偿献血宣传教育活动,有设备,有资料；	6
	56. 献血后核发由国务院卫生行政部门统一制作的《无偿献血证》；对此证应有严格的管理制度并设专人管理〔★〕	10
	57. 跨辖区采供血,须由当地卫生行政部门向供方省级卫生行政部门申请、批准,未经批准不得跨辖区采供血；〔★〕	6
	58. 制定并落实本地区年、月、周采供血计划,保障医院用血需要；	6
	59. 非计划自愿无偿献血达到50%以上；	10
	60. 制定本地区重大灾害事故的应急采供血预案；	5
	61. 对下列供血者分别建立特种档案,做到随时可以联系 ①RhD(－)血型供血者； ②用作抗体检查的标准细胞者。	5
	体检检验的基本要求	
	62. 献血者体检必须严格执行《献血者健康检查标准》,并认真填写《健康情况征询表》；	5
	63. 检验项目要严格执行有关操作规程和质量标准；	4
	64. 检验 HBsAg、HIV、HCV 及梅毒等所使用的诊断试剂,须有生产单位名称、生产批准文号、生产许可证,经国家批检定合格,并在有效期内使用；〔★〕	8
	65. 硫酸铜比重液使用前须进行校准；	4
	66. 血液采集须做血液初、复检,合格后方能发临床输用；〔★〕	8
	67. ABO 血型检验须做正反定型、RhD 定型。血型定型准确率要求达到100%(亚型除外)。所用定型试剂须有生产单位名称、生产批准文号,经国家批检定合格,并在有效期内使用；	4
	68. 血液检验须每次进行室内质控；	6
	69. 献血者血液化验初复检不得用同一试剂厂生产的试剂,同一标本的初复检化验不得由同一人进行；	6
	70. 血液检验项目须参加国家或省级室间质量评估并成绩合格；	6
	71. 体检、检验均有完整记录,发出的报告无差错；	4
	72. 对献血者个人隐私有保密措施,对检验项目异常者应按规定通知献血者。	4
	73. 血液检验(复检)的全血标本的保存期应当在全血有效期内,血清标本的保存期应在全血有效期满后半年。	6

项目	标 准	标准分
	血液采集的基本要求	
	74. 血液采集应符合无菌操作规程;	5
	75. 采血人员须注意个人卫生,着装符合要求,工作时不佩戴首饰,并符合《医院消毒卫生标准》(GB15982 – 1995)Ⅱ类环境的医疗人员手的卫生标准;	5
	76. 固定采血点(屋)环境空气培养(静态)应符合《医院消毒卫生标准》(GB15982 – 1995)Ⅲ类标准;	5
	77. 用于采集血液标本及全血所使用的一次性注射器、塑料采血袋必须有生产单位名称和批准文号[国药器监(准)字],并在有效期内使用;(★)	8
	78. 采血器材须放置在清洁干燥的环境中,采血前应检查有无漏液、混浊、霉点或异物;	5
	79. 采血过程中注意轻轻摇血,以保证血液和保养液混合均匀;	4
	80. 年采血一针率在99%以上;	5
	81. 采血少量、多量及凝块等废血率控制在1%以下;	4
	82. 备有献血反应观察床和急救药品,有专职医生负责采血监护,并有献血反应记录;	6
	83. 血袋内血液容量误差在 ±10% 以内;	4
	84. 血袋热合处无漏血。	4
	成分血制备的基本要求	
	85. 工作人员须严格执行岗位责任制及操作规程,有执行情况检查记录;	6
血站业务管理(360 分)	86. 工作人员须注意个人卫生,工作时不佩戴首饰,并符合《医院消毒卫生标准》(GB15982 – 1995)Ⅱ类环境的医护人员手的卫生标准;	5
	87. 制备成分血的全血无凝块及溶血;	5
	88. 制备血小板应在采血后 6 小时内进行;	5
	89. 血小板制备温度为 22 ±2℃,(制备后红细胞立即在 4 ~6℃ 条件下贮存);	5
	90. 冷沉淀制备温度为0℃;	5
	91. 其他血液成分在 4 ~10℃ 条件下离心制备;	5
	92. 制备新鲜冰冻血浆时,抗凝剂为 CPD、CP2D、CPDA – 1 的血液应在规定时间内分离并速冻;抗凝剂为 ACD 的血液应在规定时间内分离并速冻;	6
	93. 特殊需要开放分离血液成分的,必须在 100 级洁净间(台)操作;	5
	94. 成分血制备报表无差错,交库记录与成品数量相符;	5
	贮血、发血的基本要求	
	95. 全血和成分血标签齐全,包装合格;	6
	96. 交库记录无差错;	4
	97. 血液待检库与合格血库隔离分开;	4
	98. 贮血冰箱报警装置完好,温度记录完整;	4
	99. 血液贮存应按品种、规格、血型、采血日期分别存放;	4
	100. 全血及成分血贮存条件应符合要求 ①血小板贮存在 20℃ ~24℃,并震荡保存; ②冰冻红细胞贮存在 –65℃ 以下; ③全血及其他红细胞类成分贮放在 2 ~6℃; ④新鲜冰冻血浆贮存在 –18℃ 以下; ⑤冷沉淀贮存在 –18℃ 以下;	5

续表

项目	标　准	标准分
血站业务管理（360分）	101. 全血及成分血标签应具有如下内容 ①血站名称及其执业许可证号； ②献血者条码、血型； ③血液品种、规格； ④采血日期； ⑤有效期； ⑥血袋编号（或条码）； ⑦贮存条件；	7
	102. 出入库日报当天结清并无差错；	4
	103. 月报与日报相符,账、物相符；	
	104. 发出的全血、成分血均有完整记录,能追踪到每一位献血者；	4
	105. 发出的血液收回后不得再次发出；	4
	106. 贮血发血室24小时值班；	4
	107. 发血室有专用电话；	3
	108. 送(取)血途中必须保持各种成分温度要求,并定期做温度监控；	5
	109. 送血量占总供血量的70%以上；	4
	110. 供应的全血、成分血均在有效期内；	5
	111. 报废血液有数量、原因记录。过期报废血率控制在1%以下。	4
	112. 红细胞分离率要求:血液中心>70%,中心血站>50%,血站>30%。	5
	信息管理的基本要求 113. 血源、采供血和检测的原始记录必须保存十年；	4
	114. 要及时做好业务统计报表工作,能正确反映实际情况；	6
	115. 能真实、完整、及时、准确地完成各项工作记录,操作者要签署全名；	6
	116. 采供血工作中的质量问题能及时向质量管理部门和主管领导报告；	8
	117. 须建立业务资料档案,各种业务资料、记录须设专人管理,并能追踪查询和检索。	6
	血站开展的服务项目 118. 血站可提供下列主要品种: (1) 全血； (2) 新鲜冰冻血浆或冰冻血浆； (3) 单采新鲜冰冻血浆(以上级卫生行政部门批件为准)； (4) 浓缩红细胞； (5) 浓缩少白红细胞； (6) 悬浮红细胞； (7) 悬浮少白细胞红细胞； (8) 洗涤红细胞； (9) 冰冻解冻去甘油红细胞； (10) 浓缩血小板； (11) 单采血小板； (12) 单采少白细胞血小板； (13) 单采粒细胞(白细胞混悬液)； (14) 冷沉淀。	9

续表

项目	标　　准	标准分
血站业务管理(360分)	119. 血站除按照注册登记的项目、内容、范围、开展采供血之外,还可开展以下输血相关服务 (1) 疑难血型鉴定及配血; (2) 红细胞血型系统的检查; (3) 新生儿溶血病检查; (4) RhD(-)患者配血; (5) 协助开展自体输血; (6) 开展输血技术咨询; (7) 协助调查处理输血反应和事故。	7
	120. 有条件的单位,可开展下列工作 (1) 白细胞血型系统的检查; (2) 血小板血型系统的检查; (3) 治疗性单采及置换; (4) 组织器官移植配型; (5) 亲子鉴定; (6) 输血相关科研和教学工作。	6
制 度 管 理 (120分)	121. 职工守则;	3
	122. 各科室工作制度;	10
	123. 职工培训及继续教育制度;	4
	124. 工作环节交接制度;	4
	125. 输血不良反应处理制度;	4
	126. 献血不良反应处理制度;	4
	127. AIDS 登记及报告制度;	3
	128. 血液标本留样保存管理制度;	4
	129. 差错登记、报告和处理制度;	4
	130. 血液包装、贮存、运输、发放制度;	5
	131. 血液报废制度;	2
	132. 站内感染监控制度;	3
	133. 仪器设备采购、使用、维护、报废制度;	3
	134. 器材、试剂采购管理制度;	4
	135. 大型精密、贵重仪器设备管理制度;	3
	136. 衡器、量器计量管理和检定制度;	3
	137. 污物处理制度;	5
	138. 库房管理制度;	3
	139. 技术档案归档管理制度;	4
	140. 科研管理制度;	4
	141. 安全制度;	3
	142. 财务管理制、财务审计制度;	3
	143. 各级、各类人员岗位责任制;	20
	144. 各业务科室技术操作规程。	15

项目	标　　准	标准分
质量管理 (210分)	**建立质量管理体系**	
	145. 建立质量管理体系,实行全面质量管理;	10
	146. 明确各级人员职责权限和相互关系;	10
	147. 有一名领导主管质量管理工作;	10
	148. 应设立独立的质量管理部门,负责质量体系的日常运行、核查和改进;	8
	149. 质量管理部门应对整个采供血活动进行质量监督,发现质量问题应分析原因,提出改进措施;及时向主管领导报告业务工作中的质量情况;	10
	150. 质量管理部门应对生产用原辅材料、半成品和成品进行质量检验;审定各种成分的制备工艺、操作规程、质量状况、标签、外包装和说明书;对全血、成分血及其他制品、塑料采血器材及洁净室环境定期抽样检测;对关键设备进行监测。	8
	人员素质与培训	
	151. 医技专业人员应有医技资格证书;	8
	152. 医技专业人员应有岗位培训考核合格记录。	8
	设备质量管理	
	153. 所有设备须有常态运行记录;	8
	154. 检验、成分分离等设备在使用前均通过校正或自检,并有记录;	8
	155. 有故障的设备应予以标识,防止误用,并应及时得到维修或更新。	8
	原辅材料质量管理	
	156. 对试剂、药品、输采血袋及器械等重要物品的采购应建立采购控制程序,采购的物品须经过接收验证,产品质量符合规定要求;	10
	157. 建立原辅材料贮存、保管的管理制度并严格执行。	8
	环境质量管理	
	158. 定期对采供血过程的场地、设施、照明、通风、噪音、洁净度、无菌室状况、区域清洁度、污物处理等进行质量监控;	10
	159. 建立卫生检查、评比制度;	8
	160. 公共场所有专人清扫,公共卫生有专人检查;	6
	161. 内外环境整洁、安静、绿化和美化;	6
	162. 厕所保持清洁,有洗手设施;垃圾箱远离工作区;	8
	163. 下列物品均应消毒后处理 (1) 接触血液、血清、血浆的物品; (2) 检验后残留血标本; (3) 接触血液的采血器材; (4) 接触血液的工作台及地面等。	8
	164. 使用过的一次性塑料采血器材须消毒后销毁(或经无害化处理),有专人负责。有记录并执行者签名。	10
	165. 血站须执行国家、委颁标准及其有关规定。	40
领导班子 (20分)	166. 领导分工明确,职责清楚;	8
	167. 有中远期发展规划和年度工作计划;	6
	168. 有明确的奖惩制度并贯彻实施。	6

　★为单项否决

二、血液中心(中心血站)专项核查表(举例)

编号	检查内容	检查方式	检 查 标 准	是	否	备注
1	主要指标	查阅文件和记录	1. 核酸检测样本覆盖率*(核酸检测样本数占所检测全部样本的百分比):×月×日_____%,×月×日预估_____%; 2. 制备手工血小板单位数:_____;采集机采血小板机采单位数_____; 3. 血液综合利用率(发放有形成分总单位数+使用冷沉淀单位数)/总供应单位数_____; 4. 有形成分利用率(发放有形成分总单位数/总供应单位数)_____%; 5. 千人口献血率(每千人口中拥有献血人数)_____‰; 6. 互助献血率(互助献血人次数/总献血人次数)_____; 7. 首次献血者率(首次献血者人数/总献血人数)_____; 8. 个体献血率(个体献血量占总献血量的比例)_____‰; 9. 献血前检查不合格数_____份,其中问诊_____份,健康检查_____份,化验检查_____份。 *不包含血清学检测不合格数	/	/	有形成分:含红细胞,血小板,粒细胞。 单位:以200mL全血制备的成分为一个单位。 个体献血:指献血者未经组织自愿到献血点献血。
2	采供血事件制订应急预案及执行情况	质量体系文件和相关文件资料	是否针对突发采供血事件制订应急预案及执行情况 1. 血液供应应急措施; 2. 关键设备故障应急措施; 3. 信息系统瘫痪后应急措施; 4. 应急预案文件中至少包括:部门、人员的职责; 5. 查询相关记录,是否按照应急预案严格执行。			
3	血液核酸检测	质量体系文件、现场查看	1. 血液核酸检测实验室是否投入使用; 2. 是否建立了血液核酸检测实验室的质量管理体系,明确相关责任人并将实验室质量控制和监督管理纳入日常质量管理中(查质量体系文件); 3. 实验室规划改造是否合理并符合有关生物安全要求; 4. 实验室人员配备是否合理,有相关资质,并经过相关培训; 5. 现场抽查相关工作人员进行业务知识提问,是否合格; 6. 实验室不能投入使用,是否有相应的应急预案; 7. 实验室验收情况; 8. 开展委托检测的实验室,对技术要求落实情况。			
4	血液检测试剂和设备	查阅文件、现场查看	1. 血液检测试剂是否符合国家相关检测标准,抽检批批检证书等; 2. 血液检测试剂和设备使用前确认是否符合要求; 3. 试剂及物料的生产商和供应商资质是否符合规定; 4. 血液检测试剂或物料的进货抽检是否符合要求。			

续表

编号	检查内容	检查方式	检 查 标 准	结果		备注
				是	否	
5	互助献血管理	查阅文件和记录	1. 针对互助献血建立有相应的管理制度,对互助献血启动的条件、标准和范围有严格的规定; 2. 互助献血占临床用血的%; 3. 近3年年均互助献血率。			
6	是否建立和实施献血者屏蔽机制,防止高危献血者反复献血	文件、记录和现场	1. 建立文件化的献血者招募指南;建立相应体系文件; 2. 质量体系文件中至少包括:献血者屏蔽的范围、屏蔽的职责和权限、屏蔽的执行操作; 3. 检查计算机管理信息系统,应具备高危献血者屏蔽功能(随机输入3例传染性指标阳性献血者信息,验证其是否被计算机管理信息系统屏蔽)。			
7	血液检测相关记录是否完整	记录	1. 记录的种类应包括标本登记、处理、保存、销毁记录,试剂管理; 2. 检测过程和结果的原始记录,质量控制记录; 3. 设备运行、维护和校验记录; 4. 实验室安全与卫生记录、医疗废弃物处理记录。			
8	开展的血液质量监控活动是否有效	质量体系文件相关监控记录	1. 质量体系文件中有:抽检的成分种类、抽检方案、抽检指标、结果分析方法; 2. 现场查看,监控方法符合《血站技术操作规程》和《全血及成分血质量要求》的相关规定; 3. 针对监控结果(包括产品抽检结果等)进行了统计和趋势分析(如果某血液成分并非每月常规制备,无法实施每月的抽检,则应制定抽样频率和数量);			
9	对献血不良反应的预防和处理机制是否健全	质量体系文件和记录	1. 建立相应体系文件; 2. 质量体系文件中至少应包括:献血不良反应的类型、预防、观察、处理、记录和报告、评价和随访等要求; 3. 全年献血不良反应数量和发生率; 4. 抽查3例有献血反应的献血者,查看其献血反应处理记录和随访记录,有记录及后续随访记录。			
10	建立差错处理机制	查阅文件和记录	1. 是否建立完善的差错处理机制; 2. 是否发生过重大失误,是否严格按照差错 3. 处理机制进行有效处理,社会对处理结果是否满意;如为××××年全国血液安全督导检查受检单位,查问题整改情况。对整改措施和处理过程是否有完整记录和原因分析。			
11	是否执行了现行的医疗废物管理的有关规定	质量体系文件	1. 查看医疗废物暂存场所,有防鼠、防蚊蝇、防蟑螂的安全措施,上锁管理; 2. 医疗废物暂存场所和运输设施定期消毒处理; 3. 废物应按规定分类; 4. 废物包装符合相关规定; 5. 废物交接记录应完整,内容应包括:来源、种类、重量或数量、交接时间(具体到分钟)、处置方法、最终去向及经办人签名。			

三、单采血浆站专项核查表（举例）

条款编号	检查内容	检查方式	检查评分标准	检查结论 是	否	备注
1	主要指标	查阅文件和记录	1. ××××年,首次献浆者率:_____%; 2. ××××年,献浆前检查不合格数_____份,其中问诊_____份,健康检查_____份,化验检查_____份; 3. 不良反应发生率(发生不良反应的采浆次数/总采浆次数):_____%。	/	/	
2	献浆者的招募、筛选标准	员工抽查及资料	1. 是否在规定的采浆区域内组织、动员献浆者; 2. 献浆者招募符合国家有关标准,并进行有关标准的抽查提问回答合格; 3. 高危献浆者及不合格献浆者的屏蔽。			
3	实验室人员资质	学历证书、资格证书及培训和工作经历	1. 实验室负责人具备医学或相关专业大学专科以上学历、初级以上技术职称; 2. 负责人有5年以上血液检测实验室工作经历; 3. 接受过血液检测实验室管理培训,能有效组织和实施血液检测工作,对血液检测过程、检测结果和检测结论能承担责任; 4. 经法定代表人任命文件。			
4	医疗废物处理	医疗废物处理记录	1. 交给集中处置单位处理,使用危险废物转移联单; 2. 自行处理经当地环保、卫生批准,自行处理记录齐全; 3. 抽查采浆、检验科和集中处置室的废物站内交接登记,登记内容至少包括:来源、种类、重量或数量、交接时间、处置方法、最终去向及经办人签名。			
5	有效的质量文件管理	质量体系文件和质量文件管理记录	1. 建立文件控制程序; 2. 程序文件的内容应包括文件的编写、审批、发布、发放、使用、更改、回收、保存归档和销毁; 3. 文件管理记录齐全; 4. 文件管理体系,包括:管理标准、技术标准、制度、操作规程和记录。应覆盖所开展的采供原料血浆的全过程。			
6	实验室质量记录	质量记录清单现场查看	1. 应包括:标本登记、处理、保存、销毁记录,试剂管理及使用记录、检测过程和结果的原始记录与分析记录、质量控制记录、设备运行维护记录、实验室安全记录、医疗废物处理记录等; 2. 应保证相关质量(纸质)记录的可追溯性。			

条款编号	检查内容	检查方式	检查评分标准	检查结论		备注
				是	否	
7	差错识别、报告、调查和处理	现场查看	1. 查质量管理体系文件,是否建立了差错的识别、报告、调查和处理制度; 2. 对差错出现后的调查和处理过程是否有完整记录和原因分析,是否采取了一定的纠正措施; 3. 同类差错的重复出现情况。			
8	实验室检测程序规范性	现场查看	1. 现场查看不得有违反操作规程的情况发生; 2. 血液检测的环境条件、人员、设备、结果判读及数据传输等符合规范和文件要求。 3. 查看血液检测能力,有无不检测就采浆的情况,可以通过核对一定时间内试剂使用量和血浆采集人次。			
9	采浆标准的掌握	质量体系文件和质控记录	1. 有无超量采集血浆,现场抽查包装完整的血浆称重,有无超过规定重量的情况; 2. 有无频繁采集血浆,查阅献浆档案; 3. 有无不到间隔期采浆情况。			
10	血液检测能力	查看资料和现场检查	1. 审核实验室能力验证结果; 2. 核查一定时间内,首次献浆者数量与检测出的 HBsAg 阳性率以及当地正常人群中阳性率的关系。			
11	是否建立和实施献浆员安全保障措施	查看文件现场查看	1. 在献浆前献浆者健康检查中,按规定开展了献浆者的检测; 2. 有文件规定不良反应的类型、预防和处理措施; 3. 采集原料血浆室有医生巡视,并备有急救用具和急救药物; 4. 对献浆者在献浆过程中出现的不良反应及时处理并详细记录; 5. 对献浆者在献浆过程中发生的严重不良反应,及时上报当地卫生行政部门。			
12	是否具有良好的持续改进能力	相关记录和资料	1. 质量体系文件中应有:对改进的策划和管理要求,改进的申请和评估,改进的实施和监控,保证改进过程的有效; 2. 应建立整个采供血浆业务过程的质量监控指标; 3. 应定期对质量监控指标进行分析,并形成报告; 4. 如为××××年全国血液安全督导检查受检单位,查问题整改情况。对整改措施和处理过程是否有完整记录和原因分析。			

第二节 医 疗 机 构

一、临床输血专项核查表（举例）

核查准则	条款编号	条款内容	核 查 方 法	核查标准	核查情况描述	核查结果评定
《医疗机构临床用血管理办法》第八条、第九条、第三十条	*1	建立临床用血管理委员会或临床用血管理工作组并履行工作职能	① 查看会议纪要是否落实,是否取得成效; ② 查看文件及工作记录评估是否确定临床用血重点科室以及针对重点用血科室的管理和改进情况; ③ 现场查看自体输血、输血治疗、输血会诊、输血门诊等血液保护及输血新技术开展情况; ④ 查看工作记录是否分析临床用血不良事件,提出处理和改进措施; ⑤ 医疗机构是否出现过临时采集血液情况,是否符合规定; ⑥ 医疗机构是否将用血量和经济收入作为输血科或者血库的考核指标。	□有措施有改进有成效 □有措施有改进无成效 □有措施无改进 □没有开展工作		□A □B □C □D
《医疗机构临床用血管理办法》第十条、第二十九条	2	对输血科负责人、专业技术人员和负责对疑难血型血清学试验结果进行审核和专业判断的人员应达到相应专业素养和法规的要求;定期评估人员能力和表现	抽查工作人员资质,并查看培训记录 ① 输血科负责人应具有中级及以上技术职称,从事相关工作至少5年; ② 从事疑难血型血清学试验结果审核的人员应具有3年以上本岗位工作经验和中级及以上技术职称; ③ 定期评估人员能力和表现,评估间隔不超过1年。新进员工在最初6个月内应至少接受1次能力评估,并记录。当职责变更时,或离岗6个月以上再上岗时,或政策、程序、技术有变更时,员工应接受再培训和再评估,合格后方可继续上岗;	□对人员资质、职责、权限和任务进行文件化,定期培训、考核和评估 □对员工评估间隔超过1年,对新进人员、离岗6个月后再上岗的员工能力评估频次不符合要求 □没有员工能力的评估		□A □B □C
《医疗机构临床用血管理办法》第十条	3	输血科配备与输血工作相适应的场地与基础设施。	查看现场区域分配 ① 应有:血液处置室(区)、储血室、发血室、标本接收室(区)、独立实验室、值班室; ② 宜有:污物存放区、洗消区、宜有支持性空间(用于档案存取、库房、示教、参考书籍的存放)、宜有员工生活区(个人物品放置区、进餐区、卫生间、浴室);	□空间充足,区域功能齐备□缺少1个应有功能区域 □缺少1个以上的功能区域;储血室和发血室未处于清洁区		□A □B □C

核查准则	条款编号	条款内容	核 查 方 法	核查标准	核查情况描述	核查结果评定
《实验室生物安全通用要求》	4	针对输血实验室不同的控制区域,制定防护措施及合适的警示标志;配备必要的安全设施和个人防护用品	现场查看各控制区域的防护措施 ① 是否设置了不同的控制区域(不同功能),应制定针对性的防护措施及合适的警示标志; ② 工作人员实验操作的个人防护设备穿戴是否符合要求。如:实验操作时必须戴手套、口罩、穿工作服; ③ 实验区域工作人员着装是否符合规定。如:进入实验室应穿工作服、不得穿露脚趾的鞋等; ④ 实验室个人物品存放符合生物安全规定。如:实验区域不能存在食品、饮料、水杯; ⑤ 观察现场有无明显的安全隐患。如:阻挡消防通道、悬挂着靠近水槽的电线、喷淋装置能否正常使用、模糊的安全标志、溢出容器的锐器、未按设备要求进行个人防护。	□无违反穿戴要求,5个方面都符合要求 □≤1项不符合要求 □>1项不符合要求		□A □B □C
《医疗机构临床用血管理办法》第十八条	5	储血设施应当保证运行有效,储血环境、温度控制和监测符合要求	现场核实,查看相关记录及超温处理 ① 应有证据表明储存设备的温度有连续的记录,确保温度变化不会超出可接受的温度范围(自动温控记录或人工记录,实验室应规定温度人工记录频次); ② 必要时,配置不间断电源和/或双路电源以保证关键设备的正常工作; ③ 依据所用分析设备和实验过程的要求,制定环境温湿度控制要求并记录,血液保存条件参照《血液储存要求》行业标准WS399-2012; ④ 应有温湿度失控时的处理措施并记录。	□记录完整 □检测及记录缺少<2次 □≥2次应记录而无记录		□A □B □C
《医疗机构临床实验室管理办法》第二十二条、二十四条	6	应保证检测系统的完整性和有效性,对强检设备定期进行检定、校准	现场核查及查看相关文件和记录 ① 按国家法规要求对强检设备进行检定; ② 常规使用的温度计应定期(至少1次/年)与检定/校准温度计进行比对,记录并使用修正值; ③ 自动温度监测系统应定期校准监测点的准确性; ④ 应每6个月对血型血清学离心机定时器和离心力/转速进行校准。	□检定或校准符合要求 □频次过少 □未进行检定或校准		□A □B □C
《医疗机构临床实验室管理办法》第二十三条	*7	输血实验室应对试剂和耗材的接收、储存、验收和库存进行管理	现场核查及查看相关文件和记录 ① 与检验质量有关的试剂和耗材,应有试剂和耗材的接收或拒绝、贮存和使用的记录; ② 试剂开瓶会改变有效期和储存要求,应记录开瓶时间和新的有效期(适用时); ③ 如适用,自配试剂记录应包括:试剂名称或成分、规格、储存要求、制备或复溶的日期、有效期、配制人。	□覆盖所有试剂和批号,记录完整 □记录不全 □未按要求记录 □使用试剂过期;现场发现配套试剂混搭使用		□A □B □C □D

续表

核查准则	条款编号	条款内容	核 查 方 法	核查标准	核查情况描述	核查结果评定
《医疗机构临床实验室管理办法》第十一条	8	输血实验室是否建立并严格执行各项规章制度和程序化文件	现场查看 ① 制定 ABO/RhD 血型鉴定流程； ② SOP 应通俗易懂，可操作性强，且易于获取； ③ 任何简要形式文件（如卡片文件）的内容应与 SOP 对应； ④ 工作现场有文件化（可为电子版）的检验程序供使用； ⑤ 检验程序基于制造商提供的说明书制定。	□全部符合 □与检验操作相关的文件中有不符合文件控制要求的 □检验程序未文件化；没有"写我所做，做我所写"		□A □B □C
《临床输血技术规范》第十五条、第十八条	*9	输血实验室结果报告的准确性和及时性	现场核查及查看相关文件和记录 ① 应建立发生血型定型困难、疑难配血情况的及时报告、记录程序； ② 建立稀有血型、不规则抗体阳性及配血不相合等情况的及时报告程序； ③ ABO 血型、RhD 血型和抗体筛查结果应与患者既往结果进行比较，如存在差异，实验室应分析原因，采取相应措施，确保结果准确，并记录相关情况； ④ 不能常规由一人同时负责血型、血型复核、交叉配血试验和审核。	□完全符合要求 □≤1 项不符合要求 □>1 项不符合要求 □不符合		□A □B □C □D
《医疗机构临床实验室管理办法》第二十五条、第二十八条	10	输血实验室进行室内质量控制，参加室间质量评价	现场核查及查看相关文件和记录 ① 查看室内质量控制记录，失控分析和月度总结； ② 参加相应的能力验证/室间质评； ③ 应保留参加能力验证/室间质评的结果和证书； ④ 实验室负责人或指定人员应监控室间质评活动的结果，并在结果报告上签字； ⑤ 室间质评结果无论合格与否均应进行总结分析。	□完全符合要求 □≤1 项不符合要求 □>1 项不符合要求		□A □B □C
《医疗机构临床用血管理办法》第十三条、第十六条《临床输血技术规范》第二十三条	*11	医疗机构应当使用卫生计生行政部门指定血站提供的血液，按要求储存；血液储存设备内严禁存放其他物品；贮血冰箱每周消毒一次，每月空气培养一次	现场查看 ① 血液来源是否符合要求； ② 是否按不同品种、血型和采血日期（或有效期），分别有序存放于专用血液储存设备内，并有明显标识； ③ 血液存放时是否遵循近效期优先发出的原则，确保各种血液成分正常周转，保证血液质量并避免血液浪费； ④ 全血和悬浮红细胞应按序垂直在专用冰箱内，无紧密堆放现象； ⑤ 贮血冰箱内和储血室空气培养每月一次，无霉菌生长或细菌菌落总数 < 4CFU/（15min，直径 9cm 平皿）； ⑥ 实际库存量与电子库存量是否一致，血液的出入库量是否一致。	□完全符合要求 □≤1 项不符合要求 □>1 项不符合要求		□A □B □C

核查准则	条款编号	条款内容	核 查 方 法	核查标准	核查情况描述	核查结果评定
《医疗机构临床用血管理办法》第十九条	12	医务人员应当严格掌握临床输血指征,根据患者病情和实验室检查,对输血指征进行综合评估,制订输血治疗方案	现场核查及查看相关文件和记录、访谈医生 ① 告知患者输血风险以及替代异体输血的方法(自体输血、药物治疗等); ② 输血前开展贫血筛查和治疗(鼓励开展贫血诊断和治疗流程,贫血门诊等); ③ 输血前常规开展凝血功能筛查及凝血异常的治疗; ④ 采取必要的外科和麻醉等技术减少患者出血,如药物,特殊止血措施; ⑤ 是否规范开展自体输血(血液回收、术前自体贮血、术中急性等容血液稀释); ⑥ 熟练掌握血液成分输注指征。	□完全符合要求 □≤2项不符合要求 □>2项不符合要求		□A □B □C
《临床输血技术规范》第十二条	13	必须使用粘贴在血标本试管上的标签来识别患者身份。该标签应包含两个独立的患者身份信息,并具有充分和唯一性	① 查看文件,是否有制度规定何时何地将标签粘贴在采样试管上; ② 现场查看,如何识别血标本采集日期和采集者; ③ 访谈护理部管理人员及护士,如何避免采集患者血标本发生错误的风险; ④ 访谈护士,当用血申请单与血标本标签上的信息不一致时该如何处理; ⑤ 查看记录,是否发生抽错标本事件,改进措施如何,是否有成效。	□有措施有改进有成效 □有措施有改进无成效 □有措施无改进		□A □B □C
《临床输血技术规范》第二十九条	*14	采集患者血型、交叉配血标本和输血环节:应到患者床旁通过两个独立的身份信息识别患者,体现双人核对	个案追踪:从标本采集环节开始,一直跟踪血液制品到患者床边,观察从标本采集到输血全过程 ① 在采集患者血标本和输血环节,操作者和核对者(或电子识别系统)应在患者床旁通过两个独立的身份信息识别患者身份; ② 交叉配血与血型初次鉴定不能使用同一标本,且不能是同一次采集(急诊抢救时除外); ③ 对一般患者和特殊患者(昏迷患者、新生儿、没有监护人在场的婴幼儿和儿童患者)建立恰当的身份识别方式。	□完全符合要求 □≤1项不符合要求 □>1项不符合要求 □现场发现未按规定识别患者身份		□A □B □C □D
《医疗机构临床用血管理办法》第十七条	15	建立血液发放及报废管理制度	现场查看及访谈 ① 是否由医务人员取血,交接核对是否按制度执行; ② 医院是否规定取血的容器,院内流转的血液质量安全如何保障; ③ 用血科室是否有自行储血的现象; ④ 输血后血袋是否按规定保存24小时; ⑤ 是否采取措施避免或减少血液报废,如:限制单次发放剂量等; ⑥ 报废流程是否符合规范。	□完全符合要求 □≤1项不符合要求 □>1项不符合要求		□A □B □C

续表

核查准则	条款编号	条款内容	核 查 方 法	核查标准	核查情况描述	核查结果评定
《临床输血技术规范》第三十三条、第三十四条、第三十五条、第三十六条	16	输血治疗病程记录完整、详细	现场核查及查看相关文件和记录 ① 是否有制度规定监测时间点,至少包括:输血开始时、输血开始后15分钟、输血完成时; ② 是否有制度规定监测内容,至少包括:呼吸、体温、脉搏、血压; ③ 记录内容是否包含:输血开始时间、输血完成时间、血液成分、剂量、有无不良反应; ④ 输血过程的输注时间、速度、顺序是否符合规范。	□完全符合要求 □≤1项不符合要求 □>1项不符合要求		□A □B □C
《医疗机构临床用血管理办法》第九条	*17	应建立以单病种质量管理为主的输血评价体系,将其纳入科室及医师的医疗质量和绩效考核指标体系并进行公示	现场核查及查看相关文件和记录 ① 是否定期监测、分析和评估单病种输血率(量),选择输血量较大的手术种类进行术者间比较; ② 是否将临床医师合理用血的评价结果作为个人绩效考核指标以及用血权限的认定管理; ③ 实施非限制性输血时是否在病历中说明原因; ④ 是否进行输血后疗效评价并记录,输注无效时是否有分析原因并采取措施; ⑤ 医院是否实施多学科患者血液管理。	□完全符合要求 □≤2项不符合要求 □>2项不符合要求		□A □B □C
《医疗机构临床用血管理办法》第二十五条	18	应建立临床用血不良事件管理制度,以确定、评估和报告不良事件	查看文件、上报记录及访谈 ① 医院是否建立临床用血不良事件管理制度,输血不良事件的界定和分级; ② 访谈医生和护士:如何评估患者发生输血不良反应,描述你会做什么? ③ 访谈医生和护士:常见输血不良反应的症状、体征,如何记录上报。核查上报记录; ④ 访谈输血科工作人员:发生输血不良反应后实验室验证程序?如何评估、调查和反馈疑似输血不良反应? ⑤ 现场查看受血者和供血者的血标本是否于2~6℃冰箱保存至少7天; ⑥ 输血前传染病筛查是否有遗漏。有无输血感染传染病上报制度,现场询问是否发生过此类事件。	□完全符合要求 □≤2项不符合要求 □>2项不符合要求		□A □B □C
《医疗机构临床用血管理办法》第二十七条	*19	应当制订应急用血工作预案	现场核查及查看相关文件和记录 ① 查看文件,已经制定了哪些预案(如:紧急用血、库存预警、关键设备、信息系统故障); ② 紧急用血应急预案是否建立绿色通道; ③ 有无急诊样品处理程序及与临床沟通程序及相应记录; ④ 是否对应急预案定期演练; ⑤ 有无经医院颁布的非同型输注管理制度。	□完全符合要求 □≤1项不符合要求 □>1项不符合要求 □现场发现应急预案不能正常启动		□A □B □C □D

续表

核查准则	条款编号	条款内容	核 查 方 法	核查标准	核查情况描述	核查结果评定
《医疗机构临床用血管理办法》第九条、第二十五条	20	应建立对临床用血质量或安全相关事件采取纠正和防范措施的流程。包括： 1）事件描述 2）事件调查 3）确定原因 4）实施纠正措施 5）确保纠正措施已执行并有效的评价方法	实际核查一个临床用血质量或安全事件的案例，至少包含以下内容，并有医务部门和护理部参与 ① 是否有流程能确保采取必要的纠正措施，消除导致事件（各种偏差，不符合和投诉等）的原因； ② 如何评估纠正措施的有效性； ③ 医务人员如何知晓纠正和防范措施； ④ 管理者是否审查纠正措施的有效性； ⑤ 什么证据表明纠正措施已执行、记录和有效； ⑥ 如何识别和归类隐患事件； ⑦ 是否对此流程在实际事件调查、根本性原因分析和改进纠正措施中的有效性进行过评估； ⑧ 医院信息系统是否覆盖了血液使用的全过程，可为临床用血事件提供溯源数据。	□有措施有改进有成效 □有措施有改进无成效 □有措施无改进		□A □B □C

注：凡有"＊"标记的条款，均为涉及影响患者安全条款，对此类条款应重点核查。

二、临床输血质控检查表（举例）

1. 举例一

一级指标	二级指标	三级指标	四级指标	评审要点	检查内容说明	分值	得分
总分100分	2.1 硬件设施（20分）	2.1.1 环境、房屋设置（7分）	2.1.1.1 业务用房面积	使用面积应满足：输血科≥200m²，血库≥80m²，检验科输血室≥40m²	输血科室业务用房面积不达标，扣2分	2	
			2.1.1.2 功能用房设置	输血科应设置不少于血液发放、标本接收窗口，应设置不少于储血、检测、配血、发血、消毒、治疗、自身采血等业务功能用房 血库应设置不少于血液发放、标本接收窗口，应设置不少于储血、检测、配血、发血、消毒等业务功能用房 检验科输血室应设置不少于血液发放窗口，应设置不少于储血、配血、发血等业务功能用房	1. 未设立标本接收窗口及血液发放窗口，或二者合用的，扣1分 2. 主要功能用房设置不全的，扣1分	2	
			2.1.1.3 房屋设置要求	符合《GB19489-2004实验室生物安全通用要求》，远离污染源，环境洁净、采光良好、空气流通，符合医院感染控制的要求	1. 业务用房临近污染源，扣1分 2. 三区不分，布局不合理，扣1分	2	
			2.1.1.4 双路供电系统	有双路供电系统或不间断电源	无双路供电系统或不间断电源的，扣1分	1	

续表

一级指标	二级指标	三级指标	四级指标	评审要点	检查内容说明	分值	得分
总分100分	2.1 硬件设施（20分）	2.1.2 必要的设备、器械（3分）	2.1.2.1 应按需配置数量充足的基本设备	输血科、血库应配置不少于贮血专用冰箱和低温冰箱、标本冰箱、试剂冰箱、废血袋冰箱、电热恒温水浴箱、血型血清学专用离心机、普通显微镜、血小板振荡器、血浆融化仪、热合机、超净工作台和专用直线电话等 检验科输血室应配置不少于贮血专用冰箱和低温冰箱、废血袋冰箱、电热恒温水浴箱、血型血清学专用离心机、普通显微镜、血浆融化仪和专用直线电话等设备	1. 上述所列的应配置设备，每缺1台扣0.2分，扣满2分为止 2. 以上设备功能残缺的，每台扣0.1分，扣满1分为止 ★3. 发现使用非血库专用冰箱贮血或贮血冰箱功能残缺的，本项不得分，并列入整改对象。如检验科输血室所在的医院开展血小板输注，应增加血小板振荡器	3	
		2.1.3 管理维护（8分）	2.1.3.1 关键设备管理维护	贮血专用冰箱和低温冰箱、血型血清学专用离心机、血小板振荡器、血浆融化仪等关键设备应有专人管理，具有唯一性标识；有使用、维护和校准记录	1. 设备设施无唯一性标识的，每台扣0.2分，扣满2分为止 2. 关键设备无使用、维护和校准记录或记录不全的，每台扣0.2分，扣满2分为止 3. 设备三证不全的，每台扣0.2分，扣满2分为止	2	
			2.1.3.2 贮血冰箱管理维护	贮血必须使用专用冰箱和低温冰箱，且温度报警（声、光）装置完好有效；工作人员应及时、准确记录贮血冰箱温度（《血液储存要求》，WS 399 - 2012），按要求对贮血冰箱进行擦拭、化霜，并认真做好消毒和空气培养工作，空气培养结果必须达到合格标准	1. 贮血专用冰箱温度报警失灵或处于关闭状态，每台扣1分，扣满2分为止 2. 贮血冰箱温度记录不规范或不完整的，每台扣0.5分，扣满1分为止 3. 贮血冰箱应每周消毒一次。未按期擦拭、化霜、消毒的或无记录，每台扣0.5分，扣满1分为止 4. 贮血冰箱应冰箱内空气培养每月一次，无霉菌生长或培养皿（90 mm）细菌生长菌落 < 8CFU/10 分钟或 < 200CFU/M3 合格。未按期进行空气培养、空气培养结果不合格或无结果报告扣1分 5. 现场实测冰箱温度及空气培养，不合格的，扣1分	6	
			2.1.4 信息系统维护（2分）	输血业务科室应配有计算机等设备及相应管理软件；信息管理系统必须涵盖血液出入库及配发血的全过程；能够依据患者信息或血液信息追踪临床用血管理的规范性和输血不良反应	★1. 未使用配发血软件进行输血管理的，本项不得分，并列为整改对象 2. 信息管理软件功能不全的，扣0.5分	2	

一级指标	二级指标	三级指标	四级指标	评审要点	检查内容说明	分值	得分
总分100分	2.2管理水平(40分)	2.2.1规章制度、工作流程(8分)	2.2.1.1临床输血委员会	二级以上医院和妇幼保健院应成立临床用血管理委员会,其他医院应成立临床用血管理工作组 管委会应有年度工作计划和总结,至少每半年召开1次工作会议 管委会应制定并执行《医院临床输血管理实施细则》《医院临床科室成分输血考核管理办法》《医院临床科室自身输血考核管理办法》《医院临床用血应急保障预案》等管理细则	1. 未成立临床用血管理委员会,或虽已成立但无正式文件扣1分 2. 管委会主任不是院长或分管副院长扣0.5分 3. 管委会无年度工作计划或半年内未开会的,扣0.5分 4. 制订的管理文件内容不全,缺一项扣0.5分,扣满2分为止	2	
			2.2.1.2规章制度	有临床输血管理相关制度和实施细则,内容涵盖本机构输血管理的全过程。医院应制定符合本单位实际的临床用血申请和审批制度、血液储存管理制度、输血查对制度、血液标本交接、留样、保存管理制度、输血不良反应处理及回报制度、差错登记报告和处理制度、血液报废审批与处理制度、仪器设备采购使用维护校准制	1. 规章制度每缺1项,扣0.5分,扣满2分为止 2. 工作人员对规章制度不熟悉的,每发现1人,扣0.5分,扣满1分为止	3	
			2.2.1.3操作流程	输血科、血库、检验科输血室应制定不少于《血液接收、入库、核查、保存、发放、收回、报废规程》《ABO、RhD血型鉴定操作规程》《抗体筛查与鉴定操作规程》《交叉配血操作规程》《仪器使用操作、维护、维修、确认、校准规程》等	1. 操作流程每缺1项,扣0.5分,扣满2分为止 2. 工作人员对操作规程不熟悉的,每发现1人,扣0.5分,扣满1分为止	3	

续表

一级指标	二级指标	三级指标	四级指标	评审要点	检查内容说明	分值	得分
总分100分	2.2管理水平（40分）	2.2.2各种运行记录完整性（10分）		血液的出入库台账记录完整率应达到100%；输血交接班记录率100%；血液报废登记率应达到100%；废血袋回收登记率应达到100%；《不良反应回报单》填报率应达到100%；设备使用、维护与维修记录率应达到100%；试剂和耗材出入库记录率应达到100%；室内质控数据记录率应达到100%	1. 血液出、入库日报表登记不符或缺失，1天扣0.2分，扣满1分为止 2. 大量输血审批单，未按规定程序申请、审批或未按时补办审批手续，1份扣0.5分，扣满2分为止 3. 输血相关试剂与耗材入库验收和出库应有记录，无记录的，扣1分 4. 应回收全部废血袋，缺1份扣0.1分，扣满1分为止；回收的血袋未按规定时限保存，扣1分 5. 《不良反应回报单》填写不规范、不完整，1份扣0.2分，扣满2分为止 6. 发血登记本记录与核对项目不规范或不完整，1例扣0.5分，扣满2分为止	10	
		2.2.3人员结构、资质、职责（6分）	2.2.3.1工作人员资质	具有中专以上学历、具备国家或省级以上卫生行政部门认定的卫生技术职称 输血科主任应具有高级卫生技术职称，从事输血相关工作五年以上，有丰富的临床输血相关专业知识及一定的管理能力 血库主任应具有技术职称中级或中级以上卫生技术职称，从事输血相关工作五年以上，有丰富的临床输血相关专业知识及一定的管理能力	★1. 查阅人员档案，发现无卫生专业技术职称的，本项不得分，并列为整改对象 2. 输血科（血库）主任资质不符合要求的，扣2分，限期整改	2	
			2.2.3.2工作人员数量	输血科、血库应配置不少于6名工作人员 用血量大于5000单位的，应按每100张床位或每使用1000单位（以红细胞成分计算）不少于1名配备工作人员 检验科输血室应由检验科指定专人负责输血工作，最低不少于2人	1. 查阅人员档案，少于6人的，本项不得分 2. 工作人员数量不足的，每少1人扣0.5分，扣满2分为止	2	

续表

一级指标	二级指标	三级指标	四级指标	评审要点	检查内容说明	分值	得分
总分100分	2.2 管理水平(40分)	2.2.3 人员结构、资质、职责（6分）	2.2.3.3 工作人员结构	高、中、初级职称比例1:3:5为宜；医学检验技术人员比例不低于70%；输血科应配置医疗及护理人员	1. 工作人员比例不合理的,扣0.5分 2. 医技人员比例低于70%,扣0.5分 3. 输血科无医师编制的扣0.5分,无护士编制的扣0.5分	1	
			2.2.3.4 工作人员健康	工作人员每年至少应体格检查一次,患有经血液传播疾病的人员,不得从事血液处理、发血、血液治疗等相关业务工作	1. 查阅工作人员健康档案,每发现1人未做年度体检的,扣0.5分,扣满2分为止 ★2. 发现工作人员患有经血液传播疾病的,本项不得分,并列为整改对象	1	
		2.2.4 技术准入(5分)	2.2.4.1 输血科设置	三级综合医院、年用血量大于5000单位的三级专科医院和年用血量大于5000单位的二级综合医院应设置独立建制的输血科;未设置输血科且年用血量大于400单位的二级甲等综合医院、三级专科医院应设置血库;其他医院由检验科输血室负责开展临床输血业务,并参照血库标准进行建设管理。年用血量小于400单位的医疗机构可挂靠就近医疗机构的输血科(血库),医疗机构应与挂靠医疗机构签订临床输血服务协议,明确双方各自职责、权利与义务,共同承担输血专业科室的职责,并报市卫生行政主管部门批准;挂靠医院与管理单位的最大距离,原则上应在30分钟车程之内	1. 查阅上一年度实际用血量,应设未设输血科(血库)的,扣2分 2. 查阅挂靠医疗机构或管理单位挂靠合作协议,若无,扣1分	3	
			2.2.4.2 24小时供血服务能力	输血科、血库应具备独立为临床提供24小时临床输血服务,能满足临床医疗工作需要;有血液库存量的管理要求;有应急用血的后勤(通信、人员、交通)保障能力。检验科输血室应在检验科支持下具备24小时能满足供血服务	1. 查阅近一月排班表,未实行24小时独立值班的,扣1分 2. 发现有非医护人员或指定专人应急取血的,扣1分	2	

续表

一级指标	二级指标	三级指标	四级指标	评审要点	检查内容说明	分值	得分
总分100分	2.2 管理水平(40分)	2.2.5 行政部门要求执行情况(5分)	2.2.5.1 科学合理用血宣传	医疗机构应通过发放相关宣传资料等多种方式,进一步加强科学合理用血的宣传	现场查看宣传画张贴及宣传折页发放情况,若无,扣1分	1	
			2.2.5.2 自身输血及血液保护	医疗机构应当积极开展血液保护相关技术,建立自身输血、围手术期血液保护等输血技术管理制度;自身输血率输血科达到15%、独立血库达到10%以上	未开展自身输血的,扣1分;自身输血率<5%扣0.5分,虽≥5%,但仍低于标准,每下降0.5%以内扣0.05分	1	
			2.2.5.3 临床输血评价与公示	医疗机构应当建立科室和医师临床用血评价及公示制度;将临床用血情况纳入科室和医务人员工作考核指标体系;不应将用血量和经济收入作为输血科或者血库工作的考核指标;输血科每月对医师合理用血情况进行评价	1. 发现输血科(血库)有经济考核指标的,直接扣满2分2. 无科室和医师临床用血评价及公示制度或上一年度未对科室及医师临床用血进行评价或公示的,扣1分3. 抽查近半年输血科临床输血病案督查情况,若无,扣1分	2	
			2.2.5.4 审证用血情况	医疗机构及临床医务人员应依据《上海市献血条例》切实做好用血审证工作,防止"少审多用"现象发生	查《临床输血申请单》,申请量与用血量是否相符(用血量应小于等于申请量),按人计算审证用血率,小于95%的,扣1分	1	
		2.2.6 重大医疗安全事件(6分)	2.2.6.1 血液来源安全性(一票否决)	血液来源应符合卫生行政部门要求,未经批准,严禁擅自采血(自体输血除外)	查看贮存血液,如有未经批准的非本市采供血机构来源的血液,本次质控督查0分	0	
			2.2.6.2 试剂耗材来源安全性	所用试剂应有生产文号和合格证明,贮存符合要求,并在有效期内使用	1. 所用试剂耗材无生产文号及合格证明或三证不全的,直接扣满2分2. 所用试剂耗材超出使用有效期扣1分	2	
			2.2.6.3 重大医疗安全事件	临床医护人员应严格执行输血核查,并均有两名医护人员两次核对签名,严格执行《临床输血技术规范》要求	★当年发生有因人为差错所致错血医疗事故的,直接扣满4分,并列入整改对象	4	

一级指标	二级指标	三级指标	四级指标	评审要点	检查内容说明	分值	得分
总分100分	2.3 专业技术水平(40分)	2.3.1 开展项目、业务量(22分)	2.3.1.1 收血	应有指定的工作人员负责血液收领;验收合格的血液,应经收、发血双方确认登记签名(签名须签全名,并容易辨认)后入库贮存,不符合要求的血液应拒领拒收	1. 无指定工作人员收领血液扣1分 2. 检查10份血液收领记录,收领血液无验收登记记录或记录不规范或不完整的,1次扣0.1分,扣满1分为止	2	
			2.3.1.2 储血	贮存的血液成分必须按品种、规格、血型、日期和贮存要求分类进行存放;贮血冰箱严禁存放除血液外的其他任何物品;不得有责任性过期报废血	1. 检查库存血液是否按品种、规格、血型、日期要求分类存放,不符合要求的,扣1分 ★2. 贮血冰箱内有规定血液外的其他物品,本项不得分,并列入整改对象 3. 查阅上一年度血液报废记录,发现有责任性过期报废,扣1分	3	
			2.3.1.3 备血	受血者交叉配血标本应标识清楚,并与《申请书》相符,且符合输血前检测和交叉配血实验要求;输血前应对患者进行传染性病原学指标检查(急诊可先抽标本,再备血)	1. 检查10份受血者配血标本,检查标本量、书写笔迹是否清晰,内容是否规范等,不符合要求的,每只扣0.5分,扣满2分为止 2. 上述10份受血者标本,若发现在输血前3天以上采集的,每只扣0.5分,扣满1分为止 3. 抽查10份输血治疗病案,未做任何相关传染性指标检验的,1份扣0.5分,检验项目不全或检验报告缺失的,1份扣0.2分,扣满2分为止	5	
			2.3.1.4 血型鉴定及交叉配血	应常规复查供、受血者 ABO 血型(正、反定型),并鉴定受血者 RhD 血型(急诊抢救紧急输血可除外),正确无误后方可交叉配血;血型鉴定和交叉配血实验均不得使用平板法;交叉配血应使用两种以上介质,且保证能够检测出 IgG、IgM 抗体;血型鉴定与交叉配血实验结果应有第二人核对,两人签字(急诊及单人值班除外);对交叉配血不合、有输血史、妊娠史及短期内需多次接受输血的受血者应开展抗体筛选试验,并按要求进行相关抗体鉴定	1. 供者血型未复查或无记录的,扣1分 ★2. 采用平板法进行血型和交叉配血实验,直接扣满5分,并列入整改对象 3. 现场要求值班人员操作血型鉴定或交叉配血试验,不符合操作规程的,扣2分 4. 未开展抗体筛查的医疗机构,扣1分 5. 开展抗体筛查的单位,未按要求开展抗体筛查的,发现1例扣0.2分,扣满1分为止	5	

续表

一级指标	二级指标	三级指标	四级指标	评审要点	检查内容说明	分值	得分
总分100分	2.3专业技术水平（40分）	2.3.1开展项目、业务量（22分）	2.3.1.5发血	临床医护人员凭"取血凭证"领取，双方必须共同核实无误后登记签名，发血人员应在每份血液包装袋上至少标记"患者姓名、病区、床号、住院号、血型、发血日期和发血者姓名"等内容（如使用交叉配血报告单或输血记录单，应包含上述内容）；血液发出后不得收回，已发出血液的供、受血者配血标本应于4℃保存至少7天；明确规定从发血到输血结束的最长时限	1.抽查10份发血单追踪其取血凭证，无取血凭证每份扣0.2分，无双方签名每份扣0.1分，扣满1分为止 2.查近7天发血记录，与保存标本对照，每少1只标本扣0.2分，扣满1分为止 3.未规定从发血到输血结束的最长时限的，扣1分	3	
			2.3.1.6室内质控及室间质评	做好相容性检测质量管理，开展室内质量控制，参加省级或省级以上输血相容性检测室间质评	1.检查室内质控记录或质控试剂，未开展室内质控或室内质控品过期的，扣2分 2.检查省级以上室间质评记录，未开展室间质评或室间质评不合格的，扣2分	4	
		2.3.2诊断报告书写规范（10分）	2.3.2.1输血申请单与审批	中级及以上专业技术职务的医师方具有申请输血的资质；《输血申请单》应填写完整，内容准确完整，并按规定审签	1.输血申请单未按规定进行更新的，直接扣满2分 2.抽查10份输血申请单，内容填写不完整或不规范，申请医师资质不符合要求的，每份扣0.5分，扣满2分为止 3.抽查10份输血申请单，内容填写不完整或不规范，审签不符合要求的，每份扣0.5分，扣满2分为止	2	
			2.3.2.2临床输血治疗同意书	临床医师拟定输血治疗方案前应向患者或其家属告知，征得患者或其家属同意后，共同签署《输血治疗知情同意书》；因抢救生命垂危的患者需要紧急输血，且不能取得患者或者其近亲属意见的，经医疗机构负责人或者授权的负责人批准后，可以立即实施输血治疗；《同意书》填写应规范完整，字迹清楚	1.检查10份《输血治疗同意书》，无医师、患者或其家属任一方未签署，1份扣1分，扣满3分为止 2.《同意书》填写不规范、不完整（不含未签字）（传染病指标结果未回的，应在《同意书》上标注），1份扣0.3分，扣满3分为止	3	

424

续表

一级指标	二级指标	三级指标	四级指标	评审要点	检查内容说明	分值	得分
总分100分	2.3 专业技术水平（40分）	2.3.2 诊断报告书写规范（10分）	2.3.2.3 输血病程记录	严密观察受血者反应，做好输血治疗的病程记录（应记载输血前评估、输血过程、输血后疗效评价）；手术输血患者其手术记录、麻醉记录、护理记录、术后记录中出血、输血量要完整一致；发生输血不良反应时，应按规定程序处理，并应及时填写《输血不良反应回报单》并连同血液送回输血科（血库、检验科输血室）	1. 抽查10份输血治疗病案，无输血治疗病程记录，1份扣0.5分 2. 输血病程记录不规范或不完整的，1份扣0.2分 3. 输血不良反应回报单缺失或与相关处理部门登记不符，1份扣0.5分；回报单填写不规范、不完整的，1份扣0.2分，扣满1分为止	5	
		2.3.3 诊断报告准确率（2分）	2.3.3.1 血型报告单	输血相容性检测报告内容完整性100%；血型鉴定实验结果应有第二人核对，两人签字（单人值班除外）	检查10份血型鉴定与交叉配血报告单，无双人签字的，每份扣0.2分，扣满1分为止	1	
			2.3.3.2 交叉配血单	交叉配血实验结果应有第二人核对，两人签字（单人值班除外）	检查10份血型鉴定与交叉配血报告单，无双人签字的，每份扣0.2分，扣满1分为止	1	
		2.3.4 报告时限性（2分）		择期输血患者血型报告单应在48小时内发至临床	查阅近期住院患者，备血48小时以上未查见血型报告单的，1例扣0.2分，扣满2分为止	2	
		2.3.5 三基培训考核（4分）	2.3.5.1 临床输血知识培训	医疗机构应当建立培训制度，加强对医务人员临床用血和无偿献血知识的培训，将临床用血相关知识培训纳入继续教育内容。新上岗医务人员应当接受岗前临床用血相关知识培训及考核	1. 查看上一年度新进人员培训情况，根据培训签到单，询问其中1位有关培训问题，如回答不详可再询问一位被培训人员，两位都回答不详扣1分 2. 随机抽考医务人员临床用血相关知识，不合格的，扣1分	2	
			2.3.5.2 工作人员培训	输血科（血库）工作人员每年应参加继续医学教育，应当建立相应的培训制度、培训计划，做好培训记录及考核工作	检查工作人员及科室继续教育记录，未达标的，每人扣0.5分，扣满2分为止	2	

2. 举例二

条款	自查/评审内容	评审结果	评审说明
4.1.1.2	实验室为独立法人单位的,应有医疗机构执业许可或血站执业许可;实验室为非独立法人单位的,其所属医疗机构的执业许可证(血站执业许可证)的执业范围中应有医学实验室或血液检测;自获准执业之日起,开展输血检验工作至少2年。		
4.1.1.3	应提供工作人员对患者或献血者隐私及结果保密的声明及签字。		
4.1.2.5	应至少有1名具有副高以上专业技术职务任职资格,从事输血检验工作5年以上的人员负责技术管理工作。		
5.1.2	医疗机构输血科负责人应具有中级及以上技术职称,所有专业技术人员应有本专业的教育经历,或相关专业背景经过医学检验培训、从事相关工作至少3年; 采供血机构实验室负责人的资质应满足国家卫健委(原卫生部)颁布的《血站质量管理规范》《血站实验室质量管理规范》中相关要求; 负责对疑难血型血清学试验检测结果进行审核和专业判断的人员应至少具有5年本岗位工作经验和中级及以上技术职称; 认可的授权签字人应具有中级及以上专业技术职务任职资格,从事申请认可授权签字领域专业技术工作至少3年; 有颜色视觉障碍的人员不应从事涉及辨色的输血相容性检验。		
5.1.6	应制定员工能力评估的内容和方法,每年评估员工的工作能力;对新进员工培训结束后在6个月内应至少进行2次能力评估,保存评估记录; 当职责变更时,或离岗6个月以上再上岗时,或政策、程序、技术有变更时,应对员工进行再培训和再评估,合格后才可继续上岗,并记录。		
5.2.1	实验室有以下充足空间 (a)应有血液入库处置区域(适用时); (b)应有样品接收、处理区域; (c)应有独立检测区; (d)宜有污物处理区:污物存放区、洗消区; (e)宜有夜间值班休息室; (f)宜有支持性空间:用于档案存取、库房、示教、参考书籍的存放; (g)宜有员工生活区:个人物品放置区、进餐区、卫生间、浴室。 应实施安全风险评估,如果设置了不同的控制区域,应制定针对性的防护措施及合适的警告。适用时,应配备必要的安全设施和口罩、帽子、手套等个人防护用品。		
5.2.2	通信设备宜有通话录音功能。		
5.2.3	应有证据表明所有试剂和血液样品的储存设备的温度有连续的记录,确保温度变化不会超出可接受的温度范围(自动温控记录或人工记录,实验室应规定温度人工记录频次)。如果使用自动除霜冰箱保存样品、试剂,实验室应确保其在制冷过程中的温度波动在允许范围内。		
5.2.5	患者样品采集设施应将接待/等候和采集区分隔开。同时,实验室的样品采集设施也应满足国家法律法规或者医院伦理委员会对患者隐私保护的要求。		
5.2.6	应依据所用分析设备和实验过程的要求,制定环境温湿度控制要求并记录,应有温湿度失控时的处理措施并记录; 必要时,可配置不间断电源(UPS)和/或双路电源以保证关键设备(如需要控制温度和连续监测的分析仪、培养箱、冰箱等)的正常工作。		

续表

条款	自查/评审内容	评审结果	评审说明
5.3.1.4	应按国家法规要求对强检设备进行检定。应进行外部校准的设备,如果符合检测目的和要求,可按制造商校准程序进行。应至少对分析设备的加样系统、检测系统、温控系统进行校准(适用时); 常规使用的温度计应定期(至少1次/年)与检定/校准温度计进行比对,记录并使用修正值。自动温度监测系统应定期校准监测点的准确性; 应每6个月对血型血清学离心机定时器和离心力/转速进行校准。		
5.3.1.5	设备故障修复后,应首先分析故障原因,如果设备故障影响了方法学性能,故障修复后,可通过以下合适的方式进行相关的检测、验证 (a)可校准的项目实施校准验证,必要时,实施校准; (b)质控检验; (c)与其他仪器或方法比对; (d)以前检验过的样品再检验。		
5.3.2.3	自制质控物应有制备程序,包括均一性和稳定性的评价方案,以及配制和评价记录。		
5.3.2.7	自配试剂记录应包括:试剂名称或成分、规格、储存要求、制备或复溶的日期、有效期、配制人。		
5.4.3	申请单包括检验申请单、输血申请单、无偿献血登记表等。除了通用要求外,申请单还应符合卫生部的相关法律法规要求。		
5.4.4.3	除通用要求外,实验室对采集活动的指导还应包括以下内容: –患者或献血者身份的识别。 –特殊患者身份的识别,如昏迷患者、新生儿、没有监护人在场的婴幼儿和儿童患者;小儿应通过父母或监护人识别。 –样品采集过程中患者或献血者出现不良反应的处理。		
5.4.5	运送人员应接受有关运送过程中的安全及包装要求的培训。		
5.4.6	除了通用要求外,样品接收程序还应确保符合以下要求 (a)将妥协样品(部分不符合标准但继续检测的样品)的有关信息反馈给申请人和样品采集人员以便持续改进样品的质量; (b)应建立接收样品和血液的核对管理制度,应至少包括标识、数量、质量及状态等。有经过培训的人员在样品接收和检测工作之前核对样品与患者或者献血者的信息,确保一致,同时核实患者的既往输血资料; (c)急诊用血应建立绿色通道和紧急预案。应有急诊样品处理程序和与临床沟通程序,并有相应记录。对稀有血型样品应有明显的标识。		
5.5.1.2	输血相容性检测应对符合性进行验证。		
5.6.2.2	质控物可为商品化质控物或自制质控物。		
5.6.3.1	应按照的要求参加相应的能力验证/室间质评。应保留参加能力验证/室间质评的结果和证书。实验室负责人或指定人员应监控室间质评活动的结果,并在结果报告上签字。		
5.6.3.2	通过与其他实验室(如已获认可的实验室、使用相同检测方法的实验室、使用配套系统的实验室)比对的方式确定检验结果的可接受性时,应满足如下要求 (a)规定比对实验室的选择原则; (b)样品数量:至少5份,包括正常和异常水平; (c)频率:至少每年2次; (d)判定标准:应有≥80%的结果符合要求。 当实验室间比对不可行或不适用时,实验室应制定评价检验结果与临床诊断一致性的方法,判断检验结果的可接受性。每年评价不少于2次,并记录。		

续表

条款	自查/评审内容	评审结果	评审说明
5.6.4	应至少每年1次进行实验室内部比对,包括人员和不同方法/检测系统间的比对,至少选择2份阴性、2份弱阳性、1份阳性样品进行比对,评价比对结果的可接受性; 比对记录应由实验室负责人审核并签字,并应保留至少2年。		
5.7.1	ABO血型、RhD血型和抗体筛查结果应与患者或者献血者以前的结果进行比较,如存在差异,实验室应分析原因,采取相应措施,确保结果准确,并记录相关情况。		
5.8.1	对所有出现血型定型困难、疑难配血的样品应建立立即报告及记录程序。稀有血型、不规则抗体阳性及配血不相合等应及时报告。		

注:本表依据 CNAS-CL02-A001 应用说明要求,编号与应用说明一致。

3. 举例三

序号	检验(检查)项目	检验(检查)方法	能力验证计划提供者(PTP)	实验室间比对组织方或比对方	参加日期	结果	不满意结果的处置情况	备注
1	ABO血型鉴定(正定型)	盐水试管法	卫健委临床检验中心					
				省临床输血质控中心				
2	RhD血型鉴定(或Rh血型D抗原鉴定)	盐水试管法	卫健委临床检验中心					
				省临床输血质控中心				
3	ABO血型鉴定(反定型)	盐水试管法	卫健委临床检验中心					
				省临床输血质控中心				
4	不规则抗体筛查	微柱凝集法	卫健委临床检验中心					
				省临床输血质控中心				
5	交叉配血	聚凝胺法	卫健委临床检验中心					
				省临床输血质控中心				

三、临床用血调查表(举例)

1. 举例一

(1)医院名称:

(2)医院规模:

床位数:　　年住院例数:　　年手术量:

（3）年用血量：

	手术科室	ICU	急诊科	其他非手术科室	总计
输血病例数（例）					
红细胞（单位）					
血浆（mL）					
冷沉淀（单位）					
血小板（单位）或治疗量）					

注：全血（U，每200毫升为1U）；红细胞（U，每200毫升全血分离为1U）；血浆（U，每200毫升全血分离为1U）；机采血小板（U，每个治疗量为1U）；手工分离血小板（U，每200毫升全血分离为1U）。

2．举例二

××××医院临床用血

项　　目	××××年	××××年	××××年	××××年	××××年
住院总人数					
出院总人数					
手术例数					
输血总人数					
手术患者输血人数					
手术患者红细胞用量					
手术患者血浆用量					
用血情况	全血（U）					
	红细胞悬液（U）					
	血浆（U）					
	机采血小板（单位或治疗量）					
	手工血小板（U）					
	过期报废血液					
	用血合计					
自体输血量（U）					
自身输血例数					
计划供血数					
互助献血人次					
互助献血数量					
延期治疗人数					
延期手术台数					

注：全血（U，每200mL为1U）；红细胞（U，每200mL全血分离为1U）；血浆（U，每200mL全血分离为1U）；机采血小板（U，每个治疗量为1U）；手工分离血小板（U，每200mL全血分离为1U）。

四、单病种用血调查表（举例）

1. 举例一

姓名： 病案号 性别： □ 男 □ 女

年龄：(岁)体重： kg 出院诊断：

1. 手术名称：(不包括联合手术)

×××年完成该项手术总例数：

2. 围手术期出血量(术中出血＋术后引流)： mL

3. 围术期输注异体红细胞： 单位

4. 围术期输注血浆： mL

5. 围术期输注血小板： 单位(治疗量)

6. 围术期输注冷沉淀： 单位

7. 入院后第一次术前血红蛋白测定值： g/L

8. 出院前最后一次血红蛋白测定值： g/L

9. 术前自体储血,否□,是□;采集血量： mL

10. 急性等容血液稀释,否□,是□;采血量： mL

11. 术中自体血液回收机,否□,是□;回收量： mL

12. 术后自体血回收,否□,是□;回收量： mL

13. 术中应用氨甲环酸,否□,是□;应用剂量： mg/kg,不详□

14. 围术期应用铁剂等治疗贫血:否□,是□;静脉□,口服□

15. 输红细胞前 1 小时内是否进行血红蛋白测定:□是,每次输血前都测定□有时测定,有时未测定□从未测定

16. 红细胞输注指征:通常血红蛋白低于 g/L,其他：

17. 血浆输注指征:临床经验□,实验室检查□,指标：

18. 血小板输注指征:临床经验□,实验室检查□,指标：

19. 冷沉淀输注指征:临床经验□,实验室检查□,指标：

20. 对医院合理用血现状是否满意:非常满意□,满意□,不满意□。

2. 举例二

单病种用血量前五名调查(××××年)

红细胞类成分				
诊断名称	ICD 诊断编码	总人数	用血人数	用量(U)

血浆类成分				
诊断名称	ICD 诊断编码	总人数	用血人数	用量(mL)

血小板类成分				
诊断名称	ICD 诊断编码	总人数	用血人数	治疗量

3. 举例三

×××× 医院单病种用血量(××××年)

序号	疾病名称	ICD 诊断编码	治疗例数	输血例数	输血例数比	用血数量(U)	例均有血数	用血浆量(U)	例均用浆数
1	骨折	X59.902							
2	冠心病	I25.101							
3	白血病	C95.901							
4	消化道出血	K92.208							
5	骨髓增生异常综合征	D46.901							
6	腰椎管狭窄	M48.061							
7	肺炎	J18.901							
8	肠梗阻	K56.702							
9	早期胃癌	C16.906							
10	贲门恶性肿瘤	C16.001							
11	食管恶性肿瘤	C15.901							
12	再生障碍性贫血	D61.905							
13	肝占位性病变	K76.903							
14	多发性骨髓瘤	C90.001							
15	肾功能不全	N19 02							
16	全心衰竭	I50.003							
17	休克	R57.901							
18	复合性外伤	X59.901							
19	全血细胞减少	D61.904							
20	肾恶性肿瘤	C64 01							

4. 举例四

×××× 医院住院重点手术用血量(××××年)

序号	手术名称	定义	总手术例数	用血手术例数	RBC用血数量(U)	RBC用血例数	FFP用血数量(U)	FFP用血例数	自体输血量(U)	自体输血例数
1	髋、膝关节置换术	手术/操作编码为ICD-9-CM-3：81.51-55髋、膝关节置换术的所有出院患者								
2	椎板切除术或脊柱融合相关手术	手术/操作为ICD-9-CM-3编码为03.01、02、09，80.50、51、59，81.00、01-08，81.30、31-39，81.62-66，84.60、61-69，03.0、03.1-2、03.4-7椎板切除术或脊柱融合术等相关手术的所有出院患者								
3	胰腺切除手术	手术/操作编码为ICD-9-CM-3：52.6或52.7的出院患者								
4	食管切除手术	手术/操作ICD9-CM-3编码中有42.4，42.40-42.42，42.5，42.51-42.56，42.58-42.59或42.6，42.61-42.69或主诊断编码为所选择的编码且手术/操作编码为43.99的出院患者								
5	颅、脑手术	手术/操作ICD9-CM-3编码为01.02-06，02.0、02.1-4的颅、脑手术的出院患者								
6	子宫切除术	手术/操作编码为ICD9-CM-3：68.4-68.7子宫切除术的所有女性出院患者								

续表

序号	手术名称	定义	总手术例数	用血手术例数	RBC用血数量（U）	RBC用血例数	FFP用血数量(U)	FFP用血例数	自体输血量(U)	自体输血例数
7	肺切除术	手术/操作编码为确定为ICD9－CM－3：32.4、32.5的出院患者								
8	胃切除术	手术/操作编码为确定为ICD9－CM－3：43.5－43.9的出院患者								
9	直肠切除术	手术/操作编码为确定为ICD9－CM－3：48.4－48.6的出院患者								
10	肾与前列腺相关手术	手术/操作编码为确定为ICD9－CM－3：55.4－6,60.3－5前列腺手术的出院患者								
11	血管内修补术	手术/操作ICD9－CM－3编码中有38.34,38.44,38.64或39.71－74血管内修补术的出院患者								
12	恶性肿瘤手术	是指主要诊断ICD10 C00－C97,伴手术/操作ICD.9－CM－3"某器官全切除术"、或大部分（或部分）切除术者								
13	心脏瓣膜置换术	手术/操作 ICD－9－CM－3 35.2瓣膜置换术的患者								
14	冠脉搭桥手术	是指主要诊断ICD－9－CM－3 36.1伴手术/操作CD－9－CM－3 36.10－17的患者								

五、输血相关仪器设备调查表(举例)

1. 举例一

××××医院输血科室仪器设备

品 名	单位	数量	生产厂家	规格型号	使用情况	购置时间(年月)	启用时间(年月)	备注
2~6℃储血专用冰箱	台							
-20℃以下储血专用低温冰箱	台							
血小板保存箱	台							
专用血浆解冻仪	台							
血液低温操作台	台							
专用取血箱	个							
电子采血称量仪	台							
热合机	台							
2~8℃试剂专用冰箱	台							
2~8℃标本专用冰箱	台							
血型血清学离心机	台							
全/半自动配血系统	台							
恒温水浴箱	台							
标本离心机	台							
显微镜	台							
倒置显微镜	台							
血栓弹力描记仪	台							
PCR仪	台							
全自动血细胞分析仪	台							
分析天平	台							
血细胞分离机	台							
血液回收机	台							
生物安全柜	台							
无菌接驳机	台							
医疗用计算机	台							
办公用计算机	台							
输血管理信息系统	套							
温度监控系统	套							
其他								
输血专业科室设备总值(万元)								

2. 举例二

(1)医疗机构名称:

(2)医疗机构级别:

(3)血液保护相关设备配置及数量

术中自体血回输机　　　　　　　　　　□有　台　　□无

快速血红蛋白/红细胞压积测定仪	□有　　台　　□无
手术室内和/或 ICU 血气分析	□有　　台　　□无
手术室内和/或 ICU 即时凝血检测设备	□有　　台　　□无

年术中自体血回输例数　　　　　例

年术中自体血回输量　　　　　mL

六、临床医生输血相关认知调查问卷（举例）

1. 科室

□手术科室　□非手术科室　□ICU　□急诊科　□麻醉科　□其他

2. 您参加工作年限：　　　年

3. 您通常情况下，您给患者输注红细胞的目的是？（可多选）

□ 补充血容量　□ 增加组织器官供氧　□ 把血红蛋白提到满意水平　□ 加速伤口愈合

□ 减轻组织水肿　□ 减轻心慌、无力等症状　□ 改善患者一般情况　□ 其他

4. 您通常是根据以下哪一项指标来决定是否给患者输注红细胞？（可多选）

□ 出血量　□ 血红蛋白水平　□ 患者的主观症状及病史

□ 根据个人临床经验　□ 其他

5. 您通常情况下，您给患者输注血浆的目的是？（可多选）

□ 补充血容量　□ 纠正低蛋白血症　□ 纠正凝血功能异常

□ 加速度伤口愈合　□ 减轻组织水肿　□ 减轻心慌、无力等症状

□ 改善患者一般情况　□ 其他

6. 您通常是根据以下哪一项指标来决定是否给患者输注血浆？（可多选）

□ 出血量　□ 凝血功能检查　□ 创面渗血情况及引流量

□ 血浆白蛋白水平　□ 患者的血容量状态　□ 根据个人临床经验

□ 根据红细胞的输注量，按比例输　□ 其他

7. 您如何看待输血（包括血液成分）给患者带来的危害？

□ 并发症的发生率极低，基本不会影响患者预后　□ 有一定发生率，但输血的利大于弊

□ 因其有潜在危害，能不输尽量不输

8. 您对输血的相关认识大多从何种渠道获得？（可多选）

□ 学生时期的教材　□ 阅读文献　□ 上级医生的指导　□ 各类讲座　□ 网络

□ 个人经验积累　□ 其他

9. 您是否知晓临床用血相关规章制度

（1）血液库存动态预警方案□是　　　　　□否

（2）应急用血工作预案　　□是　　　　　□否

（3）临床用血申请管理制度□是　　　　　□否

（4）输血流程管理制度（知情同意、取血流程、核对制度、输血流程）□是　　　　　□否

（5）科室及医师临床用血评价及公示制度　　　□是　　　　　□否

（6）对医务人员临床合理用血和无偿献血知识的培训制度 □是　　　　　□否

（李丽玮　李志强）

附录　输血医学法律法规规章与标准

附录 1　输血医学相关法律

一、中华人民共和国刑法（节录）

第五节　危害公共卫生罪

第三百三十条　违反传染病防治法的规定,有下列情形之一,引起甲类传染病传播或者有传播严重危险的,处三年以下有期徒刑或者拘役;后果特别严重的,处三年以上七年以下有期徒刑:

第三百三十一条　从事实验、保藏、携带、运输传染病菌种、毒种的人员,违反国务院卫生行政部门的有关规定,造成传染病菌种、毒种扩散,后果严重的,处三年以下有期徒刑或者拘役;后果特别严重的,处三年以上七年以下有期徒刑。

第三百三十三条　非法组织他人出卖血液的,处五年以下有期徒刑,并处罚金;以暴力、威胁方法强迫他人出卖血液的,处五年以上十年以下有期徒刑,并处罚金。

有前款行为,对他人造成伤害的,依照本法第二百三十四条的规定定罪处罚。

第三百三十四条　非法采集、供应血液或者制作、供应血液制品,不符合国家规定的标准,足以危害人体健康的,处五年以下有期徒刑或者拘役,并处罚金;对人体健康造成严重危害的,处五年以上十年以下有期徒刑,并处罚金;造成特别严重后果的,处十年以上有期徒刑或者无期徒刑,并处罚金或者没收财产。

经国家主管部门批准采集、供应血液或者制作、供应血液制品的部门,不依照规定进行检测或者违背其他操作规定,造成危害他人身体健康后果的,对单位判处罚金,并对其直接负责的主管人员和其他直接责任人员,处五年以下有期徒刑或者拘役。

二、中华人民共和国献血法（节录）

（1997 年 12 月 29 日第八届全国人民代表大会常务委员会第二十九次会议通过）

《中华人民共和国献血法》已由中华人民共和国第八届全国人民代表大会常务委员会第二十九次会议于 1997 年 12 月 29 日通过,现予公布,自 1998 年 10 月 1 日起执行。

第一条　为保证医疗临床用血需要和安全,保障献血者和用血者身体健康,发扬人道主义精神,促进社会主义物质文明和精神文明建设,制定本法。

第二条　国家实行无偿献血制度。国家提倡十八周岁至五十五周岁的健康公民自愿献血。

第三条　地方各级人民政府领导本行政区域内的献血工作,统一规划并负责组织、协调有关部门共同做好献血工作。

第四条　县级以上各级人民政府卫生行政部门监督管理献血工作。

各级红十字会依法参与、推动献血工作。

第五条　各级人民政府采取措施广泛宣传献血的意义,普及献血的科学知识,开展预防和控制经血液途径传播的疾病的教育。

新闻媒介应当开展献血的社会公益性宣传。

第六条　国家机关、军队、社会团体、企业事业组织、居民委员会、村民委员会,应当动员和组织本单位或者本居住区的适龄公民参加献血。

现役军人献血的动员和组织办法,由中国人民解放军卫生主管部门制定。

对献血者,发给国务院卫生行政部门制作的无偿献血证书,有关单位可以给予适当补贴。

第七条　国家鼓励国家工作人员、现役军人和高等学校在校学生率先献血,为树立社会新风尚作表率。

第八条　血站是采集、提供临床用血的机构,是不以营利为目的的公益性组织。设立血站向公民采集血液,必须经国务院卫生行政部门或者省、自治区、直辖市人民政府卫生行政部门批准。血站应当为献血者提供各种安全、卫生、便利的条件。血站的设立条件和管理办法由国务院卫生行政部门制定。

第九条　血站对献血者必须免费进行必要的健康检查;身体不符合献血条件的,血站应当向其说明情况,不得采集血液。献血者的身体健康条件由国务院卫生行政部门规定。

血站对献血者每次采集血液量一般为二百毫升,最多不得超过四百毫升,两次采集间隔期不少于六个月。

严格禁止血站违反前款规定对献血者超量频繁采集血液。

第十条　血站采集血液必须严格遵守有关规程和制度,采血必须由具有采血资格的医务人员进行,一次性采血器材用后必须销毁,确保献血者的身体健康。

血站应当根据国务院卫生行政部门规定的标准,保证血液质量。

血站对采集的血液必须进行检测;未经检测或检测不合格的血液,不得向医疗机构提供。

第十一条　无偿献血的血液必须用于临床,不得买卖。血站、医疗机构不得将无偿献血者的血液出售给单采血浆站或者血液制品生产单位。

第十二条　临床用血的包装、储存、运输,必须符合国家规定的卫生标准和要求。

第十三条　医疗机构对临床用血必须进行核查,不得将不符合国家规定标准的血液用于临床。

第十四条　公民临床用血时,只交付用于血液采集、储存、分离、检验等费用;具体收费标准由国务院卫生行政部门会同国务院价格主管部门制定。

无偿献血者临床需要用血时,免交前款规定的费用;无偿献血者的配偶和直系亲属临床需要用血时,可以按照省、自治区、直辖市人民政府的规定免交或者减交前款规定的费用。

第十五条　为保障公民临床急救用血的需要,国家提倡并指导择期手术的患者自身储血,动员家庭、亲友、所在单位以及社会互助献血。

为保证应急用血,医疗机构可以临时采集血液,但应当依照本法规定,确保采血用血安全。

第十六条　医疗机构临床用血应当制定用血计划,遵循合理、科学的原则,不得浪费和滥用血液。

医疗机构应当积极推行按血液成分针对医疗实际需要输血,具体管理办法由国务院卫生行政部门制定。

国家鼓励临床用血新技术的研究和推广。

第十七条　各级人民政府和红十字会对积极参加献血和在献血工作中做出显著成绩的单位和个人,给予奖励。

第十八条　有下列行为之一的,由县级以上地方人民政府卫生行政部门予以取缔,没收违法

所得,可以并处十万元以下的罚款;构成犯罪的,依法追究刑事责任:

(一) 非法采集血液的;

(二) 血站、医疗机构出售无偿献血的血液的;

(三) 非法组织他人出卖血液的。

第十九条　血站违反有关操作规程和制度采集血液,由县级以上地方人民政府卫生行政部门责令改正;给献血者健康造成损害的,应当依法赔偿,对直接负责的主管人员和其他直接责任人员,依法给予行政处分;构成犯罪的,依法追究刑事责任。

第二十条　临床用血的包装、储运、运输,不符合国家规定的卫生标准和要求的,由县级以上地方人民政府卫生行政部门责令下改,给予警告,可以并处一万元以下的罚款。

第二十一条　血站违反本法的规定,向医疗机构提供不符合国家规定标准的血液的,由县级以上人民政府卫生行政部门责令改正;情节严重,造成经血液途径传播的疾病传播或者有传播严重危险的,限期整顿,对直接负责的主管人员和其他直接责任人员,依法给予行政处分;构成犯罪的,依法追究刑事责任。

第二十二条　医疗机构的医务人员违反本法规定,将不符合国家规定标准的血液用于患者的,由县级以上地方人民政府卫生行政部门责令改正;给患者健康造成损害的,应当依法赔偿,对直接负责的主管人员和其他直接责任人员,依法给予行政处分;构成犯罪的,依法追究刑事责任。

第二十三条　卫生行政部门及其工作人员在献血、用血的监督管理工作中,玩忽职守,造成严重后果,构成犯罪的,依法追究刑事责任;尚不构成犯罪的,依法给予行政处分。

第二十四条　本法自1998年10月1日起施行。

三、中华人民共和国民法典(节录)

第七编　侵权责任

第六章　医疗损害责任

第一千二百一十八条　患者在诊疗活动中受到损害,医疗机构或者其医务人员有过错的,由医疗机构承担赔偿责任。

第一千二百一十九条　医务人员在诊疗活动中应当向患者说明病情和医疗措施。需要实施手术、特殊检查、特殊治疗的,医务人员应当及时向患者具体说明医疗风险、替代医疗方案等情况,并取得其明确同意;不能或者不宜向患者说明的,应当向患者的近亲属说明,并取得其明确同意。

医务人员未尽到前款义务,造成患者损害的,医疗机构应当承担赔偿责任。

第一千二百二十条　因抢救生命垂危的患者等紧急情况,不能取得患者或者其近亲属意见的,经医疗机构负责人或者授权的负责人批准,可以立即实施相应的医疗措施。

第一千二百二十一条　医务人员在诊疗活动中未尽到与当时的医疗水平相应的诊疗义务,造成患者损害的,医疗机构应当承担赔偿责任。

第一千二百二十二条　患者在诊疗活动中受到损害,有下列情形之一的,推定医疗机构有过错:

(一) 违反法律、行政法规、规章以及其他有关诊疗规范的规定;

(二) 隐匿或者拒绝提供与纠纷有关的病历资料;

(三) 遗失、伪造、篡改或者违法销毁病历资料。

第一千二百二十三条　因药品、消毒产品、医疗器械的缺陷,或者输入不合格的血液造成患者损害的,患者可以向药品上市许可持有人、生产者、血液提供机构请求赔偿,也可以向医疗机构请求赔偿。患者向医疗机构请求赔偿的,医疗机构赔偿后,有权向负有责任的药品上市许可持有人、生产者、血液提供机构追偿。

第一千二百二十四条　患者在诊疗活动中受到损害,有下列情形之一的,医疗机构不承担赔偿责任:

(一)患者或者其近亲属不配合医疗机构进行符合诊疗规范的诊疗;

(二)医务人员在抢救生命垂危的患者等紧急情况下已经尽到合理诊疗义务;

(三)限于当时的医疗水平难以诊疗。

前款第一项情形中,医疗机构或者其医务人员也有过错的,应当承担相应的赔偿责任。

第一千二百二十五条　医疗机构及其医务人员应当按照规定填写并妥善保管住院志、医嘱单、检验报告、手术及麻醉记录、病理资料、护理记录等病历资料。

患者要求查阅、复制前款规定的病历资料的,医疗机构应当及时提供。

第一千二百二十六条　医疗机构及其医务人员应当对患者的隐私和个人信息保密。泄露患者的隐私和个人信息,或者未经患者同意公开其病历资料的,应当承担侵权责任。

第一千二百二十七条　医疗机构及其医务人员不得违反诊疗规范实施不必要的检查。

第一千二百二十八条　医疗机构及其医务人员的合法权益受法律保护。

干扰医疗秩序,妨碍医务人员工作、生活,侵害医务人员合法权益的,应当依法承担法律责任。

附录2　国家卫生健康委员会输血医学相关法规

一、《血站管理办法》(卫生部令第44号)(节录)

《血站管理办法》已经卫生部部务会议讨论通过,现予以发布,自2006年3月1日起施行。

第一章　总则

第一条　为了确保血液安全,规范血站执业行为,促进血站的建设与发展,根据《献血法》制定本办法。

第二条　本办法所称血站是指不以营利为目的,采集、提供临床用血的公益性卫生机构。

第三条　血站分为一般血站和特殊血站。

一般血站包括血液中心、中心血站和中心血库。

特殊血站包括脐带血造血干细胞库和卫生部根据医学发展需要批准、设置的其他类型血库。

第四条　血液中心、中心血站和中心血库由地方人民政府设立。

血站的建设和发展纳入当地国民经济和社会发展计划。

第五条　卫生部根据全国医疗资源配置、临床用血需求,制定全国采供血机构设置规划指导原则,并负责全国血站建设规划的指导。

省、自治区、直辖市人民政府卫生行政部门应当根据前款规定,结合本行政区域人口、医疗资源、临床用血需求等实际情况和当地区域卫生发展规划,制定本行政区域血站设置规划,报同级人民政府批准,并报卫生部备案。

第六条　卫生部主管全国血站的监督管理工作。

县级以上地方人民政府卫生行政部门负责本行政区域内血站的监督管理工作。

第七条　鼓励和支持开展血液应用研究和技术创新工作,以及与临床输血有关的科学技术的国际交流与合作。

第二章　一般血站管理

第一节　设置、职责与执业登记

第八条　血液中心应当设置在直辖市、省会市、自治区首府市。其主要职责是:

(一)按照省级人民政府卫生行政部门的要求,在规定范围内开展无偿献血者的招募、血液的采集与制备、临床用血供应以及医疗用血的业务指导等工作;

(二)承担所在省、自治区、直辖市血站的质量控制与评价;

(三)承担所在省、自治区、直辖市血站的业务培训与技术指导;

(四)承担所在省、自治区、直辖市血液的集中化检测任务;

(五)开展血液相关的科研工作;

(六)承担卫生行政部门交办的任务。

血液中心应当具有较高综合质量评价的技术能力。

第九条　中心血站应当设置在设区的市。其主要职责是:

(一)按照省级人民政府卫生行政部门的要求,在规定范围内开展无偿献血者的招募、血液的采集与制备、临床用血供应以及医疗用血的业务指导等工作;

(二)承担供血区域范围内血液储存的质量控制;

(三)对所在行政区域内的中心血库进行质量控制;

(四)承担卫生行政部门交办的任务。

直辖市、省会市、自治区首府市已经设置血液中心的,不再设置中心血站;尚未设置血液中心的,可以在已经设置的中心血站基础上加强能力建设,履行血液中心的职责。

第十条　中心血库应当设置在中心血站服务覆盖不到的县级综合医院内。其主要职责是,按照省级人民政府卫生行政部门的要求,在规定范围内开展无偿献血者的招募、血液的采集与制备、临床用血供应以及医疗用血业务指导等工作。

第十一条　省、自治区、直辖市人民政府卫生行政部门依据采供血机构设置规划批准设置血站,并报卫生部备案。

省、自治区、直辖市人民政府卫生行政部门负责明确辖区内各级卫生行政部门监管责任和血站的职责;根据实际供血距离与能力等情况,负责划定血站采供血服务区域,采供血服务区域可以不受行政区域的限制。

同一行政区域内不得重复设置血液中心、中心血站。

血站与单采血浆站不得在同一县级行政区域内设置。

第十二条　省、自治区、直辖市人民政府卫生行政部门应当统一规划、设置集中化检测实验室,并逐步实施。

第十三条　血站开展采供血活动,应当向所在省、自治区、直辖市人民政府卫生行政部门申请办理执业登记,取得《血站执业许可证》。没有取得《血站执业许可证》的,不得开展采供血活动。

《血站执业许可证》有效期为三年。

第十四条　血站申请办理执业登记必须填写《血站执业登记申请书》。

省级人民政府卫生行政部门在受理血站执业登记申请后,应当组织有关专家或者委托技术部门,根据《血站质量管理规范》和《血站实验室质量管理规范》,对申请单位进行技术审查,并提交技术审查报告。

省级人民政府卫生行政部门应当在接到专家或者技术部门的技术审查报告后二十日内对申请事项进行审核。审核合格的,予以执业登记,发给卫生部统一样式的《血站执业许可证》及其副本。

第十五条　有下列情形之一的,不予执业登记:

(一)《血站质量管理规范》技术审查不合格的;

(二)《血站实验室质量管理规范》技术审查不合格的;

(三)血液质量检测结果不合格的。

执业登记机关对审核不合格、不予执业登记的,将结果和理由以书面形式通知申请人。

第十六条　《血站执业许可证》有效期满前三个月,血站应当办理再次执业登记,并提交《血站再次执业登记申请书》及《血站执业许可证》。

省级人民政府卫生行政部门应当根据血站业务开展和监督检查情况进行审核,审核合格的,予以继续执业。未通过审核的,责令其限期整改;经整改仍审核不合格的,注销其《血站执业许可证》。

未办理再次执业登记手续或者被注销《血站执业许可证》的血站,不得继续执业。

第十七条　血站因采供血需要,在规定的服务区域内设置分支机构,应当报所在省、自治区、直辖市人民政府卫生行政部门批准;设置固定采血点(室)或者流动采血车的,应当报省、自治区、直辖市人民政府卫生行政部门备案。

为保证辖区内临床用血需要,血站可以设置储血点储存血液。储血点应当具备必要的储存条件,并由省级卫生行政部门批准。

第十八条　根据规划予以撤销的血站,应当在撤销后十五日内向执业登记机关申请办理注销执业登记。逾期不办理的,由执业登记机关依程序予以注销,并收回《血站执业许可证》及其副本和全套印章。

第二节　执业

第十九条　血站执业,应当遵守有关法律、行政法规、规章和技术规范。

第二十条　血站应当根据医疗机构临床用血需求,制定血液采集、制备、供应计划,保障临床用血安全、及时、有效。

第二十一条　血站应当开展无偿献血宣传。

血站开展献血者招募,应当为献血者提供安全、卫生、便利的条件和良好的服务。

第二十二条　血站应当按照国家有关规定对献血者进行健康检查和血液采集。

血站采血前应当对献血者身份进行核对并进行登记。

严禁采集冒名顶替者的血液。严禁超量、频繁采集血液。

血站不得采集血液制品生产用原料血浆。

第二十三条　献血者应当按照要求出示真实的身份证明。

任何单位和个人不得组织冒名顶替者献血。

第二十四条　血站采集血液应当遵循自愿和知情同意的原则,并对献血者履行规定的告知义务。

血站应当建立献血者信息保密制度,为献血者保密。

第二十五条　血站应当建立对有易感染经血液传播疾病危险行为的献血者献血后的报告工作程序、献血屏蔽和淘汰制度。

第二十六条　血站开展采供血业务应当实行全面质量管理,严格遵守《中国输血技术操作规程》《血站质量管理规范》和《血站实验室质量管理规范》等技术规范和标准。

血站应当建立人员岗位责任制度和采供血管理相关工作制度,并定期检查、考核各项规章制度和各级各类人员岗位责任制的执行和落实情况。

第二十七条　血站工作人员应当符合岗位执业资格的规定,并接受血液安全和业务岗位培训与考核,领取岗位培训合格证书后方可上岗。

血站工作人员每人每年应当接受不少于75学时的岗位继续教育。

岗位培训与考核由省级以上人民政府卫生行政部门负责组织实施。

第二十八条　血站各业务岗位工作记录应当内容真实、项目完整、格式规范、字迹清楚、记录及时,有操作者签名。

记录内容需要更改时,应当保持原记录内容清晰可辨,注明更改内容、原因和日期,并在更改处签名。

献血、检测和供血的原始记录应当至少保存十年,法律、行政法规和卫生部另有规定的,依照有关规定执行。

第二十九条　血站应当保证所采集的血液由具有血液检测实验室资格的实验室进行检测。

对检测不合格或者报废的血液,血站应当严格按照有关规定处理。

第三十条　血站应当制定实验室室内质控与室间质评制度,确保试剂、卫生器材、仪器、设备在使用过程中能达到预期效果。

血站的实验室应当配备必要的生物安全设备和设施,并对工作人员进行生物安全知识培训。

第三十一条　血液检测的全血标本的保存期应当与全血有效期相同;血清(浆)标本的保存期应当在全血有效期满后半年。

第三十二条　血站应当加强消毒、隔离工作管理,预防和控制感染性疾病的传播。

血站产生的医疗废物应当按《医疗废物管理条例》规定处理,做好记录与签字,避免交叉感染。

第三十三条　血站及其执行职务的人员发现法定传染病疫情时,应当按照《传染病防治法》和卫生部的规定向有关部门报告。

第三十四条　血液的包装、储存、运输应当符合《血站质量管理规范》的要求。血液包装袋上应当标明:

(一)血站的名称及其许可证号;

(二)献血编号或者条形码;

(三)血型;

(四)血液品种;

(五)采血日期及时间或者制备日期及时间;

(六)有效日期及时间;

(七)储存条件。

第三十五条　血站应当保证发出的血液质量符合国家有关标准,其品种、规格、数量、活性、血型无差错;未经检测或者检测不合格的血液,不得向医疗机构提供。

第三十六条　血站应当建立质量投诉、不良反应监测和血液收回制度。

第三十七条　血站应当加强对其所设储血点的质量监督,确保储存条件,保证血液储存质量;按照临床需要进行血液储存和调换。

第三十八条　血站使用的药品、体外诊断试剂、一次性卫生器材应当符合国家有关规定。

第三十九条　血站应当按照有关规定,认真填写采供血机构统计报表,及时准确上报。

第四十条　血站应当制定紧急灾害应急预案,并从血源、管理制度、技术能力和设备条件等方面保证预案的实施。在紧急灾害发生时服从县级以上人民政府卫生行政部门的调遣。

第四十一条　特殊血型的血液需要从外省、自治区、直辖市调配的,由省级人民政府卫生行政部门批准。

因科研或者特殊需要而进行血液调配的,由省级人民政府卫生行政部门批准。

出于人道主义、救死扶伤的目的,需要向中国境外医疗机构提供血液及特殊血液成分的,应当严格按照有关规定办理手续。

第四十二条　无偿献血的血液必须用于临床,不得买卖。

血站剩余成分血浆由省、自治区、直辖市人民政府卫生行政部门协调血液制品生产单位解决。

第四十三条　血站必须严格执行国家有关报废血处理和有易感染经血液传播疾病危险行为的献血者献血后保密性弃血处理的规定。

第四十四条　血站剩余成分血浆以及因科研或者特殊需要用血而进行的调配所得的收入,全部用于无偿献血者用血返还费用,血站不得挪作他用。

第三章　特殊血站管理

第四十五条　卫生部根据全国人口分布、卫生资源、临床造血干细胞移植需要等实际情况,统一制定我国脐带血造血干细胞库等特殊血站的设置规划和原则。

国家不批准设置以营利为目的的脐带血造血干细胞库等特殊血站。

第四十六条　申请设置脐带血造血干细胞库等特殊血站的,应当按照卫生部规定的条件向所在地省级人民政府卫生行政部门申请。省级人民政府卫生行政部门组织初审后报卫生部。

卫生部对脐带血造血干细胞库等特殊血站设置审批按照申请的先后次序进行。

第四十七条　脐带血造血干细胞库等特殊血站执业,应当向所在地省级人民政府卫生行政部门申请办理执业登记。

省级卫生行政部门应当组织有关专家和技术部门,按照本办法和卫生部制定的脐带血造血干细胞库等特殊血站的基本标准、技术规范,对申请单位进行技术审查及执业验收。审查合格的,发给《血站执业许可证》,并注明开展的业务。《血站执业许可证》有效期为三年。

未取得《血站执业许可证》的,不得开展采供脐带血造血干细胞等业务。

第四十八条　脐带血造血干细胞库等特殊血站在《血站执业许可证》有效期满后继续执业的,应当在《血站执业许可证》有效期满前三个月向原执业登记的省级人民政府卫生行政部门申请办理再次执业登记手续。

第四十九条　脐带血造血干细胞库等特殊血站执业除应当遵守本办法第二章第二节一般血站的执业要求外,还应当遵守以下规定:

(一) 按照卫生部规定的脐带血造血干细胞库等特殊血站的基本标准、技术规范等执业;

(二) 脐带血等特殊血液成分的采集必须符合医学伦理的有关要求,并遵循自愿和知情同意的原则。脐带血造血干细胞库必须与捐献者签署经执业登记机关审核的知情同意书;

(三) 脐带血造血干细胞库等特殊血站只能向有造血干细胞移植经验和基础,并装备有造血干细胞移植所需的无菌病房和其他必须设施的医疗机构提供脐带血造血干细胞;

(四) 出于人道主义、救死扶伤的目的,必须向境外医疗机构提供脐带血造血干细胞等特殊

血液成分的,应当严格按照国家有关人类遗传资源管理规定办理手续;

(五)脐带血等特殊血液成分必须用于临床。

第四章　监督管理

第五十条　县级以上人民政府卫生行政部门对采供血活动履行下列职责:

(一)制定临床用血储存、配送管理办法,并监督实施;

(二)对下级卫生行政部门履行本办法规定的血站管理职责进行监督检查;

(三)对辖区内血站执业活动进行日常监督检查,组织开展对采供血质量的不定期抽检;

(四)对辖区内临床供血活动进行监督检查;

(五)对违反本办法的行为依法进行查处。

第五十一条　各级人民政府卫生行政部门应当对无偿献血者的招募、采血、供血活动予以支持、指导。

第五十二条　省级人民政府卫生行政部门应当对本辖区内的血站执行有关规定情况和无偿献血比例、采供血服务质量、业务指导、人员培训、综合质量评价技术能力等情况进行评价及监督检查,按照卫生部的有关规定将结果上报,同时向社会公布。

第五十三条　卫生部定期对血液中心执行有关规定情况和无偿献血比例、采供血服务质量、业务指导、人员培训、综合质量评价技术能力等情况以及脐带血造血干细胞库等特殊血站的质量管理状况进行评价及监督检查,并将结果向社会公布。

第五十四条　卫生行政部门在进行监督检查时,有权索取有关资料,血站不得隐瞒、阻碍或者拒绝。

卫生行政部门对血站提供的资料负有保密的义务,法律、行政法规或者部门规章另有规定的除外。

第五十五条　卫生行政部门和工作人员在履行职责时,不得有以下行为:

(一)对不符合法定条件的,批准其设置、执业登记或者变更登记,或者超越职权批准血站设置、执业登记或者变更登记;

(二)对符合法定条件和血站设置规划的,不予批准其设置、执业登记或者变更登记;或者不在法定期限内批准其设置、执业登记或者变更登记;

(三)对血站不履行监督管理职责;

(四)其他违反本办法的行为。

第五十六条　各级人民政府卫生行政部门应当建立血站监督管理的举报、投诉机制。

卫生行政部门对举报人和投诉人负有保密的义务。

第五十七条　国家实行血液质量监测、检定制度,对血站质量管理、血站实验室质量管理实行技术评审制度,具体办法由卫生部另行制定。

第五十八条　血站有下列情形之一的,由省级人民政府卫生行政部门注销其《血站执业许可证》:

(一)《血站执业许可证》有效期届满未办理再次执业登记的;

(二)取得《血站执业许可证》后一年内未开展采供血工作的。

第五章　法律责任

第五十九条　有下列行为之一的,属于非法采集血液,由县级以上地方人民政府卫生行政部门按照《献血法》第十八条的有关规定予以处罚;构成犯罪的,依法追究刑事责任:

(一)未经批准,擅自设置血站,开展采供血活动的;

（二）已被注销的血站，仍开展采供血活动的；

（三）已取得设置批准但尚未取得《血站执业许可证》即开展采供血活动，或者《血站执业许可证》有效期满未再次登记仍开展采供血活动的；

（四）租用、借用、出租、出借、变造、伪造《血站执业许可证》开展采供血活动的。

第六十条　血站出售无偿献血血液的，由县级以上地方人民政府卫生行政部门按照《献血法》第十八条的有关规定，予以处罚；构成犯罪的，依法追究刑事责任。

第六十一条　血站有下列行为之一的，由县级以上地方人民政府卫生行政部门予以警告、责令改正；逾期不改正，或者造成经血液传播疾病发生，或者其他严重后果的，对负有责任的主管人员和其他直接负责人员，依法给予行政处分；构成犯罪的，依法追究刑事责任：

（一）超出执业登记的项目、内容、范围开展业务活动的；

（二）工作人员未取得相关岗位执业资格或者未经执业注册而从事采供血工作的；

（三）血液检测实验室未取得相应资格即进行检测的；

（四）擅自采集原料血浆、买卖血液的；

（五）采集血液前，未按照国家颁布的献血者健康检查要求对献血者进行健康检查、检测的；

（六）采集冒名顶替者、健康检查不合格者血液以及超量、频繁采集血液的；

（七）违反输血技术操作规程、有关质量规范和标准的；

（八）采血前未向献血者、特殊血液成分捐赠者履行规定的告知义务的；

（九）擅自涂改、毁损或者不按规定保存工作记录的；

（十）使用的药品、体外诊断试剂、一次性卫生器材不符合国家有关规定的；

（十一）重复使用一次性卫生器材的；

（十二）对检测不合格或者报废的血液，未按有关规定处理的；

（十三）未经批准擅自与外省、自治区、直辖市调配血液的；

（十四）未经批准向境外医疗机构提供血液或者特殊血液成分的；

（十五）未按规定保存血液标本的；

（十六）脐带血造血干细胞库等特殊血站违反有关技术规范的。

血站造成经血液传播疾病发生或者其他严重后果的，卫生行政部门在行政处罚的同时，可以注销其《血站执业许可证》。

第六十二条　临床用血的包装、储存、运输，不符合国家规定的卫生标准和要求的，由县级以上地方人民政府卫生行政部门责令改正，给予警告。

第六十三条　血站违反规定，向医疗机构提供不符合国家规定标准的血液的，由县级以上人民政府卫生行政部门责令改正；情节严重，造成经血液途径传播的疾病传播或者有传播严重危险的，限期整顿，对直接负责的主管人员和其他责任人员，依法给予行政处分；构成犯罪的，依法追究刑事责任。

第六十四条　卫生行政部门及其工作人员违反本办法有关规定，有下列情形之一的，依据《献血法》《行政许可法》的有关规定，由上级行政机关或者监察机关责令改正；情节严重的，对直接负责的主管人员和其他直接责任人员依法给予行政处分；构成犯罪的，依法追究刑事责任：

（一）未按规定的程序审查而使不符合条件的申请者得到许可的；

（二）对不符合条件的申请者准予许可或者超越法定职权做出准予许可决定的；

（三）在许可审批过程中弄虚作假的；

（四）对符合条件的设置及执业登记申请不予受理的；

（五）对符合条件的申请不在法定期限内做出许可决定的；

（六）不依法履行监督职责，或者监督不力造成严重后果的；

（七）其他在执行本办法过程中，存在滥用职权，玩忽职守，徇私舞弊，索贿受贿等行为的。

二、《医疗机构临床用血管理办法》（卫生部令第 85 号）（节录）

《医疗机构临床用血管理办法》已于 2012 年 3 月 19 日经卫生部部务会议审议通过，现予以公布，自 2012 年 8 月 1 日起施行。

第一章　总则

第一条　为加强医疗机构临床用血管理，推进临床科学合理用血，保护血液资源，保障临床用血安全和医疗质量，根据《中华人民共和国献血法》，制定本办法。

第二条　卫生部负责全国医疗机构临床用血的监督管理。县级以上地方人民政府卫生行政部门负责本行政区域医疗机构临床用血的监督管理。

第三条　医疗机构应当加强临床用血管理，将其作为医疗质量管理的重要内容，完善组织建设，建立健全岗位责任制，制定并落实相关规章制度和技术操作规程。

第四条　本办法适用于各级各类医疗机构的临床用血管理工作。

第二章　组织与职责

第五条　卫生部成立临床用血专家委员会，其主要职责是：

（一）协助制订国家临床用血相关制度、技术规范和标准；

（二）协助指导全国临床用血管理和质量评价工作，促进提高临床合理用血水平；

（三）协助临床用血重大安全事件的调查分析，提出处理意见；

（四）承担卫生部交办的有关临床用血管理的其他任务。

卫生部建立协调机制，做好临床用血管理工作，提高临床合理用血水平，保证输血治疗质量。

第六条　各省、自治区、直辖市人民政府卫生行政部门成立省级临床用血质量控制中心，负责辖区内医疗机构临床用血管理的指导、评价和培训等工作。

第七条　医疗机构应当加强组织管理，明确岗位职责，健全管理制度。

医疗机构法定代表人为临床用血管理第一责任人。

第八条　二级以上医院和妇幼保健院应当设立临床用血管理委员会，负责本机构临床合理用血管理工作。主任委员由院长或者分管医疗的副院长担任，成员由医务部门、输血科、麻醉科、开展输血治疗的主要临床科室、护理部门、手术室等部门负责人组成。医务、输血部门共同负责临床合理用血日常管理工作。

其他医疗机构应当设立临床用血管理工作组，并指定专（兼）职人员负责日常管理工作。

第九条　临床用血管理委员会或者临床用血管理工作组应当履行以下职责：

（一）认真贯彻临床用血管理相关法律、法规、规章、技术规范和标准，制订本机构临床用血管理的规章制度并监督实施；

（二）评估确定临床用血的重点科室、关键环节和流程；

（三）定期监测、分析和评估临床用血情况，开展临床用血质量评价工作，提高临床合理用血水平；

（四）分析临床用血不良事件，提出处理和改进措施；

（五）指导并推动开展自体输血等血液保护及输血新技术；

（六）承担医疗机构交办的有关临床用血的其他任务。

第十条 医疗机构应当根据有关规定和临床用血需求设置输血科或者血库,并根据自身功能、任务、规模,配备与输血工作相适应的专业技术人员、设施、设备。

不具备条件设置输血科或者血库的医疗机构,应当安排专（兼）职人员负责临床用血工作。

第十一条 输血科及血库的主要职责是：

（一）建立临床用血质量管理体系,推动临床合理用血;

（二）负责制订临床用血储备计划,根据血站供血的预警信息和医院的血液库存情况协调临床用血;

（三）负责血液预订、入库、储存、发放工作;

（四）负责输血相关免疫血液学检测;

（五）参与推动自体输血等血液保护及输血新技术;

（六）参与特殊输血治疗病例的会诊,为临床合理用血提供咨询;

（七）参与临床用血不良事件的调查;

（八）根据临床治疗需要,参与开展血液治疗相关技术;

（九）承担医疗机构交办的有关临床用血的其他任务。

第三章 临床用血管理

第十二条 医疗机构应当加强临床用血管理,建立并完善管理制度和工作规范,并保证落实。

第十三条 医疗机构应当使用卫生行政部门指定血站提供的血液。

医疗机构科研用血由所在地省级卫生行政部门负责核准。

医疗机构应当配合血站建立血液库存动态预警机制,保障临床用血需求和正常医疗秩序。

第十四条 医疗机构应当科学制订临床用血计划,建立临床合理用血的评价制度,提高临床合理用血水平。

第十五条 医疗机构应当对血液预订、接收、入库、储存、出库及库存预警等进行管理,保证血液储存、运送符合国家有关标准和要求。

第十六条 医疗机构接收血站发送的血液后,应当对血袋标签进行核对。符合国家有关标准和要求的血液入库,做好登记;并按不同品种、血型和采血日期（或有效期）,分别有序存放于专用储藏设施内。

血袋标签核对的主要内容是：

（一）血站的名称;

（二）献血编号或者条形码、血型;

（三）血液品种;

（四）采血日期及时间或者制备日期及时间;

（五）有效期及时间;

（六）储存条件。

禁止将血袋标签不合格的血液入库。

第十七条 医疗机构应当在血液发放和输血时进行核对,并指定医务人员负责血液的收领、发放工作。

第十八条 医疗机构的储血设施应当保证运行有效,全血、红细胞的储藏温度应当控制在 $2\sim6$℃,血小板的储藏温度应当控制在 $20\sim24$℃。储血保管人员应当做好血液储藏温度的24小时监测记录。储血环境应当符合卫生标准和要求。

第十九条　医务人员应当认真执行临床输血技术规范,严格掌握临床输血适应证,根据患者病情和实验室检测指标,对输血指证进行综合评估,制订输血治疗方案。

第二十条　医疗机构应当建立临床用血申请管理制度。

同一患者一天申请备血量少于800毫升的,由具有中级以上专业技术职务任职资格的医师提出申请,上级医师核准签发后,方可备血。

同一患者一天申请备血量在800毫升至1600毫升的,由具有中级以上专业技术职务任职资格的医师提出申请,经上级医师审核,科室主任核准签发后,方可备血。

同一患者一天申请备血量达到或超过1600毫升的,由具有中级以上专业技术职务任职资格的医师提出申请,科室主任核准签发后,报医务部门批准,方可备血。

以上第二款、第三款和第四款规定不适用于急救用血。

第二十一条　在输血治疗前,医师应当向患者或者其近亲属说明输血目的、方式和风险,并签署临床输血治疗知情同意书。

因抢救生命垂危的患者需要紧急输血,且不能取得患者或者其近亲属意见的,经医疗机构负责人或者授权的负责人批准后,可以立即实施输血治疗。

第二十二条　医疗机构应当积极推行节约用血的新型医疗技术。

三级医院、有条件的二级医院和妇幼保健院应当开展自体输血技术,建立并完善管理制度和技术规范,提高合理用血水平,保证医疗质量和安全。

医疗机构应当动员符合条件的患者接受自体输血技术,提高输血治疗效果和安全性。

第二十三条　医疗机构应当积极推行成分输血,保证医疗质量和安全。

第二十四条　医疗机构应当加强无偿献血知识的宣传教育工作,规范开展互助献血工作。

血站负责互助献血血液的采集、检测及用血者血液调配等工作。

第二十五条　医疗机构应当根据国家有关法律法规和规范建立临床用血不良事件监测报告制度。临床发现输血不良反应后,应当积极救治患者,及时向有关部门报告,并做好观察和记录。

第二十六条　各省、自治区、直辖市人民政府卫生行政部门应当制订临床用血保障措施和应急预案,保证自然灾害、突发事件等大量伤员和特殊病例、稀缺血型等应急用血的供应和安全。

因应急用血或者避免血液浪费,在保证血液安全的前提下,经省、自治区、直辖市人民政府卫生行政部门核准,医疗机构之间可以调剂血液。具体方案由省级卫生行政部门制订。

第二十七条省、自治区、直辖市人民政府卫生行政部门应当加强边远地区医疗机构临床用血保障工作,科学规划和建设中心血库与储血点。

医疗机构应当制订应急用血工作预案。为保证应急用血,医疗机构可以临时采集血液,但必须同时符合以下条件:

(一)危及患者生命,急需输血;

(二)所在地血站无法及时提供血液,且无法及时从其他医疗机构调剂血液,而其他医疗措施不能替代输血治疗;

(三)具备开展交叉配血及乙型肝炎病毒表面抗原、丙型肝炎病毒抗体、艾滋病病毒抗体和梅毒螺旋体抗体的检测能力;

(四)遵守采供血相关操作规程和技术标准。

医疗机构应当在临时采集血液后10日内将情况报告县级以上人民政府卫生行政部门。

第二十八条　医疗机构应当建立临床用血医学文书管理制度,确保临床用血信息客观真实、完整、可追溯。医师应当将患者输血适应证的评估、输血过程和输血后疗效评价情况记入病历；临床输血治疗知情同意书、输血记录单等随病历保存。

第二十九条　医疗机构应当建立培训制度，加强对医务人员临床用血和无偿献血知识的培训，将临床用血相关知识培训纳入继续教育内容。新上岗医务人员应当接受岗前临床用血相关知识培训及考核。

第三十条　医疗机构应当建立科室和医师临床用血评价及公示制度。将临床用血情况纳入科室和医务人员工作考核指标体系。

禁止将用血量和经济收入作为输血科或者血库工作的考核指标。

第四章　监督管理

第三十一条　县级以上地方人民政府卫生行政部门应当加强对本行政区域内医疗机构临床用血情况的督导检查。

第三十二条　县级以上地方人民政府卫生行政部门应当建立医疗机构临床用血评价制度，定期对医疗机构临床用血工作进行评价。

第三十三条　县级以上地方人民政府卫生行政部门应当建立临床合理用血情况排名、公布制度。对本行政区域内医疗机构临床用血量和不合理使用等情况进行排名，将排名情况向本行政区域内的医疗机构公布，并报上级卫生行政部门。

第三十四条　县级以上地方人民政府卫生行政部门应当将医疗机构临床用血情况纳入医疗机构考核指标体系；将临床用血情况作为医疗机构评审、评价重要指标。

第五章　法律责任

第三十五条　医疗机构有下列情形之一的，由县级以上人民政府卫生行政部门责令限期改正；逾期不改的，进行通报批评，并予以警告；情节严重或者造成严重后果的，可处 3 万元以下的罚款，对负有责任的主管人员和其他直接责任人员依法给予处分：

（一）未设立临床用血管理委员会或者工作组的；

（二）未拟定临床用血计划或者一年内未对计划实施情况进行评估和考核的；

（三）未建立血液发放和输血核对制度的；

（四）未建立临床用血申请管理制度的；

（五）未建立医务人员临床用血和无偿献血知识培训制度的；

（六）未建立科室和医师临床用血评价及公示制度的；

（七）将经济收入作为对输血科或者血库工作的考核指标的；

（八）违反本办法的其他行为。

第三十六条　医疗机构使用未经卫生行政部门指定的血站供应的血液的，由县级以上地方人民政府卫生行政部门给予警告，并处 3 万元以下罚款；情节严重或者造成严重后果的，对负有责任的主管人员和其他直接责任人员依法给予处分。

第三十七条　医疗机构违反本办法关于应急用血采血规定的，由县级以上人民政府卫生行政部门责令限期改正，给予警告；情节严重或者造成严重后果的，处 3 万元以下罚款，对负有责任的主管人员和其他直接责任人员依法给予处分。

第三十八条　医疗机构及其医务人员违反本法规定，将不符合国家规定标准的血液用于患者的，由县级以上地方人民政府卫生行政部门责令改正；给患者健康造成损害的，应当依据国家有关法律法规进行处理，并对负有责任的主管人员和其他直接责任人员依法给予处分。

第三十九条　县级以上地方卫生行政部门未按照本办法规定履行监管职责，造成严重后果的,对直接负责的主管人员和其他直接责任人员依法给予记大过、降级、撤职、开除等行政处分。

第四十条医疗机构及其医务人员违反临床用血管理规定,构成犯罪的,依法追究刑事责任。

第六章　附则

第四十一条　本办法自2012年8月1日起施行。卫生部于1999年1月5日公布的《医疗机构临床用血管理办法(试行)》同时废止。

附录3　国家卫生健康委员会输血医学规范性文件

一、血站设置规划指导原则(节录)

三、血站服务体系设置标准

(一)血液中心。每个省级行政区域只设一个血液中心,一般设在直辖市或省会城市,由省级卫生计生行政部门批准设置,并承担省级行政区域内血站的质量控制与评价。血液中心实验室应当承担区域集中化检测任务。

(二)中心血站。在设区的市级人民政府所在城市,可规划设置一所相应规模的中心血站,由省级卫生计生行政部门批准设置。因采血量和地域面积较大,在规划血液中心承担集中化检测任务的基础上,省级卫生计生行政部门应当根据服务人口数量、采供血数量、地域特点、交通运输状况、血站分布密度以及检测技术水平等,统筹规划承担血液集中化检测任务的中心血站。

(三)中心血库。在血液中心或中心血站难以覆盖的县(市),可以根据实际需要由省级卫生部门批准设置一所中心血库。中心血库可以设置在当地县级综合医院内。

(四)血站分支机构。根据采供血工作的需要,经省级卫生计生行政部门批准,血站可以设置分支机构,在规定的服务区域内提供相应服务,血站分支机构所开展的业务应当根据其规模、保障范围以及交通状况等确定。血站分支机构命名应当规范,如"血站名称+分站所在地行政区划名称+分站"。

(五)储血点。为满足区域内临床用血需求,经省级卫生计生行政部门批准,血站可以设置储血点,开展血液储存和血液供应服务。

(六)采血点。血站可以设立固定采血点和流动采血点,根据服务区域实际情况及采供血发展预期提出采血点设置需求,设置采血点应当报省级卫生计生行政部门备案。采血点由其所在区域的血站负责运行管理。采血点应当设置在人群聚集区或人流量较大的商业区。

四、血站设置规划的内容

(三)确定血站的设置。省级卫生计生行政部门依据当地区域卫生工作的有关要求,参照医疗机构设置规划,结合本辖区血站服务能力现状,以及未来一段时间经济社会发展、地理条件、人口状况、医疗服务需求和临床用血需求等情况,分年度预测规划周期临床用血需求,进而确定服务区域内的血站设置规划,包括血站类别、数量、规模、布局、功能任务、服务区域范围以及血站业务设备等,明确血站规划设置实施阶段目标及相关保障措施。

省级卫生计生行政部门制订本辖区内血站设置规划,报同级人民政府批准,根据当地社会、经济、医疗需求、医疗资源、疾病等发展变化情况,对规划内容每5年修订一次。

五、血站设置规划的实施

地方各级卫生计生行政部门应当按照《规划》的要求,对现有血站进行规划设置、布局调整和功能优化,保证血液供应和血液安全。

(一)血站功能定位与调整。地方各级卫生计生行政部门应当根据人口数量、服务面积、交通情况和血站服务能力等,对血站的功能包括采集、检测、制备、供应等,进行合理规划和调整,确保血液安全和供应。各地应当加强血站血液安全保障能力建设,不断改进血液检测技术,提高血站实验室检测能力。血站可以依法设立分支机构、采血点和储血点。

集中化检测实验室的设置可依托血液中心或规模较大的中心血站。对于地域面积较大,血站设置相对分散的地区,集中化检测实验室的设置可以不受行政区划限制。根据集中化检测的区域划分,部分血站的血液检测工作由集中化检测实验室承担。不再承担血液检测功能的中心血站,应当加强血液采集、制备等工作。集中化检测实验室难以覆盖的地区,可以保留血站检测功能。血液集中化检测工作应当试点先行,逐步推进。原则上,一个设区的市只能设置一个集中化检测实验室。各地应当按照国家规定,建立紧急用血情况下的血液安全保障措施。

(二)血站服务体系布局与调整。省级卫生计生行政部门规定血站采供血工作的范围。省级卫生计生行政部门可将部分采供血量较小的血站,与邻近血站进行整合,或委托管理水平高、技术水平高的血站进行托管,并对服务区域进行相应调整,血站采供血范围可不受行政区划限制。医疗用血需求大、医疗资源集中或者地域面积较大地区的血站,可以增设分支机构、储血点或采血点。血站应当对采血点进行动态调整,对于年采血量较大且相对稳定的采血点,应当逐步建设成为固定采血屋,为献血者提供更好的服务。省级卫生计生行政部门要依据《规划》,引导血站科学设置分支机构、采血点及储血点,完善"血液安全不断提升、服务能力不断延伸"的血站服务体系。

(三)加强血站服务能力建设。按照《规划》规定的血站功能定位,地方卫生计生行政部门应当协调相关部门,明确相关政策,增加人员、资金投入,加强血站建设,改善硬件条件,优化和整合人员和设施配备等。完善献血服务体系,加强血站血液安全保障能力。保障采血点建设,提高献血者招募能力和献血服务水平;加强集中化检测实验室的建设,提高血站实验室检测能力,确保血液安全。加强人员培训,提高血站专业技术人员素质。鼓励各地积极探索建立血站工作人员激励机制,提高血站专业技术人员的积极性。

(四)推进血站信息化建设。大力推进建立覆盖采供血全过程的血液信息化建设,建设血站之间、血站与医疗机构之间的信息网络系统,提升血液管理的效率,为血液工作提供有力信息支撑。

二、血站基本标准(节录)

卫医发〔2000〕448 号为贯彻实施《中华人民共和国献血法》,保证临床用血安全,我部对1993 年颁布的《血站基本标准》进行了修订。现将修订后的《血站基本标准》印发给你们,请遵照执行。附件:血站基本标准。

一、科室设置

应有血源管理,体检、采血,检验,成分血制备,贮血、发血,消毒供应,质量控制等功能,并有相宜的科室设置。

二、人员配置

(一)血站卫生技术人员数与年采血量参考比例

年采供血量（升）	卫生技术人员数（人）
2000 以下	12～20
2000～10000	20～70
10000～20000	70～120
20000～40000	120～200
40000 以上	200 以上

（二）人员任职要求

1. 具有国家认定资格的卫生技术人员应占职工总数的 75% 以上,高、中、初级卫生技术职称的人员比较要与其功能和任务相适应。

2. 血液中心主任应具有高等学校本科以上学历,中心血站站长应具有高等学校专科以上学历,基层血站站长应具有中等专业学校医学专业以上学历。

3. 技术岗位人员应具有中等专业学校医学专业以上学历及初级以上卫生技术职称,并按照有关规定经省级以上卫生行政部门培训并考核合格。

4. 患有经血传播疾病的人员,不得从事采血、供血、成分血制备等相关业务工作。

三、建筑和设施

（一）建筑要求

1. 血站选址应远离污染源;

2. 业务工作区域与行政区域应分开;

3. 业务工作区域内污染区与非污染区应分开;

4. 业务科室的结构布局符合工作流程;人流物流分开;符合卫生学要求;

5. 应为献血者提供安全、卫生、便利的休息场所;

6. 特殊需要开放分离血液成分的,必须在 100 级洁净间（台）操作。

（二）建筑面积

1. 业务部门建筑面积应能满足其任务和功能的需要;

2. 业务部门建筑面积与年采供血量参考比例:

年采供血量（升）	业务部门建筑面积（m²）
2000 以下	500 以上
2000～10000	1000～2000
10000～20000	1500～3000
20000～40000	3000～4500
40000 以上	4500 以上

（三）辅助设施要求

1. 通讯、给排水、消防等设施应符合有关规定;

2. 具备双路供电或应急发电设施;

3. 污水、污物处理及废气排放设施应符合有关环境保护法律、法规的规定;

4. 应有与采供血任务相适应的运血车;

5. 应具有计算机管理设施。

四、设备

（一）基层血站

贮血专用冰箱(4℃)、低温冰箱(－20℃以下)、恒温水浴箱、体重秤、血压计、采血计量仪、热合机、急救设备、必备药品、酶标仪、洗板机、恒温箱、振荡器、离心机、加样器、转动器、酸度计、分析天平、洁净工作台(间)、毁形机、高压蒸气灭菌器。

（二）中心血站

（在基层血站应配备设备的基础上还应配备）大容量低温离心机、分浆器、血细胞分离机、试剂专用冰柜(箱)、血凝仪、紫外线强度测定仪、血小板保存箱、微粒测定仪、离心机转速测定仪、运血车、速冻冰箱、工作间消毒设备。

（三）血液中心

（在中心血站应配备设备的基础上还应配备）生化分析仪、紫外分光光度计、细菌培养仪、热原仪、血液辐照仪、电子天平、温控器、采血车。

（四）采血车、采血点：

1. 比照上述设备标准配备开展业务工作的仪器设备；

2. 能与所属血站进行及时、可靠联系的通信设备；

3. 应有洗手设施和充分的照明设备及电力供电设备。

（五）采用国家规定的法定强制检定的计量器具必须具法定计量部门的检定合格证明。

五、工作制度、岗位职责和技术操作规程

（一）工作制度

1. 职工守则

2. 科室工作制度

3. 职工培训和继续教育制度

4. 献血者管理及隐私保密制度

5. AIDS 登记和报告制度

6. 输血不良反应反馈制度

7. 登记、记录管理和保存制度

8. 工作环节交接制度

9. 差错登记、报告和处理制度

10. 血液的包装、储存、运输、发放规程

11. 血液标本留样保存管理制度

12. 血液报废制度

13. 仪器设备采购、使用、维护、报废制度

14. 器材试剂采购制度

15. 大型、精密、贵重仪器设备专管专用制度

16. 衡器、量器讲师管理和检定制度

17. 资料、信息、统计的收集、整理、保管制度

18. 科研管理制度

19. 污物处理制度

20. 技术档案归档管理制度

21．库房管理制度

22．财务管理、财务审计制度

23．安全制度

24．微机信息管理制度

25．站内感染监控制度

（二）岗位职责

1．各级行政人员岗位职责

2．各级技术人员岗位职责

（三）技术操作规程

1．各业务科室技术操作规程

2．仪器设备操作规程

六、质量控制

（一）建立质量管理的各项工作制度、岗位责任制及操作规程；

（二）血站检验部门室内质量控制制度；

（三）参加国家级或省级室间质量评估制度；

（四）全血及成分血质量标准。

三、血站质量管理规范（节录）

1．总则

1.1　为了加强和规范血站质量管理,确保血液安全,根据《中华人民共和国献血法》和《血站管理办法》,制定本规范。

1.2　本规范是血站质量管理的基本准则,适用于提供采供血和相关服务的一般血站。

2．质量管理职责

2.1　必须建立和持续改进质量体系,并负责组织实施和严格监控。质量体系应覆盖所开展的采供血和相关服务的所有过程。

2.2　质量体系符合法律、法规、标准和规范的要求。

2.3　所有员工对其职责范围内的质量负责,法定代表人为血站质量第一责任人,法定代表人应负责质量体系的建立、实施、监控和改进,包括制定和颁布血站的质量方针,在各相关部门和层级建立质量目标,确保体系所有血液及血液成分制备过程都能符合所需的受控制条件,及资源的合理、有效配置,并对质量体系及其执行效果实施监控、测量、分析和改进。

2.4　法定代表人应按计划的时间间隔审核质量管理体系；监督质量管理体系改进,确保其适宜性、充分性和有效性。并记录和保留管理审核的情况和内容。

3．组织与人员

3.1　必须建立与其业务相适应的组织结构。设置满足献血宣传和献血者招募,献血服务,血液采集、制备、检测、储存和供应,质量管理等功能需求的部门。要确定及配备数量适宜、接受过良好培训,具有专业知识、采供血工作经验及相应能力的管理和技术等人员。明确各部门、各岗位的职责与权限及相互关系的安排和沟通,以及报告和指令传递的途径。权限必须与职责相适应。

3.2　卫生技术人员应占职工总数的75%以上,具有高、中、初级卫生专业技术职务任职资格的人员比例要与血站的功能和任务相适应。

3.3　血液中心、中心血站法定代表人或主要负责人应具有高等学校本科以上学历,中心血库负责人应具有高等学校专科以上学历。均须接受过血站质量管理培训,并经过考核合格。

3.4　新增加人员必须符合《血站关键岗位工作人员资质要求》。技术和管理人员本科以上学历应不低于60%。除了新参加工作的人员外,技术人员均应具有相关专业初级以上技术职务任职资格,并应经过专业技术培训,掌握血站质量管理基本原理,具有基础理论知识和实际操作技能,能够胜任所分配的职责。传染病病人和经血传播疾病病原体携带者,不得从事采血、血液成分制备、供血等业务工作。

3.5　应有专人分别主管采供血业务和质量。其负责人应具有医学或者相关专业本科以上学历,经过质量管理培训,具备采供血业务管理和质量管理的专业知识和实践经验,对采供血业务管理和质量管理中出现的问题具有正确判断和处理的能力,经法定代表人授权,分别承担采供血业务管理和质量管理的职责。质量负责人须向法定代表人直接报告质量管理体系业绩及要改进的需求。采供血业务负责人和质量负责人不得相互兼任。采供血业务负责人或质量负责人缺席时,应指定适当的人员代行其职责。

3.6　必须按实际情况制定继续教育和培训计划,保证员工得到持续有效的教育和培训。培训者的培训能力和培训评估者的评估能力应经过评估,表明能够胜任后,才能授予承担培训和评估的职责。

3.7　员工必须接受拟任岗位职责相关文件的培训和实践技能的培训,并且经过评估表明能够胜任。应有培训记录,记录应包括满足岗位需求的培训计划、评估标准、培训实施记录、培训评估结果和结论,以及未达到培训预期要求时所采取的措施。

3.8　员工必须结合工作实践接受相关签名的工作程序以及法律责任的培训,并且经过评估表明合格,才能允许在工作文件或记录上签名。必须登记和保存员工的签名,并定期按规定更新以及将先前的记录存档。

4. 质量体系文件

4.1　必须建立质量体系的文件。质量体系文件覆盖所开展的采供血业务的所有过程。质量体系文件应包括质量手册、过程文件、操作规程和记录。

4.2　建立和实施形成文件及文件管理的程序,对文件的编写、审批、发布、发放、使用、更改、回收、保存归档和销毁等进行严格管理,并保留有关控制记录。所使用的文件应为经过批准的现行版本。文件应定期进行评审,列明文件修订状态清单,文件发放清单。作废文件的正本应加标记归档,并安全保存,副本全部销毁,作废的文件不得在工作现场出现。

4.3　在文件正式实施前,应对相关的员工进行培训,评价胜任程度及保存有关记录。保证员工能够在工作空间范围容易获得与其岗位相关的文件并正确使用文件。

5. 建筑、设施与环境

5.1　必须具备整洁、卫生和安全的采供血作业场所。采供血业务、生活、管理、后勤和辅助区域的总体布局应合理,不得互相干扰。

5.2　采供血作业场所的布局应满足业务需求,流程要合理有序,防止人员和血液受到污染。至少应单独设置相应作业区,并满足相应的功能要求:

5.2.1　献血者征询区、体检区,能对献血者进行保密性征询和正确体检,以正确判定献血者资格。

5.2.2　采血区和献血后休息区,应按工作程序指定区域安全放置和弃置所有一次性采血耗材,确保避免复用、污染和差错;保证献血者得到适当休息。

5.2.3　血液存放区,应分别设置待检测血液隔离存放区、合格血液存放区和报废血液隔离存放区。

5.3　具有安全有效的应急供电设施。

5.4　消防、污水处理、医疗废物处理等设施符合国家的有关规定。

6. 设备

6.1　设备的配置应能满足血站业务工作的需要。

6.2　必须建立和实施设备的确认、维护、校准和持续监控等管理制度,以保证设备符合预期使用要求。计量器具应符合检定要求,有明显的定期检定合格标识。

6.3　大型和关键设备均应以唯一性标签标记,明确维护和校准周期,档案应有专人管理,有使用、维护和校准记录。有故障或者停用的设备应有明显的标示,以防止误用。

6.4　制定采供血过程中关键设备发生故障时的应急预案,应明确应急措施相互关联的部门及人员的职责,并保证有效的沟通。应急措施应不影响血站的正常工作和血液质量。所有应急备用关键设备的管理要求与上述常规设备相同。

7. 物料

7.1　采供血所用的物料符合国家相关标准,不得对献血者健康和血液质量产生不良影响。应制定管理制度,明确关键物料清单,对采供血物料的购入、验收、储存、发放、使用等进行规范的管理。

7.2　购进关键物料的生产商和供应商具有国家法律、法规所规定的相应资质,每年应对其进行一次评审,从具有合法资质的供应商购进物料。

7.3　对关键物料的质量进行控制,保证只有合格的物料才能投入使用。

7.4　对合格、待检、不合格物料应严格管理,分区存放。对库存区同类关键物料,有明显和易于识别状态类别的标识。

7.5　对温度、湿度或其他条件有特殊要求的物料,应按规定条件储存,并有效持续监控。

7.6　物料应按规定的使用期限存放,遵循先进先出的原则,保证在物料的有效期内使用。未规定使用期限的,其储存期限及有效期自设为入库之日起,一般为一年,最多不超过三年,并贴上标识。

8. 安全与卫生

8.1　制定并执行安全与卫生管理制度,至少应包括组织和员工的职责,保证工作场所安全与卫生。

8.2　有一名对法定代表人直接负责的安全与卫生负责人。配备充足与有效的安全与卫生设施,确保人员和工作场所的安全与卫生。对所有员工进行安全与卫生培训。员工应对其工作区域的安全卫生负责。

8.3　建立和实施职业暴露的预防与控制程序,包括职业暴露的预防和处理、职业暴露的登记、监控和报告。

8.4　建立员工健康档案,每年对员工进行一次经血传播病原体感染情况的检测。应对乙型肝炎病毒表面抗体阴性的员工进行乙型肝炎病毒疫苗接种。

8.5　作业区域内不得饮食、吸烟和佩带影响安全与卫生的饰物。应具有与工作场所和工作性质相适应的防护措施和相关安全标示。

8.6　制定消毒与清洁程序,规定需消毒与清洁的区域、设备和物品及其消毒清洁方法和频次,保持作业区卫生整洁。

8.7　采取有效措施对献血者和员工进行防护;避免采血、检验、制备、储存、包装和运输过程中血液、血液标本、环境受到污染。

8.8　应执行医疗废物管理的有关规定,对医疗废物进行收集和处置。

8.9　应执行有关规定,制定针对用电安全、化学、放射、危险品等的使用和防火的相应程序,确保献血者、员工、环境和设备的安全。定期进行模拟有关突发事件的演练。

9. 计算机信息管理系统

9.1　必须应用计算机管理采供血和相关服务过程。对管理信息系统进行充分的确认,以保证其符合预期的使用要求。

9.2　管理信息系统的开发、设计、更改和确认都应遵从软件工程的开发、设计、更改和确认基本原则。

9.3　对管理信息系统的维护应包括系统中的所有组成部分,如硬件、软件、文件和人员培训等;必须采取措施保证数据安全,对数据库进行定期备份,并确保备份库存点与主体数据库有效安全分隔。使用人员应保证电子口令的安全,应防范、检查并清除计算机病毒。

9.4　必须建立和实施针对管理信息系统瘫痪等意外事件的应急预案和恢复程序,以保证血液供应。应设置不间断电力供应(UPS)。

9.5　采取有效措施避免非授权人员对管理信息系统的侵入和更改,制定严格的用户授权程序,控制不同用户对数据的查询、录入、更改等权限。

9.6　应详细记录操作者所有登录和操作活动的日期、时间和内容。

10. 血液的标识及可追溯性

10.1　必须建立和实施血液标识的管理程序,确保所有血液可以追溯到相应的献血者及其献血过程、所使用的关键物料批号以及所有制备和检验的完整记录。

10.2　标签的底色应为白色,与血袋牢固粘贴,能防水、耐磨损,背面黏合胶不能影响血液的质量。标签信息建议采用实体黑色字体,通过打印或印刷产生。

10.3　血液标签中的内容应符合《血站管理办法》《全血及成分血质量要求》中的相关规定,至少包含献血编号、品种标识、血型标识和有效期标识四部分。血液标签上不应标有献血者姓名。所有标签的样本都应存档。

10.4　血液的标识应采用条形码技术,确保每一袋血液具有唯一性标识以及可追溯性。条形码技术应能够对不同种类、不同过程状态的血液及血型进行标识。应保证每一次献血具有唯一的条形码标识,并可追溯到献血者。

10.5　献血条码的编码程序应保证献血码的唯一性,同一献血码至少在50年不得重复。

10.6　建立和实施贴签管理程序。负责贴签的人员须经相关培训和考核。应明确规定贴签的步骤和要求,一次只对一袋血液和同源血样管贴签,贴签后应与征询表进行核对。

10.7　献血过程的贴签管理见13.9。

10.8　血液制备过程的贴签管理见15.9。

11. 记录

11.1　应建立、实施记录管理程序和档案管理程序,记录并保存采供血过程所产生的结果和数据,使其具有可追溯性,以证实质量体系有效运行并满足特定的质量标准。

11.2　记录体系必须完整,应包括从献血者筛选、登记到血液采集、检测、制备、储存、发放和运输的整个过程,保证其可追溯性。

11.3　记录档案保存期限应符合国家相关规定,献血、检测和供血的原始记录应至少保存十年。记录应安全保管和保存,防止篡改、丢失、老化、损坏、非授权接触、非法复制等。应对记录进行分类管理,并建立检索系统。

11.4　应执行国家相应的法律法规,建立和实施电子签名和数据电文管理程序,确保数据电文和电子签名在生成、维护、保存、传输和使用过程中的可靠性、完整性、有效性以及机密性。该程序应包括:

11.4.1　应对与生成或使用数据电文和电子签名相关的人员进行教育和培训。

11.4.2　数据电文应能有效地表现所载内容并可供随时调取查用。能可靠地保证数据电文自最终形成时起,内容保持完整、未被更改。

11.4.3　具有正确和完整备份数据电文的能力。

11.4.4　在数据电文的保存期限内随时调取查用。

11.4.5　应明确规定电子签名的使用范围、形式,以及电子签名制作数据的生成方式、接收和认可方式,保证电子签名的可靠性。严格控制在签发后对数据电文的改动。

11.5　应建立和实施保密制度,对献血者的个人资料、献血信息、血液检测结果以及相应的血液使用信息等应进行保密,防止未授权接触和对外泄露。

12. 监控和持续改进

12.1　建立和实施质量体系的监控和持续改进程序,以保证质量体系有效运行和持续改进。

12.2　建立和实施采供血过程和血液质量控制程序,以确保采供血和相关服务过程以及血液质量符合预期要求。

12.3　建立和实施确认程序,对新的或者有变化的过程、程序、设备、软件、试剂,或者其他关键物料进行系统检查,以保证在正式使用前符合预期的使用要求。确认应按预定的计划进行。确认完成后应形成确认报告。确认报告应包括确认计划、确认的数据和确认的结论。

12.4　建立和实施不合格品控制程序,确保能够及时发现、标识、隔离、评价和处置不符合要求的血液和物料等,防止不合格品的非预期使用。

12.5　建立和实施不合格项的识别、报告、调查和处理的程序,确保能够及时发现、识别不合格项,分析产生偏差的原因,采取措施消除产生不合格项的原因,防止类似不合格项的再次发生。

12.6　建立和实施内部质量审核程序。内部质量审核应覆盖采供血及相关服务的所有过程和部门。内部质量审核应预先制订计划,规定审核的准则、范围、频次和方法。内部质量审核包括对质量体系的审核和对质量体系执行状况的审核。

12.7　内部质量审核员须经过培训,具备内审员相应的资质和审核能力,并且与受审核方无直接责任关系。内部质量审核员须经法定代表人任命。

12.8　内部质量审核完成后应形成审核报告,内容包括审核情况和评价、不合格项及其纠正措施和预防措施。

12.9　应对纠正措施和预防措施的实施及其效果进行追踪、验证和记录。

12.10　在质量体系内审完成后,组织管理评审,以确保质量管理体系持续运行的适宜性、有效性和充分性。管理评审的结果及其相应措施须予以记录,法定代表人就所涉及的内容做出总结,探讨持续改进契机,指示今后质量工作的方向和改进目标。质量负责人编写管理评审报告,经法定代表人批准,并发放至相关部门,确保有关措施在规定的时限落实。管理评审每年至少进行一次,可根据实际需要增加管理评审次数安排。

13. 献血服务

13.1 建立、实施、监控和改进献血服务质量体系,确保为献血者提供安全优质的献血服务,从低危人群中采集血液,确保血液的质量。

13.2 建立和实施献血场所管理程序,保证献血安全和血液质量。献血场所应有充足的设施,布局合理,能满足献血工作和献血者以及员工的健康和安全要求。献血前征询和体格检查应对献血者的隐私和相关信息进行保密。应具有处理献血不良反应的设施和药品。每个采血工作位应有独立的采血、留样、记录、贴标签的操作设施和缜密流程,消除导致献血者记录或标识差错的潜在因素。

13.3 建立和实施献血者招募指南,以自愿无偿的低危人群作为征募对象,确保献血者教育、动员和招募工作的实效性,鼓励自愿定期无偿献血。

13.4 由接受过培训的医护人员依据《献血者健康检查要求》,对献血者进行健康征询和评估,保证不影响献血者健康以及血液的安全性和有效性。健康征询和健康检查完成后应由献血者和检查者共同签名。检查者应做出献血者是否能够献血的判断。

13.5 建立和实施献血者献血后回告受理和保密性弃血的处理程序。建立和实施对有易感染经血液传播疾病危险行为的献血者献血后的报告工作程序、献血屏蔽和淘汰制度。

13.6 建立和实施血液采集管理程序,确保献血者安全和血液质量。

13.7 采血前应对献血者资料进行核查,确保从符合《献血者健康检查要求》的献血者中采集血液。

13.8 在采血前对血袋和血液保存液外观进行检查,以确保血袋无破损、无霉变,在有效期内;血液保存液外观符合要求。

13.9 应采用唯一的条形码标识献血记录、血袋(含原袋和转移袋)、标本管。应对贴标签过程进行严格控制,确保同一献血者的血袋、标本管、献血记录一一对应,贴签无误。

13.10 制定静脉穿刺和血液采集工作程序。严格采用无菌操作技术进行静脉穿刺。血液采集过程中必须将血液与抗凝剂充分混合均匀。血液采集量应采用称量方法加以控制,应符合《全血及成分血质量要求》的规定范围。

13.11 采血结束时,再次核查献血者身份、血袋、血液标本和相关记录,确保准确无误。

13.12 建立和实施血液标本留取程序,保证标本应来源于相对应的血液。

13.13 建立和实施献血者服务规范,制定献血者接待和护理程序,履行献血前告知义务,遵循献血知情同意原则。对献血者献血前、献血中和献血后进行全程护理和情感交流。

13.14 应建立和实施献血不良反应的预防和处理程序,包括献血不良反应的预防、观察、处理、记录、报告、评价和随访,以正确处理和减少献血不良反应。

13.15 建立并持续完善献血者跟踪和回访服务制度,实施献血者满意度调查程序、献血者投诉、反馈处理程序,确保献血服务的持续改进。

13.16 献血记录至少应包括献血者的个人资料、健康征询结果及献血者和征询者签名、健康体检结果及检查者签名、献血日期、献血量、献血反应及其处理和员工签名。

13.17 血液成分献血者应满足《献血者健康检查要求》以及相关的特定要求。

13.18 血液成分单采工作必须由接受培训的医学专业技术人员担任,应有接受过培训的医护人员负责监护。血细胞分离机应得到维护和监控,确保安全有效。必须使用符合国家食品药品监督管理局批准注册的一次性血液成分分离管路。应按程序安全弃置及销毁所有用过的一次性成分分离管路,杜绝非法复用。

13.19　应记录血液成分献血者的健康检查结果以及血液成分单采过程的关键指标,包括采集时间、品种、体外循环的血量、抗凝剂的使用量、交换溶液的量、血液成分的质量以及献血者的状态等。

14.　血液检测

14.1　开展血液检测业务的血站,血液检测实验室必须获得《血站实验室质量管理规范》审核合格证书。

14.2　没有开展血液检测业务的血站,应建立和实施血液标本采集、运输和交接程序,保证血液标本正确采集、运输和交接,并保存血液标本运送全程温度监控及交接记录;应建立和实施检测报告的接收和利用程序,保证正确接收和利用检验报告。

14.3　血站质控实验室应遵守《血站实验室质量管理规范》的相关要求。

15.　血液制备

15.1　建立和执行血液制备的质量体系,确保血液安全有效。

15.2　制备的血液必须符合《全血和成分血质量要求》。

15.3　应建立和执行血液制备、贴签、包装、入库程序。

15.4　血液制备环境应当整洁卫生,定期有效消毒,进行环境温度控制,保证血液的安全性和有效性。

15.5　血液制备应尽可能在密闭系统中进行。如果只能在开放系统进行制备的,则应严格控制,避免微生物的污染。

15.6　对血液制备的关键设备应按规定进行维护和校准,确保运行可靠和稳定。

15.7　血液制备的程序和方法必须经过审核确认。

15.8　血液制备过程中所使用的一次性塑料血袋的质量及其生产商的资质应符合相关法规的要求;一次性使用塑料血袋须经过质控部门确认合格后方可投入使用。

15.9　在整个制备过程中,所有血液及其包装均应正确标识。使用联袋时,在原袋和转移袋分离之前应检查每个血袋上献血条码的一致性。对血液进行过滤、汇集、分装或者冰冻等操作而需要采用非一体性的血袋时,必须保证在每一个血袋贴上正确的献血条码。对合格血液进行贴签时,应对标签中的信息再次进行核对。

15.10　建立和执行血液常规抽检程序,并对抽检结果进行统计分析和偏差调查,并采取纠正措施和预防措施。

15.11　每袋血液在其制备的每一个环节都应经过严格的目视检查,对于血袋有渗漏、损坏和缺陷迹象,疑似细菌污染或其他异常的血液,必须实施标识、隔离和进一步处理。

15.12　血液制备记录应确保对血液制备过程的人员、设备、血液来源和原材料、方法步骤、环境条件等相关信息的追溯,至少包括:血液的交接,成分制备过程,成分的常规抽检及质量结果分析,仪器使用、维护校准,成分制备环境控制,医疗废弃物的处理等。记录应有操作执行人员的签名。

16.　血液隔离与放行

16.1　建立和实施血液的隔离程序,将待检测(包括可能存在质量问题但尚未最后判定的)的血液和不合格血液进行物理隔离和管理,防止不合格血液的误发放。

16.2　建立和实施合格血液的放行程序,并遵从以下原则:

16.2.1　明确规定血液放行的职责,放行人员应经过培训和考核合格,并经过授权,才能承担放行工作,质量管理人员应该监控血液的放行。

16.2.2　清查每批血液中的所有不合格血液,准确无误并安全转移处置后,才能放行合格血液。

16.2.3　确定每批血液中所有制备的合格血液,并贴上合格血液标签,经过批准放行后,才能从隔离库转移到供临床发放的合格血液储存库。

16.2.4　对每批血液的放行进行记录。保证所有的血液成分得到识别和清点核实;所有不合格的血液经过清点核实,并已被安全转移和处置。所有合格血液均符合国家标准。放行人应签署姓名、放行日期和时间。

17.　血液保存、发放与运输

17.1　建立和实施血液保存管理程序,并满足以下要求:

17.1.1　血液的保存地点应具有防火、防盗和防鼠等措施,未经授权人员不得进入。

17.1.2　血液的保存设备应运行可靠,温度均衡,有温度记录装置和报警装置。

17.1.3　对保存状态进行监控,包括持续的温度及其他保存条件的监测和记录,确保血液始终在正确的条件下保存。

17.1.4　根据储存要求将不同品种和不同血型的血液分开存放,并有明显标识。

17.2　建立和实施血液发放程序。应遵循先进先出的原则。在发放前应检查血液外观,外观异常的血液不得发放。应建立和保存血液发放记录。

17.3　建立和实施血液运输的管理程序,确保血液在完整的冷链中运输,使血液从采集直至发放到医院的整个过程中始终处于所要求的温度范围内。应对血液在整个运输过程中的储存温度进行监控。应建立和保存血液运输记录。

17.4　不同保存条件以及发往不同目的地的血液应分别装箱,并附装箱清单。血液运输箱应有标识,标明血液种类、运输目的地。

18.　血液库存管理

18.1　建立和实施血液库存管理程序,既保证有充足的血液供应,又能最大限度控制血液的过期报废。应根据临床需求确定不同种类血液的最低库存水平,处于制备过程中的血液应纳入库存管理。应对血液库存定期盘点。

18.2　应制定切实可行的血液应急预案,保证突发事件的血液供应。

19.　血液收回

19.1　应建立和实施血液收回程序,确定需要收回的血液、收回责任人及其职责,确保在任何时间有专人接听及处理血液质量投诉和缺陷发现,并能够快速收回已发放的血液或追踪血液去向,及时通告有关单位采取适当的措施。

19.2　在收回具有严重质量缺陷的血液时,应进行全面调查。血液收回记录应当包括缺陷血液的收回、追踪、分析、评审和处置,以及采取的纠正和预防措施。

20.　投诉与输血不良反应报告

20.1　应建立和实施血液质量投诉的处理程序,指定质控实验室和质管部人员负责。对血液质量投诉和与血站相关的输血不良反应报告,进行调查处理并详细记录。接到血液质量出现重大问题的投诉时,及时向当地卫生行政管理部门报告。

附:血站关键岗位工作人员资质要求

附:血站关键岗位工作人员资质要求

岗　位	学　历	职称	要　　求
血液中心主任或副主任	大学本科以上	中级以上	经血液安全培训,主任要求从事血液管理工作2年以上并经管理、质量、经营培训
中心血站站长或副站长	大学本科以上	中级以上	经血液安全培训,站长要求从事血液管理1年以上并经管理、质量、经营培训
中心血库主任	医学相关专业专科毕业以上	中级以上	经血液安全培训,主任要求从事血液管理1年以上
血源管理、献血者招募岗	大学专科毕业以上	初级以上	经血液安全、社会学、教育学、伦理学培训
体检医师岗	大学本科毕业以上	医师以上	医学专业,具有执业医师资格,经血液安全、急救培训
采血护士岗	大学专科毕业以上	护士以上	具有护士执业资格,经血液安全、急救培训
检验岗	大学专科毕业以上	初级以上	经血液安全培训,经与工作相应的专业培训或进修3个月以上
血型血清实验岗	大学专科毕业以上	初级以上	经血液安全培训,从事相关工作2年以上或血型进修3个月以上;负责人要求大学本科毕业以上
人类白细胞抗原实验岗	大学专科毕业以上	初级以上	经血液安全培训,从事相关工作2年以上或血型进修3个月以上;负责人要求大学本科毕业以上
成分制备岗	中等专科学校毕业以上	初级以上	经血液安全培训;负责人主任要求大学本科毕业以上
发血岗	大学专科毕业以上	初级以上	经血液安全培训
质量管理岗	相关专业大学专科毕业以上	初级以上	经血液安全培训,主任要求大学本科毕业以上,从事相关工作3年以上
财务岗	大学专科毕业以上	初级以上	具备相关资质或专业(培训)证书,并经血液安全培训
信息管理岗	计算机相关专业本科以上	初级以上	具备相关资质或专业(培训)证书,并经血液安全培训
档案管理岗	相关专业大学专科毕业以上	初级以上	具备相关资质或专业(培训)证书,并经血液安全培训
统计人员岗	相关专业大学专科毕业以上	初级以上	具备相关资质或专业(培训)证书,并经血液安全培训
设备维修岗	大学专科毕业以上	初级以上	经血液安全培训,具有上岗(培训)证书
司机岗	中等专科学校毕业以上	初级以上	经血液安全培训,具有上岗(培训)证书

注:职称是指专业技术职务任职资格。

四、血站实验室质量管理规范

1. 总则

1.1　为了加强血站实验室的标准化、规范化、科学化建设和管理,保证血液检测的准确性,保证临床用血安全,根据《中华人民共和国献血法》《病原微生物实验室生物安全管理条例》《血站管理办法》,制定本规范。

1.2　本规范所称血站实验室,包括血液中心实验室,血液集中化检测实验室和省级卫生行政部门根据采供血机构设置规划批准设置的其他一般血站实验室。

1.3　血站实验室应遵从《血站质量管理规范》中的相关规定。

1.4　血站应当加强实验室的建设和管理,规范实验室的执业行为,保证实验室按照安全、准确、及时、有效和保护献血者隐私等原则开展血液检测工作。

2. 实验室质量管理职责

2.1　必须建立和持续改进实验室质量体系,并负责组织实施和严格监控。质量体系应覆盖血液检测和相关服务的所有过程。

2.2　质量体系符合国家法律、法规、标准和规范的要求。

2.3　实验室所有员工对其职责范围内的质量负责。实验室所隶属血站的法定代表人为血液检测质量的第一责任人,实验室负责人由血站法定代表人任命。实验室负责人为血液检测质量的具体责任人,对血液检测全过程负责,并具体负责实验室质量体系的建立、实施、监控和持续改进。实验室负责人缺席时,应指定适当的人员代行其职责。

3. 组织与人员

3.1　应建立与实验室血液检测业务相适应的组织结构,人员的配备和岗位设置应满足从血液标本接收到实验室报告发出的整个血液检测过程及其支持保障等需求。

3.2　必须建立和实施人力资源管理程序,规定各级各类岗位的任职资格、职责、权限、职业道德规范以及培训和考核。

3.3　实验室负责人应具有高等学校医学或者相关专业大学本科以上学历,高级专业技术职务任职资格,5 年以上血液检测实验室的工作经历,接受过血液检测实验室管理培训,具有医学检验专业知识及组织领导能力,能有效地组织和实施血液检测业务工作,对血液检测中有关问题能做出正确判断和处理,并能对血液检测过程、检测结果和检测结论承担全面责任。

3.4　血液检测技术人员应具备医学检验专业知识和技能。具有高、中、初级专业技术职务任职资格的检验技术人员比例要与血液检测业务相适应。具备检验技术人员资格者方可从事血液检测的技术工作。

3.5　新增加的血液检测人员应具备高等学校医学或者相关专业大学专科以上学历,其中大学本科以上学历的应占新增人数的70%以上。

3.6　血液检测人员应经过专业技术培训和岗位考核,经血站法定代表人核准后方可上岗。

3.7　血液检测人员应经过职业道德规范的培训,保证血液检测结果和结论的真实性、可靠性和保密性。

3.8　血液检测人员必须接受血液检测岗位职责相关文件的培训和实践技能的培训,并且经过评估表明能够胜任血液检测工作。应有培训记录,记录应包括满足岗位需求的培训计划、评估标准、培训实施记录、培训评估结果和结论,以及未达到培训的预期要求时所采取的措施。

3.9　血液检测人员必须结合工作实践接受相关签名的工作程序以及法律责任的培训,并且经过评估表明合格,才能允许在工作文件或记录上签名。必须登记和保存员工的签名,并定期更新以及将先前的记录存档。

3.10　应有专人负责职业健康、卫生与安全。

3.11　应制定实验室全员会议制度,就质量和技术问题定期进行沟通、协调和落实。保存会议记录。

4. 实验室质量体系文件

4.1　应建立实验室质量体系的文件。实验室质量体系文件应覆盖检测前、检测和检测后整个过程,包括质量手册、程序文件、标准操作规程和记录。

4.2 制定程序文件和标准操作规程的项目至少包括：

4.2.1 标本的管理。

4.2.2 仪器与设备的使用、维护和校准。

4.2.3 试剂的管理。

4.2.4 血液检测技术与方法。

4.2.5 血液检测的质量控制。

4.2.6 检测结果分析与记录。

4.2.7 检测报告。

4.2.8 安全与卫生、职业暴露的预防与控制。

4.3 标准操作规程分为仪器操作规程和项目操作规程，内容一般应包括目的，职责，适用范围，原理，所需设备、材料或试剂，检测环境条件，步骤与方法，结果的判断、分析和报告，质量控制，记录和支持性文件等要素。

5. 实验室建筑与设施

5.1 实验室建筑与设施应符合《实验室生物安全通用要求》和《微生物和生物医学实验室生物安全通用准则》中的规定。

5.2 实验室的实验用房、辅助用房应满足血液检测工作的需求，以保证安全有效地实施血液检测。

5.3 实验室应保持卫生和整洁，有保证环境温度和湿度的设施，持续监控并记录环境条件。有安全防护与急救设施及相关工作安全标示。

5.4 实验室应配备应急电源，以保证血液检测工作正常进行。

5.5 应根据检测流程和检测项目分设检测作业区，至少包括样本接收、处理和储存区，试剂储存区，检测区。不同类型检测项目作业区，应采取措施防止交叉污染。其他特殊区域的布局和设施应符合相应的要求。

5.6 员工生活区应配备适宜的生活设施，包括卫生、休息、更衣等场所和设施。员工休息区与作业区应相对独立。

5.7 对于易燃、易爆、剧毒和有腐蚀性等危险品，应有安全可靠的存放场所。库存量及库存条件应符合相关规定，并对储存危险化学品编制化学品安全数据简表（MSDS）。

5.8 消防、污水处理、医疗废物处理等设施符合国家的有关规定。

6. 仪器与设备

6.1 仪器、设备的配置应能满足血液检测业务工作的需要。实验室的基本仪器、设备应包括离心机、温箱、水浴箱、酶标仪、洗板机、生化分析仪，冷藏冷冻设备及其他专用设备。集中化检测实验室检测仪器、设备的配备应与其功能相适应。

6.2 使用的仪器、设备应符合国家相关标准。仪器、设备的生产商和供应商应具有国家法律、法规所规定的相应资质。并应能够从市场上得到充足的仪器、设备所需耗材。

6.3 必须建立和实施仪器、设备的评估、确认、维护、校准和持续监控等管理制度，以保证仪器、设备符合预期使用要求。计量器具应符合检定要求，有明显的定期检定合格标识。

6.4 大型和关键仪器、设备均应以唯一性标签标记，明确维护和校准周期，档案应有专人管理，有使用、维护和校准记录。有故障或者停用的仪器、设备应有明显的标示，以防止误用。

6.5 血液检测过程中的关键仪器、设备应设置不间断电力供应（UPS），并制定发生故障时的应急预案，应急措施应不影响血液检测质量。所有应急备用仪器、设备的管理要求与常规仪器、设备相同。

6.6　大型和关键仪器、设备经修理或大型维护后,在重新使用前,应进行检查确认,保证其性能达到预期要求。计量仪器经修理或大型维护后,需要对仪器进行校准方可使用。

7. 试剂与材料

7.1　建立和实施血液检测试剂与实验材料管理程序,包括试剂与材料的生产商和供应商资质评估,试剂与材料的评估、选购、确认、保存、使用、监控以及库存管理。

7.2　试剂与材料的生产商和供应商应具有国家法律、法规所规定的相应资质。选用的试剂与材料应符合国家相关标准,有充分的外部供给和质量保证服务,并对外部服务质量进行定期评审。

7.3　建立试剂的确认程序,包括实施确认的人员、方法、质量控制方法、接收标准。每批试剂投入使用前应进行确认。

7.4　建立试剂的库存管理程序,包括试剂的储存条件和库存量的监控。试剂应在有效期内使用。

8. 安全与卫生

8.1　应遵从《病原微生物实验室生物安全管理条例》《实验室生物安全通用要求》和《微生物和生物医学实验室生物安全通用准则》中的规定。

8.2　建立和实施实验室安全与卫生管理程序,覆盖从标本采集到检测报告整个血液检测过程。

8.3　应限制非授权人员进入实验室。

9. 计算机信息管理系统

9.1　建立和使用血液检测计算机信息管理系统,对从标本接收到检测报告发出整个血液检测过程实行计算机管理程序。必须采取措施保证数据安全,严控非授权人员进(侵)入血液检测计算机管理系统,非法查询、录入和更改数据或检测程序。

9.2　血液检测计算机管理软件供应商应具备国家规定的资质,并负责安装、使用、维护方面的培训,提供血液检测计算机管理系统的操作和维护说明书。

9.3　应建立和实施计算机管理系统使用的风险分析、培训、确认、使用以及使用后的评估程序。

9.4　应建立和实施血液检测计算机管理系统发生意外事件的应急预案和恢复程序,确保血液检测正常进行。

10. 血液检测的标识及可追溯性

10.1　建立和实施血液检测标识的管理程序,确保所有血液检测可以追溯到相应标本采集、运送、接收、检测方法与过程、检测结果、检测报告与追踪的整个过程,以及所使用的检测设备、检测试剂和相应责任人。

11. 实验室质量及技术记录

11.1　应遵从《血站质量管理规范》中关于记录的各项规定,建立并实施对质量及技术记录进行识别、采集、索引、查取、维护以及安全处理等工作程序。

11.2　建立和保持完整的血液检测相关记录。记录的种类至少应包括标本登记、处理、保存、销毁记录,试剂管理及使用记录,检测过程和结果的原始记录与分析记录,质量控制记录,设备运行、维护和校验记录,实验室安全记录,医疗废弃物处理记录等。

11.3　实验室的文件和记录应由所隶属血站的档案管理部门集中统一归档管理。档案管理符合国家的有关规定。

12. 检测前过程的管理

12.1 建立和实施标本送检程序,应包括受检者身份的唯一性标识、检测委托方的标识与联系方式、标本类型、标本容器要求、包装要求、采集和接收时间、申请检测项目、缓急的状态、检测结果送达地点等。

12.2 建立和实施标本采集程序,应对标本采集前的准备、标本的标识、标本采集、登记和保存过程实施有效控制,确保标本质量。对标本采集过程中所使用的材料进行安全处置。采集标本须征得受检者知情同意。应防止标本登记和标识发生错误。应对标本采集人员进行培训和咨询。

12.3 建立和实施标本运送程序,确保标本运送安全和标本质量。建立标本运送记录。

12.4 建立和实施标本接收和处理程序,应包括标本的质量要求、标本的接收时间和质量检查,标本标识和标本信息的核对,标本的登记,标本的处理,以及拒收标本的理由和回告方式。建立标本接收和处理记录。

12.5 血液标本如需分样完成多项目检测,分次检测的部分样品应可追溯至最初原始标本。避免分样或加样过程中样品被污染或稀释。

13. 检测过程的管理

13.1 应确定血液检测项目和方法,并符合国家的有关规定。

13.2 血液检测方法和检测程序必须经过确认后投入使用。确认计划应包括人员、设备、试剂、检测条件、检测结果判读和检验结论判定,确保其符合预期的要求。

13.3 严格遵从既定的检测程序。对检测过程进行监控,确保检测条件、人员、操作、设备运行、结果判读以及检测数据传输等符合既定要求。

13.4 建立和实施与检测项目相适应的室内质量控制程序,以保证检验结果达到预期的质量标准,应包括:

13.4.1 质控品的技术要求。

13.4.2 质控品常规使用前的确认。

13.4.3 实施质控的频次。

13.4.4 质控品检测数据的适当分析方法。

13.4.5 质控规则的选定。

13.4.6 试验有效性判断的标准。

13.4.7 失控的判定标准、调查分析、处理和记录。

13.5 应建立初次反应性标本进一步复检的程序和结果判定规则。

13.6 根据有关规定,将艾滋病病毒抗体(抗 – HIV)检测呈反应性的血液标本送交艾滋病病毒抗体检测确证实验室进一步确证。

14. 检测后过程的管理

14.1 建立和实施检测报告签发的管理程序,对检测报告的责任人及其职责、检测结果分析、检测结论判定标准和检测报告的时间、方式和内容等做出明确规定。

14.1.1 检测结果的分析和检测结论的判定应由经过培训和评估可以胜任并得到授权的技术人员进行。

14.1.2 签发报告前,应对签发的每批标本的检验过程以及关键控制点进行检查,以确定该批检测的正确性和有效性。以包含完整质控的一次检测为一批。

14.1.3　应根据既定的检验结论判定标准,对每一份检测标本做出检测结论的判定。

14.1.4　检测报告应完整、明晰。检测报告至少应包括检测实验室名称、标本信息、标本送检日期、检测项目、检测日期、检测方法、检测结果、检测结论、检测者、复核者和检测报告者的签名和日期。

14.1.5　应对检测报告进行最后审核和签发,以保证检测报告正确和完整。签发者应签署姓名和日期。

14.2　建立和实施检测报告收回、更改和重新签发的管理程序,明确规定应收回、更改和重新签发的检测报告和责任人,以及补救程序和事故处理程序。

14.3　建立和实施临床咨询的管理程序。实验室应由经过培训和授权的人员为临床提供咨询服务。

14.4　建立和实施标本的保存管理程序。检测后标本的保存时间应符合国家有关规定。建立标本的保存记录。

14.5　建立和实施标本的销毁程序,规定可销毁的标本和销毁方式、审批程序和相应责任人。建立标本的销毁记录。

14.6　根据国家相关法规要求,制定疫情报告程序,在规定时间内向有关部门报告疫情。

15.　监控与持续改进

15.1　建立和实施差错的识别、报告、调查和处理的程序,确保及时发现差错,分析其产生的原因,采取措施消除产生差错的原因,以防止类似差错的再次发生。

15.2　建立和实施实验室内部质量审核程序。至少每年进行一次。内部质量审核应覆盖血液检测及相关服务的所有过程。应预先制订计划,规定审核的准则、范围和方法。审核后应形成报告,包括审核情况及评价、不合格项及其纠正措施和预防措施。应对纠正措施和预防措施的实施及其效果进行追踪、验证和记录。

15.3　参加卫生部指定的实验室质量考评,建立和实施相关程序。以日常检测相同的方式对质量考评的样品进行检测和判定。应全面分析质量考评结果和实验室所存在的差距,并制定和实施改进计划。

15.4　质量考评的结果应符合规定的标准。应建立实验室负责人对质量考评结果实施监控的机制,并评价相应纠正措施的成效。

五、单采血浆站管理办法(节录)

第三条　本办法所称供血浆者是指提供血液制品生产用原料血浆的人员。划定采浆区域内具有当地户籍的18岁到55岁健康公民可以申请登记为供血浆者。

第七条　单采血浆站应当设置在县(旗)及县级市,不得与一般血站设置在同一县级行政区域内。

有地方病或者经血传播的传染病流行、高发的地区不得规划设置单采血浆站。

上一年度和本年度自愿无偿献血未能满足临床用血的市级行政区域内不得新建单采血浆站。

第八条　省、自治区、直辖市人民政府卫生行政部门根据实际情况,划定单采血浆站的采浆区域。采浆区域的选择应当保证供血浆者的数量,能满足原料血浆年采集量不少于30吨。新建单采血浆站在3年内达到年采集量不少于30吨。

第九条　设置单采血浆站必须具备下列条件:

（一）符合采供血机构设置规划、单采血浆站设置规划以及《单采血浆站基本标准》要求的条件。

（二）具有与所采集原料血浆相适应的卫生专业技术人员。

（三）具有与所采集原料血浆相适应的场所及卫生环境。

（四）具有识别供血浆者的身份识别系统。

（五）具有与所采集原料血浆相适应的单采血浆机械及其他设施。

（六）具有对所采集原料血浆进行质量检验的技术人员以及必要的仪器设备。

（七）符合国家生物安全管理相关规定。

第十一条　有下列情形之一的,不得申请设置新的单采血浆站:

（一）拟设置的单采血浆站不符合采供血机构设置规划或者当地单采血浆站设置规划要求的。

（二）省级卫生行政部门未同意划定采浆区域的。

（三）血液制品生产单位被吊销药品生产质量管理规范(GMP)证书未满5年的。

（四）血液制品生产单位发生过非法采集血浆或者擅自调用血浆行为的。

（五）血液制品生产单位注册的血液制品少于6个品种的,承担国家计划免疫任务的血液制品生产单位少于5个品种的。

第十二条　下列人员不得作为新建单采血浆站的法定代表人或者主要负责人:

（一）正在服刑或者不具有完全民事行为能力的人。

（二）发生血液安全事故未满5年的责任人。

（三）被吊销《单采血浆许可证》或者《血站执业许可证》未满10年的单采血浆站或者血站的法定代表人、主要负责人及责任人。

（四）被吊销药品生产质量管理规范(GMP)证书未满5年的血液制品生产单位法定代表人或者主要负责人。

（五）被卫生行政部门责令限期改正3个月以上或者给予罚款5～10万元处罚未满3年的单采血浆站的法定代表人、主要负责人及责任人。

第十六条　《单采血浆许可证》有效期为2年。

第十七条　《单采血浆许可证》有效期满前3个月,单采血浆站应当向原发证部门申请延续,并提交下列材料。

第二十三条　单采血浆站应当按照《中华人民共和国药典》血液制品原料血浆规程对申请供血浆者进行健康状况征询、健康检查和血样化验,并按照卫生部发布的供血浆者须知对供血浆者履行告知义务。

对健康检查合格的申请供血浆者,核对身份证后,填写供血浆者名册,报所在地县级人民政府卫生行政部门。省级人民政府卫生行政部门应当在本省和相邻省内进行供血浆者信息检索,确认未在其他单采血浆站登记,将有关信息进行反馈,由县级人民政府卫生行政部门发给《供血浆证》。

《供血浆证》内容至少应当包括:姓名、性别、血型、民族、身份证号码、2年内免冠证件照、家庭住址、建卡日期和编号。

第二十四条　有下列情况之一的,不予发给《供血浆证》:

（一）健康检查、化验不合格的。

（二）曾伪造身份证明,持有2个以上《供血浆证》的。

（三）已在其他单采血浆站登记为供血浆者的。

（四）当地户籍部门未能核实其身份信息的。

第三十条 单采血浆站必须使用单采血浆机械采集血浆，严禁手工采集血浆。

每次采集供血浆者的血浆量不得超过 580 毫升（含抗凝剂溶液，以容积比换算质量比不超过 600 克）。严禁超量采集血浆。

两次供血浆时间间隔不得少于 14 天。严禁频繁采集血浆。

严禁采集非划定采浆区域内供血浆者的血浆。严禁采集冒名顶替者及无《供血浆证》者的血浆。

严禁采集血液或者将所采集的原料血浆用于临床。

第三十一条 单采血浆站应当建立对有易感染经血液传播疾病危险行为的供血浆者供血浆后的报告工作程序、供血浆者屏蔽和淘汰制度。

第三十四条 单采血浆站关键岗位工作人员应当符合岗位执业要求，并接受血液安全和业务岗位培训与考核，领取岗位培训合格证书后方可上岗。

单采血浆站工作人员每人每年应当接受不少于 75 学时的岗位继续教育。

岗位培训与考核由省级以上人民政府卫生行政部门负责组织实施。

第三十五条 单采血浆站各业务岗位工作记录应当内容真实、项目完整、格式规范、字迹清楚、记录及时，有操作者和复核者签名。

记录内容需要更改时，应当保持原记录内容清晰可辨，注明更改内容和日期，并在更改处签名。

血浆采集、检测和供浆的原始记录应当至少保存 10 年，法律、法规和卫生部另有规定的，依照有关规定执行。

第三十六条 单采血浆站应当保证所采集的血浆均进行严格的检测。

第三十七条 血浆采集后必须单人份冰冻保存，严禁混浆。

第三十八条 单采血浆站应当制定实验室室内质控与室间质评制度，并定期参加省级以上室间质量考评，确保试剂、卫生器材、仪器、设备在使用过程中能达到预期效果。

单采血浆站的实验室应当配备必要的生物安全设备和设施，工作人员应当接受生物安全知识培训。

第三十九条 单采血浆站所采集的每袋血浆必须留存血浆标本，保存期应不少于血液制品生产投料后 2 年。

第四十三条 单采血浆站只能向其设置的血液制品生产单位供应原料血浆。

第四十五条 单采血浆站必须使用计算机系统管理供血浆者信息、采供血浆和相关工作过程。建立血浆标识的管理程序，确保所有血浆可以追溯到相应的供血浆者和供血浆过程，确保所使用的物料批号以及所有制备、检验、运输记录完整。血浆标识应当采用条形码技术。同一血浆条形码至少 50 年不重复。

六、单采血浆站基本标准（节录）

一、科室设置

应设有血源管理、体格检查、检验、质量控制、单采血浆、消毒供应、冷藏运输等科室。各单采血浆站可视具体情况设定，但必须保留相应功能。

二、人员配备

（一）职工总数不少于15人。国家认定资格或省级卫生行政部门认可的卫生技术人员数不低于职工总数的70%，其中中级以上卫生技术职称者比例不低于卫技人员总数的30%。

（二）任职要求

1. 站长具有中专以上学历，经过省级以上卫生行政部门的专业培训合格，熟悉单采血浆站业务，有一定管理经验，能胜任本职工作。

2. 质量控制和检验科负责人具有中等专业学校医学专业以上学历，经过省级以上卫生行政部门的专业培训合格，熟悉本职业务，能胜任本职工作。

3. 检验、质控、采浆、血源管理、消毒供应等技术岗位工作人员至少有中等专业学校医学专业以上学历，经过省级以上卫生行政部门的上岗前培训，考试合格。

4. 专职体检医师为经注册的临床执业医师担任。

三、房屋建筑

（一）建筑设计、布局应满足业务工作任务和功能的要求，便于进行正常操作、清洁和日常卫生的维护。工作用房总面积不少于350平方米。

（二）站内环境整洁、露土地面须硬化；站外环境无严重污染源。

（三）业务工作区与生活、行政、后勤区分开，业务用房面积与布局必须符合技术操作流程和GMP要求；业务工作区内控制区与非控制区分开；人流、物流分开，流向合理，固定走向。

（四）各业务科室有专用工作室。有供工作人员洗刷、消毒、更换工作服的隔离间。每台单采血浆机（含采血浆用床/椅）净使用面积不少于5平方米，并有单独专用电源插座。

（五）病毒检测实验室设计符合国家有关规定。不同的病毒检测项目有不同的检测区域或专用检测工作台。

（六）有供血浆者休息、体检、化验、洗手、候采区域。

（七）工作用房内墙、地板、天花板表面须平整，便于清洁消毒；能防止动物及昆虫进入；照明、取暖、降温、通风良好。

（八）有与业务规模相适应的库房设计。库房应有防火、防潮湿设施。物品分类存放，标示明显。

（九）有供血浆者观察室。

四、仪器设备及药品

仪器设备的配置必须满足业务工作需要，仪器设备适用范围和精密度符合检验项目和质量要求，有相应的防震、防晒、防电子干扰、稳压、温度控制等设施。属国家规定强制检定的计量器须有经法定计量部门的合格证明。

（一）至少配备以下仪器设备

体重磅秤、血压计、听诊器、体检床、体温计、酶标读数仪、洗板机、打印机、显微镜、微型旋转机、水浴箱、微量振荡器、分光光度计、pH测定计、培养箱、天平、高频热合机、蛋白折射仪、电子秤、烤箱、微量加样器、单采血浆机（设置不少于12台）、采血浆床（椅）、输液架、计算机、紫外线灯（或其他消毒设施）、洁净工作台、稳压器、药品柜、低温冰柜（-20℃以下）、普通冰箱（2~8℃）、资料柜、高压灭菌设备。

（二）急救药物和基本抢救设施。

（三）有双路供电或应急发电设施，有畅通的通信设施。

（四）有消防系统和紧急疏散通道与标志。

五、规章制度

六、单采原料血浆质量

（一）标签外观

1. 标签内容完整（应包括供血浆者编号、供血浆者姓名、性别，血浆重量、采血浆日期、ABO血型、单采血浆站名称等），书写工整，格式规范，完好无损。

2. 外观为稻黄色澄清液体、无乳糜、无纤维蛋白析出、无溶血、无异物。

3. 包装血浆袋完好无破损，血浆标本管与血袋相通，远端热合，血浆标本管长度大于20cm。

（二）血浆量不超过580mL（含抗凝剂溶液，以体积容积比换算质量不超过600克）。

（三）蛋白含量：血红蛋白含量≤60mg/L；总蛋白含量＞55g/L

（四）病毒、细菌检测

1. HBsAg阴性（酶标法）

2. 抗－HCV阴性（酶标法）

3. 抗－HIV阴性（酶标法）

4. ALT正常（赖氏法≤25单位）

5. 梅毒阴性（RPR法或TRUST法）

6. 无菌试验无细菌生长

（五）血浆储存、运输

1. 储存血浆采集后1小时内储存于－25℃的冰柜内，6小时内冻存成型。

2. 运输血浆应使用－15℃的具备制冷条件的冷藏车进行运输，液体血浆运输温度应低于10℃，运输时间应不超过3小时。

七、本标准由卫生部负责解释。本标准自发布之日起施行，卫生部1994年发布实施的原《单采血浆站基本标准》同时废止。

七、单采血浆站质量管理规范（节录）

第三条　建立与其业务相适应的组织结构，并有组织结构图，设置满足血源管理、体检、检验、原料血浆采集、质控、消毒和供应、包装储存、血浆及原辅材料库存管理、档案管理等功能需求的部门。明确各部门、各类岗位的职责与权限，相互关系与沟通，报告和指令传递的途径。权限必须与职责相适应。

第四条　配备数量适宜、接受过良好培训，具有专业知识和工作经验，能够胜任被指定工作的管理和技术人员。部门负责人的指定和工作职责必须有文件规定。

第五条　具有卫生技术人员资格的，应占职工总人数的70%以上，其中中级以上卫生技术人员应占卫生技术人员人数的30%以上。

第六条　单采血浆站站长应具有大学专科以上学历，中级以上技术职务任职资格，经省级以上卫生行政部门的专业培训并考核合格。熟悉单采血浆站业务，具有一定管理经验，能胜任本职工作。

实验室负责人应具有高等学校医学或者相关专业大学专科以上学历，5年以上血液检测实验室的工作经历，接受过血液检测实验室管理培训，能有效地组织和实施血液检测业务工作，对血液检测中有关问题能做出正确判断和处理，并能对血液检测过程、检测结果和检测结论承担全面责任。

第七条　新开设的单采血浆站配备的人员和已经开设的单采血浆站新增加的人员必须符合单采血浆站关键岗位工作人员资质要求。

单采血浆站员工应接受血液安全和业务岗位的培训与考核,领取岗位培训合格证书后方可上岗。岗位培训与考核由省级以上人民政府卫生行政部门负责组织实施。

除了新参加工作的人员外,技术人员均应具有相关专业初级以上技术职务任职资格,并应经过专业技术培训,掌握单采血浆站质量管理基本原理,具有基础理论知识和实际操作技能,能够胜任所分配的工作。

第八条 应有专人分别负责原料血浆采供的业务和质量管理。其负责人应具有医学或者相关专业大学专科以上学历,经过相关业务和质量培训,具备业务管理和质量管理的专业知识和实践经验,对工作中出现的问题具有正确判断和处理的能力,经法定代表人授权,分别承担业务管理和质量管理的职责。

业务和质量负责人不得相互兼任。业务或质量负责人缺席时,应指定适当的人员代行其职能。

第九条 应制订继续教育和培训计划,保证员工得到持续有效的教育和培训。培训内容包括血液管理法律、法规、规章、制度以及质量规范、岗位职责和技术知识方面的更新等。每次培训均应有记录,凡参加培训人员应签名并存档。

员工每人每年应当接受不少于75学时的岗位继续教育。

第十条 应建立员工健康档案,每年对员工进行一次经血传播病原体感染情况的检测。应对乙型肝炎病毒表面抗体阴性的员工免费提供乙型肝炎病毒疫苗免疫接种。

传染病现患者和经血传播疾病病原体携带者,不得从事体检、采集、检验、质控、消毒和供应等业务工作。

第十一条 单采血浆站应环境整洁,站外环境无严重污染源。采集原料血浆、检验、辅助、行政和生活区的总体布局应合理,不得互相妨碍。

第十二条 房屋布局应按采集原料血浆的流程合理设置。业务工作区的控制区与非控制区分开,控制区应有明显的警示标识。人流、物流分开;工作人员和供血浆者通道分开;流向合理,避免交叉。

第十三条 原料血浆采集区、物料储存区、低温冷库的容积应与原料血浆采集规模相适应。低温冷库的制冷能力应达到-35℃以下。

供血浆者体检区应有足够的空间,保证对供血浆者进行保密性征询和正确体检以确定供血浆者的适宜性。

第十四条 原料血浆采集、检验区的地面和墙面应无裂缝、无孔、光洁、防滑,易清洁消毒。应避免使用木制材料,防止霉菌滋生。

第十五条 原料血浆采集区和供血浆者休息区应分开,保证供血浆者得到适当的休息。

第十六条 各工作科室应按要求配备足够照明的设施。应有适宜的温度、湿度和通风设施,其中库房应设置防潮设施,以防止在原料血浆采集和储存中影响血浆和样品的质量。原料血浆采集区应有防止昆虫和其他动物进入的设施,草木养殖仅限于管理区域。

第十七条 采用非成套耗材,需进行耗材组装的,应在万级背景下局部百级进行。房间洁净区各设施在设计和安装时应避免出现不易清洁的部位。

第十八条 原料血浆储存区域应有安全设施,防止原料血浆非授权的挪动和使用。

第十九条 具有双路供电或安全有效的应急供电设施。

第二十条 安全消防、污水处理、医疗废物处理等设施符合国家的有关规定。

第二十一条 仪器、设备的配置应能满足单采血浆站业务工作的需要。设备的选择、安装应符合采集原料血浆的要求,易于清洗、消毒,便于操作、维修和保养,并能防止差错和减少污染。使用的仪器、设备应符合国家相关标准。仪器、设备的生产商和供应商应具有国家法律、法规所规定的相应资质。并应能够从市场上得到充足的仪器、设备所需耗材。

第二十二条　所有仪器、设备应有明显的状态标识,定期进行维护保养;计量器具应符合检定要求,有明显的定期检定合格标识。设备安装、维护保养、维修不得影响血浆质量。不合格设备应搬离工作区域,未移出前应有明显标示。仪器、设备应有使用、维护保养、维修记录,并由专人管理。

第二十三条　用于供血浆者体检和采集、检验原料血浆的仪器、仪表、量具等的使用范围、准确度和精密度应符合相应的要求,有明显的合格标识,并定期校验。校验后的设备必须有校验标签及有效期,显示校验设备的准确性和可追溯性。

用于供血浆者体检和采集、检验原料血浆的计量仪器、仪表、量具等的使用应符合相应的要求,计量仪器在使用前必须进行检定或校准,并定期检定或校准,检定或校准合格的计量设备应有检定或校准合格标示,标示应有下次检定或校准日期。

第二十四条　有特殊要求的仪器、设备,应放置于专门区域,并配备防止静电、震动、潮湿或其他相关因素影响的设施。

第二十五条　需要温度控制的仪器、设备应配备温度记录装置,储存原料血浆的低温冷库应有自动连续温度记录装置。

低温冷库要有温度失控报警装置,并有专人记录。

第二十六条　单采血浆站应配备速冻机或 −70℃以下低温冰箱。

第二十七条　原料血浆袋条形码使用前应确认有关信息准确、可靠,条形码读数器必须定期检查并记录结果。

第二十八条　必须使用符合国家相关标准的物料。

第二十九条　对重要物料应进行评估,评估内容至少包括生产商和供应商资质、生产能力、产品性能和产品质量标准等。

第三十条　采集原料血浆所用物料的购入、储存、检定、发放、使用应有记录,内容包括购入物料的名称,购入、发放、使用等日期,物料的数量、批号、有效期、供应商名称及物料生产的资质证书。

第三十一条　物料应按规定的使用期限使用,遵循先进先出的原则。未规定使用期限的,其储存期限及有效期自设为入库之日起,一般为一年,最多不超过三年,并贴上标示。

第三十二条　应有与业务相适应的库房,物品分类存放,标识明显。物料的储存区域必须保证:

(一)待检物料和合格物料严格执行有效分开存放。

(二)不合格物料和退回物料隔离存放。

(三)同一品种不同批次的物料应有清晰界限。

(四)采浆耗材应与其他物品分开存放。

第三十三条　对有特殊要求的物料,应按规定条件储存。

第三十四条　实验用水的选择和存放应符合相关的规定。

第三十五条　采集原料血浆所用的物料危及原料血浆质量或供血浆者时,必须及时处理,并同时向当地卫生行政部门报告。

第三十六条　应根据环境保护、职业安全等相关法律法规,制定各项卫生管理制度,防止污染,并由专人负责。

第三十七条　各部门、岗位均应按要求制定房屋、设备、容器等清洁规程,内容应包括:清洁方法、程序、间隔时间,使用的清洁剂或消毒剂,清洁工具的清洁、存放方式和存放地点。

第三十八条　业务工作区仅限于该区域的工作人员进入。外来人员必须经许可、登记并穿戴防护服方能进入。

第三十九条　必须穿戴适宜的工作服从事操作。工作服样式和材质的选定与所从事的工作相适应。工作服应按相应的要求进行清洗消毒。

第四十条　各工作区域及有关设备应定期清洁、消毒,使用的消毒剂不得对设备、物料和血浆造成污染,消毒剂品种应定期更换,防止产生耐药菌株。

低温冷库和冰箱应定期化霜和清洁,并有记录。

第四十一条　各工作区内不得存放与工作无关的物品和杂物。

第四十二条　食堂、更衣室、浴室、厕所等辅助设施不得对工作区产生不良影响。

第四十三条　应执行医疗废物管理的有关规定,对医疗废物进行收集和处置。

第四十四条　应建立和实施职业暴露的预防和控制程序,包括职业暴露的预防和处理、职业暴露的登记、监控和报告。

采取有效措施对供血浆者和员工进行防护;避免采集、检验、储存、运输等过程中原料血浆、血液标本、环境受到污染。

第四十五条　应建立文件管理体系,包括管理标准、技术标准、制度、操作规程和记录。文件管理体系应覆盖所开展的采集原料血浆的全过程。

第四十六条必须建立文件控制程序。所有控制文件应符合以下要求:

(一)文件是经审批的现行文本。

(二)文件应定期审核和修改。

(三)实行文件分发清单制,以控制多种版本。

(四)过期文件应及时全部收回。

第四十七条　文件的修改、变更,必须由质量保证部门审核,站长或授权人签发后方可实施。必须使相关人员了解文件变更的内容。

第四十八条　文件的发放应有记录。发放、使用的文件应为批准的现行文本。已撤销和过期的文件,需存档备查的,应加标记并安全保存;其他的应及时销毁,并做好销毁记录,不得在工作现场出现。

第四十九条　有关文件在正式实施前,应对相关的员工进行培训,保证员工能够获得与其岗位相关的文件并正确使用。

第五十条　应建立文件管理档案系统,在规定期限内妥善保存,并可追溯。

文件管理档案系统必须保证重要文件以及各类信息的安全性,保证供血浆者个人信息的保密性。

第五十一条　制定原料血浆采集过程中关键设备发生故障时的应急预案。应急措施应保证单采血浆站的正常工作和原料血浆质量。

第五十二条　必须建立和实施设备的维护和校验文件管理制度和记录制度,以保证设备符合预期使用要求。应有书面的设备校验规程,内容包括使用的方法、步骤,偏离后的整改措施和参数的测量以及设备校验的记录。

建立计量管理制度,对计量器具分级分类管理。

第五十三条　所有的记录至少保存 10 年。

第五十四条　应按规定在指定区域内组织、动员供血浆者,并进行相应的健康教育。供血浆者的选择应严格按照《中华人民共和国药典》血液制品原料血浆规程的有关要求执行。

第五十五条　在接待初次申请供血浆者时,必须要求出示申请人本人身份证或其他有效身份证明,并提交近期照片。

第五十六条　对申请供血浆者按照《中华人民共和国药典》血液制品原料血浆规程进行健康状况征询、健康检查和血样检验。合格后须如实填写供血浆者名册、供血浆者体检及采血浆记录,建立永久的供血浆者编号。

第五十七条　对初次申请供血浆者进行健康检查时,必须做 X 光胸片检查。重复供血浆者每年做一次胸片检查并存档。

第五十八条　应建立供血浆者合格、永久淘汰和暂时拒绝三种类型的档案管理名册。同时采用计算机管理档案。

第五十九条　健康检查或血样检验不合格的供血浆者,体检医师应在其体检表上注明原因,并标明永久淘汰或暂时拒绝。

第六十条　应对不合格的供血浆者做好档案记录,注明淘汰原因和淘汰日期,在供血浆者名册上删除该供血浆者,并登记在不合格供血浆者淘汰名册中,永久保存。

第六十一条　对合格的供血浆者应建立永久、唯一的供血浆卡号。停止供血浆时,该卡号不得被其他供血浆者使用。供血浆者的档案应当保存至该供血浆者达到规定的最大供血浆年龄期满后 10 年。

第六十二条　应根据原料血浆的需求,合理安排供血浆者供血浆。两次供血浆时间间隔不得少于 14 天。

第六十三条　采集原料血浆应遵循知情同意的原则。在采集原料血浆前应告知供血浆者血浆采集的程序和过程、可能发生的不良反应和风险。供血浆者在供血浆自愿书上签名。

第六十四条　对需进行特殊免疫的供血浆者,应告知特殊免疫的意义、作用、方法和步骤,取得书面同意、并向供血浆者支付有关的费用后,方可开展相应免疫疫苗的接种,免疫情况应有详细的记录。

应建立供血浆者计算机管理身份识别系统。

第六十五条　应执行《病原微生物实验室生物安全管理条例》《实验室生物安全通用要求》和《微生物和生物医学实验室生物安全通用准则》中的有关规定。

第六十六条　必须建立和持续改进实验室质量体系,并负责组织实施和严格监控。质量体系应覆盖血液检测和相关服务的所有过程。

第六十七条　血液检测人员应经过职业道德规范的培训,保证血液检测结果和结论的真实性、可靠性和保密性。

血液检测人员必须接受血液检测岗位职责相关文件的培训和实践技能的培训,并且经过评估表明能够胜任血液检测工作。应有培训记录,记录应包括满足岗位需求的培训计划、评估标准、培训实施记录、培训评估结果和结论,以及未达到培训的预期要求时所采取的措施。

血液检测人员必须结合工作实践接受相关签名的工作程序以及法律责任的培训,并且经过评估表明合格,才能允许在工作文件或记录上签名。必须登记和保存员工的签名,并定期更新以及将先前的记录存档。

第六十八条　应根据检测流程和检测项目分设检测作业区,至少包括样本接收、处理和储存区,试剂储存区,检测区。不同类型检测项目作业区,应采取措施防止交叉污染。其他特殊区域的布局和设施应符合相应的要求。

对于易燃、易爆、剧毒和有腐蚀性等危险品,应有安全可靠的存放场所。库存量及库存条件应符合相关规定,并对储存危险化学品编制化学品安全数据简表(MSDS)。

第六十九条 应建立实验室质量体系的文件。实验室质量体系文件应覆盖检测前、检测和检测后整个过程,包括质量手册、程序文件、标准操作规程和记录。

第七十条 制定程序文件和标准操作规程的项目至少包括:

(一)标本的管理。

(二)仪器与设备的使用、维护和校准。

(三)试剂的管理。

(四)血液检测技术与方法。

(五)血液检测的质量控制。

(六)检测结果分析与记录。

(七)检测报告。

(八)安全与卫生、职业暴露的预防与控制。

第七十一条 标准操作规程分为仪器操作规程和项目操作规程,内容一般应包括目的,职责,适用范围,原理,所需设备、材料或试剂,检测环境条件,步骤与方法,结果的判断、分析和报告,质量控制,记录和支持性文件等要素。

第七十二条 建立和实施血液检测试剂与实验材料管理程序,包括试剂与材料的生产商和供应商资质评估,试剂与材料的评估、选购、确认、保存、使用、监控以及库存管理。

试剂的生产商和供应商应具有国家法律、法规所规定的相应资质。选用的试剂与材料应符合国家相关标准,有充分的外部供给和质量保证服务,并对外部服务质量进行定期评审。

建立试剂的确认程序,包括实施确认的人员、方法、质量控制方法、接收标准。每批试剂投入使用前应进行确认。

建立试剂的库存管理程序,包括试剂的储存条件和库存量的监控。试剂应在有效期内使用。

第七十三条 建立和使用血液检测计算机信息管理系统,对从标本接收到检测报告发出整个血液检测过程实行计算机管理程序。必须采取措施保证数据安全,严控非授权人员进(侵)入血液检测计算机管理系统,非法查询、录入和更改数据或检测程序。

血液检测计算机管理软件供应商应具备国家规定的资质,并负责安装、使用、维护方面的培训,提供血液检测计算机管理系统的操作和维护说明书。

应建立和实施血液检测计算机管理系统使用的风险分析、培训、确认、使用和使用后的评估程序,以及发生意外事件的应急预案和恢复程序,确保血液检测正常进行。

第七十四条 建立和实施血液检测标识的管理程序,确保所有血液检测可以追溯到相应标本采集、运送、接收、检测方法与过程、检测结果、检测报告与追踪的整个过程,以及所使用的检测设备、检测试剂和相应责任人。

第七十五条 建立并实施对质量及技术记录进行识别、采集、索引、查取、维护以及安全处理等工作程序。

建立和保持完整的血液检测相关记录。记录的种类至少应包括标本登记、处理、保存、销毁记录,试剂管理及使用记录,检测过程和结果的原始记录与分析记录,质量控制记录,设备运行、维护和校验记录,实验室安全记录,医疗废弃物处理记录等。

实验室的文件和记录应由所隶属血站的档案管理部门集中统一归档管理。档案管理符合国家的有关规定。

第七十六条 建立和实施标本采集程序,应对标本采集前的准备、标本的标识、标本采集、登记和保存过程实施有效控制,确保标本质量。对标本采集过程中所使用的材料进行安全处置。采集标本须征得受检者知情同意。应防止标本登记和标识发生错误。应对标本采集人员进行培训和咨询。

建立和实施标本运送程序,确保标本运送安全和标本质量。建立标本运送记录。

建立和实施标本接收和处理程序,应包括标本的质量要求、标本的接收时间和质量检查,标本标识和标本信息的核对,标本的登记,标本的处理,以及拒收标本的理由和回告方式。建立标本接收和处理记录。

第七十七条 血液标本如需分样完成多项目检测,分次检测的部分样品应可追溯至最初原始标本。避免分样或加样过程中样品被污染或稀释。

第七十八条 应确定血液检测项目和方法,并符合国家的有关规定。血液检测方法和检测程序必须经过确认后投入使用。确认计划应包括人员、设备、试剂、检测条件、检测结果判读和检测结论判定,确保其符合预期的要求。

第七十九条 严格遵从既定的检测程序。对检测过程进行监控,确保检测条件、人员、操作、设备运行、结果判读以及检测数据传输等符合既定要求。

第八十条 建立和实施与检测项目相适应的室内质量控制程序,以保证检测结果达到预期的质量标准,应包括:

(一)质控品的技术要求。

(二)质控品常规使用前的确认。

(三)实施质控的频次。

(四)质控品检测数据的适当分析方法。

(五)质控规则的选定。

(六)实验有效性判断的标准。

(七)失控的判定标准、调查分析、处理和记录。

第八十一条 应建立初次反应性标本进一步复检的程序和结果判定规则。

第八十二条 建立和实施检测报告签发的管理程序,对检测报告的责任人及其职责、检测结果分析、检测结论判定标准和检测报告的时间、方式和内容等做出明确规定。

(一)检测结果的分析和检测结论的判定应由经过培训和评估可以胜任并得到授权的技术人员进行。

(二)签发报告前,应对签发的每批标本的检测过程以及关键控制点进行检查,以确定该批检测的正确性和有效性。以包含完整质控的一次检测为一批。

(三)应根据既定的检测结论判定标准,对每一份检测标本做出检测结论的判定。

(四)检测报告应完整、明晰。检测报告至少应包括检测实验室名称、标本信息、标本送检日期、检测项目、检测日期、检测方法、检测结果、检测结论、检测者、复核者和检测报告者的签名和日期。

(五)应对检测报告进行最后审核和签发,以保证检测报告正确和完整。签发者应签署姓名和日期。

第八十三条 建立和实施检测报告收回、更改和重新签发的管理程序,明确规定应收回、更改和重新签发的检测报告和责任人,以及补救程序和事故处理程序。

第八十四条 建立和实施标本的销毁程序,规定可销毁的标本和销毁方式、审批程序和相应责任人。建立标本的销毁记录。

第八十五条 根据有关规定,将艾滋病病毒抗体(抗-HIV)检测呈反应性的血液标本送交艾滋病病毒抗体检测确证实验室进一步确证。

第八十六条 建立和实施差错的识别、报告、调查和处理的程序,确保及时发现差错,分析其产生的原因,采取措施消除产生差错的原因,以防止类似差错的再次发生。

第八十七条 建立和实施实验室内部质量审核程序。至少每年进行一次。内部质量审核应覆盖血液检测及相关服务的所有过程。应预先制订计划,规定审核的准则、范围和方法。审核后应形成报告,包括审核情况及评价、不合格项及其纠正措施和预防措施。应对纠正措施和预防措施的实施及其效果进行追踪、验证和记录。

第八十八条 按规定参加实验室质量考评,建立和实施相关程序。以日常检测相同的方式对质量考评的样品进行检测和判定。应全面分析质量考评结果和实验室所存在的差距,并制定和实施改进计划。

第八十九条 质量考评的结果应符合规定的标准。应建立实验室负责人对质量考评结果实施监控的机制,并评价相应纠正措施的成效。

第九十条 采集原料血浆前必须对供血浆者进行《供血浆证》核对和身份识别,核实无误后方可采集原料血浆。严禁采集冒名顶替者的血浆。

第九十一条 采集原料血浆前应对耗材进行外观检查,确保其质量安全符合要求,没有破损,并在有效期内(袋的有效期应包括血浆的储存期)。

第九十二条 记录所使用的耗材批号并能追溯到每个供血浆者。

第九十三条 在采浆室内,一名熟练操作的护士最多负责两台采浆机,并保证任何时段都不高于此比例。

第九十四条 应建立和实施规范化的静脉穿刺和血浆采集程序。严格采用无菌操作技术进行静脉穿刺。血浆采集过程中必须对血浆单采机的参数(采集速度、回输速度、单程采集量和采集浆量)加以控制,确保供血浆者安全和血浆质量。血浆采集工艺规程不得任意更改。如需要更改时,应按制定时的程序办理修订、审批手续。

第九十五条 必须使用单采血浆机械采集原料血浆,每人次采集原料血浆量应符合《中华人民共和国药典》血液制品原料血浆规程的有关规定。

第九十六条 原料血浆采集编号在一年内不得重复使用。

第九十七条 采集后的原料血浆必须单人份在6小时内速冻保存,严禁混浆。

第九十八条 工作人员应严格核对每袋血浆的标签内容,确保标签内容完整,避免出现供血浆者姓名、编号和标签差错。

必须制定血浆贴签、包装、入库、储存程序。

第九十九条 建立和实施供血浆不良反应的预防和处理程序,包括供血浆不良反应的预防、观察、处理、记录、报告、评价和随访,减少供血浆不良反应的发生。

采集原料血浆室应有医生巡视,并备有急救用具和急救药物。对供血浆者在供血浆过程中出现的不良反应及时处理并详细记录。

第一百条 原料血浆储存的温度应按国家规定要求控制在-20℃以下。

第一百○一条 当日原料血浆采集工作结束后,应对采集区进行清洁消毒。所有血浆、剩余耗材、血浆样品管和采、供血浆记录均应在完成检查和记录正确无误后,方可移出采集原料血浆区。

第一百〇二条　单采血浆站法定代表人为质量管理的第一责任人。单采血浆站应设置质量管理部门,负责全站的全面质量保证和质量控制。质量负责人须向法定代表人直接报告质量管理体系业绩及要改进的需求。

第一百〇三条　应建立和持续改进质量保证体系,并监控实施情况。质量保证体系应覆盖所开展的采集原料血浆的全过程,确保与采供原料血浆相关的所有活动符合法律、法规、标准和规范的要求。

第一百〇四条　应建立单采血浆站工作流程和操作规程。

第一百〇五条　质量管理部门必须定期接受与其签订质量责任书的血液制品生产单位的质量监督和质量审核,至少每半年一次。

第一百〇六条　质量管理部门应定期抽检产品、监督生产过程并实施内部质量审核。内部质量审核每年至少一次,应覆盖供血浆者的检查、原料血浆采集、制备、保存、运输及检测全部门和全过程。

第十二章　原料血浆运输与追溯

第一百〇七条　原料血浆运输时应有符合要求、完整的外包装。每箱血浆都应附上血浆装运单一起启运,血浆装运单应包含该箱血浆中每袋血浆标签上所填写的全部详细信息。

第一百〇八条　冰冻原料血浆的运输应按《中华人民共和国药典》血液制品原料血浆规程有关规定执行,并进行记录,每三小时记录一次温度。

第一百〇九条　所有采集的原料血浆应有出入库记录。根据记录能追查每批血浆出库情况,并能追溯到所有供血浆者。

第一百一十条　已向血液制品生产单位发出的出库原料血浆不得因质量原因退库。存在质量问题的原料血浆应由血液制品生产单位按国家有关规定进行消毒和销毁处理,并有销毁记录。单采血浆站有权参与。血液制品生产单位应将有关情况报单采血浆站所隶属的监督管理部门。

第一百一十一条　对供血浆者在供血浆过程中发生的严重的不良反应及时上报当地卫生行政部门。

第一百一十二条　应根据国家相关法规要求,建立传染病疫情报告制度,制定疫情报告程序。供血浆者出现相关传染病指标检测阳性时,单采血浆站应指定专门人员向当地疫情管理部门及时报告并记录。

第一百一十三条　应建立不合格血浆监察报告制度,并由专人负责。

第一百一十四条　应建立血液制品生产单位反馈血浆质量问题的调查分析制度和处理程序,并有记录。

第十四章　自检

第一百一十五条　应定期组织自检,按照预定的程序,对原料血浆采集管理全过程的各环节进行重点检查或全面检查,以证实与本规范的一致性。自检至少每半年一次。

第一百一十六条　自检应有记录,自检完成后应有自检报告,内容包括自检结果、评价结论以及改进措施和建议。

八、临床输血技术规范(节录)

第五条　申请输血应由经治医师逐项填写《临床输血申请单》,由主治医师核准签字,连同受血者血样于预定输血日期前送交输血科(血库)备血。

第六条　决定输血治疗前,经治医师应向患者或其家属说明输同种异体血的不良反应和经血传播疾病的可能性,征得患者或家属的同意,并在《输血治疗同意书》上签字。《输血治疗同意书》入病历。无家属签字的无自主意识患者的紧急输血,应报医院职能部门或主管领导同意、备案,并记入病历。

第七条　术前自身贮血由输血科(血库)负责采血和贮血,经治医师负责输血过程的医疗监护。手术室内的自身输血包括急性等容性血液稀释、术野自身血回输及术中控制性低血压等医疗技术由麻醉科医师负责实施。

第八条　亲友互助献血由经治医师等对患者家属进行动员,在输血科(血库)填写登记表,到血站或卫生行政部门批准的采血点(室)无偿献血,由血站进行血液的初、复检,并负责调配合格血液。

第九条　患者治疗性血液成分去除、血浆置换等,由经治医师申请,输血科(血库)或有关科室参加制定治疗方案并负责实施,由输血科(血库)和经治医师负责患者治疗过程的监护。

第十条　对于 Rh(D)阴性和其他稀有血型患者,应采用自身输血、同型输血或配合型输血。

第十一条　新生儿溶血病如需要换血疗法的,由经治医师申请,经主治医师核准,并经患儿家属或监护人签字同意,由血站和医院输血科(血库)提供适合的血液,换血由经治医师和输血科(血库)人员共同实施。

第十二条　确定输血后,医护人员持输血申请单和贴好标签的试管,当面核对患者姓名、性别、年龄、病案号、病室/门急诊、床号、血型和诊断,采集血样。

第十三条　由医护人员或专门人员将受血者血样与输血申请单送交输血科(血库),双方进行逐项核对。

第十四条　受血者配血试验的血标本必须是输血前3天之内的。

第十五条　输血科(血库)要逐项核对输血申请单、受血者和供血者血样,复查受血者和供血者 ABO 血型(正、反定型),并常规检查患者 Rh(D)血型[急诊抢救患者紧急输血时 Rh(D)检查可除外],正确无误时可进行交叉配血。

第十六条　凡输注全血、浓缩红细胞、红细胞悬液、洗涤红细胞、冰冻红细胞、浓缩白细胞、手工分离浓缩血小板等患者,应进行交叉配血试验。机器单采浓缩血小板应 ABO 血型同型输注。

第十七条　凡遇有下列情况必须按《全国临床检验操作规程》有关规定作抗体筛选试验:交叉配血不合时;对有输血史、妊娠史或短期内需要接收多次输血者。

第十八条　两人值班时,交叉配血试验由两人互相核对;一人值班时,操作完毕后自己复核,并填写配血试验结果。

第十九条　全血、血液成分入库前要认真核对验收。核对验收内容包括:运输条件、物理外观、血袋封闭及包装是否合格,标签填写是否清楚齐全(供血机构名称及其许可证号、供血者姓名或条形码编号和血型、血液品种、容量、采血日期、血液成分的制备日期及时间、有效期及时间、血袋编号/条形码,储存条件)等。

第二十条　输血科(血库)要认真做好血液出入库、核对、领发的登记,有关资料需保存十年。

第二十一条　按 A、B、O、AB 血型将全血、血液成分分别贮存于血库专用冰箱不同层内或不同专用冰箱内,并有明显的标识。

第二十二条　当贮血冰箱的温度自动控制记录和报警装置发出报警信号时,要立即检查原因,及时解决并记录。

第二十三条　贮血冰箱内严禁存放其他物品;每周消毒一次;冰箱内空气培养每月一次,无霉菌生长或培养皿(90mm)细菌生长菌落<8CFU/10分钟或<200CFU/立方米为合格。

第二十四条　配血合格后,由医护人员到输血科(血库)取血。

第二十五条　取血与发血的双方必须共同查对患者姓名、性别、病案号、门急诊/病室、床号、血型、血液有效期及配血试验结果,以及保存血的外观等,准确无误时,双方共同签字后方可发出。

第二十六条　凡血袋有下列情形之一的,一律不得发出:

1. 标签破损、字迹不清;

2. 血袋有破损、漏血;

3. 血液中有明显凝块;

4. 血浆呈乳糜状或暗灰色;

5. 血浆中有明显气泡、絮状物或粗大颗粒;

6. 未摇动时血浆层与红细胞的界面不清或交界面上出现溶血;

7. 红细胞层呈紫红色;

8. 过期或其他须查证的情况。

第二十七条　血液发出后,受血者和供血者的血样保存于2~6℃冰箱,至少7天,以便对输血不良反应追查原因。

第二十八条　血液发出后不得退回。

第二十九条　输血前由两名医护人员核对交叉配血报告单及血袋标签各项内容,检查血袋有无破损渗漏,血液颜色是否正常。准确无误方可输血。

第三十条　输血时,由两名医护人员带病历共同到患者床旁核对患者姓名、性别、年龄、病案号、门急诊/病室、床号、血型等,确认与配血报告相符,再次核对血液后,用符合标准的输血器进行输血。

第三十一条　取回的血应尽快输用,不得自行贮血。输用前将血袋内的成分轻轻混匀,避免剧烈震荡。血液内不得加入其他药物,如需稀释只能用静脉注射生理盐水。

第三十二条　输血前后用静脉注射生理盐水冲洗输血管道。连续输用不同供血者的血液时,前一袋血输尽后,用静脉注射生理盐水冲洗输血器,再接下一袋血继续输注。

第三十三条　输血过程中应先慢后快,再根据病情和年龄调整输注速度,并严密观察受血者有无输血不良反应,如出现异常情况应及时处理:

1. 减慢或停止输血,用静脉注射生理盐水维持静脉通路;

2. 立即通知值班医师和输血科(血库)值班人员,及时检查、治疗和抢救,并查找原因,做好记录。

第三十四条　疑为溶血性或细菌污染性输血反应,应立即停止输血,用静脉注射生理盐水维护静脉通路,及时报告上级医师,在积极治疗抢救的同时,做以下核对检查:

1. 核对用血申请单、血袋标签、交叉配血试验记入;

2. 核对受血者及供血者ABO血型、RhD血型。用保存于冰箱中的受血者与供血者血样、新采集的受血者血样、血袋中血样,重测ABO血型、RhD血型、不规则抗体筛选及交叉配血试验(包括盐水相和非盐水相试验);

3. 立即抽取受血者血液加肝素抗凝剂,分离血浆,观察血浆颜色,测定血浆游离血红蛋白

含量;

4. 立即抽取受血者血液,检测血清胆红素含量、血浆游离血红蛋白含量、血浆结合珠蛋白测定、直接抗人球蛋白试验并检测相关抗体效价,如发现特殊抗体,应作进一步鉴定;

5. 如怀疑细菌污染性输血反应,抽取血袋中血液做细菌学检验;

6. 尽早检测血常规、尿常规及尿血红蛋白;

7. 必要时,溶血反应发生后 5 – 7 小时测血清胆红素含量。

第三十五条　输血完毕,医护人员对有输血反应的应逐项填写患者输血反应回报单,并返还输血科(血库)保存。输血科(血库)每月统计上报医务处(科)。

第三十六条　输血完毕后,医护人员将输血记录单(交叉配血报告单)贴在病历中,并将血袋送回输血科(血库)至少保存一天。

附录4　输血医学国家与行业及地方标准

一、献血者健康检查要求(GB 18467 – 2011)(节录)

1. 范围

本标准规定了一般血站献血者健康检查的项目和要求。

本标准适用于一般血站对献血者的健康检查。

本标准不适用于造血干细胞捐献、自身储血和治疗性单采。

2. 规范性引用文件

下列文件对于本文件的应用是必不可少的。凡是注日期的引用文件,仅注日期的版本适用于本文件。凡是不注日期的引用文件,其最新版本(包括所有的修改单)适用于本文件。

GB 18469 全血及成分血质量要求

3. 术语和定义

GB18469 界定的以及下列术语和定义适用于本文件。

3.1　固定无偿献血者(regular non-remunerated voluntary blood donor)

至少献过 3 次血,且近 12 个月内献血至少 1 次。

3.2　预测采后血小板数(predicted post-donation platelet count)

采集后献血者体内剩余血小板数量的控制下限,用于验证血小板采集方案。

4. 总则

4.1　采集血液前应征得献血者的知情同意,并对其进行必要的健康征询、一般检查和血液检测。

4.2　献血者献血前的一般检查和血液检测应以血站结果为准,有效期为 14 天。

4.3　献血前健康检查结果只用于判断献血者是否适宜献血,不适用于献血者健康状态或疾病的诊断。

4.4　对经健康检查不适宜献血的献血者,应给予适当解释,并注意保护其个人信息。

5. 献血者知情同意

5.1　告知义务

血站工作人员应在献血前对献血者履行书面告知义务,并取得献血者签字的知情同意书。

5.2　告知内容

5.2.1　献血动机

无偿献血是出于利他主义的动机,目的是帮助需要输血的患者。请不要为化验而献血。国家提供艾滋病免费咨询和艾滋病病毒抗体检测服务,如有需要,请与当地疾病预防控制中心联系。

5.2.2　安全献血者的重要性

不安全的血液会危害患者的生命与健康。具有高危行为的献血者不应献血,如静脉药瘾史、男男性行为或具有经血传播疾病(艾滋病、丙型肝炎、乙型肝炎、梅毒等)风险的。

5.2.3　具有高危行为者故意献血的责任

献血者捐献具有传染性的血液会给受血者带来危险,应承担对受血者的道德责任。根据《中华人民共和国传染病防治法》第77条、《艾滋病防治条例》第38条和第62条规定,高危献血者故意献血,造成传染病传播、流行的,依法承担民事责任;构成犯罪的,依法追究刑事责任。

5.2.4　实名制献血

根据《血站管理办法》规定,献血者在献血前应出示真实有效的身份证件,血站应进行核对并登记。冒用他人身份献血的,应按照相关法律规定承担责任。

5.2.5　献血者献血后回告

献血者如果认为已捐献的血液可能存在安全隐患,应当尽快告知血站。血站应当提供联系电话。

5.2.6　献血反应

绝大多数情况下,献血是安全的,但个别人偶尔可能出现如头晕、出冷汗、穿刺部位青紫、血肿、疼痛等不适,极个别可能出现较为严重的献血反应,如晕厥。医务人员应当对献血反应及时进行处置,献血者应遵照献血前和献血后注意事项,以减低献血反应的发生概率。

5.2.7　健康征询与检查

根据《中华人民共和国献血法》的规定,须对献血者进行健康征询与一般检查,献血者应该如实填写健康状况征询表。不真实填写者,因所献血液引发受血者发生不良后果,应按照相关法律规定承担责任。

5.2.8　血液检测

血站将遵照国家规定对献血者血液进行经血传播疾病的检测,检测合格的血液将用于临床,不合格血液将按照国家规定处置。血液检测结果不合格仅表明捐献的血液不符合国家血液标准的要求,不作为感染或疾病的诊断依据。

5.2.9　疫情报告

根据《中华人民共和国传染病防治法》等相关规定,血站将向当地疾病预防控制中心报告艾滋病病毒感染等检测阳性的结果及其个人资料。

5.3　献血者知情同意

献血者应认真阅读有关知情同意的资料,并签字表示知情同意。

6.献血者健康征询

6.1　献血者有下列情况之一者不能献血

6.1.1　呼吸系统疾病患者,如包括慢性支气管炎、支气管扩张、支气管哮喘、肺气肿以及肺功能不全等。

6.1.2　循环系统疾病患者,如各种心脏病、高血压病、低血压、四肢动脉粥样硬化、血栓性静脉炎等。

6.1.3　消化系统疾病患者,如慢性胃肠炎、活动期的或经治疗反复发作的胃及十二指肠溃疡、慢性胰腺炎、非特异性溃疡性结肠炎等。

6.1.4　泌尿系统疾病患者,如急慢性肾小球肾炎、慢性肾盂肾炎、肾病综合征、慢性泌尿道感染以及急慢性肾功能不全等。

6.1.5　血液系统疾病患者,如贫血(缺铁性贫血、巨幼红细胞贫血治愈者除外)、真性红细胞增多症、粒细胞缺乏症、白血病、淋巴瘤及各种出、凝血性疾病。

6.1.6　内分泌系统疾病及代谢障碍疾病患者,如脑垂体及肾上腺疾病、甲状腺功能性疾病、糖尿病、肢端肥大症、尿崩症等。

6.1.7　免疫系统疾病患者,如系统性红斑狼疮、皮肌炎、硬皮病、类风湿性关节炎、大动脉炎等。

6.1.8　慢性皮肤病患者,特别是传染性、过敏性及炎症性全身皮肤病,如黄癣、广泛性湿疹及全身性牛皮癣等。

6.1.9　过敏性疾病及反复发作过敏患者,如经常性荨麻疹等、支气管哮喘、药物过敏等。单纯性荨麻疹不在急性发作期间可献血。

6.1.10　神经系统疾病患者,如脑血管病、脑炎、脑外伤后遗症、癫痫等,以及有惊厥病史或反复晕厥发作者。

6.1.11　精神疾病患者,如抑郁症、躁狂症、精神分裂症、癔症等。

6.1.12　克－雅(Creutzfeldt-Jakob)病患者及有家族病史者,或接受可能是来源于克－雅病原体感染的组织或组织衍生物(如硬脑膜、角膜、人垂体生长激素等)治疗者。

6.1.13　各种恶性肿瘤及影响健康的良性肿瘤患者。

6.1.14　传染性疾病患者,如病毒性肝炎患者及感染者。获得性免疫缺陷综合征(AIDS,艾滋病)患者及人类免疫缺陷病毒(HIV)感染者。麻风病及性传播疾病患者及感染者,如梅毒患者、梅毒螺旋体感染者、淋病、尖锐湿疣等。

6.1.15　各种结核病患者,如肺结核、肾结核、淋巴结核及骨结核等。

6.1.16　寄生虫及地方病患者,如血吸虫病、丝虫病、钩虫病、肺吸虫病、囊虫病、肝吸虫病、黑热病及克山病和大骨节病等。

6.1.17　某些职业病患者,如放射性疾病、尘肺、硅肺及有害气体、有毒物质所致的急、慢性中毒等。

6.1.18　某些药物使用者,如长期使用肾上腺皮质激素、免疫抑制剂、镇静催眠、精神类药物治疗的患者;既往或现有药物依赖、酒精依赖或药物滥用者,包括吸食、服食或经静脉、肌肉、皮下注射等途径使用类固醇、激素、镇静催眠或麻醉类药物者等。

6.1.19　易感染经血传播疾病的高危人群,如有吸毒史、男男性行为和多个性伴侣者等。

6.1.20　异体组织器官移植物受者:曾接受过异体移植物移植的患者,包括接受组织、器官移植,如脏器、皮肤、角膜、骨髓、骨骼、硬脑膜移植等。

6.1.21　接受过胃、肾、脾、肺等重要内脏器官切除者。

6.1.22　曾使受血者发生过与输血相关的传染病的献血者。

6.1.23　医护人员认为不适宜献血的其他疾病患者。

6.2　献血者有下列情况之一者暂不能献血

6.2.1　口腔护理(包括洗牙等)后未满三天;拔牙或其他小手术后未满半个月;阑尾切除术、疝修补术及扁桃体手术痊愈后未满三个月;较大手术痊愈后未满半年者。

6.2.2　良性肿瘤:妇科良性肿瘤、体表良性肿瘤手术治疗后未满一年者。

6.2.3　妇女月经期及前后三天,妊娠期及流产后未满六个月,分娩及哺乳期未满一年者。

6.2.4　活动性或进展性眼科疾病病愈未满一周者,眼科手术愈后未满三个月者。

6.2.5　上呼吸道感染病愈未满一周者,肺炎病愈未满三个月者。

6.2.6　急性胃肠炎病愈未满一周者。

6.2.7　急性泌尿道感染病愈未满一个月者,急性肾盂肾炎病愈未满三个月者,泌尿系统结石发作期。

6.2.8　伤口愈合或感染痊愈未满一周者,皮肤局限性炎症愈合后未满一周者,皮肤广泛性炎症愈合后未满二周者。

6.2.9　被血液或组织液污染的器材致伤或污染伤口以及施行纹身术后未满一年者。

6.2.10　与传染病患者有密切接触史者,自接触之日起至该病最长潜伏期。甲型肝炎病愈后未满一年者,痢疾病愈未满半年者,伤寒病愈未满一年者,布氏杆菌病病愈未满二年者。一年内前往疟疾流行病区者或疟疾病愈未满三年者,弓形体病临床恢复后未满六个月,Q热完全治愈未满二年。

6.2.11　口服抑制或损害血小板功能的药物(如含阿司匹林或阿司匹林类药物)停药后不满五天者,不能献单采血小板及制备血小板的成分用全血。

6.2.12　一年内输注全血及血液成分者。

6.2.13　寄生虫病:蛔虫病、蛲虫病感染未完全康复者。

6.2.14　急性风湿热:病愈后未满二年。

6.2.15　性行为:曾与易感经血传播疾病高危风险者发生性行为未满一年者。

6.2.16　旅行史:曾有国务院卫生行政部门确定的检疫传染病疫区或监测传染病疫区旅行史,入境时间未满疾病最长潜伏期者。

6.3　免疫接种或者接受生物制品治疗后献血的规定

6.3.1　无暴露史的预防接种

6.3.1.1　接受灭活疫苗、重组 DNA 疫苗、类毒素注射者无病症或不良反应出现者,暂缓至接受疫苗 24 小时后献血,包括:伤寒疫苗、冻干乙型脑炎灭活疫苗、吸附百白破联合疫苗、甲型肝炎灭活疫苗、重组乙型肝炎疫苗、流感全病毒灭活疫苗等。

6.3.1.2　接受减毒活疫苗接种者接受麻疹、腮腺炎、脊髓灰质炎等活疫苗最后一次免疫接种二周后,或风疹活疫苗、人用狂犬病疫苗、乙型脑炎减毒活疫苗等最后一次免疫接种四周后方可献血。

6.3.2　有暴露史的预防接种被动物咬伤后接受狂犬病疫苗注射者,最后一次免疫接种一年后方可献血。

6.3.3　接受生物制品治疗者接受抗毒素及免疫血清注射者:于最后一次注射四周后方可献血,包括破伤风抗毒素、抗狂犬病血清等。接受乙型肝炎人免疫球蛋白注射者一年后方可献血。

7. 献血者一般检查

7.1.1　年龄:国家提倡献血年龄为 18～55 周岁;既往无献血反应、符合健康检查要求的多次献血者主动要求再次献血的,年龄可延长至 60 周岁。

7.1.2　体重:男≥50kg,女≥45kg。

7.1.3　血压:

12.0kPa(90 mmHg)≤收缩压<18.7 kPa(140 mmHg)

8.0kPa(60 mmHg)≤舒张压＜12.0 kPa(90 mmHg)

脉压差:≥30 mmHg/4.0 Kpa。

7.1.4 脉搏:60～100 次/分,高度耐力的运动员≥50 次/分,节律整齐。

7.1.5 体温:正常。

7.1.6 一般健康状况:

a) 皮肤、巩膜无黄染。皮肤无创面感染,无大面积皮肤病。

b) 四肢无重度及以上残疾,无严重功能障碍及关节无红肿。

c) 双臂静脉穿刺部位无皮肤损伤。无静脉注射药物痕迹。

8. 献血前血液检测

8.1 血型检测:ABO 血型(正定型)。

8.2 血红蛋白(Hb)测定:男 ≥120g/L;女 ≥115g/L。如采用硫酸铜法:男 ≥1.0520,女 ≥1.0510。

8.3 单采血小板献血者:除满足 8.2 外,还应同时满足:

a) 红细胞压积(HCT):≥36%。

b) 采前血小板计数(PLT):≥150×10^9/L 且 ＜450×10^9/L。

c) 预测采后血小板数(PLT):≥100×10^9/L。

9. 献血量及献血间隔

9.1 献血量

9.1.1 全血献血者每次可献全血 400mL,或者 300mL,或者 200mL。

9.1.2 单采血小板献血者:每次可献 1 个至 2 个治疗单位,或者 1 个治疗单位及不超过 200mL 血浆。全年血小板和血浆采集总量不超过 10 L。

注1:上述献血量均不包括血液检测留样的血量和保养液或抗凝剂的量。

9.2 献血间隔

9.2.1 全血献血间隔:不少于 6 个月。

9.2.2 单采血小板献血间隔:不少于 2 周,不大于 24 次/年。因特殊配型需要,由医生批准,最短间隔时间不少于 1 周。

9.2.3 单采血小板后与全血献血间隔:不少于 4 周。

9.2.4 全血献血后与单采血小板献血间隔:不少于 3 个月。

10. 献血后血液检测

10.1 血型检测:ABO 和 RhD 血型正确定型。

10.2 丙氨酸氨基转移酶(ALT):符合相关要求。

10.3 乙型肝炎病毒(HBV)检测:符合相关要求。

10.4 丙型肝炎病毒(HCV)检测:符合相关要求。

10.5 艾滋病病毒(HIV)检测:符合相关要求。

10.6 梅毒(Syphilis)试验:符合相关要求。

二、内科输血(WS/T622－2018)(节录)

1. 范围

本标准规定了红细胞成分、血小板成分、单采粒细胞、新鲜冰冻血浆/病毒灭活新鲜冰冻血浆、冰冻血浆/病毒灭活冰冻血浆、冷沉淀凝血因子的使用方法。

本标准适用于全国各级各类医疗机构内科系统疾病临床输血治疗与评价等。

2．规范性引用文件

下列文件对于本文件的应用是必不可少的。凡是注日期的引用文件，仅注日期的版本适用于本文件。

凡是不注日期的引用文件，其最新版本（包括所有的修改单）适用于本文件。

GB 18469 全血及成分血质量要求

WS/T 203 输血医学常用术语

3．术语和定义

GB 18469 与 WS/T 203 界定的术语和定义适用于本文件。

4．使用方法

4.1　红细胞成分

适用于红细胞生成障碍、破坏过多或丢失引起的急慢性贫血的治疗性输注以及病理性红细胞成分置换等。通常每输注 1 单位红细胞成分可升高血红蛋白 5～10g/L，和/或红细胞压积 0.015～0.030。

a）一般规则：

1）血红蛋白＞100g/L 和/或红细胞压积＞0.30，可不输注；

2）血红蛋白 60～100g/L 和/或红细胞压积 0.18～0.30，根据患者组织缺氧与耗氧情况、心肺代偿功能等情况综合评估考虑是否需输注；

3）血红蛋白＜60g/L 和/或红细胞压积＜0.18，可输注。

b）特殊情况及说明：

1）自身免疫性溶血性贫血患者血红蛋白＜40g/L，根据组织缺氧与耗氧情况、心肺代偿功能等情况综合评估考虑是否需输注；

2）珠蛋白合成障碍性贫血患者血红蛋白＜130g/L，可输注；

3）伴有心肺疾患如心肌梗死、肺心病、先天性心脏病，严重感染和实施肿瘤放化疗等患者，输注指征可适当放宽；

4）曾有输血过敏反应史、IgA 缺乏症、晚期肝肾疾病与高钾血症等患者宜输注洗涤红细胞；曾有输血后非溶血性发热反应、需反复多次输血等患者宜输注去白细胞悬浮红细胞；先天性或后天性（肿瘤放化疗后）免疫力低下和造血干细胞移植等患者宜输注辐照红细胞；RhD 抗原阴性和其他稀有血型等患者可输注冰冻解冻去甘油红细胞；

5）红细胞成分输注后宜及时观察患者贫血改善情况，检测血红蛋白值等，实时调整输注剂量。

4.2　血小板成分

适用于血小板计数减少和/或功能低下引起的出血的治疗性输注或具有潜在性出血倾向的预防性输注。通常每输注 1 个治疗量单采血小板或 10 单位手工分离浓缩血小板可升高血小板计数 $20 \times 10^9/L \sim 30 \times 10^9/L$。

a）一般规则：

1）血小板计数＞$50 \times 10^9/L$，可不输注；倘若存在血小板功能异常伴有明显出血，可输注；

2）血小板计数（10～50）$\times 10^9/L$，伴有明显出血，应输注；

3）血小板计数＜$10 \times 10^9/L$，应立即输注。

b）特殊情况及说明：

1）存在其他止血异常（如：遗传性或获得性凝血障碍等）或存在高出血风险因素（如：发热、败血症、贫血、肿瘤放化疗后等），血小板计数 $<30\times10^9$/L 时，应输注；

2）急性大出血后大量输血和/或大量输注晶体液或人工胶体液导致稀释性血小板减少；伴有明显出血和体外循环、膜肺等情况下引起的急性血小板减少，血小板计数 $<50\times10^9$/L 时，和/或血小板功能异常时，应输注；

3）血栓弹力图（TEG）显示 MA 值降低伴有明显出血，应输注；

4）内科系统疾病患者实施各种有创操作前血小板计数应达到下列安全参考值，否则应输注，包括：轻微有创操作时，血小板计数 $>20\times10^9$/L；留置导管、胸腔穿刺、肝活检、经支气管活检时，血小板计数 $>50\times10^9$/L；脑膜腔穿刺（腰穿）时，血小板计数 $>50\times10^9$/L；成人急性白血病患者血小板计数 $>20\times10^9$/L，大多可承受腰穿而无严重出血并发症；骨髓穿刺和活检操作前一般无需输注血小板；

5）需反复输血的患者宜选择输注去白细胞单采血小板；由于免疫因素导致血小板输注无效的患者宜输注 HLA 配合型单采血小板；先天性或后天性（如：肿瘤放化疗后等）免疫功能严重低下的患者宜输注辐照或去白细胞单采血小板；造血干细胞移植的患者宜输注 HLA 配合型辐照单采血小板；

6）由于免疫因素导致血小板输注无效并可能伴危及生命的出血时，在无 HLA 配合型单采血小板情况下，可适当放宽一次性输注未经 HLA 配型的血小板成分剂量；

7）血栓性血小板减少性紫癜和肝素诱导血小板减少症等应慎用血小板成分；

8）血小板输注后宜及时观察患者出血改善情况，通过血小板计数增加校正指数（CCI）和/或血小板回收率（PPR）和/或血栓弹力图（TEG）检测等，实时调整输注剂量。

4.3 单采粒细胞

适用于粒细胞缺乏或粒细胞功能明显低下的治疗。通常每次输注剂量为 1~3 单位。

a）一般规则：

1）骨髓粒系增生极度减低经粒细胞集落刺激因子（G-CSF）或粒细胞－巨噬细胞集落刺激因子（GM-CSF）治疗 5d 以上，中性粒细胞仍持续 $\leq0.5\times10^9$/L，伴有严重的细菌或真菌感染时，可输注；

2）中性粒细胞功能明显低下并伴有严重的细菌或真菌感染时，可输注。

b）特殊情况及说明：

1）为了减少输注无效发生，以及先天性或后天性（如：肿瘤放化疗后等）免疫功能严重低下、造血干细胞移植等患者宜选择 HLA 配合型单采粒细胞；

2）在条件允许的情况下，所有输注患者宜选择辐照单采粒细胞；

3）单采粒细胞输注后宜及时观察患者感染缓解情况，实时调整输注剂量。

4.4 新鲜冰冻血浆/病毒灭活新鲜冰冻血浆

适用于各种原因导致的多种不稳定凝血因子和/或稳定凝血因子和/或抗凝血酶 III 等缺乏的治疗。通常每次输注剂量为 10~15mL/kg。

a）一般规则：

1）PT 或 APTT >参考值区间上限 1.5~2 倍，伴有出血，应输注；

2）INR 值 >1.5~2.0（肝病 INR 值 >1.3），伴有出血，应输注。

b）特殊情况及说明：

1）当需要快速纠正华法林抗凝作用（如：急诊手术等）、华法林使用过量或使用过程中发生颅内出血等严重出血时可输注。通常输注剂量为 7～10mL/kg；

　　2）血栓弹力图（TEG）显示 R 值延长，伴有出血，可输注；

　　3）除血栓性血小板减少性紫癜（TTP）外，其他疾病患者需实施血浆置换时，可输注；

　　4）输注病毒灭活新鲜冰冻血浆时，剂量可适当放宽；

　　5）新鲜冰冻血浆/病毒灭活新鲜冰冻血浆输注后宜及时观察患者出血改善情况，通过 PT 和/或 APTT 和/或 INR 和/或血栓弹力图（TEG）检测等，实时调整输注剂量。

　　4.5　冰冻血浆/病毒灭活冰冻血浆

　　适用于各种原因导致的多种稳定凝血因子缺乏的治疗。通常每次输注剂量为 10～15mL/kg。

　　a）一般规则：

　　1）PT 或 APTT > 参考值区间上限 1.5～2 倍，伴有出血，应输注；

　　2）INR 值 > 1.5～2.0（肝病 INR 值 > 1.3），伴有出血，应输注。

　　b）特殊情况及说明：

　　1）血栓性血小板减少性紫癜（TTP）患者可输注和/或应用于血浆置换；

　　2）血栓弹力图（TEG）显示 R 值延长并伴有出血，除外 FVⅢ 或 FV 缺乏时，可输注；

　　3）输注病毒灭活冰冻血浆时，剂量可适当放宽；

　　4）输注冰冻血浆/病毒灭活冰冻血浆后宜及时观察患者出血改善情况，通过 PT 和/或 APTT 和/或 INR 和/或血栓弹力图（TEG）检测等，实时调整输注剂量。

　　4.6　冷沉淀凝血因子

　　适用于凝血因子Ⅷ和/或ⅩⅢ和/或 vWF 和/或纤维蛋白原等缺乏的治疗。通常每次输注剂量为 10～15IU/kg。

　　a）一般规则：

　　1）先天性或获得性低纤维蛋白原血症（纤维蛋白原水平 < 1.0g/L）伴有明显出血，在药源性纤维蛋白原无法获得时，可输注；

　　2）血浆 FⅧ活性较低并伴有明显出血，在药源性 FⅧ浓缩制剂无法获得时，可输注；

　　3）血管性血友病伴有明显出血，在药源性 FⅧ浓缩制剂无法获得时，可输注。

　　b）特殊情况及说明：

　　1）出血或 DIC 患者，疑有凝血因子ⅩⅢ缺乏或低下时，可输注；

　　2）血栓弹力图（TEG）显示 K 值延长、α 角缩小并伴有明显出血时，可输注；

　　3）尿毒症伴凝血功能异常、溶栓治疗药物过量等时，可输注；

　　4）输注冷沉淀凝血因子宜及时观察患者出血改善情况，通过 PT 和/或 APTT 和/或 INR 和/或血栓弹力图（TEG）检测等，实时调整输注剂量。

三、输血反应分类（WS/T624－2018）（节选）

　　1．范围

　　本标准规定了输血反应的分类。

　　本标准适用于全国各级各类医疗机构输血反应诊治与报告统计，同时为卫生行政部门管理督导与评审提供依据。

　　2．术语和定义

　　下列术语和定义适用于本文件。

2.1 输血反应/输血并发症(transfusion reactions /complications)

与输血具有时序相关性的不良反应。不良反应的原因可能是不良事件,也可能是患者与所输注血液相互作用。

2.2 急性/速发性输血反应(acute/immediate transfusion reactions;ATR/ITR)

发生在输血过程中、输血后即刻至输血后24h内的输血反应。

2.3 慢性/迟发性输血反应(chronic/delayed transfusion reactions;CTR/DTR)

发生在输血结束后24h至28d的输血反应。

2.4 输血传播性感染/输血感染性反应(transfusion-transmitted infections;TTI/transfusion-transmitted infectious reactions;TTIR)

病原体通过输血过程从献血者体内进入到受血者体内并引起相应的感染或疾病。

2.5 输血非感染性反应(transfusion-transmitted non-infectious reactions;TTNIR)

与输血具有时序相关性的非病原体引起的不良反应。

3. 输血反应分类

3.1 输血传播性感染(transfusion-transmitted infections, TTI)

输血前无相应病原体感染病史,无临床症状,血清标志物检测阴性。但输血后出现相应病原体感染症状,且从患者体内分离出病原体与献血者体内的病原体具有高度的同源性。

3.1.1 输血传播病毒感染(transfusion-transmitted virus infections, TTVI)

3.1.1.1 病毒性肝炎(viral hepatitis):由肝炎病毒引起,主要涉及乙型、丙型、丁型和戊型等肝炎病毒。

3.1.1.2 获得性免疫缺陷综合征(acquired immune deficiency syndrome,AIDS):由人类免疫缺陷病毒(human immunodeficiency virus,HIV)引起,可并发各种机会性感染及肿瘤,严重者可导致死亡。

3.1.1.3 巨细胞病毒感染(cytomegalovirus infection):由巨细胞病毒(cytomegaoviyns,CMV)引起,受染后病毒可局限于涎腺,有的则导致全身性感染。CMV感染大多呈亚临床型,显性感染者则有多样化的临床表现,严重者可致死。

3.1.1.4 EB病毒感染(epstein barr virus infection,EBVI):由EB病毒引起,95%以上的成人可携带,且与鼻咽癌、儿童淋巴瘤的发生具有相关性。

3.1.1.5 人类细小病毒B19感染(human parvovirus B19 infection,HPB19I):由人类细小病毒B19(human parvovirus B19)引起,可出现传染性红斑和急性关节病。在某些血液系统疾病和免疫受损患者可导致再生障碍危象。

3.1.1.6 成人T细胞白血病/淋巴瘤(adult T-cell leukemia/lymphoma, ATLL):由人T淋巴细胞病毒-1型(human T-lymphotropic virus, HTLV-1)引起,可呈急性或慢性起病,可出现皮肤损伤、外周血淋巴细胞计数显著升高、肝脾与淋巴结肿大等表现。

3.1.1.7 西尼罗河病毒感染(West Nile virus infection,WNVI):由西尼罗河病毒引起,80%的感染为隐性感染;少数人可出现类似上呼吸道感染的症状;极少数人可表现为病毒性脑炎、脑膜脑炎和脑膜炎等。

3.1.1.8 上述未涉及的病毒感染。

3.1.2 输血传播细菌感染(transfusion-transmitted bacteria infections, TTBI)

3.1.2.1 革兰阳性球菌感染(Gram-positive cocci infection):常见于金黄色葡萄球菌、表皮葡萄球菌、肠球菌和链球菌等。

3.1.2.2　革兰阴性杆菌感染（Gram-negative bacillus infection）：常见于大肠杆菌、肺炎克雷伯菌、铜绿假单胞菌、变形杆菌、耶尔森菌、黏质沙雷菌等。

3.1.2.3　厌氧菌感染（anaerobic infection）：常见于拟杆菌、梭状芽孢杆菌、产气荚膜杆菌等。

3.1.2.4　上述未涉及的细菌感染。

3.1.3　输血传播寄生虫感染（transfusion-transmitted parasitic infections，TTPI）

3.1.3.1　疟疾（malaria）：由疟原虫感染引起，以反复发作的间歇性寒战、高热、随后出汗热退为特点，可引起脾肿大、贫血等表现。

3.1.3.2　巴贝西虫病（babesiosis）：由巴贝西虫（babesia）通过蜱类媒介感染引起人兽共染性疾病。发病初期症状轻重悬殊。急性发病时颇似疟疾，具有间歇热、脾肿大、黄疸及溶血等特征。慢性患者的原虫血症可持续数月以至数年。

3.1.3.3　克氏锥虫病（trypanosomiasis cruzi）：由克氏锥虫（trypanosoma cruzi）引起。急性期可出现发热、全身淋巴结肿大、心脏增大等等表现；慢性期可出现心肌炎、心脏增大、食管或结肠扩张等表现。

3.1.3.4　上述未涉及的寄生虫感染。

3.1.4　输血传播其他病原体感染

3.1.4.1　梅毒（syphilis）：由梅毒螺旋体（treponema pallidum）引起，通常除侵犯皮肤黏膜外，还可累及内脏器官出现相应临床表现。

3.1.4.2　克－雅氏病变异型（Creutzfeldt-Jakob disease）：由朊病毒（prion）感染引起人畜可共患的中枢神经系统退化性病变。朊病毒是蛋白质病毒，是一种蛋白质侵染颗粒，也是唯一不应用 DNA、RNA 作遗传物质的病毒。

3.1.4.3　真菌感染（fungal infection）：可见于白色念珠菌占绝大多数，也可是热带念珠菌、毛霉菌等。

3.1.4.4　上述未涉及其他病原体感染。

3.2　输血非感染性反应（transfusion-transmitted non-infectious reactions，TTNIR）

3.2.1　过敏反应（allergic reactions）

过敏原与体内已有的抗体间相互作用所致。在一些情况下，输入来自于具有遗传性过敏体质的献血者的抗体也会发生。部分可见于先天性 IgA 缺乏的患者。根据临床表现可分为局部性与全身性过敏反应。

3.2.2　溶血性输血反应（hemolytic transfusion reactions，HTR）

3.2.2.1　急性/速发型溶血性输血反应（acute/immediate hemolytic transfusion reactions，AHTR/IHTR）常发生在输血过程中、输血后即刻或输血后 24h 内。由于输入血液与患者间的免疫不相容性导致红细胞裂解或/和清除加速。常由 IgM 抗体引起，多为血管内溶血，最常见于 ABO 血型不相容输血。

3.2.2.2　慢性/迟发型溶血性输血反应（chronic/delayed hemolytic transfusion reactions，CHTR/DHTR）常发生在输血结束后 24h 至 28d。患者输血后体内产生针对红细胞血型抗原的意外抗体；当再次输血时，体内意外抗体可与输入红细胞相互作用，导致红细胞裂解或/和清除加速。常由 IgG 抗体引起，多为血管外溶血，最常见于 Rh 血型不相容输血。

3.2.3　迟发性血清学输血反应（delayed serologic transfusion reactions，DSTR）

患者输血后体内出现具有临床意义的红细胞血型的意外抗体，常可维持数月至数年，外周血血红蛋白值变化可不明显。

3.2.4　非溶血性发热反应（febrile non-hemolytic transfusion reactions，FNHTR）

在输血中或输血结束后4h内，患者基础体温升高1℃以上或伴有寒战，无原发病、过敏、溶血与细菌污染等所致发热证据。主要是由于输注了含有白细胞的血液成分与患者体内已有的抗体发生免疫反应，或/和血液储存过程中白细胞释放的可溶性细胞因子等所致。

3.2.5　输血后紫癜（post transfusion purpura，PTP）

多见于输血后5～10d，主要是由于患者体内血小板特异性抗体与献血者血小板上相应抗原结合形成抗原抗体复合物，导致患者血小板破坏。可出现外周血血小板数明显减少，皮肤瘀点或/和瘀斑，是一种自限性疾病。

3.2.6　输血相关移植物抗宿主病（transfusion-associated graft versus host disease，TA-GVHD）具有免疫活性的淋巴细胞输注给免疫功能缺陷或免疫功能抑制的患者，在其机体内存活、增殖，并攻击宿主组织细胞。可出现发热、皮疹、肝功能损害、全血细胞减少；骨髓增生低下，且造血细胞减少及淋巴细胞增多等。

3.2.7　输血相关急性肺损伤（transfusion-related acute lung injury，TRALI）

输血中或输血后6h内出现急性呼吸困难伴进行性低氧血症，血氧分压/氧合指数（PaO_2/FiO_2）≤300mmHg，胸部X线示双侧肺部浸润，且无输血相关性循环超负荷（TACO）及输血引起的严重过敏反应和细菌污染反应表现。

3.2.8　输血相关呼吸困难（transfusion-associated dyspnea，TAD）

输血结束后24h内发生呼吸窘迫，不符合输血相关性急性肺损伤（TRALI）、输血相关循环超负荷（TACO）或过敏反应诊断依据，且不能用患者潜在或已有疾病解释。

3.2.9　输血相关循环超负荷（transfusion-associated circulation overload，TACO）

由于输血速度过快或（和）输血量过大或患者潜在心肺疾病不能有效接受血液输注容量等所致急性心功能衰竭。可出现发绀、气急、心悸、听诊闻及湿性啰音或水泡音等表现。

3.2.10　输血相关性低血压（transfusion-associated hypotensive，TAH）

在输血过程中或输血结束后1h内出现唯一血压下降表现，其收缩压下降（<90mmHg或较基础血压下降≥40mmHg）或脉压减少（<20mmHg）。

3.2.11　铁超负荷（iron overload）

长期多次输血可导致患者体内铁超负荷，且存积于机体实质细胞中，导致心、肝和内分泌腺等器官组织损害和皮肤色素沉着等表现。

3.2.12　肺血管微栓塞（microembolization of pulmonary vessels）

由于血液成分在储存过程中，白细胞、血小板与纤维蛋白等形成的微聚物可通过标准孔径输血滤器，输入患者机体后引起肺血管栓塞导致急性肺功能不全等。

3.2.13　空气栓塞（air embolism）

由于输血过程中空气通过输血管路进入患者机体静脉系统所致。

3.2.14　大量输血相关并发症（complication of massive transfusion）

3.2.14.1　凝血功能障碍（coagulation dysfunction）：由于患者在出凝血过程中会丢失或消耗大量血小板及凝血因子，或/和血液成分中血小板及不稳定凝血因子含量随着保存期延长而下降，和/或以具有抗凝作用枸橼酸盐为主要成分血液制剂大量输注，或/和抗休克扩容时大量静脉输注晶体液使患者机体残存的血小板与凝血因子含量更低所致。

3.2.14.2　枸橼酸盐中毒（citrate toxicity）：全血及血液成分大多采用以枸橼酸盐为主要成分的抗凝剂。大量输血或实施血液成分置换术时，可导致患者血浆中枸橼酸盐浓度达到1g/L易引起中毒。

3.2.14.3　高钾血症(hyperkalemia)：全血和红细胞成分中血钾离子浓度随保存时间延长逐渐增高。大量输注保存期相对较长的全血和红细胞成分时,可导致患者机体血钾离子浓度明显增高。

3.2.14.4　低钙血症(hypocalcemia)：全血及血液成分大多采用以枸橼酸盐为主要成分的抗凝剂。大量输血或实施血液成分置换术时,易引起患者血钙离子浓度明显降低。

3.2.14.5　高氨血症(hyperammonemia)：全血和红细胞成分中血氨随保存时间延长逐渐增高。大量输注保存期较长的全血和红细胞成分时,可导致患者机体血氨浓度明显增高。

3.2.14.6　酸碱平衡失调(acid-base imbalance)：全血和红细胞成分保存液中含有枸橼酸盐等。随保存时间延长乳酸生成增加。大量输注时,可导致患者机体酸碱平衡失调。

3.2.14.7　低体温(hypothermia)：由于快速大量输注温度低于患者体温的全血和血液成分,机体体温≤36℃,使患者血红蛋白与氧亲和力增加,从而影响氧在器官与组织中释放,最终导致器官与组织的缺氧状况。

3.2.15　其他

上述未涉及的输血非感染性反应。

四、医疗机构输血标本运送与废血袋回收管理规范(DB31/T1335－2021)(节录)

1．范围

本文件规定了医疗机构输血标本运送与废血袋回收的人员管理、设备与设施管理、输血标本运送流程和废血袋回收流程等要求。

本文件适用于具有相应资质的医疗机构对输血标本的运送与废血袋的回收。

2．规范性引用文件

本文件没有规范性引用文件。

3．术语和定义

下列术语和定义适用于本文件。

3.1　输血标本(blood sample for transfusion)

临床输血患者进行血型血清学和分子生物学等检测的血液标本。

3.2　输血标本识别标识(identification mark of blood sample for transfusion)

根据患者电子病历相关数据,包括姓名、门急诊号/住院号、科室(病区)、床号等,生成可供计算机信息管理系统识别的输血标本条形码。

3.3　废血袋(post-transfusion blood bag)

输注全血和血液成分完毕后的储存袋。

3.4　废血袋识别标识(identification mark of post-transfusion blood bag)

根据输注全血和血液成分结束时间及血液储存袋相关数据,包括血袋编号、血液成分种类、血型、失效时期等,生成可供计算机信息管理系统识别的废血袋条形码。

3.5　患者身份识别标识(identification mark of patient)

根据患者电子病历相关数据,包括姓名、门急诊号/住院号、科室(病区)、床号等,生成可供计算机信息管理系统识别的患者身份条形码。

3.6　员工身份信息(identity information of employee)

根据医疗机构员工相关数据,包括但不限于姓名、工号和职称等,生成可供计算机信息管理系统识别的员工身份信息。

4. 人员管理

4.1 人员配置

医疗机构应根据自身功能、任务、规模,配备相适应的专业技术人员,包括但不限于临床用血科室医师、护士、输血科(血库)检验人员、信息管理人员和工勤人员。

4.2 资质要求

4.2.1 临床医师应取得医师执业资格证书,且具有中级及以上专业技术职务任职资格。

4.2.2 临床护士应取得执业护士资格证书。

4.2.3 输血科(血库)检验人员应取得卫生专业技术资格证书,且经输血检验技术岗位培训。

4.2.4 信息管理人员应取得相应专业技术资格证书,且经医院信息技术岗位培训。

4.2.5 工勤人员应符合聘用相关规定,且经输血检验相关知识培训。

4.3 管理要求

4.3.1 应制作计算机信息管理系统能够识别员工身份信息,包括但不限于:临床用血科室医师、护士、输血科(血库)检验人员和工勤人员。

4.3.2 应对员工进行计算机信息管理系统使用规程与应急预案培训,每6个月不少于1次。

4.3.3 应对员工进行计算机信息管理系统操作能力评估,包括但不限于:新增功能、安全防护和应急预案等,每年不少于1次。

5. 设备与设施管理

5.1 设备与设施配置

5.1.1 应配备的硬件种类包括但不限于:计算机、扫描枪、标签打印机和不间断电源(uninterruptible power supply,简称:UPS)。

5.1.2 应根据各科室和部门的功能需求,配备不同的软件种类包括但不限于:医院信息系统(hospital information system,简称:HIS)、实验室(检验科)信息系统(laboratory information system,简称 LIS)、血液出入库管理软件、输血检验及相关分析软件。

5.1.3 放置地点应包括但不限于:各临床用血科室、输血科(血库)、工勤人员管理部门和医疗废弃物暂存点。

5.2 管理要求

5.2.1 应制定计算机信息管理系统使用规程与应急预案,保证计算机信息管理系统日常运行。

5.2.2 应提供计算机信息管理系统运行必要的环境和操作条件,保持清洁;放置地点和环境应符合厂商的规定(如通风、静电、温度、湿度等)。

5.2.3 应对运行区域内的计算机信息管理系统及附加设备、缆线和电线设定保护措施;放置地点应符合消防要求。

5.2.4 应为计算机信息管理系统服务器配置不间断电源(UPS),防止信息数据损坏或丢失。

5.2.5 应对计算机信息管理系统数据进行维护,每月不少于1次。相关信息数据备份每3个月不少于1次。所有信息数据保存不少于10年。

6. 输血标本运送流程

6.1 运送流程

输血标本运送流程应符合要求。

6.2 标识打印

6.2.1 医师应通过计算机信息管理系统确认本人身份信息,根据患者输血适应证开具输血医嘱。

6.2.2 医师开具输血医嘱后,护士应通过计算机信息管理系统确认本人身份信息,并接收输血任务指令,计算机信息管理系统生成输血标本识别标识。

6.2.3 护士确认输血标本识别标识并打印,粘贴在试管上。

6.3 标本采集

6.3.1 护士应通过计算机信息管理系统确认本人身份信息。

6.3.2 护士应使用计算机信息管理系统扫描枪确认患者身份识别标识和输血标本识别标识后,采集输血标本。

6.3.3 护士采集输血标本后,应立即确定采样时间,返回护士站。

6.4 数据上传

6.4.1 输血标本采集完成后,护士应通过计算机信息管理系统确认本人身份信息,并使用计算机信息管理系统扫描枪确认输血标本识别标识。

6.4.2 计算机信息管理系统生成输血标本运送任务指令,应包括但不限于:

a) 输血标本识别标识和患者身份识别标识,数据保存至计算机信息管理系统;

b) 同时产生的不同患者多个输血标本可合并为同一批次输血标本运送任务指令,再生成任务信息识别标识并打印,粘贴在同一批次输血标本包装袋上,数据保存至计算机信息管理系统;

c) 计算机信息管理系统生成工勤人员运送输血标本任务指令,发送至工勤人员管理部门。

6.5 标本运送

6.5.1 工勤人员管理部门接到运送输血标本任务指令后,应立即通知工勤人员到达护士站。

6.5.2 护士应通过计算机信息管理系统确认本人身份信息和工勤人员身份信息。

6.5.3 护士与工勤人员应使用计算机信息管理系统扫描枪确认输血标本识别标识,并确定取样时间,数据保存至计算机信息管理系统。

6.5.4 工勤人员取走输血标本,宜在1小时内(紧急输血标本应立即送达)送达输血科(血库)。

6.6 标本签收

6.6.1 输血标本送达输血科(血库)后,输血科(血库)检验人员应通过计算机信息管理系统确认本人身份信息和工勤人员身份信息。

6.6.2 输血科(血库)检验人员与工勤人员应使用计算机信息管理系统扫描枪确认输血标本识别标识,并确定送达时间,数据保存至计算机信息管理系统。

6.6.3 计算机信息管理系统自动更新输血标本追溯状态信息。

6.7 数据分析

输血科(血库)检验人员应通过计算机信息管理系统分析输血标本滞留、丢失或错送等异常事件发生率,将相关数据进行数据归集和评估分析,每月不少于1次,确保输血标本运送的及时性与安全性。

7. 废血袋回收流程

7.1 回收流程

废血袋回收流程应符合要求。

7.2 标识打印

7.2.1 患者输血完毕后,护士通过计算机信息管理系统确认本人身份信息和血袋相关数据,确定输血结束时间。计算机信息管理系统生成废血袋识别标识。

7.2.2 护士确认废血袋识别标识并打印,粘贴在血袋上。应使用计算机信息管理系统扫描枪确定暂存开始时间。

7.3 废血袋暂存

为了确保输血反应的溯源性,废血袋宜在护士站暂存24小时。

7.4 数据上传

7.4.1 暂存期满后,护士应通过计算机信息管理系统确认本人身份信息。

7.4.2 计算机信息管理系统生成废血袋回收任务指令,应包括但不限于:

a）废弃血袋识别标识和患者身份识别标识,数据保存至计算机信息管理系统;

b）同一病区不同患者的多只废血袋可合并为同一批次废血袋集中回收任务指令,再生成任务信息识别标识并打印,粘贴在同一批次废血袋包装袋上,数据保存至计算机信息管理系统。

c）计算机信息管理系统生成通知工勤人员回收废血袋任务指令,发送至工勤人员管理部门。

7.5 废血袋运送

7.5.1 工勤人员管理部门接到回收废血袋任务指令后,立即通知工勤人员到达护士站。

7.5.2 工勤人员到达护士站后,护士应通过计算机信息管理系统确认本人身份信息和工勤人员身份信息。

7.5.3 护士与工勤人员应使用计算机信息管理系统扫描枪确认废血袋识别标识,并确定取袋时间,数据保存至计算机信息管理系统。

7.5.4 工勤人员取走废血袋,宜在1小时内送达医疗废弃物暂存点。

7.6 收集清运

7.6.1 医疗废弃物暂存点的工勤人员应通过计算机信息管理系统确认本人身份信息、送达废血袋的工勤人员身份信息。应使用计算机信息管理系统扫描枪确认废血袋识别标识,并确定送达时间,数据保存至计算机信息管理系统。

7.6.2 废血袋在医疗废弃物暂存点暂存不大于48小时。

7.6.3 签约医疗废弃物集中处置单位收集清运废血袋时,医疗机构工勤人员应通过计算机信息管理系统确认本人身份信息,确定废血袋离院时间,数据保存至计算机信息管理系统。

7.7 数据分析

7.7.1 计算机信息管理系统应更新血袋追溯状态信息。输血科（血库）检验人员应通过计算机信息管理系统确认废血袋信息与血液发放信息一致性。

7.7.2 输血科（血库）检验人员通过计算机信息管理系统分析废血袋滞留、丢失或错送等异常事件发生率,将相关数据进行数据归集和评估分析,每月不少于1次,确保公共卫生和生物安全。

（周小玉　李志强）